山东第一医科大学第一附属医院医联体疼痛诊疗丛书

总主编　刘方铭

神经病理疼痛性疾病典型病例

主　编　曲　勇　彭　昕　李其海

上海科学技术文献出版社

Shanghai Scientific and Technological Literature Press

图书在版编目（CIP）数据

神经病理疼痛性疾病典型病例 / 刘方铭总主编；曲勇，彭昕，李其海主编 . -- 上海：上海科学技术文献出版社，2022

ISBN 978-7-5439-8449-3

Ⅰ . ①神… Ⅱ . ①刘… ②曲… ③彭… ④李… Ⅲ . ①疼痛－病案 Ⅳ . ① R441.1

中国版本图书馆 CIP 数据核字（2021）第 201511 号

策划编辑：张　树
责任编辑：应丽春
封面设计：李　楠

神经病理疼痛性疾病典型病例
SHENJING BINGLI TENGTONGXING JIBING DIANXING BINGLI
主　　编：曲　勇　彭　昕　李其海
出版发行：上海科学技术文献出版社
地　　址：上海市长乐路 746 号
邮政编码：200040
经　　销：全国新华书店
印　　刷：朗翔印刷（天津）有限公司
开　　本：787mm×1092mm　1/16
印　　张：23.25
版　　次：2022 年 1 月第 1 版　2022 年 1 月第 1 次印刷
书　　号：ISBN 978-7-5439-8449-3
定　　价：196.00 元
http://www.sstlp.com

山东第一医科大学第一附属医院 医联体疼痛诊疗丛书

总主编

刘方铭

《神经病理疼痛性疾病典型病例》

编委会

主　编

曲　勇　彭　昕　李其海

副主编

曹　坤　孙　静　丛树贤

张　明　田　浩

编　委

侯冠华　方俊英　段　伟

刘绵春　李　悦　郑　阳

宋东建　胡素红　史继娟

荣秀梅　陈美艺　黄　蕾

朱凤霞　刘立军

主编简介

第一主编简介

曲勇，主任医师，北大医疗淄博医院院长。中国研究型医院学会社会办医分会理事，山东省民营医院协会常务理事，淄博市社会办医协会副会长，山东省医师协会糖尿病分会委员，山东省预防医学会内分泌与代谢病分会常委，山东省医师协会健康管理分会委员，淄博市糖尿病专业委员会副主委。

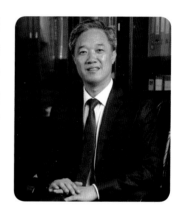

第二主编简介

彭昕，副主任医师，北大医疗淄博医院颈肩腰腿痛诊疗中心／针刀微创诊疗中心主任。2020年，响应淄博市卫生健康委员会"百佳名医下基层"暖心工程，"彭昕名医工作室"落户淄川经济开发区乡镇卫生院。现任山东省医师协会针刀医师专业委员会副主任委员、山东针灸学会针灸推拿技术基层推广工作委员会副主任委员、淄博市医学会疼痛专业委员会副主任委员、淄博市中医药学会疼痛专业委员会副主任委员、淄博市中医药学会针刀医学专业委员会副主任委员（兼秘书长）、淄博市中

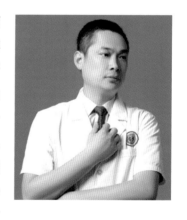

西医结合学会疼痛专业委员会副主任委员等职。主持省级课题2项、参与市级科研项目1项。

第三主编简介

李其海，主任医师，北大医疗淄博医院副院长。潍坊医学院、滨州医学院兼职教授，淄博市医疗事故鉴定专家库成员。多次被评为淄博市医疗质量先进个人、淄博市科技兴医先进工作者。现任山东中医药学会疼痛专业委员会副主任委员、淄博市中医药学会疼痛专业委员会主任委员、淄博市中医药学会针刀专业委员会主任委员、淄博市老年医学会副会长等职。先后撰写论文 10 余篇，专利 2 项，科研 5 项；组织开展创新技术 100 余项；组织承办市级继续医学教育项目 26 项。

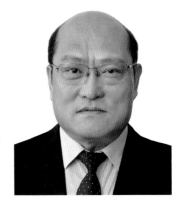

前　言

　　近年来，随着医学的不断发展，对于病理疼痛性疾病的治疗技术也在不断更新，其中针刀松解术、银质针导热术、射频消融术，以及针刀配合针灸、针刀配合射频消融等技术，在病理性疼痛疾病中的治疗效果非常显著。为了提高疼痛科医师对病理性疼痛疾病的认知，增长见识，拓宽诊断思路，提高专业技术水平，遂收集各大医院的典型病例，整理汇总，编纂成书，以供大家学习。

　　本书共收集53例典型病例，涉及各种疾病所引起的病理性疼痛的治疗。

　　所有病例均从病例资料、体格检查、辅助检查、入院诊断、诊疗经过、出院情况、病例讨论等几大方面入手，在对病例进行深入分析讨论的同时，总结诊断思路及经验体会。

　　全书所有病例真实完整，图文相辅，循序渐进，深入剖析，图片结合临床、病理，对容易漏诊、误诊的地方进行分析、讨论和总结，思路严谨，对提高临床医师的诊断水平很有帮助，尤其是对基层和低年资的医师具有参考价值及指导意义。

　　本书筹备编写时间有限，在各位编者的辛勤劳作下顺利完成，在此对他们的鼎力支持表示衷心感谢！对给予本书宝贵意见及建议的专家表示诚挚谢意！本书存在错误和疏漏之处，请读者们批评指正。

编　者
2021 年 3 月

目　录

病例 **1** 针刀日间手术治疗颈源性头痛

一、一般资料

患者李某，女，36 岁，头部疼痛 10 年余。

主诉：头部疼痛 10 年余。

现病史：患者 10 年前无明显诱因出现头部发紧，呈持续性，时轻时重，未行系统治疗，随后出现头部疼痛，左侧为重，疼痛呈反复性，疼痛与天气变化无关，疼痛呈胀痛、跳痛，休息后减轻，劳累后加重，曾于当地医院就诊，效果不显（具体不详），其后于山东省中医院服用中药治疗，疗效不佳，疼痛时不伴有畏寒、盗汗，无头晕、恶心症状，疼痛严重时影响睡眠。于 2019 年 7 月 23 日在我院疼痛科住院行星状神经节阻滞治疗，2019 年 12 月 23 日在我科行颈椎针刀松解术治疗，症状好转后出院。出院后头痛症状反复发作，今为求系统治疗，特来我院就诊，门诊以头痛收入院。

患者自发病以来，纳眠差，二便调，体重无明显减轻。

既往史：否认高血压、糖尿病、冠心病等慢性病病史；否认手术及重大外伤史；否认乙肝、结核等传染病病史，否认食物及药物过敏史。预防接种史不详。

个人史：生于原籍，无长期外地居住史。无吸烟饮酒史，无疫区疫水接触史，无工业毒物、粉尘及放射性物质接触史，否认冶游史。

婚育史：适龄结婚，育有 1 女，女儿体健。

家族史：父母健在，兄妹两人，弟弟体健，否认家族传染病及遗传病史。

二、体格检查

T：36.5℃，P：72 次 / 分，R：18 次 / 分，BP：138/72mmHg，BW：54kg。

患者青年女性，发育正常，营养中等，神志清楚，自主体位，检查合作。全身皮肤无黄染、无瘀点、无出血点。全身浅表淋巴结未触及肿大。头颅发育正常，毛发分布均匀，眼睑无水肿，结膜无充血，巩膜无黄染，双侧瞳孔等大等圆，对光反射及调节反射存在，耳、鼻无异常，口唇无发绀，咽部无充血，扁桃体无肿大。颈软，无抵抗，颈静脉无怒张，气管居中，甲状腺无肿大。胸廓对称无畸形，双侧乳房对称，未触及明显包块。双肺呼吸音清晰，未闻及干、湿性啰音。心前区无隆起及凹陷，心界无扩大，心率 72 次 / 分，节律规整，各瓣膜听诊区无闻及病理性杂音。腹部平坦，腹软，无压痛、反跳痛。肝、脾肋下未触及，Murphy's 征阴性，肝、肾区无叩痛，肠鸣音无亢进，移动性浊音阴性。脊柱无畸形，四肢无畸形，双下肢无水肿。双下肢足背动脉搏动正常。肱二头肌反射正常，膝腱反射正常，腹壁反射正常。巴氏征阴性，布氏征阴性。

专科检查：颈椎生理曲度过伸，颈椎活动度尚可，双侧风池穴、肩井穴、肩胛内角、天宗穴压痛（+），旋颈试验（−），屈颈试验（−），叩顶试验（−），双侧臂丛神经牵拉试验（−），双侧肱二头肌反射（++），双侧肱三头肌腱反射（++），左侧巴氏征（−），双侧霍夫曼征（−）。双侧足背动脉搏动正常。

三、辅助检查
无。

四、入院诊断
中医诊断：项痹（气滞血瘀）。
西医诊断：颈源性型头痛。

五、诊疗经过
患者入院后完善相关检查，经医疗组讨论后决定：患者颈源性头痛诊断明确，有介入手术指征，排除手术绝对禁忌，拟定今日在介入室行局部麻醉下复杂性小针刀治疗＋普通臭氧注射术为主的综合治疗（病例 1 图 1），术中注意手术操作规范、避免感染，术后观察患者头痛情况。

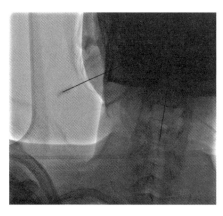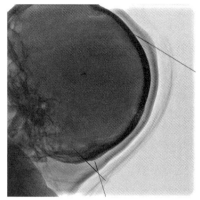

病例 1 图 1 复杂性小针刀治疗

患者于 2020 年 5 月 7 日于介入治疗室由医师行非血管 DSA 引导下复杂性针刀松解术＋臭氧注射术，术前签署知情同意书。患者俯卧于治疗床上，充分暴露肩背部。以百会穴、脑户穴、大椎穴、神道穴、双侧脑空穴、双侧曲垣穴、双侧天宗穴、阿是穴等为 20 个点标记点，用 0.75%碘伏无菌棉球以标记点为中心进行常规消毒，铺无菌洞巾。抽取 1%利多卡因 5ml 并于上述标记点局部麻醉，后抽取由 2%利多卡因 2ml＋维生素 B_6 200mg＋维生素 B_{12} 1mg＋0.9%氯化钠适量组成的消炎镇痛液，每处注射 3～5ml，于上述标记点注射 45μg/ml 浓度臭氧，每穴各注射 2ml，臭氧注射操作完毕。再持 I 型 3 号针刀，刀口线与人体纵轴平行，刀体垂直于皮肤，分别在上述标记点快速进针，行针刀松解后，快速出针，迅速用无菌棉球按压针孔 2 分钟，针刀松解术操作完毕。

结果：患者在整个治疗过程中生命体征平稳，无心慌，无头疼，无恶心呕吐等不适。治疗结束后，以平车推回病房。

术后注意事项：嘱患者限制活动 3 天，针口 72 小时内避免接触水，以防止针口局部感染。密切观察病情，及时对症处理。

六、出院情况

患者一般情况良好，头痛有所减轻，无明显不适。查体：同前。

出院诊断。中医诊断：项痹（气滞血瘀）。西医诊断：颈源性型头痛。

出院医嘱：①注意休息，避免受凉、劳累；②不适随诊，半月后门诊复查。

七、讨论

颈源性头痛学会将颈源性头痛（CH）描述为："一种在头枕部、顶部、颞部、额部、眼眶区或是上述区域同时出现的钝痛或酸痛。"但由于上述定义缺乏特异性，几乎包括了整个头部，学会又做了如下补充："头痛的同时伴有上颈部疼痛、颈部压痛、颈部僵硬，或活动时上颈部疼痛、活动受限，多有头、颈部损伤史。"通常单侧发病，往往在颈部或者颅底开始，蔓延到眼颞额区。在普通人群中该病发病率为 1%～4.1%。

第 1 颈神经在寰椎后弓上方发出，后支内含有丰富的感觉神经纤维，除偏头痛外，大多数头痛都可能与颈椎的病变有关；第 2 颈神经从椎板间隙中出来，内侧支与来自第 3 颈神经的纤维共同组成枕大神经、枕小神经和耳大神经，它们是传导颈源性头痛的主要神经；第 3 颈神经出椎间孔在椎动脉后方发出第 3 颈神经后支，其内侧支分布到多裂肌。第 1、2、3 颈神经后支借交通支相连接形成神经环（颈上神经丛）。该病的常见病因主要有颈椎及椎间盘退行性变引起的椎间孔狭窄、颈椎间盘退行性变或突出引起的无菌性炎症、颈部外伤以及肌肉痉挛。

　　该患者为中青年女性，于 10 年前出现该症状，严重时影响生活。曾于我科行针刀治疗，效果显著，此次复发可能由工作生活姿势不当造成，除个别部位压痛阳性外，常规颈部体格检查较正常。拟通过针刀日间手术形式给予患者治疗。针刀所取治疗点为山东省千佛山医院疼痛科主任刘方铭所提出的"颈周腧穴"配对：脑户穴、双侧脑空穴、大椎穴、双侧曲垣穴、双侧天宗穴、阿是穴及辨证取穴。力求通过调整恢复颈周局部生物力学平衡而不是仅仅对患椎的干预，取得了满意的疗效。且日间手术周转率较快，对于轻症、工作繁忙的患者来说非常方便，入院随时预约治疗，随做随观察即可出院休养。此外对于 CH 患者，术后出院的康复指导同等重要，可有效延缓其复发的可能。

病例 **2** 针刀配合针灸治疗颈椎病伴桡神经损伤

一、一般资料

患者张某，男，44岁，颈肩部不适伴右上肢疼痛麻木无力4天。

主诉：颈肩部不适伴右上肢疼痛麻木无力4天。

现病史：患者4天前午休后出现右上肢上举无力，伴垂腕、右上肢背侧麻木不适感、颈部不适感，无行走障碍，无言语障碍，无记忆力减退。在当地医院就诊，行脑血管检查，排除脑血管病（具体不详）。为求进一步治疗，2天前来我院就诊，行肌电图（2020年8月14日本院）检查示：右侧桡神经运动电位波幅（腋下刺激、erb's点刺激）降低，考虑右侧桡神经沟上方存在卡压，建议必要时复查。颈椎MR（2020年8月14日本院）：颈椎轻度退行性变，$C_{3/4}$、$C_{4/5}$、$C_{5/6}$、$C_{6/7}$椎间盘突出，所见$C_{6/7}$棘突间右旁可疑异常信号，请结合临床，建议结合相关检查，必要时增强扫描。考虑桡神经损伤、颈椎病，回当地医院行营养神经等药物治疗2天，症状缓解不明显。现为求系统治疗，来我院就诊，门诊以"桡神经损伤？颈椎病"收入院。

患者自发病以来，纳眠可，二便调，体重无明显减轻。

既往史：既往体健。否认有高血压病、糖尿病、冠心病等慢性病史；否认有结核、乙肝等传染病史；否认有重大外伤史及手术史；否认有输血史；未发现食物及药物过敏史。预防接种史不详。

个人史：生于原籍，无长期外地居住史。无冶游史，无吸烟饮酒史，无疫区疫水接触史，无工业毒物、粉尘及放射性物质接触史。

婚育史：适龄结婚，育有1子，配偶及儿子均体健。

家族史：父母体健，否认家族传染病及遗传病史。

二、体格检查

T：36.2℃，P：68次/分，R：16次/分，BP：134/79mmHg。

患者中年男性，发育正常，营养中等，神志清楚，自主体位，检查合作。全身皮肤无黄染、无瘀点、无出血点。全身浅表淋巴结未触及肿大。头颅发育正常，毛发分布均匀，眼睑无水肿，结膜无充血，巩膜无黄染，双侧瞳孔等大等圆，对光反射及调节反射存在，耳、鼻无异常，口唇无发绀，咽部无充血，扁桃体无肿大。颈软，无抵抗，

颈静脉无怒张，气管居中，甲状腺无肿大。胸廓对称无畸形，双侧乳房对称，未触及明显包块。双肺呼吸音清晰，未闻及干、湿性啰音。心前区无隆起及凹陷，心界无扩大，心率 68 次 / 分，节律规整，各瓣膜听诊区无闻及病理性杂音。腹部平坦，腹软，无压痛，无反跳痛。肝、脾肋下未触及，Murphy's 征阴性，肝、肾区无叩痛，肠鸣音无亢进，移动性浊音阴性。脊柱无畸形，四肢无畸形，双下肢无水肿。双下肢足背动脉搏动正常。肱二头肌反射正常，膝腱反射正常，腹壁反射正常。巴氏征阴性，布氏征阴性。

神经科查体：颈椎生理曲度变直，颈椎活动度尚可，双侧风池穴、肩井穴、肩胛内角、天宗穴压痛（+），叩顶试验（+），右腕背伸力 0 级，右上肢肌力 4⁻ 级，右上肢前外侧浅感觉减退，右侧臂丛神经牵拉试验（+），右侧肱二头肌反射（+），右侧肱三头肌腱反射（+），双侧巴氏征（−），双侧霍夫曼征（−）。双侧足背动脉搏动正常。

三、辅助检查

（2020 年 8 月 14 日本院）肌电图：右侧桡神经运动电位波幅（腋下刺激、erbs'点刺激）降低，考虑右侧桡神经沟上方存在卡压，建议必要时复查。

（2020 年 8 月 14 日本院）颈椎 MR：颈椎轻度退行性变，$C_{3/4}$、$C_{4/5}$、$C_{5/6}$、$C_{6/7}$ 椎间盘突出，所见 $C_{6/7}$ 棘突间右旁可疑异常信号，请结合临床，建议结合相关检查，必要时增强扫描。

四、入院诊断

中医诊断：项痹（瘀血阻络）。

西医诊断：①桡神经损伤？②颈椎病。

五、诊断依据

中医辨证辨病依据：患者中年男性，颈肩部不适伴右上肢疼痛麻木无力 4 天。纳眠可，二便调，舌质暗红，苔白，脉细数。综观脉症，四诊合参，该病属于祖国医学的"项痹"范畴，证属瘀血阻络。外感风寒湿邪，内伤劳倦，致气血阴阳失衡，加之思虑过度，致心血暗耗，心阴亏虚，血虚不能载气，气虚不能行血，出现气血运行不畅，不能濡养经脉，不通则痛，不荣则痛，致颈部不适伴右上肢疼痛；瘀血阻络，故出现夜间疼痛明显。舌脉也为瘀血阻络之象。总之，本病病位在颈肩臂，病属虚实夹杂证，考虑病程迁延日久，病情复杂，预后一般。

西医诊断依据。①主诉：颈肩部不适伴右上肢疼痛麻木无力 4 天；②既往体健；③专科查体：同上；④辅助检查：同上。

六、鉴别诊断

1. 颈椎结核　为慢性病。好发于脊柱、髋关节、膝关节，多见于儿童和青壮年。结核原发病灶一般不在骨与关节，约 95% 继发于肺部结核。多为血源性，少数通过淋巴管，或由胸膜或淋巴结病灶直接蔓延。两者都可出现脊髓受压的症状，但是颈椎结核有结核接触病史或肺结核病史，可伴有全身慢性感染，X 线平片提示椎体有破坏，椎间隙变窄。通过影像学检查可进一步排除。

2. 脊柱肿瘤　脊柱是原发或转移肿瘤的常见部位，大部分肿瘤是溶骨性的，其首先破坏椎体，导致椎体的压缩骨折。肿瘤突破椎体后壁，侵入椎管，导致脊髓、神经根受压产生临床症状，通过影像学检查可发现椎体破坏和椎管内占位等影像。

七、诊疗计划

1. 中医科 II 级护理。

2. 完善入院常规化验、心电图、胸部正侧位片等辅助检查。

3. 给予营养神经、改善循环等治疗。

4. 今日行非血管 DSA 引导下行复杂性针刀松解术＋臭氧注射术＋脊髓和神经根粘连松解术。

八、治疗经过

1. 入院第二天主治医师查房记录　今日查房，患者颈部不适感，右上肢疼痛麻木无力感，余未诉特殊不适。化验示未见明显异常，胸部 CT 平扫未见明显异常。查体：同上。辅助检查：同上。医师查房提出，患者症状体征及肌电图检查结果，符合桡神经损伤表现。嘱患者积极营养神经、针灸治疗，同时积极复查颈椎增强 MR，排除颈椎器质性病变引起的桡神经损伤，积极治疗，继观。

2. 入院第三天主任医师查房记录　今日查房，患者颈部不适及右上肢麻木疼痛无力感较前无明显变化。颈椎增强 MR（2020 年 8 月 19 日本院）示：颈椎轻度退行性变，$C_{3/4}$、$C_{4/5}$、$C_{5/6}$、$C_{6/7}$ 椎间盘突出，$C_{6、7}$ 棘突间右旁软组织信号可疑（病例 2 图 1 至病例 2 图 4），考虑肌肉发育不对称所致可能，请结合临床。查体同前。医师查房分析综合患者的症状、体征和影像学检查，结合会诊意见考虑患者目前诊断：中医诊断痹症（瘀血阻络）；西医诊断，①桡神经损伤，②颈椎病。

桡神经损伤最常进行的是神经—肌电图检查确诊。桡神经损伤表现为患者手部自动背伸、外展，伸指活动无力，感觉障碍不明显完全性损伤表现为手部不能自动背伸、外展及伸指活动并出现感觉障碍。目前临床上西医治疗手术治疗风险大、易复发、费用高、并发症多。近年来运用中医闭合性微创技术的针刀治疗本病风险低，效果确切。

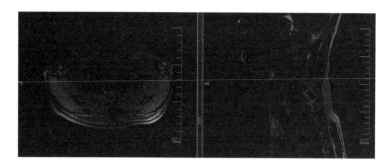

病例 2 图 1　$C_{6、7}$ 棘突右旁可疑信号（白色圈出）

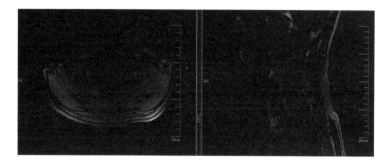

病例 2 图 2　治疗之前影像图

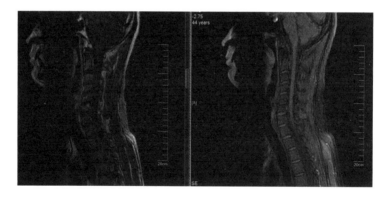

病例 2 图 3　矢状位 T_1、T_2 对比

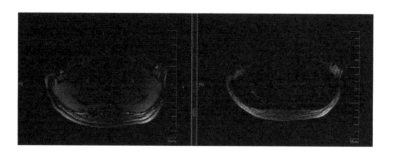

病例 2 图 4　横轴面 T_1、T_2 对比

针刀医学认为生物力学动态平衡失调是本病发生的始动因素,我们的治疗方案根据"经络所过,主治所及"原则,以穴位的局部解剖并以与颈椎活动相关的容易受损的肌肉起止点为基础,在颈椎周围选取穴位,通过松解使颈肩背部诸经气血畅通,颈椎周围紧张的肌肉、韧带、筋膜得以放松,同时配合手法复位、颈椎锻炼来纠正并维持颈椎生理曲度和力量平衡,改变椎间盘髓核的位移,加大椎间隙,更好地为受卡压的神经减压。目前患者无手术禁忌证,定于明日行非 DSA 引导下行复杂性针刀松解术＋脊髓和神经根粘连松解＋普通臭氧注射术,术前应和患者充分交流,并签署治疗知情同意书,行针灸配合电针治疗,取穴:肘髎、手五里、曲池、手三里、外关、列缺、阳溪、合谷(均取患侧),每次选取腕部、肘部各两穴,上下交叉接电针,交替取穴,每日 1次,30 分钟。密切观察病情变化,及时对症处理。

3．术前讨论结论及术前小结　患者张某,男,44 岁,因颈肩部不适伴右上肢疼痛麻木无力 4 天于 2020 年 8 月 17 日入院。既往体健。查体:同前。

术前诊断。中医诊断:痹症(瘀血阻络)。西医诊断:①桡神经损伤;②颈椎病。

手术指征:患者右上肢疼痛麻木无力严重影响日常生活。

拟施手术名称和方式:非血管 DSA 引导下行复杂性针刀松解术＋普通臭氧注射术＋脊髓和神经根粘连松解术＋局部浸润麻醉。

拟施麻醉方式:局部麻醉＋心电监护。

术中术后可能出现的风险及应对措施:麻醉意外;术后可能并发感染。术中风险在于该病人疼痛耐受情况,已与患者及其家属交代并签署知情同意书,术前应积极准备,与患者充分沟通;术中要密切观察患者生命体征,防止意外的产生;围术期内注意监测生命体征,术后密切观察病情变化,术后注意伤口清洁干燥,及时换药,预防感染。

特殊的术前准备内容:术前和患者及家属积极沟通病情及治疗方案,签署知情同意书。

注意事项:介入治疗的难点是充分松解,已将术中及术后可能出现的危险和并发症向病人及家属讲明,其表示理解,同意介入治疗,并在协议书上签字。

手术者术前查看患者情况:医师术前查看患者,已将患者病情及介入的必要性、成功率以及可能的并发症等向患者及家属进一步讲解,患者及家属表示理解并同意。

4．术后首次病程记录

手术完成时间:2020 年 8 月 20 日 12:55。

患者于介入治疗室由医师行非血管 DSA 引导下复杂性针刀松解术＋脊髓和神经根粘连松解术＋臭氧注射术,术前签署知情同意书。患者俯卧于治疗床上,充分暴露肩背部。以脑户穴、双侧脑空穴、大椎穴、神道穴、双侧曲垣穴、双侧天宗穴、右侧夺命穴等为标记点（病例 2 图 5），用 0.75％碘伏无菌棉球以标记点为中心进行常规消毒，铺无菌洞巾。抽取 1％利多卡因 5ml 并于上述标记点局部麻醉，后抽取由 2％利多卡因 2ml ＋维生素 B_6 200mg ＋维生素 B_{12} 1mg ＋ 0.9％氯化钠适量组成的消炎镇痛液，每处注射 3 ～ 5ml，于上述标记点注射 45μg/ml 浓度臭氧，每穴各注射 2ml，臭氧注射操作完毕，再持Ⅰ型 3 号针刀，刀口线与人体纵轴平行，刀体垂直于皮肤，分别在上述标记点快速进针，行针刀松解后，快速出针，迅速用无菌棉球按压针孔 2 分钟，针刀松解术操作完毕。

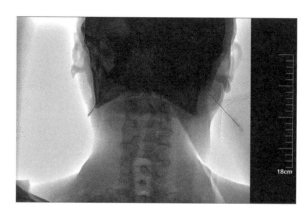

病例 2 图 5　针刀治疗标记点

结果：患者在整个治疗过程中生命体征平稳，无心慌、头疼、恶心呕吐等不适。治疗结束后，以平车推回病房。

术后注意事项：嘱患者限制活动 3 天，针口 72 小时内避免接触水，以防止针口局部感染。密切观察病情，及时对症处理。

5. 术后第一天主治医师查房　患者自述颈肩部疼痛较前减轻，右上肢麻木症稍有缓解，右上肢肌力明显改善，纳眠可，二便调，术后第一天暂不查体。医师综合患者的症状体征分析：患者于昨日行"非 DSA 引导下复杂性针刀"为主的微创治疗，术后第一天，不做效果评估。治疗暂不改变，密切关注患者病情变化，及时对症处理，患者胸腰背部不适感，自诉既往胸腰椎受伤史，建议行胸腰椎 MR，继观。

6. 术后第二天主任医师查房记录　今日查房，患者颈肩部较前明显改善，右上肢肌力较前明显改善，右手握力较前明显好转。余未诉特殊不适。胸椎腰椎 MR（2020年 8 月 21 日）：胸、腰椎轻度退行性变，$L_{2/3}$、$L_{3/4}$、$L_{4/5}$、L_5/S_1 椎间盘膨出。今日医师查房，患者针刀术后第二天，通过针刀松解颈椎周围腧穴，改善颈椎生理曲度，改善桡神经卡压，患者症状缓解，予以甲强龙抗炎、甘露醇脱水，余方案暂不改变，继观。

7. 术后第三天主治医师查房记录　今日查房，患者自诉右上肢麻木、疼痛缓解明显，右腕部背伸仍无力感。专科查体：颈椎生理曲度变直，颈椎活动度尚可，双侧风池穴、肩井穴、肩胛内角、天宗穴压痛（＋），叩顶试验（＋），右腕背伸力 0 级，右上肢肌力 4⁻ 级，右上肢前外侧浅感觉减退，右侧臂丛神经牵拉试验（＋），右侧肱二头肌反射（＋＋），右侧肱三头肌腱反射（＋），双侧巴氏征（－），双侧霍夫曼征（－）。双侧足背动脉搏动正常。医师查房分析，患者已行颈周腧穴、周围神经卡压点针刀治疗，症状较前减轻，但仍有右上肢麻木、疼痛、无力，今日可行第二次复杂性针刀松解术＋脊髓和神经根粘连松解术＋臭氧注射术，术前应和患者充分交流，并签署治疗知情同意书。余治疗不变，密切观察病情变化，及时对症处理。

8．第二次治疗术后首次病程记录

手术完成时间：2020 年 8 月 24 日 12：10。

患者于介入治疗室由医师行非 DSA 引导下复杂性针刀松解术＋脊髓和神经根粘连松解术＋臭氧注射术，术前签署知情同意书。患者俯卧于治疗床上，充分暴露肩背部。以脑户穴、双侧脑空穴、大椎穴、神道穴、双侧曲垣穴、双侧天宗穴、右侧夺命穴等为标记点，用 0.75％碘伏无菌棉球以标记点为中心进行常规消毒，铺无菌洞巾。抽取 1％利多卡因 5ml 并于上述标记点局部麻醉，后抽取由 2％利多卡因 2ml ＋维生素 B_6 200mg ＋维生素 B_{12} 1mg ＋ 0.9％氯化钠适量组成的消炎镇痛液，每处注射 3 ～ 5ml，于上述标记点注射 45μg/ml 浓度臭氧，每穴各注射 2ml，臭氧注射操作完毕，再持 I 型 3 号针刀，刀口线与人体纵轴平行，刀体垂直于皮肤，分别在上述标记点快速进针，行针刀松解后，快速出针，迅速用无菌棉球按压针孔 2 分钟，针刀松解术操作完毕。

结果：患者在整个治疗过程中生命体征平稳，无心慌、头疼、恶心呕吐等不适。治疗结束后，以平车推回病房。

术后注意事项：嘱患者限制活动 3 天，针口 72 小时内避免接触水，以防止针口局部感染。密切观察病情，及时对症处理。继行针灸疗法。

9．术后第二天主治医师查房记录　患者颈部及右上肢疼痛、麻木、无力症状缓解，饮食睡眠可，二便正常。专科查体：颈椎生理曲度变直，颈椎活动度尚可，$C_{4/5}$、$C_{5/6}$、$C_{6/7}$ 棘间压痛（－），双侧风池穴、肩井穴压痛（＋－），右侧肩胛内上缘压痛（＋－），叩顶试验（－），右腕背伸力 4⁻ 级，双侧臂丛神经牵拉试验（－），双侧肱二头肌反射（＋＋），双侧肱三头肌腱反射（＋），双侧巴氏征（－），双侧霍夫曼征（－）。双侧足背动脉搏动正常。医师结合患者查体后分析：桡神经损伤属祖国医学"痿证"范畴。阳明经多气多血，选阳明经穴可疏通经络、调理气血，依据"治痿独取阳明"，但临床治疗中不一定拘泥于《内经》中"治痿独取阳明"的理论，并且还应视麻痹肌肉群治经络经筋分布的具体情况，以循经论治为法则，并结合阳经阴经相配的治疗原则，再者治疗本病尤其重视"气至病所"的针法，这是取效的关键。嘱继续积极针灸治疗，余治疗方案暂不改变，继观。

10. 术后第三天主治医师查房记录　今日查房，患者病情稳定，右上肢肌力明显改善，右腕肌力较前明显改善。余未诉特殊不适。查体：同上。双侧足背动脉搏动正常。嘱继续针灸治疗，运用"阴经和阳经"相配合的针法有利于疏通经络，促进气血的运行，从而加快神经的恢复，治疗暂不改变，密切关注患者病情变化，及时对症处理。

11. 术后第四天主任医师查房记录　今日查房，患者右上肢仍有麻木不适感，右手活动较前明显改善，右腕背伸肌力较前明显改善，饮食睡眠可，二便正常。专科查体：颈椎生理曲度变直，颈椎活动度尚可，$C_{4/5}$、$C_{5/6}$、$C_{6/7}$ 棘间压痛（－），双侧风池穴、肩井穴压痛（＋－），右侧肩胛内上缘压痛（＋－），叩顶试验（－），右腕背伸力 4^- 级，双侧侧臂丛神经牵拉试验（－），双侧肱二头肌反射（＋＋），双侧肱三头肌腱反射（＋），双侧巴氏征（－），双侧霍夫曼征（－）。双侧足背动脉搏动正常。患者对治疗效果满意。医师查房后，嘱患者病情稳定，右上肢症状均明显改善，准予今日出院。出院后继续口服营养神经药物，于当地医院继续针灸、理疗，给予中药补阳还五汤补气活血治疗，半月后复查。不适随诊。

九、出院情况

患者右上肢仍有麻木不适感，右手活动较前明显改善，右腕背伸肌力较前明显改善，饮食睡眠可，二便正常。专科查体：同上。

出院诊断：中医诊断：项痹（瘀血阻络）。西医诊断：①桡神经损伤；②颈椎病。

出院医嘱。①避风寒，畅情志；②继续口服药物治疗：甲钴胺片，1 片／次，3 次／天，口服，血府逐瘀胶囊，6 粒／次，3 次／天，口服；③积极右上肢肌力锻炼，可继续当地门诊行针灸治疗；④不适随诊，半月后门诊复查。

十、讨论

桡神经损伤典型症状为腕下垂，拇指及各手指下垂，不能伸掌指关节，桡神经损伤后手背的桡侧两个半指、上臂及前臂的后背感觉障碍，其致残率很高，往往造成生活质量严重下降。本病常由肌电图检查确诊。桡神经损伤可分为部分性和完全性损伤，部分损伤表现为患者手部自动背伸、外展，伸指活动无力，感觉障碍不明显完全性损伤表现为手部不能自动背伸、外展及伸指活动并出现感觉障碍。

患者午睡后突然出现右上肢无力症状，加之 3 天前我科门诊检查颈椎 MR 的报告称"$C_{6、7}$ 棘突间右旁软组织信号可疑异常"，遂就诊于我科，入院以求系统检查治疗。结合肌电图检查，符合桡神经损伤的表现。导致该疾患的因素可大体分为两大类：一类是骨科常见的开放性损伤；另一类是闭合性的损伤。后者之中还包括软组织慢性损伤，由于桡神经在上臂贴近肱骨，在前臂靠近桡骨，因而在外伤撞击、挤压、压迫时极易受伤。综合分析该患者一般资料，考虑颈椎局部症状，周围神经双卡多卡的可能性较大。

除药物营养神经治疗外，针灸治疗实为本类疾患的优选疗法，对于神经卡压、损伤有较好的疗效。同时对于早期的 MR 检查所示异常软组织信号，行颈椎增强 MR，排除颈椎器质性病变后可积极配合针刀局部松解治疗。

针对该患者，针刀松解治疗是于颈椎周围选取穴位，通过松解使颈肩背部诸经气血畅通，减轻或消除对受累神经的压迫及对周围痛觉感受器的刺激，达到症状、体征缓解目的，经先后 2 次治疗，现患者症状缓解明显。出院时嘱托继行针灸治疗 2 ～ 3 周巩固，注意日常头颈部姿势。

病例 **3** 针刀治疗神经根型颈椎病

一、一般资料

患者赵某，女，73 岁，颈肩部伴左上肢疼痛 3 天。

主诉：颈肩部伴左上肢疼痛 3 天。

现病史：患者 3 天前无明显诱因出现颈肩部疼痛，伴左上肢疼痛不适，疼痛呈反复性，遇冷加重，得温痛减，疼痛与天气变化无关，休息后减轻，劳累后加重，口服药物治疗（具体不详），效果不显。无畏寒、盗汗，无头晕、恶心症状，疼痛严重时影响睡眠，现为求系统治疗，来我院就诊，门诊以神经根型颈椎病收入院。患者自发病以来，纳眠差，二便调，体重无明显减轻。

既往史：既往有高血压病 20 余年，平素口服硝苯地平缓释片（Ⅱ）（尼福达）控制血压，否认有支气管炎、糖尿病、冠心病等其他慢性病史。否认有结核、乙肝等传染病史；否认有重大外伤史及手术史；否认有输血史；未发现食物及药物过敏史。预防接种史不详。

个人史：生于原籍，无长期外地居住史。无冶游史，无吸烟饮酒史，无疫区疫水接触史，无工业毒物、粉尘及放射性物质接触史。

婚育史：适龄结婚，育有二子，配偶及儿子均体健。

月经史：14（4～5）/（25～28）48。无痛经史，月经周期规律。

家族史：否认家族传染病及遗传病史。

二、体格检查

T：36.5℃，P：70 次 / 分，R：17 次 / 分，BP：153/75mmHg。

患者老年女性，发育正常，营养中等，神志清楚，自主体位，检查合作。全身皮肤无黄染、无瘀点、无出血点。全身浅表淋巴结未触及肿大。头颅发育正常，毛发分布均匀，眼睑无水肿，结膜无充血，巩膜无黄染，双侧瞳孔等大等圆，对光反射及调节反射存在，耳、鼻无异常，口唇无发绀，咽部无充血，扁桃体无肿大。颈软，无抵抗，颈静脉无怒张，气管居中，甲状腺无肿大。胸廓对称无畸形，双侧乳房对称，未触及明显包块。双肺呼吸音清晰，未闻及干、湿性啰音。心前区无隆起及凹陷，心界无扩大，心率 70 次 / 分，节律规整，各瓣膜听诊区无闻及病理性杂音。腹部平坦、腹软，无压痛、反跳痛。肝、脾肋下未触及，Murphy's 征阴性，肝、肾区无叩痛，肠鸣音无亢进，移动性浊音阴性。脊柱无畸形，四肢无畸形，双下肢无水肿。双下肢足背动脉搏动正常。肱二头肌反射正常，膝腱反射正常，腹壁反射正常。巴氏征阴性，布氏征阴性。

神经科查体：颈椎生理曲度变直，颈椎活动度尚可，双侧风池穴、肩井穴、肩胛内角、天宗穴压痛（+），叩顶试验（+），左侧臂丛神经牵拉试验（+），双上肢肌力、肌张力正常，双上肢深浅感觉未见明显异常。双侧肱二头肌反射（++），双侧肱三头肌腱反射（+），双侧巴氏征（-），双侧霍夫曼征（-）。双侧足背动脉搏动正常。

三、辅助检查

无。

四、入院诊断

中医诊断：项痹（气虚血瘀）。

西医诊断：①神经根型颈椎病；②高血压 3 级。

五、诊断依据

中医辨证辨病依据：患者老年女性，颈肩部伴左上肢疼痛 3 天，饮食可，小便正常，舌质暗红，苔白，脉弦细。综观脉症，四诊合参，该病属于祖国医学的"项痹"范畴，证属气虚血瘀。气血亏虚，气不行血使血液运行不畅，导致肩背部经络阻滞不通，加之风、寒、湿邪入侵，更益肩背部气血运行不畅，不通则痛，不荣则痛。舌脉也为气虚血瘀之象。总之，本病病位在颈，病属本虚标实，考虑病程迁延日久，病情复杂，预后一般。

西医诊断依据：①颈肩部伴左上肢疼痛 3 天；②有高血压病病史；③查体，同前；④辅助检查，暂无。

六、鉴别诊断

1. 颈椎结核　为慢性病。好发于脊柱、髋关节、膝关节，多见于儿童和青壮年。结核原发病灶一般不在骨与关节，约 95% 继发于肺部结核。多为血源性，少数通过淋巴管，或由胸膜或淋巴结病灶直接蔓延。两者都可出现脊髓受压的症状，但是颈椎结核有结核接触病史或肺结核病史，可伴有全身慢性感染，X 线平片提示椎体有破坏，椎间隙变窄。通过影像学检查可进一步排除。

2. 脊柱肿瘤　脊柱是原发或转移肿瘤的常见部位，大部分肿瘤是溶骨性的，其首先破坏椎体，导致椎体的压缩骨折、肿瘤突破椎体后壁，侵入椎管，导致脊髓、神经根受压产生临床症状，通过影像学检查可发现椎体破坏和椎管内占位等影像。

七、诊疗计划

1. 中医科Ⅱ级护理。

2. 完善三大常规、胸片、心电图、肝功能、肾功能、凝血常规等各项辅助检查，嘱患者行颈椎 MR 明确病情。

3. 给予丹参注射液活血化瘀，择日行非血管 DSA 引导下复杂性针刀松解术＋普通臭氧注射术。

八、治疗经过

1. 入院第二天主治医生首次查房记录　　今日医师查房，患者自诉颈部疼痛伴左上肢疼痛不适症状无明显改善，饮食睡眠一般，二便调。查体：同前。红细胞沉降率测定（ESR）（仪器法）：25 ↑ mm/h，余化验结果未见明显异常。医师查房后分析，综合患者的症状、体征和影像学检查，患者目前诊断：中医诊断，项痹（气虚血瘀）；西医诊断，①神经根型颈椎病；②高血压（3 级）。诊断明确。目前患者无手术禁忌证，定于明日行复杂性针刀松解术＋脊髓神经根粘连松解术＋臭氧注射，术前应和患者充分交流，并签署治疗知情同意书，密切观察病情变化，及时对症处理。

2. 入院第二天术前讨论结论及术前小结　　患者赵某，女，73 岁，因颈肩部伴左上肢疼痛 3 天。于 2020 年 4 月 20 日入院。

患者颈肩部伴左上肢疼痛。既往有高血压 20 余年。专科检查：颈椎生理曲度变直，颈椎活动度尚可，双侧风池穴、肩井穴、肩胛内角、天宗穴压痛（＋），叩顶试验（＋），左侧臂丛神经牵拉试验（＋），双上肢肌力、肌张力正常，双上肢深浅感觉未见明显异常。双侧肱二头肌反射（＋＋），双侧肱三头肌腱反射（＋），双侧巴氏征（－），双侧霍夫曼征（－）。双侧足背动脉搏动正常。辅助检查：颈椎 CT 示颈椎退行性变，$C_{2/3}$、$C_{3/4}$、$C_{4/5}$、$C_{5/6}$、$C_{6/7}$ 椎间盘突出并 $C_{4/5}$、$C_{5/6}$ 椎管变窄。

术前诊断：中医诊断，项痹（气虚血瘀）。

西医诊断：①神经根型颈椎病；②高血压 3 级。

手术指征：患者颈部伴左上肢疼痛严重影响日常生活。

拟施手术名称和方式：非血管 DSA 引导下行复杂性针刀治疗＋普通臭氧注射＋局部浸润麻醉。

拟施麻醉方式：局部麻醉＋心电监护。

术中术后可能出现的风险及应对措施：术中操作可能发生神经、血管、韧带或硬脊膜的意外损伤；麻醉意外；术后可能并发感染；脑脊液外溢。穿刺过程 DSA 引导，减少意外损伤；术后注意伤口清洁干燥，及时换药，预防感染。

特殊的术前准备内容：术前和患者及家属积极沟通病情及治疗方案，签署知情同意书。

注意事项：术中注意观察病人反应情况，关注生命体征，准确定位和充分松解。

手术者术前查看患者情况：医师术前查看患者，已将患者病情及介入的必要性、成功率以及可能的并发症等向患者及家属进一步讲解，患者及家属表示理解并同意。

3．入院第三天术后首次病程记录

手术完成时间：2020 年 4 月 22 日 10：00。

患者于介入治疗室由医师行非血管 DSA 引导下复杂性针刀松解术＋局部浸润麻醉＋臭氧注射术，术前签署知情同意书。患者俯卧于治疗床上，充分暴露肩背部。以脑户穴、大椎穴、双侧天柱穴、双侧风池穴、曲池穴、双侧脑空穴、双侧曲垣穴、双侧天宗穴、夺命穴、神道穴及阿是穴等 20 个点为标记点，用 0.75％碘伏无菌棉球以标记点为中心进行常规消毒，铺无菌洞巾。抽取 1％利多卡因 5ml 并于上述标记点局部麻醉，后抽取由 2％利多卡因 2ml ＋维生素 B_6 200mg ＋维生素 B_{12} 1mg ＋ 0.9％氯化钠适量组成的消炎镇痛液，每处注射 3～5ml，于上述标记点注射 45μg/ml 浓度臭氧，每穴各注射 2ml，臭氧注射操作完毕。再持 Ⅰ 型 3 号针刀，刀口线与人体纵轴平行，刀体垂直于皮肤，分别在上述标记点快速进针（病例 3 图 1），行针刀松解后，快速出针，迅速用无菌棉球按压针孔 2 分钟，针刀松解术操作完毕。

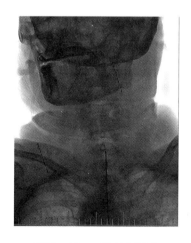

病例 3 图 1　进针标记点

结果：患者在整个治疗过程中生命体征平稳，无心慌、头疼、恶心呕吐等不适。治疗结束后，以平车推回病房。

术后注意事项：嘱患者限制活动 3 天，针口 72 小时内避免接触水，以防止针口局部感染。密切观察病情，及时对症处理。

4. 术后第一天主任医师查房记录　　今日医师查房，患者自述颈部无明显不适，左上肢疼痛明显减轻，饮食可，睡眠可，二便正常，术后第一天暂不查体。医师综合患者的症状体征分析：患者于昨日行非血管 DSA 引导下复杂性针刀为主的微创治疗，术后第一天，不做效果评估。术后患者症状缓解，给予中频治疗，余治疗暂不改变，密切关注患者病情变化，及时对症处理。

5. 术后第二天主任医师查房记录　　今日查房，患者自诉颈部疼痛伴左上肢疼痛不适症状明显改善，饮食睡眠一般，二便调。查体：颈椎生理曲度变直，颈椎活动度尚可，双侧风池穴、肩井穴、肩胛内角、天宗穴压痛（-），叩顶试验（-），左侧臂丛神经牵拉试验（-），双上肢肌力、肌张力正常，双上肢深浅感觉未见明显异常。双侧肱二头肌反射（++），双侧肱三头肌腱反射（+），双侧巴氏征（-），双侧霍夫曼征（-）。双侧足背动脉搏动正常。患者目前疼痛明显减轻，要求出院，医师批准今日出院，嘱出院后加强颈肩部肌肉锻炼，避免受凉。不适随诊。

九、出院情况

患者自诉颈部疼痛伴左上肢疼痛不适症状明显改善，饮食睡眠一般，二便调。查体：颈椎生理曲度变直，颈椎活动度尚可，双侧风池穴、肩井穴、肩胛内角、天宗穴压痛（-），叩顶试验（-），左侧臂丛神经牵拉试验（-），双上肢肌力、肌张力正常，双上肢深浅感觉未见明显异常。双侧肱二头肌反射（++），双侧肱三头肌腱反射（+），双侧巴氏征（-），双侧霍夫曼征（-）。双侧足背动脉搏动正常。

出院诊断。中医诊断：项痹（气虚血瘀）。西医诊断：①神经根型颈椎病；②高血压3级。

出院医嘱。①避风寒，畅情志；②出院带药：颈痛颗粒，1袋/次，3次/天；③加强颈背部肌肉锻炼，半月后复查，不适随诊。

十、讨论

神经根型颈椎病属临床常见病，多由颈椎退行性改变如颈椎骨质增生、颈椎间盘病变、椎间隙狭窄，压迫或刺激脊神经根而成，其表现有头痛，颈、肩、背部疼痛不适，甚至剧痛，并向枕顶部或上肢放射，上肢麻木疼痛无力。

目前临床上中西医治疗疗程长、易复发，手术治疗风险大、费用高、并发症多。近年来运用中医闭合性微创技术的针刀治疗颈椎病风险低，效果确切。针刀医学认为颈部生物力学动态平衡失调是本病发生的始动因素，根据"经络所过，主治所及"原则，以穴位的局部解剖并以与颈椎活动相关的容易受损的肌肉起止点为基础，在颈椎周围选取穴位，通过松解使颈肩背部诸经气血畅通，颈椎周围紧张的肌肉、韧带、筋膜得以放松，同时配合手法复位、颈椎锻炼纠正并维持颈椎生理曲度和力量平衡，改变椎间盘髓核的位移，加大椎间隙，更好地减轻或消除对受累神经的压力及对周围痛觉感受器的刺激，达到症状、体征缓解的目的。

本患者是典型的案例，神经根型颈椎病诊断明确，属于较轻型，通过一次治疗，即获得满意的效果。同时，还当注意日常生活姿势的纠正，避免其再度复发。

病例 **4**　针刀松解颈周腧穴配合黄韧带减压神经根型颈椎病

一、一般资料

患者宋某，女，60 岁，颈肩部疼痛伴双手麻木 4 年余，右上肢无力 3 月余。

主诉：颈肩部疼痛伴双手麻木 4 年余，右上肢无力 3 月余。

现病史：患者 4 年前无明显诱因出现颈肩部疼痛，伴有双手麻木，不影响日常生活，未行系统诊疗。3 个月前无明显诱因出现右手无力，精细动作不利，逐渐伴有右侧上肢无力，曾在外院给予针灸、针刀、用药等多处、多方治疗，颈肩部疼痛明显减轻，右上肢无力未见减轻，用筷子、系扣子等精细动作完成受限，上肢活动容易疲劳，无下肢无力，无行走不稳，无畏寒、盗汗，无头晕、恶心症状。现为求系统治疗，来我院就诊，行双上肢肌电图提示：① NCS，左侧正中神经损害（感觉纤维受累，可符合轻度腕管综合征电生理表现）；② F 波，右侧尺神经 F 波出现率减低；③ EMG，右侧尺神经 CMAPs 波幅较对侧明显减低，右侧拇短展肌、小指展肌、第一骨间肌、示指伸肌、指总伸肌可见失神经电位，部分肌肉 MUPs 受限增宽，呈单纯相。考虑右上肢神经源性损害（$C_7 \sim T_1$ 水平），其中 $C_8 \sim T_1$ 水平可见急性神经损害与慢性损害并存，C_7 水平以慢性损害为主。门诊以"神经根型颈椎病、周围神经损害"收入院。

患者自发病以来，纳眠差，二便调，体重无明显减轻。

既往史：既往胃炎病史 4 个月余，现口服胃复春、瑞巴派特片等药物治疗。腰椎间盘突出症病史 4 年。否认有高血压病、糖尿病、冠心病等其他慢性病史；否认有结核、乙肝等传染病史；否认有重大外伤史及手术史；否认有输血史。曾出现中药过敏，具体中药不详，未发现食物及其他药物过敏史。预防接种史不详。

个人史：生于原籍，无长期外地居住史。无冶游史，无吸烟饮酒史，无疫区疫水接触史，无工业毒物、粉尘及放射性物质接触史。

婚育史：27 岁结婚，育有 1 女，配偶及子女均体健。

月经史：14（5 ～ 7）/（28 ～ 30）49。有痛经史，平素月经周期规律。

家族史：父母已去世，父亲有胰腺癌病史，母亲有高血压、脑血栓病史；有 1 个哥哥、1 个弟弟、1 个姐姐、1 个妹妹，其中哥哥、弟弟有高血压病史，姐姐妹妹体健。否认家族传染病及遗传病史。

二、体格检查

T：36.6℃，P：68 次 / 分，R：17 次 / 分，BP：123/76mmHg。

患者老年女性，发育正常，营养中等，神志清楚，自主体位，检查合作。全身皮肤无黄染、无瘀点、无出血点。全身浅表淋巴结未触及肿大。头颅发育正常，毛发分布均匀，眼睑无水肿，结膜无充血，巩膜无黄染，双侧瞳孔等大等圆，对光反射及调节反射存在，耳、鼻无异常，口唇无发绀，咽部无充血，扁桃体无肿大。颈软，无抵抗，颈静脉无怒张，气管居中，甲状腺无肿大。胸廓对称无畸形，双侧乳房对称，未触及明显包块。双肺呼吸音清晰，未闻及干、湿性啰音。心前区无隆起及凹陷，心界无扩大，心率 68 次 / 分，节律规整，各瓣膜听诊区无闻及病理性杂音。腹部平坦、腹软，无压痛、反跳痛。肝、脾肋下未触及，Murphy's 征阴性，肝、肾区无叩痛，肠鸣音无亢进，移动性浊音阴性。脊柱无畸形，四肢无畸形，双下肢无水肿。双下肢足背动脉搏动正常。肱二头肌反射正常，膝腱反射正常，腹壁反射正常。巴氏征阴性，布氏征阴性。

神经科查体：颈椎生理曲度变直，颈椎活动度尚可，低头时可诱发右上肢放射性疼痛麻木，双侧风池穴、肩井穴、肩胛内角、天宗穴压痛（+），叩顶试验（+），右侧臂丛神经牵拉试验（+-），右上肢近端肌力可，右手大鱼际、骨间肌萎缩，抓握、系扣等动作困难，双上肢肌张力正常，双上肢深浅感觉未见明显异常。右侧肱二头肌反射、肱三头肌腱反射较对侧减弱（+），双侧霍夫曼征（-）。双侧足背动脉搏动正常。

三、辅助检查

2020 年 4 月 13 日（本院）肌电图。①NCS：左侧正中神经损害（感觉纤维受累，可符合轻度腕管综合征电生理表现）；②F 波：右侧尺神经 F 波出现率减低；③EMG：右侧尺神经 CMAPs 波幅较对侧明显减低，右侧拇短展肌、小指展肌、第一骨间肌、示指伸肌、指总伸肌可见失神经电位，部分肌肉 MUPs 受限增宽，呈单纯相。考虑右上肢神经源性损害（$C_7 \sim T_1$ 水平），其中 $C_8 \sim T_1$ 水平可见急性神经损害与慢性损害并存，C_7 水平以慢性损害为主。

2020 年 3 月 9 日（省中医）颈椎 CT：①$C_{3/4}$、$C_{4/5}$、$C_{5/6}$、$C_{6/7}$ 椎间盘突出并椎管狭窄；②颈椎退行性变。

2020 年 1 月 22 日（省中医）颈椎 MRI：$C_{3/4}$、$C_{4/5}$、$C_{5/6}$、$C_{6/7}$ 椎间盘突出并椎管狭窄。

2020 年 1 月 22 日（省中医）肌电图：双上肢神经源性损害。（①双肿胀神经损害，符合腕管综合征神经电生理表现；②C_7 支配肌示慢性神经源性损害，请结合相关检查。）

四、入院诊断

中医诊断：痿症（气虚血瘀）。

西医诊断：①神经根型颈椎病；②周围神经损害；③腕管综合征（左）；④慢性胃炎；⑤腰椎间盘突出。

五、诊断依据

中医辨证辨病依据：患者老年女性，颈肩部疼痛伴双手麻木，右上肢无力，饮食可，小便正常，舌质暗红，苔白，脉弦细。综观脉症，四诊合参，该病属于祖国医学的"痿症"范畴，证属气虚血瘀。气血亏虚，气不行血，血脉瘀滞，血行不畅，导致颈肩部经络阻滞不通，加之风、寒、湿邪入侵，更益颈肩部气血运行不畅，不通则痛，气血虚弱，化源不足，经络不荣，不荣则痛。舌脉也为气虚血瘀之象。总之，本病病位在颈肩臂部，病属本虚标实，考虑病程迁延日久，病情复杂，预后一般。

西医诊断依据。①主诉：颈肩部疼痛伴双手麻木 4 年余，右上肢无力 3 月余；②患者 4 年前无明显诱因出现颈肩部疼痛，伴有双手麻木，不影响日常生活，3 个月前无明显诱因出现右手无力，精细动作不利，逐渐伴有右侧上肢无力，曾在外院给予针灸、针刀、用药等多处、多方治疗，颈肩部疼痛明显减轻，右上肢无力未见减轻，用筷子、系扣子等精细动作完成受限，上肢活动容易疲劳，无下肢无力，无行走不稳，无畏寒、盗汗，无头晕、恶心症状；③既往胃炎病史 4 月余，现口服胃复春、瑞巴派特片等药物治疗；腰椎间盘突出症病史 4 年；④专科查体：同上；⑤辅助检查：同上。

六、鉴别诊断

1. **颈椎结核** 为慢性病，好发于脊柱、髋关节、膝关节，多见于儿童和青壮年。结核原发病灶一般不在骨与关节，约 95% 继发于肺部结核。多为血源性，少数通过淋巴管，或由胸膜或淋巴结病灶直接蔓延。两者都可出现脊髓受压的症状，但是颈椎结核有结核接触病史或肺结核病史，可伴有全身慢性感染，X 线平片提示椎体有破坏，椎间隙变窄。通过影像学检查可进一步排除。

2. **脊柱肿瘤** 脊柱是原发或转移肿瘤的常见部位，大部分肿瘤是溶骨性的，其首先破坏椎体，导致椎体的压缩骨折、肿瘤突破椎体后壁，侵入椎管，导致脊髓、神经根受压产生临床症状，通过影像学检查可发现椎体破坏和椎管内占位等影像。

七、诊疗计划

1. 中医科 Ⅱ 级护理。

2. 完善三大常规、心电图、肝功能、肾功能、凝血常规等各项辅助检查，排除手术禁忌。

3．给予胞磷胆碱钠、甲钴胺营养神经，择日行非血管 DSA 引导下针刀臭氧为主的综合治疗。

八、治疗经过

1．入院第二天主任医生查房记录　今日查房，患者症状体征同前，仍有右上肢无力，以右手为主，用筷子、系扣子等精细动作完成受限。查体：颈椎生理曲度变直，颈椎活动度尚可，低头时可诱发右上肢放射性疼痛麻木，双侧风池穴、肩井穴、肩胛内角、天宗穴压痛（+），叩顶试验（+），右侧臂丛神经牵拉试验（+-），右上肢近端肌力可，右手大鱼际、骨间肌萎缩，抓握、系扣等动作困难，双上肢肌张力正常，双上肢深浅感觉未见明显异常。右侧肱二头肌反射、肱三头肌腱反射较对侧减弱（+），双侧霍夫曼征（-）。双侧足背动脉搏动正常。化验结果回示：低密度脂蛋白 CH：4.02mmol/L ↑（1.84～3.76）；余化验结果未见明显异常。医师查房后分析：综合患者的症状、体征和影像学检查，患者目前诊断，中医诊断：痿症（气虚血瘀）；西医诊断，①神经根型颈椎病，②周围神经损害，③腕管综合征（左），④慢性胃炎，⑤腰椎间盘突出。患者本次入院拟行 2～3 次治疗，以松解颈周腧穴、黄韧带减压为主，目前患者无手术禁忌证，定于明日介入引导下行复杂性针刀松解术＋臭氧注射，术前应和患者充分交流，并签署治疗知情同意书，密切观察病情变化，及时对症处理。

2．入院第三天术前讨论结论及术前小结　病历简介：同前。辅助检查：同前。

术前诊断：中医诊断，痿症（气虚血瘀）。

西医诊断：①神经根型颈椎病；②周围神经损害；③腕管综合征（左）；④慢性胃炎；⑤腰椎间盘突出。

手术指征：患者颈肩部疼痛及右上肢无力，影响日常生活。

拟施手术名称和方式：非血管 DSA 引导下复杂性针刀治疗＋普通臭氧注射。

拟施麻醉方式：局部麻醉＋心电监护。

术中术后可能出现的风险及应对措施：术中操作可能发生神经、血管、韧带或硬脊膜的意外损伤；麻醉意外；术后可能并发感染；脑脊液外溢。穿刺过程 DSA 引导，减少意外损伤。术后注意伤口清洁干燥，及时换药，预防感染。

特殊的术前准备内容：术前和患者及家属积极沟通病情及治疗方案，签署知情同意书。

注意事项：术中注意观察病人反应情况，关注生命体征，准确定位和充分松解。

手术者术前查看患者情况：医师术前查看患者，已将患者病情及介入的必要性、成功率以及可能的并发症等向患者及家属进一步讲解，患者及家属表示理解并同意。

3. 入院第三天术后首次病程记录

手术完成时间：2020 年 4 月 22 日 10：00。

患者于介入治疗室由医师行非 DSA 引导下复杂性针刀松解术＋普通臭氧注射，患者俯卧于治疗床上，开放静脉通道，常规监测生命体征。以双侧脑空穴、双侧曲垣穴、双侧天宗穴、右侧夺命穴及脑户穴、大椎穴、陶道穴、神道穴、身柱穴、至阳穴、筋缩穴、中枢穴，右侧肩胛骨内侧缘筋膜条索间隔 1.5cm 取 1 点，共 5 点，为标记点，用 0.75％碘伏无菌棉球以标记点为中心进行常规消毒，铺无菌洞巾。抽取 0.5％利多卡因 5ml 并于上述标记点局部麻醉，后抽取由 2％利多卡因 2ml ＋维生素 B_6 200mg ＋维生素 B_{12} 1mg ＋ 0.9％氯化钠适量组成的消炎镇痛液，每处注射 3 ～ 5ml，于上述标记点注射 45μg/ml 浓度臭氧，每穴各注射 2ml，臭氧注射操作完毕。再持 I 型 4 号针刀，刀口线与人体纵轴平行，刀体垂直于皮肤，分别在上述标记点快速进针（病例 4 图 1），行针刀松解后，快速出针，迅速用无菌棉球按压针孔 2 分钟，针刀松解术操作完毕。陶道穴、神道穴、身柱穴、至阳穴、筋缩穴、中枢穴局部麻醉后，圆利针沿皮下筋膜层松解督脉，并注射消炎镇痛液，45％臭氧 3 ～ 5ml。患者在整个治疗过程中生命体征平稳，无心慌、头疼、恶心呕吐等不适。治疗结束后，以平车推回病房。嘱患者限制活动 3 天，针口 72 小时保持清洁干燥，以防止针口局部感染。

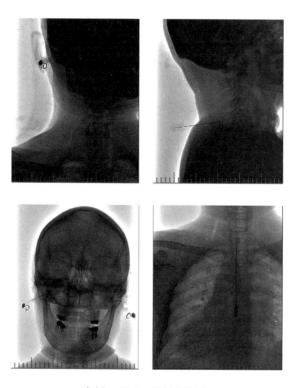

病例 4 图 1　进针标记点

4．术后第一天主任医师查房记录　今日查房，患者诉右上肢无力较前好转，系扣子、拉拉链等动作较前灵活有力，饮食睡眠可，二便正常。术后第一天暂不查体。今术后第一天，继续目前的治疗方案暂不改变，继观。

5．术后第二天主治医师查房记录　今日查房，患者右上肢无力较前好转，动作较前灵活，余未诉特殊不适。医师查房后分析：患者右上肢无力 3 月余，肌电图提示周围神经损害。颈周腧穴针刀松解，配合纠正颈椎生理曲度后，症状较前好转，继续入院治疗计划，准备周日行第二次介入治疗，同时给予中药清热、活血、护胃。组方如下：清半夏 6g，黄芩 6g，黄连 4g，干姜 10g，盐益智仁 10g，石菖蒲 10g，党参 10g，大枣 4g，炙甘草 4g，当归 6g，川芎 4g，醋香附 10g，白芍 20g，茯苓 10g，麸炒白术 6g，泽泻 10g，木香 4g，炒麦芽 6g。3 剂，水冲服，日一剂。

6．术后第三天主任医师查房记录　今日查房，患者右上肢无力较前好转，动作较前灵活，余未诉特殊不适。查体：颈椎生理曲度变直，颈椎活动度尚可，双侧风池穴、肩井穴、肩胛内角、天宗穴压痛（+），叩顶试验（+），右侧臂丛神经牵拉试验（-），右上肢近端肌力可，右手大鱼际、骨间肌萎缩，抓握、系扣等动作困难，双上肢肌张力正常，双上肢深浅感觉未见明显异常。右侧肱二头肌反射、肱三头肌腱反射较对侧减弱（+），双侧霍夫曼征（-）。医师查房后分析：患者目前病情稳定好转，继续入院治疗计划，准备明日行第二次介入治疗，在复合手术室，行"针刀颈周腧穴松解 + 黄韧带松解减压 + 臭氧注射"。

7．术后第四天术前讨论结论及术前小结　患者行第一次介入治疗后，右手无力较前好转，系扣子、拉拉链等动作较前有力。查体：同上。辅助检查：肌电图（本院2020 年 4 月 13 日），① NCS，左侧正中神经损害（感觉纤维受累，可符合轻度腕管综合征电生理表现）；② F 波，右侧尺神经 F 波出现率减低；③ EMG，右侧尺神经 CMAPs 波幅较对侧明显减低，右侧拇短展肌、小指展肌、第一骨间肌、示指伸肌、指总伸肌可见失神经电位，部分肌肉 MUPs 受限增宽，呈单纯相。考虑右上肢神经源性损害（C_7 ~ T_1 水平），其中 C_8 ~ T_1 水平可见急性神经损害与慢性损害并存，C_7 水平以慢性损害为主。

颈椎 CT（2020 年 3 月 9 日省中医）：① $C_{3/4}$、$C_{4/5}$、$C_{5/6}$、$C_{6/7}$ 椎间盘突出并椎管狭窄；②颈椎退行性变。颈椎 MRI（2020 年 1 月 22 日省中医）：$C_{3/4}$、$C_{4/5}$、$C_{5/6}$、$C_{6/7}$ 椎间盘突出并椎管狭窄。肌电图（省中医 2020 年 1 月 22 日）双上肢神经源性损害。①双肿胀神经损害，符合腕管综合征神经电生理表现；② C_7 支配肌示慢性神经源性损害，请结合相关检查。

术前诊断。中医诊断：痿症（气虚血瘀）；西医诊断：①神经根型颈椎病；②周围神经损害；③腕管综合征（左）；④慢性胃炎；⑤腰椎间盘突出。

手术指征：患者颈肩部疼痛及右上肢无力，影响日常生活。

拟施手术名称和方式：CT 引导下行颈椎黄韧带松解减压＋复杂性针刀治疗＋普通臭氧注射。

拟施麻醉方式：局部麻醉＋心电监护。

术中术后可能出现的风险及应对措施：术中操作可能发生神经、血管、韧带或硬脊膜的意外损伤；麻醉意外；术后可能并发感染；脑脊液外溢。穿刺过程 DSA 引导，减少意外损伤。术后注意伤口清洁干燥，及时换药，预防感染。

特殊的术前准备内容：术前和患者及家属积极沟通病情及治疗方案，签署知情同意书。

注意事项：术中注意观察病人反应情况，关注生命体征，准确定位和充分松解。

手术者术前查看患者情况：医师术前查看患者，已将患者病情及介入的必要性、成功率以及可能的并发症等向患者及家属进一步讲解，患者及家属表示理解并同意。

8. 术后首次病程记录

手术完成时间：2020 年 4 月 26 日 15：40。

患者于复合手术室由医师行非 CT 引导下黄韧带减压＋侧隐窝臭氧注射＋复杂性针刀松解术＋普通臭氧注射，患者俯卧于治疗床上，开放静脉通道，常规监测生命体征。以双侧脑空穴、双侧曲垣穴、双侧天宗穴、脑户穴、大椎穴、陶道穴、神道穴、身柱穴、至阳穴、筋缩穴、中枢穴、右侧臂臑穴、手三里穴以及颈 $_{5/6}$ 棘突及右侧椎旁为标记点，用 0.75% 碘伏无菌棉球以标记点为中心进行常规消毒，铺无菌洞巾。抽取 0.5% 利多卡因于上述标记点局部麻醉，后抽取消炎镇痛液，每处注射 3～5ml，于双侧脑空穴、双侧曲垣穴、双侧天宗穴、脑户穴、大椎穴、右侧臂臑穴、手三里穴注射 45μg/ml 浓度臭氧，每穴各注射 2ml，臭氧注射操作完毕。再持 I 型 4 号针刀，刀口线与人体纵轴平行，刀体垂直于皮肤，分别在上述标记点快速进针，行针刀松解后，快速出针，迅速用无菌棉球按压针孔 2 分钟，针刀松解术操作完毕。陶道穴、神道穴、身柱穴、至阳穴、筋缩穴、中枢穴局部麻醉后，侧隐窝注射针沿皮下筋膜层松解督脉，并注射消炎镇痛液，45% 臭氧各 3～5ml。

黄韧带减压＋侧隐窝臭氧注射：以 C_5 棘突及 $C_{5/6}$ 右侧椎旁为标记点，局部麻醉后，以 I 型 4 号针刀松解 C_5 棘突，并留针标记，同型号针刀，刀口线与人体纵轴平行，刀体垂直于皮肤，刺入 $C_{5/6}$ 右侧椎旁，CT 下定位，针尖到达椎板，调整针尖位置，向上到达黄韧带，切割松解，行黄韧带减压术，后注射 30% 臭氧 2ml。操作完毕后，拔除针刀。无菌辅料贴敷。返回病房，患者无心慌、头疼、恶心呕吐等不适。

9. 第二次治疗术后第一天日常病程记录   患者昨日行第二次介入治疗后，自觉右上肢无力较前进一步好转，但好转幅度较第一次治疗后低。未诉其他特殊不适，无明显颈肩部疼痛不适,双手麻木不明显。进一步和患者及家属沟通病情及预后,患者肌电图提示周围神经损害明确,经治疗解除压迫后,神经修复需要较长的时间,指导患者进行后期康复锻炼,继观病情变化。

10.　术后第二天主治医师查房记录　今日查房,患者病情稳定好转,无明显颈肩部疼痛不适,右上肢无力较前好转,动作较前灵活,余未诉特殊不适。医师查房后分析:患者右上肢无力 3 个月余,肌电图提示周围神经损害。行 2 次介入治疗后,病情较前稳定好转,可考虑择期出院静养,1 个月后复查。

11.　术后第三天主任医师查房记录　今日查房,患者一般情况可,未诉特殊不适。查体:颈椎生理曲度变直,颈椎活动度尚可,双侧风池穴、肩井穴、肩胛内角、天宗穴压痛(+),叩顶试验(+),右侧臂丛神经牵拉试验(-),右上肢近端肌力可,右手大鱼际、骨间肌萎缩,抓握、系扣等动作困难,双上肢肌张力正常,双上肢深浅感觉未见明显异常。右侧肱二头肌反射、肱三头肌腱反射较对侧减弱(+),双侧霍夫曼征(-)。医师查房后,嘱患者目前病情稳定好转,今日请神经内科会诊,以排除有无神经免疫系统疾病等引起的肌无力、萎缩,若无特殊诊疗,可考虑明日出院。

12.　术后第四天会诊记录　脊柱功能神经外科医师会诊:右上肢无力 3 个月。查体右手肌肉萎缩,力弱。MR 示 $C_{5/6}$ 狭窄,以右前方明显。诊断颈椎病,建议转科手术。和患者及家属沟通病情后,考虑目前病情正稳定好转,可休养半月后,考虑下一步治疗方案。

13.　术后第四天主任医师查房记录　今日查房,患者一般情况可,请神经内科、神经外科会诊后,暂无特殊处理,神经外科建议择期手术处理。医师查房,和患者及家属沟通后,考虑目前病情稳定好转,可继续休养一段时间,必要时考虑外科手术治疗。今日办理出院手续。

九、出院情况

患者病情稳定好转,无明显颈肩部疼痛不适,右上肢无力较前好转,动作较前灵活,余未诉特殊不适。查体:颈椎生理曲度变直,颈椎活动度尚可,双侧风池穴、肩井穴、肩胛内角、天宗穴压痛(-),叩顶试验(+-),右侧臂丛神经牵拉试验(-),右上肢近端肌力可,右手大鱼际、骨间肌萎缩,抓握、系扣等动作困难,双上肢肌张力正常,双上肢深浅感觉未见明显异常。右侧肱二头肌反射、肱三头肌腱反射较对侧减弱(+),双侧霍夫曼征(-)。

出院诊断:中医诊断,痿症(气虚血瘀)。

西医诊断:①神经根型颈椎病;②周围神经损害;③腕管综合征(左);④慢性胃炎;⑤腰椎间盘突出。

出院医嘱：

①避风寒，畅情志，适劳逸；②继续用药：甲钴胺 1 片 / 次，3 次 / 天；③不适随诊，1 个月后门诊复查。

十、讨论

颈周腧穴是指颈椎周围与颈椎活动密切相关的一组腧穴的总称，其局部解剖与颈椎活动相关的容易受损的肌肉起止点高度吻合。根据"经络所过，主治所及""腧穴所在，主治所在"的原则，以穴位的局部解剖和与颈椎活动相关的容易受损的肌肉起止点为基础，在颈椎周围选取穴位，通过松解颈周腧穴，松弛紧张肌肉，疏通经络，疏通电生理通路，改善颈椎活动度。通过针刀的切割、剥离达到调筋理筋的作用，恢复颈椎肌肉软组织的生物力学平衡，从而缓解症状达到治疗目的。

患者老年女性，神经根型颈椎病诊断明确，且症状较为严重，肌电图所示多处异常。第一次治疗给予常规针刀松解颈周腧穴，配合对督脉上胸段的浅筋膜层圆利针松解，效果显著，期间患者脾胃不调，给予中药半夏泻心汤加减；第二次治疗在针刀松解颈周腧穴的同时配合黄韧带减压和侧隐窝臭氧注射治疗。经过两次治疗，尽管患者症状较之前有很大的改善，但仍有部分手部精细动作难以完成，视恢复情况决定接下来骨科手术治疗与否。

可以看出，以针刀为主的微创技术对该疾病所造成的神经损害的治疗有独特的优势，首先创面小，愈合快，可短时间内行多次治疗；其次中西医结合，以中医经络、经筋理论为主，配合西医药物运用以及神经解剖理论结合，既能从"标"的层面缓解症状，又能从根本上达到治疗目的。

病例 **5** 针刀治疗神经根型颈椎病

一、一般资料

患者李某，男，55 岁，颈部疼痛伴双上肢麻木 1 月余，加重 10 天。

主诉：颈部疼痛伴双上肢麻木 1 月余，加重 10 天。

现病史：患者 1 月余前无明显诱因出现颈部疼痛，伴双上肢麻木不适，平卧时不敢翻身坐起，疼痛呈阵发性，遇冷加重，得温痛减，疼痛与天气变化无关，休息后无明显减轻。无畏寒、盗汗，无头晕、恶心症状，疼痛严重时影响睡眠，于 2020 年 1 月 5 日行颈部 MRI（本院）：颈椎退行性变；$C_{4/5}$、$C_{5/6}$、$C_{6/7}$ 椎间盘轻度突出。现为求系统治疗，来我院就诊，门诊以"神经根型颈椎病"收入院。

患者自发病以来，纳眠差，二便调，体重无明显减轻。

既往史：既往有糖尿病病史 3 年余，平素口服二甲双胍缓释片、格列美脲控制血糖，服药不规律，未系统监测血糖变化。有高血压病 10 余年，平素口服倍他乐克缓释片、硝苯地平缓释片（Ⅱ）（尼福达）控制血压。否认有冠心病等其他慢性病史；否认有结核、乙肝等传染病史。1986 年对越自卫反击战中排雷时左腿被炸伤，行左小腿 1/3 处截肢手术。否认有其他重大外伤史及手术史；否认有输血史；未发现食物及药物过敏史。预防接种史不详。

个人史：生于原籍，无长期外地居住史。无治游史，有吸烟、饮酒史，吸烟 30 年，1～2 盒 / 天，饮酒 30 年，50g/ 天。无疫区疫水接触史，无工业毒物、粉尘及放射性物质接触史。

婚育史：适龄结婚，育有 1 女 1 子，配偶及子女均体健。

家族史：否认家族传染病及遗传病史。

二、体格检查

T：36.5℃，P：78 次 / 分，R：19 次 / 分，BP：141/85mmHg。

患者中年男性，发育正常，营养中等，神志清楚，自主体位，检查合作。全身皮肤无黄染、无瘀点、无出血点。全身浅表淋巴结未触及肿大。头颅发育正常，毛发分布均匀，眼睑无水肿，结膜无充血，巩膜无黄染，双侧瞳孔等大等圆，对光反射及调节反射存在，耳、鼻无异常，口唇无发绀，咽部无充血，扁桃体无肿大。颈软，无抵抗，

颈静脉无怒张，气管居中，甲状腺无肿大。胸廓对称无畸形，双侧乳房对称，未触及明显包块。双肺呼吸音清晰，未闻及干、湿性啰音。心前区无隆起及凹陷，心界无扩大，心率 78 次 / 分，节律规整，各瓣膜听诊区无闻及病理性杂音。腹部平坦、腹软，无压痛、反跳痛。肝、脾肋下未触及，Murphy's 征阴性，肝、肾区无叩痛，肠鸣音无亢进，移动性浊音阴性。脊柱无畸形，左小腿阙如，四肢无畸形，双下肢无水肿。右下肢足背动脉搏动正常。肱二头肌反射正常，膝腱反射正常，腹壁反射正常。巴氏征阴性，布氏征阴性。

专科查体：颈椎生理曲度变直，颈椎活动度尚可，双侧风池穴、肩井穴、肩胛内角、天宗穴压痛（+），叩顶试验（+），双侧臂丛神经牵拉试验（-），双上肢肌力、肌张力正常，双上肢深浅感觉未见明显异常。双侧肱二头肌反射（++），双侧肱三头肌腱反射（+），右侧巴氏征（-），双侧霍夫曼征（-）。双侧足背动脉搏动正常。

三、辅助检查

2020 年 1 月 5 日颈部 MRI（本院）：颈椎退行性变；$C_{4/5}$、$C_{5/6}$、$C_{6/7}$ 椎间盘轻度突出。

四、入院诊断

中医诊断：项痹（气虚血瘀）。

西医诊断：①神经根型颈椎病；②2 型糖尿病；③高血压 3 级。

五、诊断依据

中医辨证辨病依据：患者中年男性，颈部疼痛伴双上肢麻木 1 月余，加重 10 天，饮食可，小便正常，舌淡，苔白，脉细弱。综观脉症，四诊合参，该病属于祖国医学的"项痹"范畴，证属气虚血瘀。气虚血瘀，气虚无力鼓动血行，血行不畅，不通则痛，舌脉也为气虚血瘀之象。总之，本病病位在颈，病属本虚，考虑病程迁延日久，病情复杂，预后一般。

西医诊断依据：①颈部疼痛伴双上肢麻木 1 月余，加重 10 天；②有糖尿病、高血压病病史。1986 年因对越自卫反击战排雷时左腿被炸伤，行左小腿 1/3 处截肢手术；③查体：同前；④辅助检查：同前。

六、鉴别诊断

1. 梅尼尔氏病　多见于青年女性，起病急，表现为反复发作的眩晕，波动性耳鸣、耳聋，眩晕常反复发作，发作次数越多，持续时间越长，则眩晕程度越重。本患者 6 年前有类似病史，但无明显耳鸣、听力下降，基本排除本病。

2．前庭神经元炎　具体原因不清，多为病毒感染所致，病变位于前庭周围器官、前庭神经元及前庭神经。多发于 30～50 岁，起病突然，病前有发热、上感、泌尿系感染史，多为腮腺炎、麻疹、带状疱疹病毒引起。患者出现明显的眩晕，转头可加剧，数小时至数日达高峰，后逐渐减轻。多无耳鸣、耳聋，约 30％ 的病人有耳蜗症状，严重者可有倾倒、恶心、呕吐、面色苍白，病初有明显自发性眼震，多为水平性或旋转性。患者本次发病前无明确的前驱感染病史，结合临床暂不考虑该病。

七、诊疗计划

1．中医科Ⅱ级护理。

2．完善入院各项辅助检查，如血常规、CRP、ESR、肝功能、肾功能、心电图、胸片辅助检查排除手术禁忌。

3．给予患者降血压、血糖等对症治疗，给予胞磷胆碱钠营养神经。

4．择日行颈周腧穴针刀松解术＋脊髓和神经根粘连松解术为主的综合治疗。

八、治疗经过

1．入院第二天主治医师首次查房记录　今日医师查房，患者自诉颈部疼痛伴双上肢麻痛没有明显减轻，NRS 评分：5 分。饮食、睡眠尚可，二便调。查体：同前。部分实验室检查结果已回，凝血常规：D- 二聚体 0.88mg/L ↑，红细胞沉降率测定（ESR）（仪器法）：血沉 16mm/h ↑，糖化血红蛋白测定（色谱法）：糖化血红蛋白 7.20％ ↑，余未见明显异常。医师查房分析，此患者责任间盘在 $C_{6/7}$（病例 5 图 1），且椎间盘突出不大，可行颈周腧穴针刀松解术为主的综合治疗，目前患者血糖不稳定，降糖药物使用不规律，嘱请内分泌会诊，调整降糖药物，待血糖稳定后，行针刀松解术治疗，余治疗不变，继观。

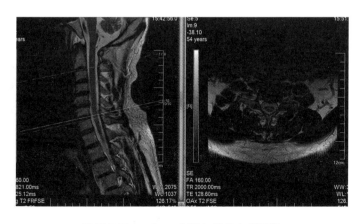

病例 5 图 1　$C_{6、7}$ 节段矢状位与横断位

2．会诊记录 患者既往糖尿病病史多年，服用格列美脲，未规律服用药物，目前血糖控制餐后不理想。特请内分泌科会诊，调整用药。内分泌科会诊意见：达美康缓释片 60mg，1 次 / 天；阿卡波糖 50mg，3 次 / 天，嚼碎与餐同服，监测血糖。已遵会诊意见执行。

3．入院第三天主任医师查房记录 今日医师查房，患者自诉颈部疼痛伴双上肢麻痛没有明显减轻，NRS 评分：5 分。饮食、睡眠尚可，二便调。查体：同上。医师详查病人后指出：目前患者诊断明确，排除手术禁忌，拟明日行针刀治疗，已与患者较前清楚，术前签署知情同意书。继观。

4．入院第四天术前讨论结论及术前小结 简要病情：同前。

术前诊断：中医诊断，项痹（气虚血瘀）。

西医诊断：①神经根型颈椎病；②2 型糖尿病；③高血压 3 级。

手术指征：患者颈痛伴双上肢麻木影响日常生活。

拟施手术名称和方式：非血管 DSA 引导下行脊髓和神经根粘连松解术＋复杂性针刀治疗＋普通臭氧注射。

拟施麻醉方式：局部麻醉＋心电监护。

术中术后可能出现的风险及应对措施：术中操作可能发生神经、血管、韧带或硬脊膜的意外损伤；麻醉意外；术后可能并发感染。术中避免损伤神经、血管。术后注意伤口清洁干燥，及时换药，预防感染。

特殊的术前准备内容：术前和患者及家属积极沟通病情及治疗方案，签署知情同意书。

注意事项：术中注意观察病人反应情况，关注生命体征，准确定位和充分松解。

手术者术前查看患者情况：医师术前查看患者，已将患者病情及介入的必要性、成功率以及可能的并发症等向患者及家属进一步讲解，患者及家属表示理解并同意。

5．术后首次病程记录

手术完成时间：2020 年 1 月 8 日 12：30。

患者于介入治疗室由医师行 DSA 引导下复杂性针刀松解术＋脊髓和神经根粘连松解术＋臭氧注射术，术前签署知情同意书。患者俯卧于治疗床上，充分暴露肩背部。以脑户穴、大椎穴、双侧脑空穴、双侧曲垣穴、双侧天宗穴、夺命穴及神道穴等为标记点，用 0.75％碘伏无菌棉球以标记点为中心进行常规消毒，铺无菌洞巾。抽取 1％利多卡因 5ml 并于上述标记点局部麻醉，后抽取由 2％利多卡因 2ml ＋维生素 B_6 200mg ＋维生素 B_{12} 1mg ＋ 0.9％氯化钠适量组成的消炎镇痛液，每处注射 3 ～ 5ml，于上述标记点注射 45μg/ml 浓度臭氧，每穴各注射 2ml，臭氧注射操作完毕。再持 I 型 3 号针刀，刀口线与人体纵轴平行，刀体垂直于皮肤，分别在上述标记点快速进针，行针刀松解后，快速出针，迅速用无菌棉球按压针孔 2 分钟，针刀松解术操作完毕。

结果：患者在整个治疗过程中生命体征平稳，无心慌、头疼、恶心呕吐等不适。治疗结束后，以平车推回病房。

术后注意事项：嘱患者限制活动 3 天，针口 72 小时内避免接触水，以防止针口局部感染。密切观察病情，及时对症处理。

6. 术后第一天主任医师查房记录 今日主任医师查房，患者自述颈部无明显不适，疼痛明显减轻，NRS 评分：1 分。双上肢麻木略有缓解，饮食可，睡眠可，二便正常，术后第一天暂不查体。医师综合患者的症状体征分析：患者于昨日行非血管 DSA 引导下复杂性针刀为主的微创治疗，术后第一天，不做效果评估。术后患者症状缓解。治疗暂不改变，密切关注患者病情变化，及时对症处理。

7. 术后第二天主任医师查房记录 今日医师查房，患者自诉颈部疼痛伴双上肢麻痛明显减轻，NRS 评分：1 分。饮食、睡眠尚可，二便调。查体：颈椎生理曲度变直，颈椎活动度尚可，双侧风池穴、肩井穴、肩胛内角、天宗穴压痛（-），叩顶试验（-），双侧臂丛神经牵拉试验（-），双上肢肌力、肌张力正常，双上肢深浅感觉未见明显异常。双侧肱二头肌反射（++），双侧肱三头肌腱反射（+），右侧巴氏征（-），双侧霍夫曼征（-）。双侧足背动脉搏动正常。患者目前症状明显缓解，要求出院，医师批准今日出院，嘱出院后继续规律服用降糖药物控制血糖，注意休息，避免劳累，不适随诊。

九、出院情况

患者自诉颈部疼痛伴双上肢麻痛明显减轻，NRS 评分：1 分。饮食、睡眠尚可，二便调。查体：颈椎生理曲度变直，颈椎活动度尚可，双侧风池穴、肩井穴、肩胛内角、天宗穴压痛（-），叩顶试验（-），双侧臂丛神经牵拉试验（-），双上肢肌力、肌张力正常，双上肢深浅感觉未见明显异常。双侧肱二头肌反射（++），双侧肱三头肌腱反射（+），右侧巴氏征（-），双侧霍夫曼征（-）。双侧足背动脉搏动正常。

出院诊断。中医诊断：项痹（气虚血瘀）；西医诊断：①神经根型颈椎病；②2 型糖尿病；③高血压 3 级。

出院医嘱。①避风寒，畅情志；②出院带药：盐酸二甲双胍片 0.5g，口服，2 次 / 天；格列齐特缓释片 60mg，口服，1 次 / 天；阿卡波糖片（进口）0.05g，口服，3 次 / 天；③不适随诊，半月后门诊复查。

十、讨论

神经根型颈椎病是由于髓核的突出与脱出，钩椎关节及后方小关节的骨质增生，以及其相邻的三个关节（椎体间关节、钩椎关节及后方小关节）的松动与移位对脊神经根造成刺激与压迫引起的综合征，上述改变主要引起三方面的症状：①神经根受刺激表现出的根性症状；②窦椎神经受刺激而表现出颈部症状；③邻近神经肌肉的牵连性症状，症状可为一侧性或两侧性，通常为单神经根受累。

患者中年男性，颈部不适伴双上肢麻木仅 1 月余，属于神经根型颈椎病初期，症状较轻，适宜于针刀颈周腧穴松解治疗。

颈周腧穴是指在枕部、项部、肩部围绕颈椎局部的三个部位，选取临床中常出现局部压痛阳性的穴位，主要穴位有脑空、脑户、大椎、曲垣、天宗，也是临床中常见的结筋点。其可以根据患者症状适当加以配穴，常见如风府、玉枕、完骨、肩井、神道、身柱，以及肩胛冈周围、肩胛内侧区域压痛点，病变肌群的起止点等。通过利用针刀等工具松解，根据病情适当配合药物、臭氧注射，使枕、项、肩、背部诸经气血畅通，从而减轻或消除对受累神经的压力及对周围痛觉感受器的刺激，达到缓解症状的目的。

病例 **6** 椎间盘射频消融配合针刀松解颈周腧穴治疗神经根型颈椎病

一、一般资料

患者周某，女，54 岁，因颈肩部疼痛伴左上肢疼痛 2 月余。

主诉：颈肩部疼痛伴左上肢疼痛 2 月余。

现病史：患者 2 月余前无明显诱因出现颈肩部疼痛，疼痛有时可牵扯到左前胸及后背，心电图提示未见明显异常。20 余天前出现左上肢疼痛不适，活动受限，疼痛呈反复性，疼痛与天气变化无关，休息后减轻，劳累后加重，曾于当地医院多次行针灸、推拿治疗，效果不显。无畏寒、盗汗，无头晕、恶心症状，疼痛严重时影响睡眠，现为求系统治疗，来我院就诊，门诊以神经根型颈椎病收入院。

患者自发病以来，纳眠差，二便调，体重无明显减轻。

既往史：既往体健。否认有高血压病、糖尿病、冠心病等其他慢性病史；否认有结核、乙肝等传染病史；否认有重大外伤史及手术史；否认有输血史。对激素类药物过敏，未发现食物及其他药物过敏史。预防接种史不详。

个人史：生于原籍，无长期外地居住史。无冶游史，无吸烟饮酒史，无疫区疫水接触史，无工业毒物、粉尘及放射性物质接触史。

婚育史：适龄结婚，育有 2 女，配偶及女儿均体健。

月经史：14（4 ～ 5/25 ～ 28）50。有痛经史，月经周期规律。

家族史：否认家族传染病及遗传病史。

二、体格检查

T：36.2℃，P：78 次 / 分，R：16 次 / 分，BP：133/78mmHg。

患者中年女性，发育正常，营养中等，神志清楚，自主体位，检查合作。全身皮肤无黄染、无瘀点、无出血点。全身浅表淋巴结未触及肿大。头颅发育正常，毛发分布均匀，眼睑无水肿，结膜无充血，巩膜无黄染，双侧瞳孔等大等圆，对光反射及调节反射存在，耳、鼻无异常，口唇无发绀，咽部无充血，扁桃体无肿大。颈软，无抵抗，颈静脉无怒张，气管居中，甲状腺无肿大。胸廓对称无畸形，双侧乳房对称，未触及明显包块。双肺呼吸音清晰，未闻及干、湿性啰音。心前区无隆起及凹陷，心界无扩大，心率 78 次 / 分，节律规整，各瓣膜听诊区无闻及病理性杂音。腹部平坦，腹软，无压痛，无反跳痛。肝、脾肋下未触及，Murphy's 征阴性，肝、肾区无叩痛，肠鸣音无亢进，移动性浊音阴性。脊柱无畸形，四肢无畸形，双下肢无水肿。双下肢足背动脉搏动正常。肱二头肌反射正常，膝腱反射正常，腹壁反射正常。巴氏征阴性，布氏征阴性。

神经科查体：颈椎生理曲度可，颈椎活动度尚可，左侧风池穴、肩井穴、肩胛内角、天宗穴压痛（+），叩顶试验（+），左侧臂丛神经牵拉试验（+），左搭肩试验（+），双上肢肌力、肌张力正常，双上肢深浅感觉未见明显异常。双侧肱二头肌反射（++），双侧肱三头肌腱反射（+），双侧巴氏征（-），双侧霍夫曼征（-）。双侧足背动脉搏动正常。

三、辅助检查

2020 年 3 月 8 颈椎 MRI 示（山东省平阴县中医医院）：颈椎退行性变；$C_{4/5}$、$C_{5/6}$、$C_{6/7}$ 椎间盘突出。符合左侧肩关节粘连性关节炎 MRI 表现。左肩关节积液（少量）。

四、入院诊断

中医诊断：项痹（气虚血瘀）。

西医诊断：①神经根型颈椎病；②肩袖损伤。

五、诊断依据

中医辨证辨病依据：患者中年女性，颈肩部疼痛伴左上肢疼痛 2 月余。饮食睡眠可，二便调，舌质暗红，苔白，脉细数。综观脉症，四诊合参，该病属于祖国医学的"项痹"范畴，证属气虚血瘀。外感风寒湿邪，内伤劳倦，致气血阴阳失衡，加之思虑过度，致心血暗耗，心阴亏虚，血虚不能载气，气虚不能行血，出现气血运行不畅，不能濡养经脉，不通则痛，不荣则痛，故感颈肩部疼痛明显。舌脉也为气虚血瘀之象。总之，本病属虚证，考虑病程迁延日久，病情复杂，预后一般。

西医诊断依据。①颈肩部疼痛伴左上肢疼痛 2 月余；②既往体健。对激素类药物过敏；③查体：同前；④辅助检查：同前。

六、鉴别诊断

1. 颈椎结核 为慢性病。好发于脊柱、髋关节、膝关节，多见于儿童和青壮年。结核原发病灶一般不在骨与关节，约 95% 继发于肺部结核。多为血源性，少数通过淋巴管，或由胸膜或淋巴结病灶直接蔓延。两者都可出现脊髓受压的症状，但是颈椎结核有结核接触病史或肺结核病史，可伴有全身慢性感染，X 线平片提示椎体有破坏，椎间隙变窄。通过影像学检查可进一步排除。

2. 脊柱肿瘤 脊柱是原发或转移肿瘤的常见部位，大部分肿瘤是溶骨性的，其首先破坏椎体，导致椎体的压缩骨折、肿瘤突破椎体后壁，侵入椎管，导致脊髓、神经根受压产生临床症状，通过影像学检查可发现椎体破坏和椎管内占位等影像。

七、诊疗计划

1. 中医科Ⅱ级护理。
2. 完善入院常规化验、心电图、胸部正侧位片等辅助检查。
3. 给予营养神经、改善循环等治疗。
4. 明日行非血管 DSA 引导下颈椎间盘射频消融术。

八、治疗经过

1. 入院第二天副主任医师查房记录 今日查房，患者诉仍感颈肩部疼痛伴左上肢疼痛。既往体健。对激素类药物过敏。专科检查：同前。部分化验结果回示，尿常规检查加沉渣：粒细胞（++），亚硝酸盐（++），白细胞 640/μl ↑，细菌 8738/μl ↑；肝功能、肾功能、血脂、电解质、葡萄糖测定（酶法）：三酰甘油 2.28mmol/L ↑，总胆固醇 6.54mmol/L ↑，脂蛋白相关磷脂酶 A2 703.700U/L ↑，余化验结果未见明显异常。医师查房后分析，综合患者的症状、体征和影像学检查，患者目前诊断：中医诊断，项痹（气虚血瘀）；西医诊断，①神经根型颈椎病；②肩袖损伤。诊断明确。目前患者无手术禁忌证，定于今日行 $C_{6/7}$ 椎间盘射频消融术，术前应和患者充分交流，并签署治疗知情同意书，密切观察病情变化，及时对症处理。

2. 术前讨论结论及术前小结 简要病情：同前。辅助检查：同前。

术前诊断。中医诊断：项痹（气虚血瘀）。西医诊断：①神经根型颈椎病；②肩袖损伤。

手术指征：患者颈肩部疼痛伴左上肢疼痛影响日常生活。

拟施手术名称和方式：非血管 DSA 引导下椎间盘射频消融术＋椎间盘造影术＋神经阻滞麻醉。

拟施麻醉方式：局部麻醉＋心电监护。

术中术后可能出现的风险及应对措施：术中操作可能发生神经、血管、韧带或硬脊膜的意外损伤；麻醉意外；术后可能并发感染；脑脊液外溢。穿刺过程 DSA 引导，减少意外损伤；射频消融前测阻抗，运动、感觉测试，以验证针尖位置，避免损伤神经。术后注意伤口清洁干燥，及时换药，预防感染。

特殊的术前准备内容：术前和患者及家属积极沟通病情及治疗方案，签署知情同意书。

注意事项：术中注意观察病人反应情况，关注生命体征，准确定位和充分松解。

　　手术者术前查看患者情况：医师术前查看患者，已将患者病情及介入的必要性、成功率以及并发症等向患者及家属进一步讲解，患者及家属表示理解并同意。

　　3．术后首次病程记录

　　手术完成时间：2020 年 3 月 24 日 15：00。

　　患者于介入治疗室由医师行非血管 DSA 引导下椎间盘射频消融术＋椎间盘臭氧造影术＋神经阻滞麻醉，术前签署知情同意书。患者仰卧于治疗床上，充分暴露颈部。以 $C_{6/7}$ 椎间隙左侧旁开 3cm 为标记点，并于 DSA 引导下进行调整后，用 0.75％碘伏无菌棉球以标记点为中心进行常规消毒，铺无菌洞巾。抽取 1％利多卡因 20ml 并于上述标记点局部麻醉，使用 15cm 探针穿刺并于 DSA 下精确定位，于 DSA 下确认针尖刺入颈椎间盘内，正位片在椎体右侧（病例 6 图 1），侧位片在椎体后缘处（病例 6 图 2），取 45μg/L 臭氧，注射至椎间盘，非 DSA 透视显示椎间隙间气体影，椎管内有少量气体影，说明患者椎间盘已破裂，椎间盘臭氧造影术结束；再行单极射频消融，测阻抗在正常范围内，分别以 60°、70°、80° 各 1 分钟，90° 3 分钟，患者无双上放射麻木等不适症状，将射频针拔出，无菌棉球按压 2 分钟，无渗出后用一次性无菌敷贴贴敷，颈椎间盘微创消融术操作完毕，平车推回病房。

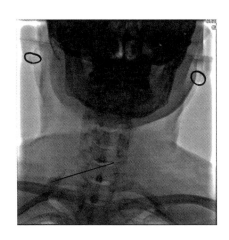
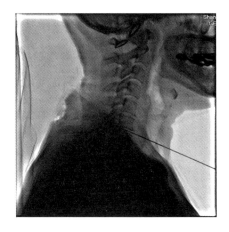

病例 6 图 1　正位片　　　　　　　　　病例 6 图 2　侧位片

　　结果：治疗期间患者未出现心慌、头晕、恶心、呕吐等症状，术后生命体征均正常，密切观察病情变化，及时对症处理。

　　术后注意事项：嘱患者静卧 6 小时，针口 72 小时内避免接触水，以防止针口局部感染。

　　4．术后第一天副主任医师查房记录　今日查房，患者自诉颈部疼痛不适及左肩部疼痛症状有所减轻，饮食可，睡眠好，二便正常，术后第一天暂不查体，医师查房分析：患者于昨日行 C 形臂引导下椎间盘微创消融术＋普通臭氧注射术的介入治疗。

今术后第一天，暂不做效果评估。治疗暂不改变，继观。

5．术后第二天日常病程记录 今日查房，患者诉感颈肩部疼痛伴左上肢疼痛有所加重，NRS 评分：6 分。专科检查：颈椎生理曲度可，颈椎活动度尚可，左侧风池穴、肩井穴、肩胛内角、天宗穴压痛（+），叩顶试验（+），左侧臂丛神经牵拉试验（+），左搭肩试验（+），双上肢肌力、肌张力正常，双上肢深浅感觉未见明显异常。双侧肱二头肌反射（++），双侧肱三头肌腱反射（+），双侧巴氏征（−），双侧霍夫曼征（−）。双侧足背动脉搏动正常。结合患者影像学及体征，拟择日行颈椎间盘髓核摘除术，今日可于门诊行神经阻滞治疗，缓解疼痛。

6．术后第三天主治医师查房记录 今日医师查房，患者诉仍感颈肩部疼痛伴左上肢疼痛，NRS 评分：5 分，偶有左上肢麻木。专科检查：颈椎生理曲度可，颈椎活动度尚可，左侧风池穴、肩井穴、肩胛内角、天宗穴压痛（+），叩顶试验（+），左侧臂丛神经牵拉试验（+），左搭肩试验（+），双上肢肌力、肌张力正常，双上肢深浅感觉未见明显异常。双侧肱二头肌反射（++），双侧肱三头肌腱反射（+），双侧巴氏征（−），双侧霍夫曼征（−）。双侧足背动脉搏动正常。结合患者影像学及体征，拟择日于门诊行颈椎针刀松解术，继观。

7．术后第五天第二次治疗术前讨论结论及术前小结 简要病情：患者周某，女，54 岁，因颈肩部疼痛伴左上肢疼痛 2 月余。于 2020 年 3 月 23 日入院。

患者"颈肩部疼痛伴左上肢疼痛 2 月余"入院。既往体健。对激素类药物过敏。查体：颈椎生理曲度可，颈椎活动度尚可，左侧风池穴、肩井穴、肩胛内角、天宗穴压痛（+），叩顶试验（+），左侧臂丛神经牵拉试验（+），左搭肩试验（+），双上肢肌力、肌张力正常，双上肢深浅感觉未见明显异常。双侧肱二头肌反射（++），双侧肱三头肌腱反射（+），双侧巴氏征（−），双侧霍夫曼征（−）。双侧足背动脉搏动正常。辅助检查：颈椎 CT（2020 年 3 月 27 日）示：颈椎退行性变；$C_{2/3}$、$C_{3/4}$、$C_{5/6}$ 椎间盘轻度突出（病例 6 图 3）。

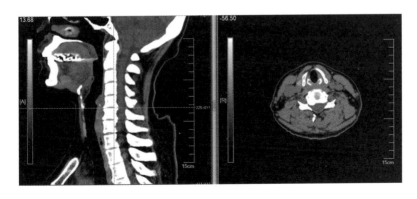

病例 6 图 3 $C_{5、6}$ 椎间盘轻度突出

术前诊断。中医诊断：项痹（气虚血瘀）。西医诊断：①神经根型颈椎病；②肩袖损伤。

手术指征：患者颈肩部疼痛伴左上肢疼痛影响日常生活。

拟施手术名称和方式：针刀松解术＋局部浸润麻醉。

拟施麻醉方式：局部麻醉＋心电监护。

术中术后可能出现的风险及应对措施：术中操作可能发生神经、血管、韧带或硬脊膜的意外损伤；麻醉意外；术后可能并发感染。术后注意伤口清洁干燥，及时换药，预防感染。

特殊的术前准备内容：术前和患者及家属积极沟通病情及治疗方案，签署知情同意书。

注意事项：术中注意观察病人反应情况，关注生命体征，准确定位和充分松解。

手术者术前查看患者情况：医师术前查看患者，已将患者病情及介入的必要性、成功率以及可能的并发症等向患者及家属进一步讲解，患者及家属表示理解并同意。

8．术后首次病程记录

手术完成时间：2020 年 3 月 30 日 15：00。

患者于门诊治疗室由医师行复杂性针刀松解术＋局部浸润麻醉，术前签署知情同意书。患者俯卧于治疗床上，充分暴露颈肩部。以脑户穴、大椎穴、双脑空穴、双完骨穴、双曲垣穴、双天宗穴为标记点，用 0.75％碘伏无菌棉球以标记点为中心进行常规消毒，铺无菌洞巾。抽取 1％利多卡因 5ml 并于上述标记点局部麻醉，再抽取由 2％利多卡因 2ml ＋维生素 B_6 200mg ＋维生素 B_{12} 1mg ＋ 0.9％氯化钠适量组成的消炎镇痛液，每穴注射 3ml，于上述每标记点（脑户穴、双脑空穴、双完骨穴除外）注射 45％浓度臭氧 2～3ml，臭氧注射术操作完毕。再持Ⅰ型 3 号针刀，刀口线与人体纵轴平行，刀体垂直于皮肤，分别在上述标记点快速进针，针刀尖达骨面后行针刀松解，纵疏横拨 2～3 刀，快速出针，迅速用无菌棉球按压针孔 2 分钟，无渗出后用一次性敷贴贴敷，针刀松解术操作完毕。术后安返病房。

结果：患者在整个治疗过程中生命体征平稳，无心慌、头疼、恶心呕吐等不适。治疗结束后，以平车推回病房。

术后注意事项：嘱患者刀口 72 小时内避免接触水，以防止针口局部感染。密切观察病情，及时对症处理。

9．术后第一天副主任医师查房记录　今日医师查房，患者诉颈肩部疼痛伴左上肢疼痛明显减轻，NRS 评分：2 分。偶有左上肢麻木，专科检查：颈椎生理曲度可，颈椎活动度尚可，左侧风池穴、肩井穴、肩胛内角、天宗穴压痛（-），叩顶试验（-），左侧臂丛神经牵拉试验（-），左搭肩试验（+），双上肢肌力、肌张力正常，双上肢深浅感觉未见明显异常。双侧肱二头肌反射（++），双侧肱三头肌腱反射（+），双侧巴氏征（－），双侧霍夫曼征（－）。双侧足背动脉搏动正常。患者目前病情稳定，要求出院，医师批准今日出院，嘱出院后避免颈部劳累受凉，不适随诊。

九、出院情况

患者诉颈肩部疼痛伴左上肢疼痛明显减轻，NRS 评分：2 分。偶有左上肢麻木，专科检查：颈椎生理曲度可，颈椎活动度尚可，左侧风池穴、肩井穴、肩胛内角、天宗穴压痛（－），叩顶试验（－），左侧臂丛神经牵拉试验（－），左搭肩试验（＋），双上肢肌力、肌张力正常，双上肢深浅感觉未见明显异常。双侧肱二头肌反射（＋＋），双侧肱三头肌腱反射（＋），双侧巴氏征（－），双侧霍夫曼征（－）。双侧足背动脉搏动正常。

出院诊断。中医诊断：项痹（气虚血瘀）；西医诊断：①神经根型颈椎病；②肩袖损伤。

出院医嘱：①避风寒，畅情志；②不适随诊，半月后门诊复查。

十、讨论

颈椎病属于项痹范畴，是指颈椎间盘退行性变及其继发性椎间关节退行性变所致临近组织（脊髓、神经根、椎动脉、交感神经）受累而引起的相应的症状和体征。神经根型颈椎病属于颈椎病中较常见的一种，多由颈椎退行性改变如颈椎骨质增生、颈椎间盘病变、椎间隙狭窄，压迫或刺激脊神经根而成，其表现有头痛，颈、肩、背部疼痛不适，甚至剧痛，并向枕顶部或上肢放射，上肢麻木疼痛无力。

该患者中年女性，即增生钙化明显，症状较为复杂，影像学检查示：突出较大、椎管狭窄。拟定分两次先后行 C 形臂下椎间盘射频消融术和颈周腧穴的针刀松解治疗，获得较为满意的效果。

椎间盘射频消融术，是精确定位在突出椎间盘的位置，通过局部加热，破坏髓核内的胶原蛋白分子，椎间盘内压力降低，髓核回缩，从而达到对椎间盘周围组织、神经根、动脉、脊髓等的减压目的，同时还可灭活窦椎神经末梢，使疼痛减轻。在髓核内注入少量高浓度臭氧气体可以对射频消融后的局部髓核发挥强氧化作用，使髓核快速分解萎缩，并且不至于大量的气体进入而增加盘内压力，避免造成严重并发症，部分渗出的臭氧还可发挥局部抗炎、抗渗出、消肿及防止粘连的作用，加快症状的消退。

病例 **7** 椎间孔镜治疗神经根型颈椎病

一、一般资料

患者辛某，男，37 岁，颈部疼痛伴左上肢疼痛 1 月余。

主诉：颈部疼痛伴左上肢疼痛 1 月余。

现病史：患者 1 个月前无明显诱因出现颈部不适伴左肩部疼痛及上肢麻痛，无头痛、头晕，无活动障碍，疼痛性质为酸胀，呈持续性，放射到上臂外侧，严重时影响睡眠。疼痛与天气变化无关，休息后无明显减轻。自行膏药及牵引治疗，症状未见明显缓解，疼痛逐渐加重，伴左上肢抬举无力。今为求进一步系统治疗，特来我院就诊，门诊以神经根型颈椎病收入院。

患者自发病以来，纳眠差，二便调，体重无明显减轻。

既往史：既往高血压病 2 年，未系统治疗。否认糖尿病、冠心病病史；否认结核等传染病史。无重大外伤手术史，无输血史，未发现食物、药物过敏史，预防接种史不详。

个人史：生于原籍，无长期外地居住史。无冶游史，无吸烟饮酒史，无疫区疫水接触史，无工业毒物、粉尘及放射性物质接触史。

婚育史：适龄结婚，育有 1 女，配偶及女儿体健。

家族史：1 个弟弟、1 个妹妹，父母及弟弟妹妹均体健，否认家族遗传病及传染病病史。

二、体格检查

T：36.6℃，P：78 次 / 分，R：19 次 / 分，BP：136/76mmHg。

患者中年男性，发育正常，营养中等，神志清楚，自主体位，检查合作。全身皮肤无黄染、无瘀点、无出血点。全身浅表淋巴结未触及肿大。头颅发育正常，毛发分布均匀，眼睑无水肿，结膜无充血，巩膜无黄染，双侧瞳孔等大等圆，对光反射及调节反射存在，耳、鼻无异常，口唇无发绀，咽部无充血，扁桃体无肿大。颈软，无抵抗，颈静脉无怒张，气管居中，甲状腺无肿大。胸廓对称无畸形，双侧乳房对称，未触及明显包块。双肺呼吸音清晰，未闻及干、湿性啰音。心前区无隆起及凹陷，心界无扩大，心率 78 次 / 分，节律规整，各瓣膜听诊区无闻及病理性杂音。腹部平坦，腹软，无压痛，无反跳痛。肝、脾肋下未触及，Murphy's 征阴性，肝、肾区无叩痛，肠鸣音无亢进，移动性浊音阴性。脊柱无畸形，四肢无畸形，双下肢无水肿。双下肢足背动脉搏动正常。肱二头肌反射正常，膝腱反射正常，腹壁反射正常。巴氏征阴性，布氏征阴性。

专科查体：颈椎生理曲度变直，颈椎活动度尚可，左侧风池穴、肩井穴、肩胛内角、天宗穴压痛（+），叩顶试验（+），左侧臂丛神经牵拉试验（+），左侧肱二头肌反射（+），左侧肱三头肌腱反射(+)，左上肢肌力 4 级，肌张力可，双上肢深浅感觉未触及明显异常，病理征（−）。双侧足背动脉搏动正常。

三、辅助检查

2020 年 3 月 19 日（济南市槐荫人民医院）颈椎 CT：颈椎轻度退行性变，$C_{2/3 \sim 6/7}$ 椎间盘突出并 $C_{3/4 \sim 5/6}$ 椎管及 $C_{5/6}$ 左侧侧隐窝狭窄。

四、入院诊断

中医诊断：项痹（瘀血阻络）。

西医诊断：①神经根型颈椎病；②高血压病。

五、诊断依据

中医辨证辨病依据：患者青年男性，颈部疼痛伴左上肢疼痛 1 月余，饮食可，小便正常，舌质暗红，苔白，脉弦细。综观脉症，四诊合参，该病属于祖国医学的"项痹"范畴，证属瘀血阻络。气血亏虚，气不行血使血液运行不畅，导致肩背部经络阻滞不通，加之风、寒、湿邪入侵，更益肩背部气血运行不畅，不通则痛，不荣则木。舌脉也为瘀血阻络之象。总之，本病病位在颈，病属本虚标实，考虑病程迁延日久，病情复杂，预后一般。

西医诊断依据：①颈部疼痛伴左上肢疼痛 1 月余；②既往高血压病 2 年，未系统治疗；③专科查体：同上；④辅助检查：同上。

六、鉴别诊断

1. **颈椎结核**　为慢性病，好发于脊柱、髋关节、膝关节，多见于儿童和青壮年。结核原发病灶一般不在骨与关节，约 95％继发于肺部结核。多为血源性，少数通过淋巴管，或由胸膜或淋巴结病灶直接蔓延。两者都可出现脊髓受压的症状，但是颈椎结核有结核接触病史或肺结核病史，可伴有全身慢性感染，X 线平片提示椎体有破坏，椎间隙变窄。通过影像学检查可进一步排除。

2. **脊柱肿瘤**　脊柱是原发或转移肿瘤的常见部位，大部分肿瘤是溶骨性的，其首先破坏椎体，导致椎体的压缩骨折、肿瘤突破椎体后壁，侵入椎管，导致脊髓、神经根受压产生临床症状,通过影像学检查可发现椎体破坏和椎管内占位等影像。

七、诊疗计划

1. 中医科Ⅱ级护理。

2. 完善三大常规、胸片、心电图、肝功能、肾功能、凝血常规等各项辅助检查,嘱患者行颈椎 MR 明确病情。

3. 给予甘露醇脱水、丹参活血化瘀、地左辛止痛,今日于门诊治疗室行颈周腧穴针刀松解治疗,择日行非血管 DSA 引导下椎间盘微创消融术。

八、治疗经过

1. 入院第一天有创诊疗操作记录

操作名称:复杂性针刀松解术。

操作时间:2020 年 4 月 22 日 14:00。

操作步骤:患者于门诊治疗室由医师行颈椎颈周腧穴针刀松解治疗,术前签署知情同意书。患者俯卧于治疗床上,充分暴露肩背部。以脑户穴、大椎穴、$C_{5/6}$ 椎旁左侧夹脊穴、左曲垣穴、左侧天宗穴为标记点,用 0.75%碘伏无菌棉球以标记点为中心进行常规消毒,铺无菌洞巾。抽取 1%利多卡因 5ml 并于上述标记点局部麻醉,后抽取由 2%利多卡因 2ml + 维生素 B_6 200mg +维生素 B_{12} 1mg + 0.9%氯化钠适量组成的消炎镇痛液,每处注射 3～5ml。再持Ⅰ型 3 号针刀,刀口线与人体纵轴平行,刀体垂直于皮肤,分别在上述标记点快速进针,行针刀松解后,快速出针,迅速用无菌棉球按压针孔 2 分钟。操作完毕。

结果:患者在整个治疗过程中生命体征平稳,无心慌,无头疼,无恶心呕吐等不适。治疗结束后,以平车推回病房。

术后注意事项:嘱患者限制活动 3 天,针口 72 小时内避免接触水,以防止针口局部感染。密切观察病情,及时对症处理。

2. 术后第一天副主任医师查房记录 今日查房,患者自述颈部不适伴左上肢麻痛仍较明显,饮食可,睡眠一般,二便正常。专科查体:颈椎生理曲度变直,颈椎活动度尚可,左侧风池穴、肩井穴、肩胛内角、天宗穴压痛(+),叩顶试验(+),左侧臂丛神经牵拉试验(+),左侧肱二头肌反射(+),左侧肱三头肌腱反射(+),左上肢肌力 4 级,肌张力可,双上肢深浅感觉未触及明显异常,病理征(-)。双侧足背动脉搏动正常。辅助检查:颈椎 CT(2020 年 3 月 19 日济南市槐荫人民医院):颈椎轻度退行性变,$C_{2/3～6/7}$ 椎间盘突出并 $C_{3/4～5/6}$ 椎管及 $C_{5/6}$ 左侧侧隐窝狭窄。化验结果回示:谷丙转氨酶 109.90U/L↑,谷草转氨酶 93.50U/L↑,γ-谷氨酰转肽酶 277.00U/L↑,

葡萄糖 6.22mmol/L ↑。肝功能、肾功能、血脂、电解质、心电图未见明显异常。患者昨晚因平卧后疼痛加剧故未行颈椎及肩关节 MR 检查。医师查房分析，综合患者的症状、体征及辅助检查同意目前诊断，中医诊断：项痹（瘀血阻络）；西医诊断：①神经根型颈椎病；②高血压病。定于今日下午于介入室行 $C_{5/6}$ 椎间盘微创消融术，术前与患者及家属充分沟通，签署知情同意书，治疗方案暂不改变，继观。

3．术后第一天日常病程记录　患者计划今日下午于介入室行颈椎间盘射频治疗，到达介入室后患者血压 220/160mmHg，无头晕头痛，暂停手术，返回病房后给予心电持续监护，予以硝苯地平缓释片（Ⅱ）（尼福达）20mg 口服，血压维持在 160～180/105～110mmHg，考虑患者平卧后疼痛加剧导致血压升高，取消今日手术，患者除颈肩及左上肢部疼痛外无任何不适症状，今日予以甲强龙 80mg，同时嘱患者密切观察血压变化，余治疗暂不变，继观。

4．术后第二天主治医师查房记录　今日查房，患者自诉颈部疼痛伴左上肢疼痛，饮食、睡眠一般，二便调。专科查体同前。颈椎 MR 示：颈椎退行性变：$C_{2/3}$、$C_{3/4}$、$C_{4/5}$、$C_{5/6}$、$C_{6/7}$ 椎间盘突出并 $C_{2/3}$、$C_{3/4}$、$C_{4/5}$ 椎管狭窄（病例 7 图 1、病例 7 图 2）。医师查房分析，患者责任间盘在 $C_{4/5}$，且椎间盘突出较大，患者此次入院计划行 $C_{4/5}$ 经皮颈椎椎间孔镜治疗，目前患者血压控制不稳，请心内科会诊，指导用药，余治疗不变，继观。

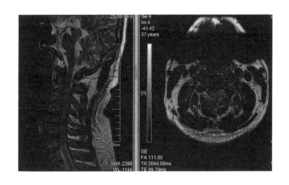

病例 7 图 1　$C_{3、4}$颈椎退行性变

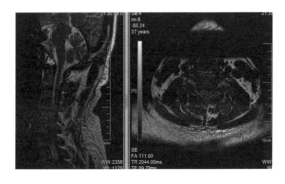

病例 7 图 2　$C_{4、5}$颈椎退行性变

5. 术后第四天会诊记录　　患者因"颈部疼痛伴左上肢疼痛1月余"入院。患者入院后血压维持在170～215/100～120mmHg，为进一步协助诊疗，特请心内科会诊，会诊意见如下：排除继发性高血压；肾上腺及肾血流B超；肾素－血管紧张素－醛固酮、皮质醇以及血钾；比索洛尔5mg，1次／天；改善生活方式、低盐、戒烟等，已遵医嘱执行继观。

6. 术后第五天主治医师查房记录　　今日查房，患者自诉颈部疼痛伴左上肢疼痛较前缓解，仍有疼痛，饮食、睡眠尚可，二便调。查体：颈椎生理曲度变直，颈椎活动度尚可，左侧风池穴、肩井穴、肩胛内角、天宗穴压痛（+），叩顶试验（+），左侧臂丛神经牵拉试验（+），左侧肱二头肌反射（+），左侧肱三头肌腱反射（+），左上肢肌力4级，肌张力可，双上肢深浅感觉未触及明显异常，病理征（-）。双侧足背动脉搏动正常。肾上腺及肾血流B超，肾素－血管紧张素－醛固酮、皮质醇以及血钾结果未见明显异常。患者$C_{4/5}$椎间盘为责任间盘，目前无手术禁忌证，与患者及家属充分沟通，签署知情同意书后，按计划明日行静脉麻醉CT引导下经皮颈椎椎间盘髓核摘除术＋椎管扩大减压术＋椎间盘微创消融术＋脊髓和神经根粘连松解术，余治疗不变，继观。

7. 术前讨论结论及术前小结　　简要病情：同前。辅助检查：同前。

术前诊断。中医诊断：项痹(瘀血阻络)。西医诊断：①神经根型颈椎病；②高血压病。

手术指征：患者颈部及左上肢疼痛影响日常生活。

拟施手术名称和方式：CT引导下行经皮颈椎椎间盘髓核摘除术＋椎管扩大减压术＋椎间盘微创消融术＋脊髓和神经根粘连松解术。

拟施麻醉方式：静脉麻醉＋心电监护。

术中术后可能出现的风险及应对措施：术中操作可能发生神经、血管、韧带或硬脊膜的意外损伤；麻醉意外；术后可能并发感染；脑脊液外溢。穿刺过程CT引导，减少意外损伤，以验证针尖位置，避免损伤神经。术后注意伤口清洁干燥，及时换药，预防感染。

特殊的术前准备内容：术前和患者及家属积极沟通病情及治疗方案，签署知情同意书。

注意事项：术中注意观察病人反应情况，关注生命体征，准确定位和充分松解。

手术者术前查看患者情况：医师术前查看患者，已将患者病情及介入的必要性、成功率以及可能的并发症等向患者及家属进一步讲解，患者及家属表示理解并同意。

8. 术后首次病程记录

手术完成时间：2020年4月28日16：20。

患者于手术室由医师行静脉麻醉CT引导下经皮颈椎椎间盘髓核摘除术＋椎管扩

大减压术＋椎间盘微创消融术＋脊髓和神经根粘连松解术。患者俯卧于手术治疗床，开放静脉，胸部垫枕，固定头部，充分暴露颈椎。监测生命体征，在 CT 引导透视辅助下定位 $C_{4/5}$ 左侧棘突旁 0.3cm 穿刺点为进针穿刺点。

先行椎管扩大减压术：常规消毒、铺巾，1% 利多卡因逐层局部浸润麻醉后，使用 18ˉG 穿刺针经患侧椎旁肌至椎间隙，穿刺过程中逐层麻醉，透视下监测导针位置无误，穿刺针正位示后置入穿刺导丝，CT 确认位置，拔出穿刺针芯，以穿刺导丝为中心切开约 1cm 皮肤，然后依次沿导丝置入细、粗软组织扩张管至椎间隙后缘，扩张软组织通道，拔出软组织扩张管，逐渐置入环锯，在 C_4 椎板下缘，磨除部分骨质及黄韧带，暴露椎管，椎管扩大减压术结束，再行椎间盘髓核摘除术＋椎间盘微创消融术＋脊髓和神经根粘连松解术。置入粗软组织扩张管，置入工作套管，在通道内放置内镜系统，调节影响白平衡，连接生理盐水，观察髓核及纤维环，可见工作套管将神经根和硬膜囊挡在外面只显露髓核，分离神经根和髓核，髓核一般位于神经根下部，应仔细辨认。纤维环钳咬穿黄韧带，镜下直视下用髓核钳选择性摘除椎间盘髓核组织，抓取椎间盘过程中应用双极可屈性等离子体多功能刀头逐步消融退变毛糙的突出椎间盘，取出椎间盘 2～3g，全部摘除突出椎间盘后转动套管仔细检出有无游离的椎间盘碎块，后再使用双极可屈性电极射频等离子体多功能刀头消融已长入纤维环裂隙内的肉芽组织和神经末梢，同时对术区彻底止血。生理盐水不间断冲洗。操作完毕，缝合皮肤，无菌敷料加压固定，术后平车推回病房。

结果：患者在整个治疗过程中生命体征平稳，无心慌、头疼、恶心呕吐等不适。

术后注意事项：针口 72 小时内不要接触水，以防止感染。密切观察病情，及时对症处理。

9. 术后第一天主治医师查房记录　今日查房，患者诉颈部及左上肢疼痛明显缓解，饮食睡眠可，二便正常。术后第一天暂不专科查体。医师查房分析，患者昨日行经皮椎间孔镜下髓核摘除术为主的综合治疗，针对突出物直接摘除，解除压迫，同时对周围神经嵌压进行松解，目前患者颈部疼痛伴左上肢疼痛消失，疗效显著，治疗继续抗炎、神经脱水、营养神经等巩固疗效，继观。

10. 术后第二天主治医师查房记录　今日查房，患者诉颈部及左上肢症状好转，饮食睡眠可，二便正常。专科查体：颈椎生理曲度变直，颈椎活动度尚可，左侧风池穴、肩井穴、肩胛内角、天宗穴压痛（+-），叩顶试验（-），左侧臂丛神经牵拉试验（-），左侧肱二头肌反射（+），左侧肱三头肌腱反射（+），左上肢肌力 4 级，肌张力可，双上肢深浅感觉未触及明显异常，病理征（-）。双侧足背动脉搏动正常。医师查房分析，术后第二天，患者目前症状消失，无明显其他不适，查体阳性体征消失，说明神经根压迫解除，今日复查颈椎 CT、MR，明日复查血常规、CRP、ESR、降钙素原等评估炎症情况，甘露醇、甲强龙疗程已足故今日停用，余治疗不变，继观。

11. 术后第三天副主任医师查房记录　今日查房，患者诉颈部及左上肢疼痛明显改善，二便正常。专科查体：伤口愈合良好，无红肿、渗出，颈椎生理曲度变直，颈椎活动度尚可，左侧风池穴、肩井穴、肩胛内角、天宗穴压痛（+-），叩顶试验（-），左侧臂丛神经牵拉试验（-），左侧肱二头肌反射（+），左侧肱三头肌腱反射（+），左上肢肌力4级，肌张力可，双上肢深浅感觉未触及明显异常，病理征（-）。双侧足背动脉搏动正常。术后颈椎MR（我院2020年4月30日）示：颈椎退行性变：$C_{3/4}$、$C_{4/5}$、$C_{5/6}$、$C_{6/7}$椎间盘突出；颈椎术后表现（病例7图3）。颈椎CT（我院2020年4月30日）示：颈椎退行性变：$C_{3/4}$、$C_{4/5}$、$C_{5/6}$、$C_{6/7}$椎间盘突出并$C_{3/4}$、$C_{4/5}$椎管狭窄颈椎术后表现（病例7图4）。辅助检查回示，血细胞分析（五分类）：WBC 9.80×10^9/L ↑，患者对治疗结果满意，主动要求今日出院。医师查房分析，患者后路镜下行椎间盘髓核摘除术＋脊髓和神经根粘连松解术＋周围神经卡压松解术＋椎间盘臭氧造影术＋椎间盘微创消融术后，疼痛基本消失，血象偏高，体温正常，伤口愈合良好，与治疗创伤有关，准予今日出院，指导患者出院后注意事项。

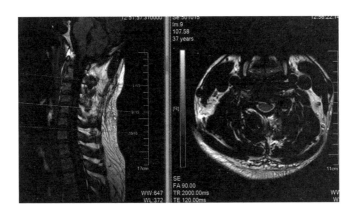

病例7图3　术后MR

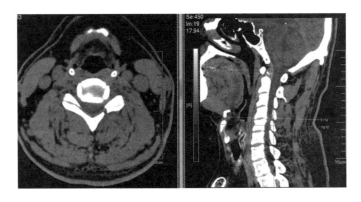

病例7图4　CT术后可见

九、出院情况

患者诉颈部及左上肢疼痛明显改善，二便正常。专科查体：伤口愈合良好，无红肿、渗出，颈椎生理曲度变直，颈椎活动度尚可，左侧风池穴、肩井穴、肩胛内角、天宗穴压痛（+-），叩顶试验（-），左侧臂丛神经牵拉试验（-），左侧肱二头肌反射（+），左侧肱三头肌腱反射(+)，左上肢肌力 4 级，肌张力可，双上肢深浅感觉未触及明显异常，病理征（-）。双侧足背动脉搏动正常。

出院诊断。中医诊断：项痹（瘀血阻络）。西医诊断：①神经根型颈椎病；②高血压病。

出院医嘱：①避风寒，畅情志；②加强颈背部肌肉锻炼，半月后复查，不适随诊。

十、讨论

椎间孔镜髓核摘除术是一种通过孔镜来实现摘除髓核、神经根、硬膜囊中病变组织和增生的骨组织的手术方法。椎间孔镜与脊柱内镜类似，是一个配备有灯光的管子，它从病人身体侧方或者侧后方（可以平可以斜的方式）进入椎间孔，在安全工作三角区实施手术。在椎间盘纤维环之外做手术，在内镜直视下可以清楚地看到突出的髓核、神经根、硬膜囊和增生的骨组织，然后使用各类抓钳摘除突出组织、镜下去除骨质、射频电极修复破损纤维环。

对比传统脊柱后路椎板开窗髓核摘除术，椎间孔镜椎间盘髓核摘除术具有如下优势：切口小，避免了传统开放性大切口对椎旁肌肉广泛剥离，以及对椎板、黄韧带、关节突等组织的破坏；并发症低，传统开放椎间盘切除术的并发症包括对硬膜囊和神经根的牵拉、硬膜穿孔、神经损伤、脑脊液漏、脊膜假性膨出、脑膜炎、椎间隙感染等。椎间孔镜下直视操作可以更为直观地保护神经根、硬膜囊等组织，避免术中医源性损伤；椎间孔镜复发率较传统手术明显降低。

本患者青年男性，颈部不适伴一侧上肢疼痛，结合查体、相关检查，神经根型颈椎病诊断明确，入院后给予颈周腧穴针刀松解治疗，术后上肢麻木疼痛仍为明显，决定行椎间盘射频治疗，结果由于患者自身因素，没有达到手术指标，手术未进行。另行颈椎 MR 检查，对比之前 CT 发现，某几个层面突出合并狭窄较为严重，患者比较年轻且症状剧烈，决定行 CT 引导下经皮颈椎椎间盘髓核摘除治疗。术后疼痛等症状消失，效果显著。疼痛科微创技术——椎间孔镜，其绿色安全、适应证广、目的直接、并发症少、康复迅速，正慢慢成为临床中的主流技术。

病例 **8** 针刀松解配合射频治疗枕神经痛

一、一般情况

患者刘某，女，46 岁，主诉：左侧头颈部麻痛半年余。

主诉：左侧头颈部麻痛半年余。

现病史：患者半年余前无明显诱因出现左侧头颈部疼痛，无上肢放射痛，无上肢麻木，无头晕、恶心，无视物模糊，疼痛呈阵发性，疼痛与天气变化无关，休息后减轻，劳累后加重，曾于当地医院多次行针灸、口服药物等治疗，症状曾有所缓解，时轻时重。疼痛严重时影响睡眠。今为求系统治疗，特来我院就诊，门诊以枕大神经痛、颈椎病收入院。

患者自发病以来，纳眠差，二便调，体重无明显减轻。

既往史：既往体健。否认冠心病、糖尿病、高血压病等；否认有结核、乙肝等传染病史；否认有重大外伤史及手术史；否认有输血史；未发现食物及药物过敏史。预防接种史不详。

个人史：生于原籍，无长期外地居住史。无冶游史，无吸烟饮酒史，无疫区疫水接触史，无工业毒物、粉尘及放射性物质接触史。

婚育史：适龄结婚，育有 1 子，配偶及儿子均体健。

月经史：14（4～5/25～28）2020 年 3 月 3 日，月经周期不规律。

家族史：父母体健，兄弟姐妹 3 人，否认家族传染病及遗传病史。

二、体格检查

T：36.3℃，P：79 次 / 分，R：19 次 / 分，BP：140/78mmHg。

患者中年女性，发育正常，营养中等，神志清楚，自主体位，检查合作。全身皮肤无黄染、无瘀点、无出血点。全身浅表淋巴结未触及肿大。头颅发育正常，毛发分布均匀，眼睑无水肿，结膜无充血，巩膜无黄染，双侧瞳孔等大等圆，对光反射及调节反射存在，耳、鼻无异常，口唇无发绀，咽部无充血，扁桃体无肿大。颈软，无抵抗，颈静脉无怒张，气管居中，甲状腺无肿大。胸廓对称无畸形，双侧乳房对称，未触及明显包块。双肺呼吸音清晰，未闻及干、湿性啰音。心前区无隆起及凹陷，心界无扩大，心率 79 次 / 分，节律规整，各瓣膜听诊区无闻及病理性杂音。腹部平坦，腹软，无压痛，无反跳痛。肝、脾肋下未触及，Murphy's 征阴性，肝、肾区无叩痛，肠鸣音无亢进，移动性浊音阴性。脊柱无畸形，四肢无畸形，双下肢无水肿。双下肢足背动脉搏动正常。肱二头肌反射正常，膝腱反射正常，腹壁反射正常。巴氏征阴性，布氏征阴性。

　　神经科查体：颈椎生理曲度可，颈椎活动度正常，左侧风池穴、肩井穴、肩胛内角、天宗穴压痛（＋），叩顶试验（－），左侧臂丛神经牵拉试验（－），四肢肌力、肌张力正常，四肢深浅感觉未发现异常，四肢腱反射（＋＋），双侧巴氏征（－），双侧霍夫曼征（－）。双侧足背动脉搏动正常。

三、辅助检查
无。

四、入院诊断
中医诊断：痹症（气虚血瘀）。
西医诊断：①枕神经痛；②颈椎病。

五、诊断依据
中医辨证辨病依据：患者青年女性，左侧头颈部麻痛半年余，饮食睡眠一般，二便调，舌质暗红，苔白，脉细数。综观脉症，四诊合参，该病属于祖国医学的"痹症"范畴，证属气虚血瘀。患者素喜低头，且工作多低头负重，久而颈项部筋骨受损，静脉受损，又外感风寒湿邪，致气血运行不畅，气虚而血瘀，不通则痛，致颈部不适伴左头颈阵发性疼痛。舌脉也为气虚血瘀之象。总之，本病病位在头颈部，病属实证，考虑病程迁延日久，病情复杂，预后一般。

　　西医诊断依据：①左侧头颈部麻痛半年余；②既往体健；③专科查体：同前；④辅助检查：暂缺。

六、鉴别诊断
1. **颈椎结核**　为慢性病。好发于脊柱、髋关节、膝关节，多见于儿童和青壮年。结核原发病灶一般不在骨与关节，约 95% 继发于肺部结核。多为血源性，少数通过淋巴管，或由胸膜或淋巴结病灶直接蔓延。两者都可出现脊髓受压的症状，但是颈椎结核有结核接触病史或肺结核病史，可伴有全身慢性感染，X 线平片提示椎体有破坏，椎间隙变窄。通过影像学检查可进一步排除。

2. **脊柱肿瘤**　脊柱是原发或转移肿瘤的常见部位，大部分肿瘤是溶骨性的，其首先破坏椎体，导致椎体的压缩骨折、肿瘤突破椎体后壁，侵入椎管，导致脊髓、神经根受压产生临床症状，通过影像学检查可发现椎体破坏和椎管内占位等影像。

七、诊疗计划

1. 中医科 II 级护理。
2. 完善入院常规化验，如血常规、尿常规、肝功能、肾功能等；行心电图等辅助检查。
3. 给予丹参注射液活血化瘀。
4. 明日行非血管 DSA 引导下复杂性针刀松解术＋枕神经射频＋臭氧注射术。

八、治疗经过

1. 入院第二天主治医生首次查房记录　今日查房，患者自诉头痛不适症状无明显改善，饮食睡眠一般，二便调。专科查体：同前。部分实验室检查结果已回：未见明显异常。医师查房后分析：综合患者的症状、体征和影像学检查，患者目前诊断，中医诊断：痹症（气虚血瘀）；西医诊断：①枕神经痛；②颈椎病。本病需与紧张性头痛相鉴别，后者也称为肌收缩性头痛，是慢性头痛中最常见的一种，指双侧枕颈部或全头部的紧缩性或压迫性头痛，表现为胀痛、压迫感和紧箍感等，位于双侧枕颈部、额颞部或全头部，呈轻度发作性或持续性疼痛，病程数日至数年不等。疼痛期间的日常生活不受影响，不伴有恶心、呕吐、畏光或畏声等症状，疼痛部位肌肉可有触痛或压痛点，有时牵拉头发也有疼痛；头颈、肩背部肌肉有僵硬感，不易松弛，捏压该部肌肉感觉轻松和舒适。多数病人有头昏、失眠、焦虑或抑郁等症状。部分病例兼有血管性头痛的性质，几乎每日均有头痛出现。该患者症状与此不符，可排除本病。目前患者无手术禁忌证，定于明日行非血管 DSA 引导下复杂性针刀松解术＋局部浸润麻醉＋普通臭氧注射术，术前应和患者充分交流，并签署治疗知情同意书。

2. 术前讨论结论及术前小结　简要病情：同前。辅助检查：暂缺。

术前诊断。中医诊断：痹症（气虚血瘀）。西医诊断：①枕神经痛；②颈椎病。

手术指征：患者头痛影响日常生活。

拟施手术名称和方式：非血管 DSA 引导下枕大、枕小神经射频消融术＋针刀松解术＋神经阻滞麻醉＋普通臭氧注射。

拟施麻醉方式：局部麻醉＋心电监护。

术中术后可能出现的风险及应对措施：术中操作可能发生神经、血管、韧带或硬脊膜的意外损伤；麻醉意外；术后可能并发感染；脑脊液外溢。穿刺过程 DSA 引导，减少意外损伤；射频消融前测阻抗，运动、感觉测试，以验证针尖位置，避免损伤神经。术后注意伤口清洁干燥，及时换药，预防感染。

特殊的术前准备内容：术前和患者及家属积极沟通病情及治疗方案，签署知情同意书。

注意事项：术中注意观察病人反应情况，关注生命体征，准确定位和充分松解。

手术者术前查看患者情况：医师术前查看患者，已将患者病情及介入的必要性、成功率以及可能的并发症等向患者及家属进一步讲解，患者及家属表示理解并同意。

3. 术后首次病程记录

手术完成时间：2020 年 5 月 21 日 13：00。

患者于介入治疗室由医师行 DSA 引导下复杂性针刀松解术＋脊髓和神经根粘连松解术＋臭氧注射术＋感觉根射频温控热凝术，术前签署知情同意书。患者俯卧于治疗床上，充分暴露肩背部。以脑户穴、大椎穴、双侧脑空穴、双侧玉枕穴、双侧完骨穴、双侧曲垣穴、双侧天宗穴、夺命穴及神道穴等为标记点，用 0.75％碘伏无菌棉球以标记点为中心进行常规消毒，铺无菌洞巾。抽取 1％利多卡因 5ml 并于上述标记点局部麻醉，后抽取由 2％利多卡因 2ml ＋维生素 B_6 200mg ＋维生素 B_{12} 1mg ＋ 0.9％氯化钠适量组成的消炎镇痛液，每处注射 3 ～ 5ml，于上述标记点注射 45μg/ml 浓度臭氧，每穴各注射 2ml，臭氧注射操作完毕。再持 I 型 3 号针刀，刀口线与人体纵轴平行，刀体垂直于皮肤，分别在上述标记点快速进针，行针刀松解后，快速出针，迅速用无菌棉球按压针孔 2 分钟，针刀松解术操作完毕。

再行经皮枕大神经和枕小神经射频损毁术，患者俯卧于治疗床上，在左枕后隆突至耳后乳突两点划一条线，于中内 1/3 和耳后乳突后缘凹陷处标记为进针点，局部麻醉成功后，应用 10cm 20G 穿刺针在影像引导下，调整穿刺针，直至穿刺至颅骨，穿刺成功后接射频仪，测阻抗为 205Ω，进行测试，先用 50Hz 行感觉测试，当电压达 1.5V 时，患者感左侧颞额部疼痛，证实在枕大神经和枕小神经上，后行射频针热凝，分别予 60℃、65℃、70℃、75℃、80℃各 1 次，每次热凝时间为 40 秒治疗。穿刺及热凝过程中患者述左侧颞额部疼痛周围疼痛、麻木，术中测左侧颞额部皮肤浅感觉减退，术程顺利，患者安返病房。

4. 副主任医师查房记录　今日医师查房，患者诉左侧头颈部麻痛症状明显缓解，饮食睡眠可，二便正常。术后第一天暂不查体。患者目前病情稳定，要求出院，医师批准今日出院，嘱出院后避免劳累，不适随诊。

九、出院情况

患者诉左侧头颈部麻痛症状明显缓解，饮食睡眠可，二便正常。查体：颈椎生理曲度可，颈椎活动度正常，左侧风池穴、肩井穴、肩胛内角、天宗穴压痛（－），叩顶试验（－），左侧臂丛神经牵拉试验（－），四肢肌力、肌张力正常，四肢深浅感觉未发现异常，四肢腱反射（＋＋），双侧巴氏征（－），双侧霍夫曼征（－）。双侧足背动脉搏动正常。

　　出院诊断。中医诊断：痹症（气虚血瘀）。西医诊断：枕神经痛。

　　出院医嘱：①避风寒，调饮食，畅情志，适劳逸；②半月后门诊复查，不适随诊。

十、讨论

　　颈$_2$神经根后支由背侧发出，经寰椎关节外侧，深入头下斜肌并发出内侧支、外侧支等分支，其内侧支，即为枕大神经。它穿行于肌肉之间，行程较长较粗，易受损。它的终支，支配枕部、乳突上部、耳郭后方及头顶部皮肤。枕小神经是纤维来自第2、第3颈神经,或来自两者之间的神经祥。是颈丛最上方的分支,沿胸锁乳突肌后缘上升,到头的侧面,分布于耳郭后面、支配耳郭后上部、乳突部和枕部外侧区域的皮肤。同时,同耳大神经、枕大神经和面神经的耳后支相连结。枕大神经在枕部的出皮点相当于玉枕、脑空穴处；枕小神经的出皮点相当于完骨穴处。

　　枕神经痛的发病机制较为复杂，认为颈后肌筋膜炎或颈$_2$神经根炎可引起枕大、枕小神经痛，颈椎骨质增生，可刺激颈$_2$后支，产生疼痛。有学者经血管造影证实，颈源性头痛患者发病时椎动脉痉挛，枕动脉的血供来自椎动脉的分支枕动脉故，椎动脉痉挛可引起枕动脉缺血，诱发枕神经痛；另有学者对枕神经性头痛做局部显微手术时发现，枕动脉迂曲、扩张，对枕大神经缠绕或压迫。头痛先驱期，脑内血管痉挛；头痛期，颅外血管（主要是头皮动脉）反应性扩张，扩张的枕动脉刺激枕大神经，诱发了枕神经痛。用射频热凝颈神经后支止痛，患者获得满意疗效，而且有时临床上在热凝枕大神经，不但有枕区疼痛，额、颞区也有像平常发作样疼痛。热凝后，随着枕大神经痛的消失，额、颞区疼痛也消失。笔者认为这可能是与枕大神经、三叉神经第1支和耳颞神经之间有神经末梢交错分布有关。

　　颈周腧穴是指颈椎周围与颈椎活动密切相关的一组腧穴的总称，其局部解剖与颈椎活动相关的容易受损的肌肉起止点高度吻合。根据"经络所过，主治所及""腧穴所在，主治所在"的理论，以穴位的局部解剖和与颈椎活动相关的容易受损的肌肉起止点为基础，在颈椎周围选取穴位，通过松解颈周腧穴，松弛紧张肌肉，疏通经络，疏通电生理通路。改善颈椎活动度，通过针刀的切割、剥离达到调筋理筋的作用，恢复软组织的生物力学平衡，从而缓解症状达到治疗目的。

　　本患中年女性，头颈部麻痛半年有余，颈椎病伴枕神经痛诊断明确，且所患该疾病时间较长，各项指标符合射频治疗的适应证，经一次射频加针刀治疗，患者疼痛缓解明显，供临床参考。

病例 **9**　B 超引导下银质针导热术配合针刀治疗枕大神经痛

一、一般情况

患者乔某，女，60 岁，颈肩部疼痛伴右上肢麻木 7 年余，加重 7 天。

主诉：颈肩部疼痛伴右上肢麻木 7 年余，加重 7 天。

现病史：患者 7 年余前无明显诱因出现颈肩部疼痛，伴右上臂至肘窝部疼痛不适，疼痛呈反复性，伴头枕部及头顶部疼痛、头晕、眼胀、恶心等症状，遇冷加重，得温痛减，疼痛与天气变化无关，休息后减轻，劳累后加重。自行推拿按摩、针灸治疗，症状有所减轻，症状不持续，未曾系统治疗。无发热、四肢活动不灵等症状，疼痛影响睡眠，现为求系统治疗，来我院就诊，门诊以神经根型颈椎病收入院。

患者自发病以来，纳眠差，二便调，体重无明显减轻。

既往史：既往腰椎间盘突出病史 7 年，甲状腺功能减退病史半年，未规律服药。否认有高血压病、糖尿病、冠心病等其他慢性病史；否认有结核、乙肝等传染病史；否认有重大外伤史及手术史；否认有输血史；未发现食物及药物过敏史。预防接种史不详。

个人史：生于原籍，无长期外地居住史。无冶游史，无吸烟饮酒史，无疫区疫水接触史，无工业毒物、粉尘及放射性物质接触史。

婚育史：适龄结婚，育有 1 女 1 子，配偶及子女均体健。

月经史：13（3 ～ 5/28 ～ 30）55，有痛经史，月经周期规律。

家族史：父母已故，否认家族传染病及遗传病史。

二、体格检查

T：36℃，P：78 次 / 分，R：18 次 / 分，BP：132/78mmHg。

患者老年女性，发育正常，营养中等，神志清楚，自主体位，检查合作。全身皮肤无黄染、无瘀点、无出血点。右侧枕下淋巴结触及肿大。头颅发育正常，毛发分布均匀，眼睑无水肿，结膜无充血，巩膜无黄染，双侧瞳孔等大等圆，对光反射及调节反射存在，耳、鼻无异常，口唇无发绀，咽部无充血，扁桃体无肿大。颈软，无抵抗，颈静脉无怒张，气管居中，甲状腺无肿大。胸廓对称无畸形，双侧乳房对称，未触及明显包块。双肺呼吸音清晰，未闻及干、湿性啰音。心前区无隆起及凹陷，心界无扩大，心率 78 次 / 分，节律规整，各瓣膜听诊区无闻及病理性杂音。腹部平坦、腹软，无压痛、反跳痛。肝、脾肋下未触及，Murphy's 征阴性，肝、肾区无叩痛，肠鸣音无亢进，移动性浊音阴性。脊柱无畸形，四肢无畸形，双下肢无水肿。双下肢足背动脉搏动正常。肱二头肌反射正常，膝腱反射正常，腹壁反射正常。巴氏征阴性，布氏征阴性。

专科查体：颈椎生理曲度变直，颈椎活动度尚可，右肩活动外展及后伸受限为主，双侧风池穴、肩井穴、肩胛内角、天宗穴压痛（+），右侧枕大神经卡压点压痛（+），右肩前结节间沟压痛，右侧臂丛神经牵拉试验（−），双上肢肌力、肌张力正常，双上肢深浅感觉未见明显异常。双侧肱二头肌反射（++），双侧肱三头肌腱反射（+），双侧巴氏征（−），双侧霍夫曼征（−）。双侧足背动脉搏动正常。VAS 评分 5 分。

三、辅助检查

无。

四、入院诊断

中医诊断：项痹（气虚血瘀）。

西医诊断：①神经根型颈椎病；②枕大神经痛；③腰椎间盘突出；④肩关节周围炎／肩袖损伤？⑤甲状腺功能减退。

五、诊断依据

中医辨证辨病依据：患者老年女性，颈肩部疼痛伴右上肢麻木 7 年余，加重 7 天。饮食睡眠可，小便正常，舌质暗红，苔白，脉弦细。综观脉症，四诊合参，该病属于祖国医学的"项痛"范畴，证属气虚血瘀。患者年老，久病耗气伤阴，气血亏虚，气不行血使血液运行不畅，导致头部经络阻滞不通，加之风、寒、湿邪入侵，更益头部气血运行不畅，不通则痛，不荣则木。舌脉也为气虚血瘀之象。总之，本病病位在颈，病属本虚标实，考虑病程迁延日久，病情复杂，预后一般。

西医诊断依据：①颈肩部疼痛伴右上肢麻木 7 年余，加重 7 天；②既往有腰椎间盘突出、甲状腺功能减退病史；③查体：同前；④辅助检查：暂缺。

六、鉴别诊断

1. 颈椎结核　为慢性病。好发于脊柱、髋关节、膝关节，多见于儿童和青壮年。结核原发病灶一般不在骨与关节，约 95% 继发于肺部结核。多为血源性，少数通过淋巴管，或由胸膜或淋巴结病灶直接蔓延。两者都可出现脊髓受压的症状，但是颈椎结核有结核接触病史或肺结核病史，可伴有全身慢性感染，X 线平片提示椎体有破坏，椎间隙变窄。综合患者症状和体征可进一步排除此病。

2. 偏头痛　多起病于儿童和青春期,中青年期达发病高峰,女性多见。多为发作性、搏动样头痛,一般持续 4 ~ 72 小时,可伴有恶心、呕吐,光、声刺激或日常活动均可加重头痛。与本患者病情不符合,可排除。

七、诊疗计划

1. 中医科 Ⅱ 级护理。

2. 完善心电、胸片、血常规、肝功能、肾功能、颈椎 MRI 等各项辅助检查,进一步明确病情。

3. 给予复方丹参注射液活血化瘀、曲马多止痛治疗。

八、治疗经过

1. 入院第二天主治医生首次查房记录　今日医师查房,患者自诉颈肩部疼痛伴右上肢麻木症状无明显改善,饮食睡眠一般,二便调。专科查体:同前。部分实验室检查结果已回,尿常规检查加沉渣:粒细胞(+),尿潜血(+),白细胞 $36/\mu l$ ↑,红细胞 $25/\mu l$ ↑;甲状腺功能五项:促甲状腺激素(ECLIA)4.920 ↑ $\mu IU/ml$,抗甲状腺过氧化物酶抗体(ECLIA)> 600.00U/ml ↑,余未见明显异常。颈、腰椎、右肩 MRI 示:颈椎退行性变,$C_{5/6}$、$C_{6/7}$ 椎间盘轻度突出腰间盘突出,$L_{4/5}$ 椎间盘轻度膨出,T_{12} 及 S_1 椎体血管瘤,右侧肩袖损伤,右侧肱二头肌长头肌腱腱鞘炎,右肩关节少量积液。医师查房后分析,综合患者的症状、体征和影像学检查,患者目前诊断,中医诊断:项痹(气虚血瘀);西医诊断:①神经根型颈椎病;②枕大神经痛;③腰椎间盘突出;④肩袖损伤;⑤甲状腺功能减退。诊断明确。

颈椎病属临床常见病,多由颈椎退行性改变如颈椎骨质增生、颈椎间盘病变、椎间隙狭窄,压迫或刺激脊神经根而成,其表现有头痛,颈、肩、背部疼痛不适,甚至剧痛,并向枕顶部或上肢放射,上肢麻木疼痛无力。目前临床上中西医治疗疗程长、易复发、手术治疗风险大、费用高、并发症多。近年来运用中医闭合性微创技术的针刀治疗颈椎病风险低,效果确切。针刀医学认为颈部生物力学动态平衡失调是本病发生的始动因素,我们的治疗方案根据"经络所过,主治所及"原则,以穴位的局部解剖和与颈椎活动相关的容易受损的肌肉起止点为基础,在颈椎周围选取穴位,通过松解使颈肩背部诸经气血畅通,颈椎周围紧张的肌肉、韧带、筋膜得以放松,同时配合手法复位、颈椎锻炼来纠正并维持颈椎生理曲度和力量平衡,改变椎间盘髓核的位移,加大椎间隙,更好地为受卡压的神经减压。目前患者无手术禁忌证,拟择日门诊行复杂性针刀松解术＋B 超引导下银质针导热术＋普通臭氧注射术,术前应和患者充分交流,并签署治疗知情同意书，余治疗不变，密切观察病情变化，及时对症处理。

2. 术前讨论结论及术前小结　简要病情：同前。

术前诊断。中医诊断：项痹（气虚血瘀）。西医诊断：①神经根型颈椎病；②枕大神经痛；③腰椎间盘突出；④肩袖损伤；⑤甲状腺功能减退。

手术指征：患者颈肩部疼痛影响日常生活。

拟施手术名称和方式：B超引导下银质针导热术＋复杂性针刀治疗＋普通臭氧注射＋局部浸润麻醉麻醉。

拟施麻醉方式：局部麻醉＋心电监护。

术中术后可能出现的风险及应对措施：术中操作可能发生神经、血管、韧带或硬脊膜的意外损伤；麻醉意外；术后可能并发感染，脑脊液外溢。进针过程B超引导，减少意外损伤。术后注意伤口清洁干燥，及时换药，预防感染。

特殊的术前准备内容：术前和患者及家属积极沟通病情及治疗方案，签署知情同意书。

注意事项：术中注意观察病人反应情况，关注生命体征，准确定位和充分松解。

手术者术前查看患者情况：医师术前查看患者，已将患者病情及介入的必要性、成功率以及可能的并发症等向患者及家属进一步讲解，患者及家属表示理解并同意。

3. 术后首次病程记录

手术完成时间：2020年9月21日14：00。

患者俯卧于治疗床上，以枕大神经点（可触及枕下淋巴结肿大）为标记点，以脑户穴、大椎穴、双侧脑空穴、双侧曲垣穴、双侧天宗穴、夺命穴、神道穴、阿是穴等20个点为标记点，用0.75%碘伏无菌棉球以标记点为中心进行常规消毒，铺无菌洞巾。

先行双侧枕大神经银质针导热术治疗。枕大神经点1%利多卡因局部麻醉后，使用4号、2寸银质针先后于标记点在B超引导下平刺进针，针尖抵达帽状腱膜后，沿骨缘或肌附着处行小幅度提插可引出强烈针感并出现相应区域放射痛，后紧贴骨膜定稳针身，患者无明显不适。针刺完毕后先用无菌纱布保护创面，后选用银质针导热巡检仪实施加热疗法，针尾连接导热巡检仪上的导热端，逐渐加温至65～85℃，以患者不觉疼痛为度。持续作用20～30分钟后，去除套筒、纱布，待针身不热后起针，无菌棉球按压，无出血后一次性敷贴覆盖，3天内不接触水和不洁物。导热过程中患者述相应感觉区疼痛，B超引导下枕大神经银质针导热术操作完毕。

再行针刀松解术为主的治疗，抽取1%利多卡因5ml并于上述20个标记点局部麻醉，后抽取由2%利多卡因2ml＋维生素B$_6$ 200mg＋维生素B$_{12}$ 1mg＋0.9%氯化钠适量组成的消炎镇痛液，每处注射3～5ml，于上述标记点注射45μg/ml浓度臭氧，每穴各注射2ml，臭氧注射操作完毕。再持Ⅰ型3号针刀，刀口线与人体纵轴平行，刀体垂直于皮肤，分别在上述标记点快速进针，行针刀松解后，快速出针，迅速用无菌棉球按压针孔 2 分钟，针刀松解术操作完毕。

结果：患者在整个治疗过程中生命体征平稳，无心慌、头疼、恶心呕吐等不适。治疗结束后，以平车推回病房。

术后注意事项：嘱患者限制活动 3 天，针口 72 小时内避免接触水，以防止针口局部感染。密切观察病情，及时对症处理。

4. 术后第一天副主任医师查房记录　今日医师查房，患者自述颈背部无明显不适，右上肢疼痛较前稍改善，饮食可，睡眠可，二便正常，术后第一天暂不查体，化验结果已回未见明显异常。医师综合患者的症状体征分析：患者于昨日行 B 超引导下枕大神经银质针导热术＋颈周腧穴复杂性针刀为主的微创治疗，术后第一天，不做效果评估。治疗暂不改变，密切关注患者病情变化，及时对症处理。

5. 第二次治疗术后首次病程记录

手术完成时间：2020 年 9 月 23 月 10：30。

患者于介入治疗室由医师行 C 形臂引导下针刀松解术＋关节腔灌注＋关节腔减压＋关节清理术＋普通臭氧注射术＋局部浸润麻醉，术前签署知情同意书。患者左侧卧于治疗床上，充分暴露右肩背部及右上肢。以右侧曲垣穴、小圆肌起点、肱骨大结节、肱骨小结节、结节间沟、夺命穴、喙突、肩峰下滑囊、阿是穴等 20 个点为标记点，用 0.75％碘伏无菌棉球以标记点为中心进行常规消毒，铺无菌洞巾。抽取 1％利多卡因 5ml 并于上述标记点局部麻醉，后抽取由 2％利多卡因 2ml＋维生素 B_6 200mg＋维生素 B_{12} 1mg＋0.9％氯化钠适量组成的消炎镇痛液，每处注射 3～5ml，于上述标记点注射 45％浓度臭氧，每穴注射 2～3ml，臭氧注射术操作完毕。再持Ⅰ型 3 号针刀，刀口线与人体纵轴平行，刀体垂直于皮肤，分别在上述标记点快速进针，C 形臂下定位后，行针刀松解后，快速出针，迅速用无菌棉球按压针孔 2 分钟，针刀松解术操作完毕。

用圆利针经肩峰下穿刺至肩关节腔内注射局部麻醉药物及臭氧反复冲洗肩关节腔，术后注射医用几丁糖 1 支，针眼处敷贴贴敷。

结果：患者在整个治疗过程中生命体征平稳，自觉胸闷，心电监护未见明显异常，后休息 10 分钟逐渐缓解，无头疼、恶心、呕吐等不适。治疗结束后，以平车推回病房。

术后注意事项：嘱患者针口 72 小时内避免接触水，以防止针口局部感染。密切观察病情，及时对症处理。

6. 第三次治疗术后首次病程记录

手术完成时间：2020 年 9 月 25 日 15：30。

患者于介入室由医师行非血管 DSA 引导下复杂性针刀松解术＋侧隐窝臭氧注射术

＋普通臭氧注射术＋局部浸润麻醉术，术前签署知情同意书。患者俯卧于治疗床上，充分暴露腰臀部。以双侧 L_3、L_4、L_5 横突，右侧 $L_{4/5}$ 小关节内侧缘，$L_{4/5}$、L_5/S_1 神经根外口，双侧臀上皮神经卡压点，双侧髂后上棘，双侧阔筋膜张肌与髂胫束，双侧股骨粗隆周围 6 个点等共 20 个点为标记点，用 0.75％碘伏无菌棉球以标记点为中心进行常规消毒，铺无菌洞巾。

先行侧隐窝臭氧注射术：在非血管 DSA 引导下定位 $L_{4/5}$ 小关节内侧缘体表点，用长穿刺针经标记点垂直皮肤穿刺，正位透视引导下缓缓进针至右侧小关节连线内缘，侧位显示针尖位于小关节后缘，抽取 45％臭氧 2ml 注射，侧隐窝臭氧注射术完毕。

后抽取 0.5％利多卡因 10ml 并于上述剩余标记点局部麻醉，局部麻醉后抽取 1％利多卡因 2ml ＋维生素 B_6 200mg ＋维生素 B_{12} 1mg ＋曲安奈德注射液 40mg ＋醋酸泼尼松龙注射液 125mg ＋ 0.9％氯化钠适量，组成消炎镇痛液，以上述标记点为进针点，垂直皮面快速进针，每点注射消炎镇痛液 2ml，注射 45％臭氧 1ml，注射完毕后，后持 Ⅰ型 2 号针刀，刀口线与人体纵轴平行，刀体垂直于皮肤，于上述标记点快速进针，松解神经根周围粘连及相关组织的粘连和瘢痕处，快速出针，迅速用无菌棉球按压针刀孔 2 分钟，针刀孔无出血渗液后，再用敷贴加压固定，针刀松解术操作完毕。以平车推回病房。

结果：患者在整个治疗过程中生命体征平稳，无心慌、头疼、恶心、呕吐等不适症状。治疗结束后，患者精神状态好，无其他不适症状，叮嘱患者术后注意事项后，以平车推回病房。

术后注意事项：嘱患者适当活动，避免腰部不当受力动作，针口 72 小时内避免接触水，以防止针口局部感染。

7．术后第一天副主任医师查房记录　今日医师查房，患者诉无明显不适，饮食睡眠可，二便正常。术后第一天暂不查体。医师查房分析：根据"经络所过，主治所及""腧穴所在，主治所在"的原则，以穴位的局部解剖和与腰椎活动相关的容易受损的肌肉起止点为基础，在腰椎周围选取穴位，通过松解腧穴，松弛紧张肌肉，疏通经络，疏通电生理通路。通过针刀的切割、剥离达到调筋理筋的作用，从而缓解症状达到治疗目的。今术后第一天暂不做效果评估，继续目前的治疗方案暂不改变，继观。

8．术后第二天副主任医师查房记录　今日医师查房，患者诉无明显不适，饮食睡眠一般，二便调。专科查体：颈椎生理曲度变直，颈椎活动度尚可，右肩活动外展及后伸受限为主，双侧风池穴、肩井穴、肩胛内角、天宗穴压痛（－），右侧枕大神经卡压点压痛（－），右肩前结节间沟压痛（－），右侧臂丛神经牵拉试验（－），双上肢肌力、肌张力正常，双上肢深浅感觉未见明显异常。双侧肱二头肌反射（＋＋），双侧肱三头肌腱反射（＋），双侧巴氏征（－），双侧霍夫曼征（－）。双侧足背动脉搏动正常。目前患者症状好转，要求出院，医师批准今日出院，嘱出院后加强腰背肌锻炼，右肩关节被动活动。不时随诊。

九、出院情况

患者诉无明显不适，饮食睡眠一般，二便调。专科查体：颈椎生理曲度变直，颈椎活动度尚可，右肩活动外展及后伸受限为主，双侧风池穴、肩井穴、肩胛内角、天宗穴压痛（-），右侧枕大神经卡压点压痛（-），右肩前结节间沟压痛（-），右侧臂丛神经牵拉试验（-），双上肢肌力、肌张力正常，双上肢深浅感觉未见明显异常。双侧肱二头肌反射（++），双侧肱三头肌腱反射（+），双侧巴氏征（-），双侧霍夫曼征（-）。双侧足背动脉搏动正常。

出院诊断。中医诊断：项痹（气虚血瘀）。西医诊断：①神经根型颈椎病；②枕大神经痛；③腰椎间盘突出；④肩袖损伤；⑤甲状腺功能减退。

出院医嘱：①避风寒，调饮食，适劳逸，畅情志，加强腰臀腿部功能锻炼，增加肌肉力量，右肩关节被动活动；②半月后复查，不适随诊。

十、讨论

枕大神经痛是指由于劳损、炎性刺激等原因导致局部软组织渗出、粘连和痉挛，刺激、卡压或牵拉枕大神经，引起枕大神经分布范围内（枕顶部）放射痛为主要临床表现的疾病。

患者情况比较复杂，第一次治疗针对其主诉颈肩部疼痛伴右上肢麻木，其颈部不适症状出现时会伴随头枕部及头顶部疼痛、头晕、眼胀、恶心等症状，查体时触及右侧枕下淋巴结对比患侧略肿大，且右侧枕大神经出皮点有压痛并向头角放射，枕大神经痛诊断明确。该患者枕项部出现的枕大神经分布区域的疼痛不适极有可能源自局部淋巴结肿大，造成的局部软组织粘连，影响到了走行的细小神经，而出现症状。

古今中外医学家都十分重视"加热"对疾病的治疗，针灸中的"温针"是一种中医传统的加热方法，目前仍普遍应用，但通过大量临床发现，它也有很多不足之处，如加热不持久、不均衡，各个层次温度不均匀，极易灼伤皮肤等。对于软组织疼痛，选择确切有效的加热方法，准确地控制和测量加热温度是现代临床应当改进的几个问题。王福根提出的银质针导热疗法是在继承宣蛰人的密集型银质针疗法的同时，创新型地将医用银质针与导热巡检仪相结合，可以精准地导入所需的最佳温度，促进组织修复和肌细胞再生，解除软组织疼痛，其临床加热效率高，稳定性较好，仍然按照软组织外科解剖和软组织压痛点的分布规律，采用银质针针刺治疗，是一种疗效确切，安全可靠的疗法。且本次治疗，银质针进针在B超引导下，能更加精准避开血管、神经，使治疗更加安全，直接达到靶点淋巴结处进行加热，使其失水萎缩，减张减压，以减少对周围软组织压迫，从而达到对由此处出皮的被卡压的神经得到松解。配合针刀局部松解，以达到"通而不痛"，另外还可调整局部生物力学平衡。

第二次治疗针对肩关节局部症状，以及臂丛神经根受累造成的上肢症状；第三次治疗针对其部分腰椎症状。总之，通过短期治疗患者诸症状得到相应的改善，将疼痛评分降了下来，但还应当注意出院后的康复方案实施，密切观察情况。

病例 **10** 针刀配合颈曲灵治疗枕大神经痛

一、一般资料

患者徐某，男，68岁，头项部疼痛3月余入院治疗。

主诉：头项部疼痛3月余。

现病史：患者3个月前受凉后自觉头痛，以左侧颈部至前额为著，呈搏动性，无头晕，无恶心、呕吐，头痛影响饮食及睡眠，曾在外行贴膏药、针灸及口服舒筋活血片治疗，效不佳。近3个月头痛时有加重，无明显规律，曾在我院行CT检查（2020年4月21日）示：颈椎退行性变、颈椎间盘突出（未见原报告单）。在我科门诊行针灸、TDP治疗3天，效欠佳。现患者左侧头项部疼痛仍无规律、间断性加重，为系统诊疗，门诊以颈椎病、枕大神经痛收住院。患者近期饮食尚可，睡眠差，大小便正常，体重未见明显减轻。

既往史：既往体健。否认高血压、冠心病、糖尿病等慢性病病史；否认肝炎、结核病史及密切接触史；否认重大外伤及手术史；否认输血史；否认药物及食物过敏史。预防接种随当地。

个人史：生于山东省淄博市张店区，久居本地，无异地久居史及疫区居住史，无疫情、疫水接触史，无化学性、放射性物质、粉尘、毒物接触史。否认吸烟、饮酒等嗜好。日常生活规律。

否认发病前14天内有武汉市及周边地区或其他有新型冠状病毒感染的肺炎确诊病历报告社区的旅行史或居住史；否认发病前14天内与新型冠状病毒感染者有接触史；否认发病前14天内曾接触过来自武汉市及周边地区或其他有新型冠状病毒感染的肺炎确诊病例报告社区的发热或有呼吸道症状的患者；否认有聚集性发病史。

婚育史：26岁结婚，育有1子1女，配偶及子女均体健。

家族史：父母已故，死因不详，兄妹6人，3位已去世，死因不详，余体健；否认家族中有传染病及遗传倾向的疾病。

二、体格检查

T：36.3℃，P：72次/分，R：18次/分，BP：140/90mmHg。

患者老年男性，发育正常，营养中等，自主体位，查体合作。神志清，精神可，全身皮肤黏膜无黄染、出血点、皮疹或蜘蛛痣，肝掌（-）。全身浅表淋巴结未触及肿大；

头颅无畸形，巩膜无黄染，眼睑无水肿，双侧瞳孔等大等圆，对光反射存在；耳鼻无异常分泌物，鼻通气良好；颈软，气管居中，甲状腺不大，颈静脉无充盈；胸廓对称无畸形，双肺呼吸音清，未闻及干湿性啰音；心前区无隆起，心率72次／分，律齐，各瓣膜听诊区未闻及病理性杂音。腹部平坦，未见胃肠型及蠕动波，触诊软，无明显压痛、反跳痛，肝脾肋下未及，肝区及双肾区无叩痛，Murphy's征阴性，肛门外生殖器未查。

专科检查：颈部生理曲度存在，左侧项部肌肉紧张，颈部各方向活动受限，左侧枕大神经压痛，向左侧颞区放射，左侧斜方肌广泛压痛，叩顶试验（+），向左侧肩部放射，旋颈试验（-），双侧霍夫曼征（-），双上肢肌力、肌张力正常，浅表感觉未见明显异常。

三、辅助检查

颈椎CT（2020年4月21日）：颈椎退行性变，颈椎间盘突出（未见原报告单）。

四、初步诊断

1. 颈椎病。
2. 椎间盘疾患。
3. 枕大神经痛。
4. 轻度贫血。

五、诊断依据

1. 头项部疼痛3月余。

2. 体格检查　左侧项部肌肉紧张，颈部各方向活动受限，左侧枕大神经压痛，向左侧颞区放射，左侧斜方肌广泛压痛，叩顶试验（+），向左侧肩部放射。

3. 辅助检查　颈椎CT（2020年4月21日本院）：颈椎退行性变，颈椎间盘突出（未见原报告单）。

六、鉴别诊断

1. 脑出血　本病多于活动中起病，表现为头晕、头痛、恶心、呕吐、偏瘫等症状。查体可有局灶性体征，头颅CT可见高密度出血灶影。

2. 蛛网膜下隙出血　起病急，突发头痛，较剧烈，伴不同程度意识障碍，脑膜刺激征明显，头颅CT蛛网膜下隙内可见高密度影。

七、诊疗计划

1．颈肩腰腿痛中心护理常规，Ⅱ级护理，低盐低脂饮食。

2．完善入院大小便常规、血糖、血脂、肝肾功能、血凝四项、感染九项、心电图等相关检查。

3．给予针灸、中医定向透药治疗。

4．配合应用活血化瘀、镇痛等药物对症治疗。

5．向病人及家属讲明病情，并嘱病人卧床休息。

6．替代方案　必要时予针刀治疗或脊髓神经根粘连松解术治疗。

八、治疗经过

1．入院第一天主任医师查房　病史无补充，分析病例特点：老年男性，既往体健，头项部疼痛3月余。患者3个月前受凉后自觉头痛，以左侧颈部至前额为著，呈搏动性，无头晕、恶心、呕吐，头痛影响饮食及睡眠，曾在外行贴膏药、针灸及口服舒筋活血片治疗，效不佳。近3个月头痛时有加重，无明显规律，在我科门诊行针灸、TDP治疗3天，效欠佳。现患者左侧头项部疼痛仍无规律、间断性加重。体格检查：同前。颈椎CT（2020年4月21日本院）：颈椎退行性变，颈椎间盘突出（未见原报告单）。血常规（2020年5月4日本院）：血红蛋白129g/L。胸部CT（2020年5月4日本院）：双肺CT平扫未见明显异常；主动脉、冠状动脉钙化。入院心电图大致正常；血沉：血沉28.0mm/h偏高，患者目前无症状，暂不处理，择期复查；感染九项、肝功能、肾功能、血脂、血凝四项、大便常规、尿常规大致正常。医师见过病人并详细查体，结合患者病史及相关检查，明确目前诊断：①颈椎病；②椎间盘疾患；③枕大神经痛；④轻度贫血。本病当与脊髓型颈椎病鉴别，鉴别要点：本病多以下运动神经元通路损害为主，手笨拙、无力，表现为写字、系鞋带、纽扣、用筷子等精细动作困难，甚则出现手内肌萎缩，上位上肢肌力减退，霍夫曼征阳性。本患者症状不符，且霍夫曼征呈阴性，故可排除。

医师就目前病情及治疗方案与患者及家属充分沟通，目前先完善相关检查，给予颈曲灵，嘱其每日枕15～20分钟；温针疗法：选择枕后部区域风池、脑空、脑户、玉枕等穴位，普通针刺，进针得气后留针，针柄上接艾柱，燃两壮，注意无烧灼头发及皮肤，日一次；中医定向透药治疗，配合活血化瘀、镇痛药物治疗，必要时给予针刀治疗或周围神经嵌压松解术治疗。

2．术前小结　简要病情：同前。颈椎CT（2020年4月21日本院）：颈椎退行性变，颈椎间盘突出（未见原报告单）。血常规（2020年5月4日本院）：血红蛋白129g/L。胸部CT（2020年5月4日本院）：双肺CT平扫未见明显异常；主动脉、冠状动脉钙化。

入院心电图大致正常；血沉：血沉28.0mm/h偏高，患者目前无症状，暂不处理，择期复查；感染九项、肝功能、肾功能、血脂、血凝四项、大便常规、尿常规大致正常。

术前诊断：①颈椎病；②椎间盘疾患；③枕大神经痛；④轻度贫血。

手术指征：患者颈椎病及椎间盘疾患诊断明确，患者年龄较大，微创手术治疗创伤小，治疗时间短，疗效明显，相关辅助检查无明显手术禁忌。

拟施手术名称和方式：周围神经嵌压松解术。

拟施麻醉方式：局部麻醉。

注意事项：术前要做好周密测量，术中仔细操作。已与病人家属谈话，讲明手术存在的风险，以及手术后可能发生的并发症，家属表示理解，同意手术并在手术协议书上签字。手术定于今日在介入科施行。

3. 手术记录

手术时间：2020年5月5日13：20～13：50。

术前诊断：①颈椎病；②椎间盘疾患；③枕大神经痛；④轻度贫血。

术中诊断：①枕大神经痛；②颈椎病；③椎间盘疾患；④轻度贫血。

手术名称：周围神经嵌压松解术。

麻醉方法：局部麻醉。

手术经过、术中发现的情况及处理：术前已签署知情同意书，患者于介入室俯卧于治疗床上，常规吸氧及心电监护，充分暴露颈背部及左上肢皮肤。先以颈部环枕筋膜、左侧枕大神经压痛点及左颈侧斜方肌，双侧冈上肌、小圆肌等10余处，用0.75%碘伏无菌纱布以标记点为中心进行常规消毒，铺无菌洞巾，铺无菌单，先抽取0.5%盐酸利多卡因20ml对除枕部外各标记点逐层麻醉，每点注射1.5ml，快速出针，然后用曲安奈德注射液40mg＋生理盐水40ml组成的消炎镇痛液对各标记点局部注射，每点约用混合液1.5ml，注入过程中患者有轻微胀痛，2分钟后胀痛消失。注射完毕后拔除针头，先用一次性0.6mm×50mm型汉章针刀沿颈椎夹脊穴进针，到达神经根出口做小幅度粘连松解，患者无明显不适；后用一次性0.6mm×50mm型汉章针刀其余各标记点进行松解，刀口线与人体纵轴平行，刀体垂直于皮肤，于上述标记点快速进针，每点松解1～3次后快速出针，迅速用无菌纱布按压刀口处1分钟，刀口出血不多，后用无菌敷料贴敷。术毕，病人无特殊不适，病人安返病房。

术后注意事项：嘱其避免颈部剧烈运动，保持术区干燥、清洁，注意休息，密切观察病情，及时对症处理。

4. 术后首次病程记录　徐某，男性，68岁。因头项部疼痛3月余，于2020年5月5日13:20在局部麻醉下行周围神经嵌压松解术。准确定位，严格消毒，规范操作，对颈部环枕筋膜、左侧枕大神经压痛点及左颈侧斜方肌，双侧冈上肌、小圆肌行臭氧及针刀松解。手术顺利，术中病人生命体征平稳，安返病房。术中情况已告知患者家属及值班医生，嘱患者注意休息，忌食腥辣刺激食物，保持术区干燥、清洁，暂停颈部中医定向透药及温针治疗，关注生命体征及局部渗血情况，及时对症处理。

5. 术后第一天主任医师查房记录　患者自述头项部疼痛较前明显减轻，无头晕，无上肢麻木，无发热，术后第一天暂不查体，嘱其暂停理疗 3 天，余治疗方案继前不变，注意观察病情变化。

6. 术后第二天病程记录　患者自述头项部疼痛较前明显减轻，无头晕，无上肢麻木，无发热，饮食尚可，睡眠差，大小便正常。查体：颈部生理曲度存在，左侧项部肌肉紧张，颈部各方向活动受限，左侧枕大神经压痛，向左侧颞区放射，左侧斜方肌广泛压痛，叩顶试验（+），向左侧肩部放射，旋颈试验（-），双侧霍夫曼征（-），双上肢肌力、肌张力正常，浅表感觉未见明显异常。患者酮咯酸氨丁三醇疗程已足，给予停药，患者自述服用颈舒颗粒后，胃部不适，给予停药，余治疗方案继前不变，注意观察病情变化。

7. 术后第三天病程记录　患者左侧颈部至前额疼痛明显减轻，左侧颈部自觉轻度发紧，无头晕、恶心、呕吐，无上肢麻木、发热，饮食可，睡眠差，大小便正常。治疗方案暂不改变，继续观察病情变化。

8. 术后第六天主任医师查房　患者病情好转稳定，无明显头晕、头痛，无恶心、呕吐，无上肢麻木、发热，饮食可，睡眠差，大小便正常。查体：颈部压痛较前明显减轻，叩顶试验（-），臂丛牵拉试验（-），旋颈试验（-），双侧霍夫曼征（-），双上肢肌力、肌张力正常，浅表感觉未见明显异常。患者病情好转稳定，可于今日出院。嘱患者出院后注意颈部保暖，避免长时间低头，避免情绪波动，2 周后复查，不适随诊。

九、出院情况

患者病情好转稳定，无明显头晕、头痛，无恶心、呕吐，无上肢麻木、发热，饮食可，睡眠差，大小便正常。查体：颈部压痛较前明显减轻，叩顶试验（-），臂丛牵拉试验（-），旋颈试验（-），双侧霍夫曼征（-），双上肢肌力、肌张力正常，浅表感觉未见明显异常。患者住院治疗 7 天后病情好转出院。

出院诊断：①枕大神经痛；②颈椎间盘疾患；③轻度贫血。

十、讨论

枕大神经痛是指由于劳损、炎性刺激等原因导致局部软组织渗出、粘连、痉挛、刺激、卡压和牵拉枕大神经，引起枕大神经分布范围内放射痛为主要临床表现的疾病。该病发病率较高，多见于中年女性，影响患者的日常生活质量。

常见病因：①由于外伤、撞击等原因，导致枕大神经受到刺激、卡压，影响到局部肌肉，造成神经痛；②颈椎病等慢性疾病，或由于长期劳累、长期低头伏案，也容易导致神经卡压；③在枕大神经出口处的颈部，如小关节错位，可影响到神经的支配能力，诱发疼痛；④女性在月经期，因内分泌改变，而影响到血管的调节能力，产生疼痛；⑤血管张力或弹性改变，发生跳痛为主的神经痛。

本例患者老年男性，依据症状、体征、相关检查，考虑为枕大神经痛。最初属感受风寒发为此病，局限于左半侧头部。通过给予对颈周腧穴组的针刀松解治疗，配合颈曲灵、枕项部温针灸、中医定向透药疗法，取得显著效果。针刀松解颈周腧穴旨在调整颈椎区域枕、项、肩部位的生物力学平衡，配合颈曲灵以达到对颈椎生理曲度的影响、调整。"巅顶之上，唯风可到"，头部诸痛皆与风关系密切，风池为治风要穴，温针枕部风池一线，可使温热直接透达其处；此外足少阳胆经脑空穴、足太阳膀胱经玉枕穴为枕大、枕小神经的出皮点，直至病所，共凑温通经脉、散寒止痛之功。

病例 **11** 针刀治疗脊髓型颈椎病

一、一般资料

患者郭某，女，65 岁，颈部不适 10 余年，加重伴双上肢麻木 10 余天。

主诉：颈部不适 10 余年，加重伴双上肢麻木 10 余天。

现病史：患者自述 10 年前无明显出现颈部不适，无肢体麻木乏力及放射痛，无头痛、头晕，未系统治疗。10 天前无明显诱因出现颈部不适症状加重，伴双上肢麻木，伴头晕、头痛，行走不稳，症状呈持续性发作，活动、劳累后上述症状加重，休息后缓解，无发热畏寒，无腹痛、腹胀，未系统治疗。为求进一步诊断治疗来我院就诊，门诊行颈椎 MR 示：颈椎退行性变，$C_{5/6}$、$C_{6/7}$ 椎间盘突出，$C_{6/7}$ 椎管狭窄（病例 11 图 1）。2019 年 9 月 3 日在我院门诊以脊髓型颈椎病收入院。住院后积极完善相关辅助检查，积极会诊后，患者拒绝进一步检查，给予中药等对症治疗后，患者好转出院。患者出院后一般情况可，2 天前患者自诉提水后，再次出现头晕、头痛不适感，今为求系统治疗，再次来我院就诊，门诊以脊髓型颈椎病、脑梗死收入院。

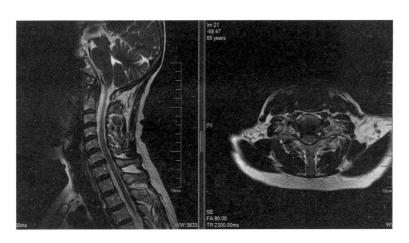

病例 11 图 1　$C_{6、7}$ 矢状位、轴位

患者自发病以来，饮食可，纳眠差，二便调，体重无明显减轻。

既往史：既往体健。否认高血压、冠心病、糖尿病等慢性病史；否认肝炎、结核等传染病病史；否认重大外伤史及手术史；无输血史，未发现过敏食物及药物。预防接种史随当地。

个人史：生于原籍，无长期外地居住史。无冶游史，无吸烟饮酒史，无疫区疫水接触史，无工业毒物、粉尘及放射性物质接触史。

婚育史：19岁结婚，育有3女2子，配偶及子女均体健。

月经史：14（4～5/25～28）48，无痛经史，月经周期规律。

家族史：父母已故，具体不详，1个哥哥、3个弟弟，均体健，否认家族传染病及遗传病史。

二、体格检查

T：36.5℃，P：70次/分，R：18次/分，BP：118/58mmHg。

患者老年女性，发育正常，营养中等，神志清楚，自主体位，检查合作。全身皮肤无黄染、无瘀点、无出血点。全身浅表淋巴结未触及肿大。头颅发育正常，毛发分布均匀，眼睑无水肿，结膜无充血，巩膜无黄染，双侧瞳孔等大等圆，对光反射及调节反射存在，耳、鼻无异常，口唇无发绀，咽部无充血，扁桃体无肿大。颈软，无抵抗，颈静脉无怒张，气管居中，甲状腺无肿大。胸廓对称无畸形，双侧乳房对称，未触及明显包块。双肺呼吸音清晰，未闻及干、湿性啰音。心前区无隆起及凹陷，心界无扩大，心率70次/分，节律规整，各瓣膜听诊区无闻及病理性杂音。腹部平坦、腹软，无压痛、反跳痛。肝、脾肋下未触及，Murphy's征阴性，肝、肾区无叩痛，肠鸣音无亢进，移动性浊音阴性。脊柱无畸形，四肢无畸形，双下肢无水肿。双下肢足背动脉搏动正常。

专科查体：蹒跚步态，颈椎生理弯曲存在，活动未见明显受限，但于后伸时颈痛加重。$C_{5\sim7}$棘突、棘间及椎旁压痛（+），无上肢放射痛。躯干自胸骨角平面以下皮肤痛觉未见明显减退。四肢肌力、肌张力可，肱二头肌腱反射（++），肱三头肌腱反射双侧（++），桡骨膜反射双侧（++），Hoffmann征双侧（+-），髌腱反射双侧（++），双踝反射双侧（++）。Babinski征（-）。髌阵挛双侧（-）、踝阵挛双侧（-）。

三、辅助检查

颈椎MR（2019年9月2日本院）示：颈椎退行性变，$C_{5/6}$、$C_{6/7}$椎间盘突出，$C_{6/7}$椎管狭窄。

颅脑CT（2019年8月4日山东省成武县人民医院）：基底节区腔隙性脑梗死，必要时请MR检查。

颅脑MR（2019年8月12日山东省成武县人民医院）：符合脑内多发缺血、梗死灶MR平扫表现，轻度脑动脉硬化MRA表现。

四、入院诊断

中医诊断：痿症（气虚血瘀）。

西医诊断：①脊髓型颈椎病；②脑梗死。

五、诊断依据

中医辨证辨病依据：患者老年女性，颈部不适 10 余年，加重伴双上肢麻木 10 余天。饮食可，小便正常，舌质暗红，苔白，脉弦细。综观脉症，四诊合参，该病属于祖国医学的"项痹"范畴，证属气虚血瘀。患者气血亏虚，气不行血使血液运行不畅，导致肩背部经络阻滞不通，加之风、寒、湿邪入侵，更益肩背部气血运行不畅，不通则痛，不荣则木。舌脉也为气虚血瘀之象。总之，本病病位在颈，病属本虚标实，考虑病程迁延日久，病情复杂，预后一般。

西医诊断依据：①颈部不适 10 余年，加重伴双上肢麻木 10 余天；②既往体健。否认高血压、冠心病、糖尿病等慢性病史；否认肝炎、结核等传染病病史；否认重大外伤史及手术史；无输血史，未发现过敏食物及药物。预防接种史随当地；③专科查体：同前；④辅助检查：同前。

六、鉴别诊断

1. 颈椎结核　为慢性病，好发于脊柱、髋关节、膝关节，多见于儿童和青壮年。结核原发病灶一般不在骨与关节，约 95% 继发于肺部结核。多为血源性，少数通过淋巴管，或由胸膜或淋巴结病灶直接蔓延。两者都可出现脊髓受压的症状，但是颈椎结核有结核接触病史或肺结核病史，可伴有全身慢性感染，X 线平片提示椎体有破坏，椎间隙变窄。通过影像学检查可进一步排除。

2. 脊柱肿瘤　脊柱是原发或转移肿瘤的常见部位，大部分肿瘤是溶骨性的，其首先破坏椎体，导致椎体的压缩骨折。肿瘤突破椎体后壁，侵入椎管，导致脊髓、神经根受压产生临床症状，通过影像学检查可发现椎体破坏和椎管内占位等影像。

七、诊疗计划

1. 中医科 II 级护理。

2. 给予胞磷胆碱钠、甲钴胺营养神经，先给予保守治疗，根据颈椎进一步检查结果再制订下一步治疗方案。

八、治疗经过

1. 入院第二天神经外科会诊记录　患者因脊髓型颈椎病入院，有发作性头晕。

请神经外科主任会诊，检查，颈椎 MR（2019 年 9 月 2 日本院）：颈椎退行性变，$C_{5/6}$、$C_{6/7}$ 椎间盘突出，$C_{6/7}$ 椎管狭窄。颅脑 CT（2019 年 8 月 4 日成武县人民医院）：基底节区腔隙性脑梗死，必要时请 MR 检查。颅脑 MR（2019 年 8 月 12 日成武县人民医院）：符合脑内多发缺血、梗死灶 MR 平扫表现，轻度脑动脉硬化 MRA 表现。查体四肢活动可。诊断：脑内多发陈旧缺血灶。处理意见：同意贵科治疗。脑缺血灶不需要处理。遵会诊意见，脑缺血灶暂不处理，积极治疗。

2. 入院第二天主治医师查房　患者自诉出院提水后，再次出现头晕等不适感，颈部不适及双上肢麻木、行走不稳无明显改善，饮食睡眠可，二便调。专科查体：蹒跚步态，颈椎生理弯曲存在，活动未见明显受限，但于后伸时颈痛加重。$C_{5\sim7}$ 棘突、棘间及椎旁压痛（+），无上肢放射痛。躯干自胸骨角平面以下皮肤痛觉未见明显减退。四肢肌力、肌张力可，肱二头肌腱反射（++），肱三头肌腱反射双侧（++），桡骨膜反射双侧（++），Hoffmann 征双侧（+−），髌腱反射双侧（++），双踝反射双侧（++），Babinski 征（−），髌阵挛双侧（−）、踝阵挛双侧（−）。心电图、胸片未见明显异常。化验结果示，感染标志物系列（10 项）：HBcAb（CMIA）9.57，阳性，HCV-Ab（CMIA）7.71，阳性，HIVAg/Ab（CMIA）感染待确定，红细胞沉降率测定（ESR）（仪器法）：血沉 26mm/h ↑。辅助检查，颈椎 MR（2019 年 9 月 2 日本院）：颈椎退行性变，$C_{5/6}$、$C_{6/7}$ 椎间盘突出，$C_{6/7}$ 椎管狭窄。颅脑 CT（2019 年 8 月 4 日成武县人民医院）：基底节区腔隙性脑梗死，必要时请 MR 检查。颅脑 MR（2019 年 8 月 12 日成武县人民医院）：符合脑内多发缺血、梗死灶 MR 平扫表现，轻度脑动脉硬化 MRA 表现。医师查房分析，综合患者的症状、体征和影像学检查，患者目前诊断，中医诊断：痿证（气虚血瘀）；西医诊断：①脊髓型颈椎病；②脑梗死。患者自述双上肢麻木、无力、头晕，已请神经外科会诊，脑梗死暂不需要处理，排除禁忌，今日可行颈周腧穴的复杂性针刀松解术，积极做好术前准备，继观。

3. 术前讨论结论及术前小结　简要病情：同上。辅助检查：同上。

术前诊断。中医诊断：痿症（气虚血瘀）。西医诊断：①脊髓型颈椎病；②脑梗死。

手术指征：患者头晕、颈部不适影响日常生活。

拟施手术名称和方式：非血管 DSA 引导下脊髓和神经根粘连松解术＋复杂性针刀治疗＋普通臭氧注射＋局部浸润麻醉。

拟施麻醉方式：局部麻醉＋心电监护。

术中术后可能出现的风险及应对措施：术中操作可能发生神经、血管、韧带或硬脊膜的意外损伤；麻醉意外；术后可能并发感染；脑脊液外溢。穿刺过程 DSA 引导，减少意外损伤；DSA 引导以验证针尖位置，避免损伤神经。术后注意伤口清洁干燥，及时换药，预防感染。

特殊的术前准备内容：术前和患者及家属积极沟通病情及治疗方案，签署知情同意书。

注意事项：术中注意观察病人反应情况，关注生命体征，准确定位和充分松解。患者化验示HIV可疑，术中应用一次性治疗器械，术中积极做好防护。

手术者术前查看患者情况：医师术前查看患者，已将患者病情及介入的必要性、成功率以及可能发生的并发症等向患者及家属进一步讲解，患者及家属表示理解并同意。

4. 术后首次病程记录

手术完成时间：2019年9月9日17：05。

患者于介入室由医师行非血管DSA引导下复杂性针刀松解术＋普通臭氧注射术＋脊髓和神经根粘连松解术＋局部浸润麻醉，术前签署知情同意书。患者俯卧于治疗床上，充分暴露背部。以脑户穴、大椎穴、双侧脑空穴、双侧曲垣穴、双侧天宗穴、身柱、神道为标记点，用0.75%碘伏无菌棉球以标记点为中心进行常规消毒，铺无菌洞巾。抽取0.5%利多卡因于上述标记点局部麻醉，局部麻醉后抽取2%利多卡因2ml＋维生素B_6 200mg＋维生素B_{12} 1mg＋曲安奈德注射液40mg＋醋酸泼尼松龙注射液125mg＋0.9%氯化钠适量，组成消炎镇痛液，以上述标记点为进针点，垂直皮面快速进针，每点注射消炎镇痛液2～4ml，注射45%臭氧1～2ml，注射完毕后，后持Ⅰ型4号针刀，刀口线与人体纵轴平行，刀体垂直于皮肤，于上述标记点快速进针，松解神经根周围粘连及相关组织的粘连和瘢痕处（病例11图2），快速出针，迅速用无菌棉球按压针刀孔2分钟，针刀孔无出血渗液后，再用敷贴加压固定，针刀松解术操作完毕。以平车推回病房。

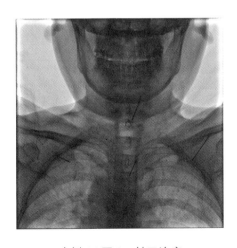

病例11图2　针刀治疗

患者在整个治疗过程中生命体征平稳，无心慌、头疼、恶心呕吐等不适。嘱患者针口72小时内保持清洁干燥，以防止针口局部感染。

5. 术后第一天副主任医师查房　患者头晕及颈部不适感明显改善，饮食可，二便正常，术后第一天暂不查体，患者于昨日行非 DSA 引导下复杂性针刀为主的微创治疗，术后第一天，不做效果评估。现术后患者症状明显缓解，密切关注患者病情变化，及时对症处理。

6. 术后第二天主任医师查房　患者自诉头晕、颈部不适感较前明显好转，饮食可，睡眠可，二便正常。专科查体：颈椎生理曲度变直，颈椎活动度尚可，双侧风池穴、肩井穴、肩胛内角、天宗穴压痛（-），颈椎横突压痛（-），叩顶试验（+），双侧臂丛神经牵拉试验（+），双侧肱二头肌反射（++），双侧肱三头肌腱反射（++），巴氏征（-），双侧霍夫曼征（+-）。双侧足背动脉搏动正常。患者对治疗效果满意，主动要求今日出院。医师查房分析，患者症状明显缓解，患者本次住院行针刀纠正颈椎生理曲度缓解颈椎病症状，嘱出院后加强颈肩部肌肉肌锻炼，勿受凉、劳累，2 周后复诊，不适随诊。

九、出院情况

患者自诉头晕、颈部不适感较前明显好转，饮食可，睡眠可，二便正常。专科查体：同前。

出院诊断。中医诊断：痿症（气虚血瘀）。西医诊断：①脊髓型颈椎病；脑梗死。

出院医嘱：①避风寒，畅情志；②不适随诊，半月后门诊复查。

十、讨论

脊髓型颈椎病是以椎间盘退变为基本病理基础，引起脊髓或脊髓通路的压迫，导致临床不同程度的脊髓功能障碍的一种颈椎疾病。脊髓型颈椎病是在中老年人群中，致使脊髓进行性病变的一种最常见疾病，是导致患者四肢进行性麻木、神经功能障碍等严重影响生活质量的最常见原因。颈椎病症状包括感觉和运动障碍，甚至大小便障碍，一般首先累及下肢。患者由于脊髓小脑或皮质脊髓束的退变，通常引起的主要症状为步态不稳。病情加重时可引起上肢的症状，主要表现为精细动作不能，协调能力差。同时伴有颈项痛、肩胛部疼痛、进行性步态变宽等。一般情况下，最先引起患者注意的是步态改变。早期以保守治疗为主，包括佩戴软颈托、牵引治疗、物理治疗、避免高风险活动及药物治疗等措施。

患者老年女性，主诉颈部不适伴双上肢麻木，由颈部 MR 可看出其 $C_{6、7}$ 间盘突出压迫硬膜囊较重，造成椎管狭窄和脊髓变性。此次因不经意的动作引起双上肢麻木症状出现，伴轻微行走不稳，基本可以判断为脊髓型颈椎病。由于处在早期阶段，请神经外科会诊，梗死灶暂不需处理，排除其他禁忌拟行颈周腧穴的针刀松解治疗。针刀松解是在颈椎周围选取穴位，通过松解使颈肩背部诸经气血畅通，减轻或消除对受累神经的压力及对周围痛觉感受器的刺激，达到症状、体征缓解目的。患者经一次治疗效果明显，出院后密切观察。

病例 **12** 射频治疗舌咽神经痛

一、一般资料

患者李某，男，63 岁，发作性左侧舌咽部疼痛 3 年余，加重 1 个月。

主诉：发作性左侧舌咽部疼痛 3 年余，加重 1 个月。

现病史：患者 3 年前无明显诱因出现发作性左侧舌部、舌根、咽部疼痛，疼痛呈阵发性电击样，说话、吃饭、吞咽时可诱发，持续数 10 秒，口服卡马西平，疼痛控制可。3 年来口服卡马西平用量逐渐增大。1 个月前无明显诱因出现左侧舌根、咽部疼痛加剧，疼痛呈电击样，说话、吃饭、吞咽时可诱发，疼痛影响夜间睡眠，常睡眠中痛醒，继续口服卡马西平疼痛未见缓解。今为进一步治疗，来我院门诊就诊，门诊以舌咽神经痛收入院。

患者自发病以来，饮食、睡眠差，二便正常，体重未见明显异常。

既往史：既往高血压病史 2 年余，最高血压 160/90 ～ 100mmHg，平素口服替米沙坦，血压控制可。否认有冠心病、糖尿病病史；否认有肝炎、结核等传染病史；否认有重大外伤史及手术史；否认有输血史。未发现食物及药物过敏史，预防接种史不详。

个人史：生于原籍，无长期外地居住史。无冶游史，无吸烟饮酒史，无疫区疫水接触史，无工业毒物、粉尘及放射性物质接触史。

婚育史：25 岁结婚，育有 1 女 1 子，配偶及子女体健。

家族史：父母已故（原因不详），父亲有肝癌病史。有 3 个哥哥 1 个弟弟 1 个妹妹，其中 2 个哥哥因高龄去世，余兄弟姊妹体健。否认家族传染病及遗传病史。

二、体格检查

T：36.3℃，P：80 次 / 分，R：20 次 / 分：BP：143/90mmHg。

患者老年男性，发育正常，营养中等，神志清楚，自主体位，检查合作。全身皮肤无黄染、无瘀点、无出血点。全身浅表淋巴结未触及肿大。头颅发育正常，毛发分布均匀，眼睑无水肿，结膜无充血，巩膜无黄染，双侧瞳孔等大等圆，对光反射及调节反射存在，耳、鼻无异常，口唇无发绀，咽部无充血，扁桃体无肿大。颈软，无抵抗，颈静脉无怒张，气管居中，甲状腺无肿大。胸廓对称无畸形，双侧乳房对称，未触及明显包块。双肺呼吸音清晰，未闻及干、湿性啰音。心前区无隆起及凹陷，心界无扩大，心率 80 次 / 分，节律规整，各瓣膜听诊区无闻及病理性杂音。腹部平坦，腹软，无压痛，无反跳痛。肝、脾肋下未触及，Murphy's 征阴性，肝、肾区无叩痛，肠鸣音无亢进，移动性浊音阴性。脊柱无畸形，四肢无畸形，双下肢无水肿。双下肢足背动脉搏动正常。肱二头肌反射正常，膝腱反射正常，腹壁反射正常。巴氏征阴性，布氏征阴性。

专科查体：痛苦面容，神志清楚，自主体位，言语清晰，查体合作。舌根、咽部、下颌部无疼痛扳机点，张口不受限，咬肌无萎缩，耳后乳突旁压痛（+）。

三、辅助检查

2020 年 3 月 23 日（本院）胸部 CT：双肺多发肺大疱，双肺纤维灶。

四、入院诊断

中医诊断：喉痹（气滞血瘀）。

西医诊断：①舌咽神经痛；②高血压病。

五、诊断依据

中医辨病辨证依据：患者发作性左侧舌咽部疼痛 3 年余，加重 1 个月，吃饭、说话及吞咽口水时疼痛加重，饮食睡眠差，二便正常，舌质暗红，苔白，脉弦细。综观脉症，四诊合参，该病属于祖国医学的"喉痹"范畴，证属气滞血瘀。患者老年男性，经络阻滞不通，加之风、寒、湿邪入侵，更益面部气血运行不畅，不通则痛。舌脉也为气滞血瘀之象。总之，本病病位在舌咽，病属标实，考虑病程迁延日久，病情复杂，预后一般。

西医诊断依据。①主诉：发作性左侧舌咽部疼痛 3 年余，加重 1 个月；②既往高血压病史 2 年余，最高血压 160/90 ～ 100mmHg，平素口服替米沙坦，血压控制可；③左侧舌根、咽部疼痛加剧，疼痛呈电击样，说话、吃饭、吞咽时可诱发，疼痛影响夜间睡眠，常睡眠中痛醒；④专科检查：痛苦面容，神志清楚，自主体位，言语清晰，查体合作。舌根、咽部、下颌部无疼痛扳机点，张口不受限，咬肌无萎缩，耳后乳突旁压痛（+）。

六、鉴别诊断

1. 三叉神经痛　三叉神经第 3 支痛易与舌咽神经痛混淆，但三叉神经痛时，疼痛部位在舌前部而非舌根，通常累及下颌神经的分布区，不向外耳道放射，疼痛触发点在下唇、颊部或舌尖等处。此患者疼痛扳机点在舌根部，与三叉神经痛的疼痛范围不同，可兹鉴别。

2. 喉上神经痛　喉上神经乃迷走神经的分支。该神经疼痛可单独存在，也可与舌咽神经痛伴发。疼痛发作起自一侧的喉部,该处有显著的压痛。与本患者病情不符合,可排除。

3. 继发性舌咽神经痛　疼痛常为持续性,有阵发性加剧,无触发点,而该患者有比较明显的触痛扳机点及引发原因,故可排除。

七、诊疗计划

1. 中医科Ⅱ级护理。

2. 完善肝肾功能、凝血常规、入院五项、心电图等各项辅助检查,以排除治疗禁忌,行舌咽神经 MRI 检查,以进一步排除继发性舌咽神经痛。

3. 继续给予卡马西平缓解神经痛,以及降压等对症支持治疗。择期行舌咽神经射频治疗。

八、治疗经过

1. 入院第二天主任医师查房　患者诉仍有左侧舌根、咽部疼痛明显,说话、吞咽、咀嚼、张口等动作均可诱发疼痛。专科查体:神志清楚,自主体位,言语清晰,查体合作。记忆力、计算力、理解力、定向力等高级神经功能粗测正常。粗测双侧视觉、嗅觉下降,听力正常。双侧眼睑无下垂,双瞳孔等大、等圆,直径约 2mm,直接对光反射及间接对光反射灵敏。双侧眼球向各方向活动灵活。双侧角膜反射存在。双侧额纹对称,鼻唇沟无变浅,口角无偏斜。双侧转头、耸肩有力。伸舌居中,无明显舌肌萎缩及震颤。四肢肌力肌张力正常,双侧膝反射、肱二头肌反射（++）。双侧巴氏征（−）。颈软,脑膜刺激征（−）。耳后、舌根、咽部、下颌部无扳机点,张口不受限,咬肌无萎缩,耳后乳突旁压痛（+）。舌咽神经 MRI 示：左侧舌咽神经较细并与左侧椎动脉关系密切,请结合临床。医师查房分析,综合患者的症状、体征,患者目前诊断为,中医诊断：喉痹（气滞血瘀）；西医诊断：①舌咽神经痛；②高血压病。患者入院辅助检查未见明显治疗禁忌,按原定计划,准备今日在手术室行 CT 引导下舌咽神经射频热凝术,密切观察病情变化,及时对症处理。

2. 术前讨论结论　查体同上。舌咽神经 MRI 示：左侧舌咽神经较细并与左侧椎动脉关系密切,请结合临床。

手术指征：左侧舌根、咽部疼痛明显,严重影响饮食、日常生活。

拟施手术名称和方式：CT 引导下舌咽神经射频热凝术＋感觉根射频温控热凝术。

拟施麻醉方式：局部麻醉＋心电监护。

术中术后可能出现的风险及应对措施：麻醉意外；穿刺形成脑脊液漏；术后并发

感染。手术时应注意：①严格无菌操作；②操作轻柔，仔细，彻底止血；③避免损伤神经、血管；④术后平卧6小时，防止脑脊液漏。应向家属交代患者病情，及手术的必要性和危险性。充分做好术前准备，术后预防感染，注意防止并发症，术中要密切观察患者生命体征，防止意外的产生；围术期内注意监测生命体征，术后密切观察病情变化，术后注意伤口清洁干燥，及时换药，预防感染。

特殊的术前准备内容：术前和患者及家属积极沟通病情及治疗方案，签署知情同意书。

注意事项：介入治疗的难点是准确定位、温度的选择和充分热凝，已将术中及术后可能出现的危险和并发症向病人及家属讲明，其表示理解，同意介入治疗，并在协议书上签字。

手术者术前查看患者情况：医师术前查看患者，已将患者病情及介入的必要性、成功率以及可能发生的并发症等向患者及家属进一步讲解，患者及家属表示理解并同意。

3. 术后首次病程记录 手术完成时间：2020年3月25日17：00。

患者于手术室由医师行CT引导局部麻醉下经皮舌咽神经射频温控热凝术。患者仰卧于治疗床上，头转向健侧，在患侧乳突与下颌角连线中点的皮肤做一标记点。消毒后用1%利多卡因5ml于标记点局部麻醉，使用15cm射频针垂直皮肤穿刺约1cm，缓慢进针，遇到骨质茎突，从茎突滑过约0.5cm，考虑针尖越过茎突，暂停进针，于CT下精确定位，确定针尖到达舌咽神经，且局部无出血，测阻抗确定到达骨质，感觉、运动检测无异常，电刺激诱发疼痛，证实在舌咽神经走行处，用射频热凝，行42°射频调制8分钟，术程顺利，患者安返病房。治疗期间患者未出现恶心、呕吐等症状，术后生命体征均正常，返回病房后，给予局部冰袋冷敷15分钟。

4. 术后第一天主治医师查房 患者述左侧舌咽部疼痛症状基本消失，左侧面部下颌关节处疼痛，张口、咀嚼时疼痛明显。查体：右侧面部下颌关节处压痛。医师查房，患者昨日行CT引导下舌咽神经射频热凝术，射频热凝术是近年来新兴的微创治疗之一，它是通过特定穿刺针精确输出超高频无线电波，使局部组织产生局部高温，起到热凝固作用，从而治疗疾病。该方法能调节舌咽神经感觉神经纤维传导，起到消除和缓解临床症状目的，灭活周围痛觉神经末梢，使之失去接受和传递痛觉信号的能力；另外，局部温度在短时间内的增高，还可以改善局部循环，使因疼痛而引起的肌肉痉挛得到缓解和改善。此患者术后舌咽部疼痛基本消失，左侧面部疼痛，给予偏振光理疗，密切观察患者症状，及时对症处理。

5. 术后第二天主任医师查房记录 患者昨日下午出现左侧舌边疼痛反复，左侧下颌关节处疼痛减轻，指导患者规律应用卡马西平，并给予普瑞巴林后，今日疼痛减轻，仍有左侧面部咬肌隆起处疼痛。查体：左侧口角旁压痛。医师查房后，嘱今日于门诊治疗室周围神经封闭术。余治疗不变，继观病情。

6. 术后第三天主任医师查房　患者诉左侧舌根、咽部疼痛基本消失，左侧面部疼痛明显减轻，未诉其他特殊不适，患者及家属主动要求出院。医师查看病人后，嘱患者目前病情稳定好转，准予今日出院，嘱出院后继续应用卡马西平、普瑞巴林，逐渐减量，半月左右门诊复查。

九、出院情况

患者诉左侧舌根、咽部疼痛基本消失，左侧面部疼痛明显减轻。未诉其他特殊不适。查体：舌根、咽部、下颌部无疼痛扳机点，左侧口角外侧轻度压痛，耳后乳突旁无压痛。

出院诊断。中医诊断：喉痹（气滞血瘀）。西医诊断：①舌咽神经痛；②高血压病。

出院医嘱：①避风寒，调饮食，畅情志，适劳逸；②继续服药，逐渐减量。卡马西平片，0.1g/片，3片/次，3次/日；普瑞巴林，75mg/粒，1粒/次，2次/日；③半月后门诊复查，不适随诊。

十、讨论

舌咽神经痛是一种出现于舌咽神经分部区域的阵发性剧痛，以咽喉部短暂而强烈的疼痛并放射至口内或耳部为主要特征。本病其疼痛发作的性质和持续时间与三叉神经痛相似，发病率大约为三叉神经痛的1%，临床少见。疼痛发生在一侧舌根、咽喉、扁桃体、耳根部及下颌后部，有时以耳根部疼痛为主要表现。男性病例多于女性病例，通常在40岁以后发病。舌咽神经痛亦分为原发性和继发性两大类，可能为神经脱髓鞘变引起舌咽神经的传入冲动与迷走神经之间发生"短路"的结果；也可见于颈静脉孔区、颅底、鼻咽部、扁桃体等的肿瘤，局部蛛网膜炎或动脉瘤，这些称为继发性舌咽神经痛。近年来显微血管外科的发展，发现有些患者舌咽神经受椎动脉或小脑后下动脉的压迫。临床诊断首先应排除由于炎症或肿瘤引起的疼痛，然后再明确疼痛分布的区域，辨别是典型的舌咽神经痛还是涉及其他颅神经的疼痛。

微创治疗中的射频热凝术是通过穿刺针输出超高频无线电波，使靶点部位产生局部高温，起到凝固作用，从而治疗疾病。该方法应用于舌咽神经痛的治疗，可以调节神经感觉纤维传导，消除和缓解临床症状，又能灭活周围痛觉神经末梢，使之失去接受和传递痛觉信号的能力；另外，射频治疗可达到局部温度在短时间内的快速增高，对改善病变部位血液循环，缓解和改善引起痉挛的肌肉起到显著的作用。对于术后依然遗留的小部分症状，通过局部封闭、偏振光等可促其恢复。该患者出院时疼痛基本消失，效果显著，供临床参考。

病例 **13** CT 引导下射频热凝术治疗舌咽神经痛

一、一般资料

患者王某，女，52 岁，发作性右咽部疼痛 1 月余。

主诉：发作性右咽部疼痛 1 月余。

现病史：患者 1 个月前无明显诱因出现发作性咽部疼痛，疼痛呈阵发性电击样，吃饭、吞咽时可诱发。于当地医院行药物穴位注射（具体不详），效果一般，口服卡马西平，疼痛控制一般，与天气变化无明显相关。今为进一步治疗，来我院门诊就诊，门诊以舌咽神经痛收入院。

患者自发病以来，饮食、睡眠可，二便正常，体重未见明显异常。

既往史：既往体健，否认有肝炎、结核等传染病史；否认有重大外伤史及手术史；否认有输血史；未发现食物及药物过敏史，预防接种史不详。

个人史：生于原籍，无长期外地居住史。无冶游史，无吸烟饮酒史，无疫区疫水接触史，无工业毒物、粉尘及放射性物质接触史。

婚育史：适龄结婚，育有 1 女 1 子，配偶及子女体健。

月经史：14（4 ～ 5/25 ～ 28）50。已绝经，既往无痛经史，月经周期规律。

家族史：父母已故（原因不详），兄弟姐妹 4 人，均体健。否认家族传染病及遗传病史。

二、体格检查

T：36.4℃，P：72 次 / 分，R：16 次 / 分，BP：158/81mmHg。

患者中年女性，发育正常，营养中等，神志清楚，自主体位，检查合作。全身皮肤无黄染、无瘀点、无出血点。全身浅表淋巴结未触及肿大。头颅发育正常，毛发分布均匀，眼睑无水肿，结膜无充血，巩膜无黄染，双侧瞳孔等大等圆，对光反射及调节反射存在，耳、鼻无异常，口唇无发绀，咽部无充血，扁桃体无肿大。颈软，无抵抗，颈静脉无怒张，气管居中，甲状腺无肿大。胸廓对称无畸形，双侧乳房对称，未触及明显包块。双肺呼吸音清晰，未闻及干、湿性啰音。心前区无隆起及凹陷，心界无扩大，心率 72 次 / 分，节律规整，各瓣膜听诊区无闻及病理性杂音。腹部平坦，腹软，无压痛，无反跳痛。肝、脾肋下未触及，Murphy's 征阴性，肝、肾区无叩痛，肠鸣音无亢进，移动性浊音阴性。脊柱无畸形，四肢无畸形，双下肢无水肿。双下肢足背动脉搏动正常。

肱二头肌反射正常，膝腱反射正常，腹壁反射正常。巴氏征阴性，布氏征阴性。

专科查体：神志清楚，自主体位，言语清晰，查体合作。粗测记忆力、计算力、理解力、定向力等高级神经功能正常。粗测双侧视觉、嗅觉正常，听力正常。双侧眼球向各方向活动灵活。双侧角膜反射存在。双侧额纹对称，鼻唇沟无变浅，口角无偏斜。双侧转头、耸肩有力。伸舌居中，无明显舌肌萎缩及震颤。四肢肌力肌张力正常，双侧膝反射、肱二头肌反射（++）。双侧巴氏征（-）。颈软，脑膜刺激征（-），张口不受限，咬肌无萎缩，舌根、咽部疼痛，舌根部有扳机点，病理征（-）。

三、辅助检查

无。

四、入院诊断

中医诊断：喉痹（瘀血阻络）。

西医诊断：舌咽神经痛。

五、诊断依据

中医辨病辨证依据：患者中年女性，右侧咽部发作性疼痛，阵发性发作，吃饭、说话及吞咽口水时疼痛加重，饮食睡眠可，二便正常，舌质暗红，苔白，脉弦细。综观脉症，四诊合参，该病属于祖国医学的"喉痹"范畴，证属瘀血阻络。经络阻滞不通，加之风、寒、湿邪入侵，更益面部气血运行不畅，不通则痛。舌脉也为瘀血阻络之象。总之，本病病位在舌咽，病属本虚标实，考虑病程迁延日久，病情复杂，预后一般。

西医诊断依据：①发作性右咽部疼痛1月余；②既往体健；③专科检查，双侧膝反射、肱二头肌反射（++）。双侧巴氏征（-）。颈软，脑膜刺激征（-），张口不受限，咬肌无萎缩，舌根、咽部疼痛，舌根部有扳机点，病理征（-）。

六、鉴别诊断

1. 三叉神经痛　　三叉神经第3支痛易与舌咽神经痛混淆，但三叉神经痛时，疼痛部位在舌前部而非舌根，通常累及下颌神经的分布区，不向外耳道放射，疼痛触发点在下唇、颊部或舌尖等处。此患者疼痛扳机点在舌根部，与三叉神经痛的疼痛范围不同，可兹鉴别。

2. 喉上神经痛　　喉上神经乃迷走神经的分支。该神经疼痛可单独存在，也可与舌咽神经痛伴发。疼痛发作起自一侧的喉部，该处有显著的压痛。与本患者病情不符合，可排除。

3．继发性舌咽神经痛　疼痛常为持续性，有阵发性加剧，无触发点。而该患者有比较明显的触痛扳机点及引发原因，故可排除。

七、诊疗计划

1．中医科Ⅱ级护理。

2．完善胸片、心电图、血常规、尿常规、大便常规等各项辅助检查。

3．给予止痛、活血化瘀等治疗，择期行舌咽神经射频治疗。

八、治疗经过

1．入院第二天副主任医师查房记录　今日查房，患者诉右舌咽发作性疼痛，饮食可、睡眠一般，二便调。专科查体同前。医师查房后分析：患者目前右舌咽部疼痛明显，严重影响日常生活，颅脑 MR 示，排除继发性舌咽神经痛。根据患者目前症状和体征，目前诊断：中医诊断：喉痹（瘀血阻络）；西医诊断，舌咽神经痛。舌咽神经痛是舌咽神经分布区内反复出现短暂的阵发性剧烈疼痛，无感觉缺损等神经功能障碍，病理检查亦无异常的一种病症。症状特点是在舌咽神经分布区域内，发病骤发、骤停、闪电样、刀割样、烧灼样、顽固性、难以忍受的剧烈性疼痛。治疗上给予舌咽神经脉冲射频治疗，密切观察病情变化，及时对症处理，继观。

2．入院第三天主治医师查房记录　今日查房，患者诉右舌咽发作性疼痛，饮食可，睡眠一般，二便调。专科查体同前。医师查房后分析：按计划今日给予舌咽神经脉冲射频治疗，密切观察病情变化，及时对症处理，继观。

3．术前讨论结论　手术指征：右舌咽部疼痛，严重影响饮食及日常生活。

拟施手术名称和方式：CT 引导下舌咽神经节射频热凝毁损术＋感觉根射频温控热凝术。

拟施麻醉方式：局部麻醉＋心电监护。

术中术后可能出现的风险及应对措施：麻醉意外；穿刺形成脑脊液漏。手术时应注意：①严格无菌操作；②操作轻柔、仔细，彻底止血；③避免损伤神经、血管；④术后平卧 6 小时，防止脑脊液漏。应向家属交代患者病情及手术的必要性和危险性。充分做好术前准备，术后预防感染，注意防止并发症，术中要密切观察患者生命体征，防止意外的产生；围术期内注意监测生命体征，术后密切观察病情变化，术后注意伤口清洁干燥，及时换药，预防感染。

特殊的术前准备内容：术前和患者及家属积极沟通病情及治疗方案，签署知情同意书。

注意事项：介入治疗的难点是准确定位、温度的选择和充分热凝，已将术中及术后可能出现的危险和并发症向病人及家属讲明，其表示理解，同意介入治疗，并在协议书上签字。

手术者术前查看患者情况：医师术前查看患者，已将患者病情及介入的必要性、成功率以及可能发生的并发症等向患者及家属进一步讲解，患者及家属表示理解并同意。

4. 术后首次病程记录

手术完成时间：2020 年 11 月 10 日 12：20。

患者于手术室由医师行 CT 引导下舌咽神经感觉根射频温控热凝术＋半月节毁损术，术前签署知情同意书。患者仰卧于治疗床上，CT 下辨认茎突孔，定位穿刺点，常规消毒，铺无菌洞巾。静脉麻醉后，应用 15cm 射频针于标记点进针，CT 下验证穿刺针进入茎突孔，拔出针芯观察有无血液流出，连接射频仪，测阻抗为 205Ω，行运动刺激测试，患者无明显咀嚼肌跳动，分别以 60℃、70℃、75℃、77℃各 60 秒进行射频热凝 1 次。术后测右侧舌咽部疼痛缓解，角膜反射存在，术程顺利，患者安返病房。

结果：治疗期间患者未出现心慌、头晕、恶心、呕吐等症状，术后生命体征均正常，密切观察病情变化，及时对症处理。

术后注意事项：嘱患者静卧 6 小时，针口 72 小时内避免接触水，以防止针口局部感染。

5. 术后第一天主治医师查房记录　患者述右舌咽部疼痛症状基本消失，右侧下颌、舌右侧麻木感明显，睡眠、饮食可，大小便正常。术后第一天，暂不查体。医师结合患者症状和体征分析：患者昨日行 CT 引导下舌咽神经射频热凝调制术，射频调制术是近年来新兴的微创治疗方法之一，它是通过特定穿刺针精确输出超高频无线电波，使局部组织产生局部高温，起到热凝固作用，从而治疗疾病。该方法能调节三叉神经下颌支感觉神经纤维传导，起到消除和缓解临床症状目的，灭活周围痛觉神经末梢，使之失去接受和传递痛觉信号的能力；另外，局部温度在短时间内的增高，还可以改善局部循环，使因疼痛而引起的肌肉痉挛得到缓解和改善。此患者术后第一天暂不做效果评价，目前治疗方案暂不改变，密切观察患者症状，不适症状及时对症处理。

6. 术后第二天副主任医师查房记录　患者述右舌咽部疼痛症状较前有所缓解，睡眠、饮食可，大小便正常。查体：四肢肌力肌张力正常，双侧膝反射、肱二头肌反射（++）。双侧巴氏征（－）。颈软，脑膜刺激征（－），张口不受限，咬肌无萎缩，舌根、咽部疼痛，舌根部有扳机点，病理征（－）。医师结合患者症状和体征分析：患者昨日行局部麻醉下舌咽神经调制术，此患者症状缓解，目前治疗方案暂不改变。继观。

7. 术后第三天副主任医师查房记录　今日查房，患者自述右侧舌咽部疼痛消失，无头晕、头痛，无耳鸣，无恶心呕吐，大小便正常。查体同前。医师详查病人后，患者目前病情稳定，同意今日出院，嘱出院后避免劳累、受凉，半月后随诊。

九、出院情况

患者诉右侧咽部疼痛明显缓解，仍有发作性跳痛，程度及频率均较前明显好转。专科查体：双侧咀嚼肌力对称，面部无红肿，颈软，脑膜刺激征（−），舌根、咽部未触及明显疼痛扳机点。

出院医嘱：①避风寒，畅情志，避免大负荷量劳作；②半月后门诊复查，不适随诊；③卡马西平继续应用，3 天减半，2 周后停药。

十、讨论

舌咽神经痛（GPN）是一种由吞咽、进食等动作诱发的舌咽神经分布区及部分迷走神经分布区剧烈疼痛，其发病率较低，仅占面部疼痛的 0.2% ～ 1.3%。典型表现为发作性剧烈疼痛，累及单侧咽部、舌根和外耳道等处，为电击样、刀割样疼痛。

舌咽神经痛的一般治疗有药物治疗，一线用药为抗癫痫药物如卡马西平、加巴喷丁和普瑞巴林，某些抗抑郁药物如阿米替林可独立或配合抗癫痫药物使用，此外还有苯妥英钠，维生素 B_1、维生素 B_{12} 也可应用于该病的治疗。神经阻滞疗法为经皮穿刺颈静脉孔射频治疗，适用于：药物治疗无效或不能耐受药物不良反应者；高龄或一般情况差，不能耐受微血管减压手术者；合并多发性硬化的病例。此种治疗方法存在的主要问题为疼痛复发率高及神经损伤导致的吞咽困难、饮水呛咳和声音嘶哑等。封闭疗法，在相当于下颌角与乳突连线的中点，以 10% 普鲁卡因垂直注射于皮下，即可止痛。此外，还有显微血管减压手术、舌咽神经切断术是外科常用的治疗方法，手术治疗适用于：药物或经皮穿刺治疗失败者；患者一般状况较好，无严重器质性病变，能耐受手术者；排除多发性硬化或桥小脑角肿瘤等病变者。但患者需要接受全麻，且创伤较大有一定风险。

近年来随着微创介入技术的发展，三叉神经半月节射频热凝术作为一种微创的有效治疗三叉神经痛的手段，已被国内外广泛接受和使用。由于三叉神经痛和 GPN 均属于脑神经疼痛综合征，病理基础和临床表现类似，所以推测射频热凝术应该也适用于 GPN。舌咽神经比三叉神经更加细小，与迷走神经、副神经伴随从颈静脉孔内出颅，位于颈内动脉和颈内静脉之间，荧光引导下穿刺技术难度大，容易造成周围的神经和血管的损伤，而 CT 扫描可清楚显示骨骼组织和软组织，避免了反复穿刺从而减少神经血管损伤风险。但当注意，经静脉孔穿刺时，舌咽神经与迷走神经、副神经距离较近，实施热凝毁损时可引起毗邻迷走神经的过度兴奋，导致晕厥、心搏骤停等，还可损伤颈动脉窦支而影响机体血压和呼吸调节。

该患者中年女性，排除由于炎症或肿瘤引起的疼痛，且疼痛分布的区域定位明确，依据其症状以及相应体格检查诊断为原发性的舌咽神经痛，经 CT 引导下射频热凝术后，疼痛得到有效控制。

射频热凝术已被证实可安全有效地治疗 GPN，结合 CT 引导下治疗有着安全、有效、痛苦小、可重复实施等优点，尤其适用于体质较弱的老年患者，供临床参考。与此同时，患者出院后还当注意及时改变不良的生活习惯，例如：生活不规律、吸烟、喝酒、偏食、吃特别刺激、过度油腻的食物等。

病例 **14** 保守治疗三叉神经痛 1

一、一般资料

患者李某，男，65 岁，右鼻面部、喉部阵发性疼痛 1 月余。

主诉：右鼻面部、喉部阵发性疼痛 1 月余。

现病史：患者于 1 个月前始出现右鼻面部及咽部疼痛，呈阵发性、放射状疼痛，伴有头痛，无咳嗽、咳痰。无发热、畏寒及寒战，曾到当地诊所治疗，给予消炎药治疗（具体药名及剂量不详），效果差，后出现右下颌部及鼻周散在红疹，部分呈簇状，右咽部及鼻面部仍疼痛，性质同前，无发热、咳嗽，无胸闷、气憋，无其他不适感觉，遂来我院门诊就诊，为求进一步诊治收入院。自发病以来，饮食、睡眠可，大小便正常。

既往史：既往有高血压病史 30 年，血压最高时 220/110mmHg，自服卡托普利片及尼群地平治疗，自述血压控制不稳。左侧脑梗死 8 年，右侧脑血栓 4 年，均住院治疗，经治疗后遗留右侧肢体麻木，无明显活动障碍。查出糖尿病病史 2 年，口服二甲双胍及消渴丸，血糖控制情况不详。否认冠心病病史。无结核、肝炎等传染病及接触史，无其他手术及重大外伤史，无药物过敏史，预防接种随当地按时进行，否认输血史。

个人史：生于原籍，无其他外地及异地久居史，未到过疫区，无疫水接触史。生活规律，无烟酒及其他不良嗜好。适龄婚育，老伴及子女均身体健康。

家族史：父母已故，死因不详。否认有家族性遗传病史及传染病史。

二、体格检查

T：36.4℃，P：72 次 / 分，R：18 次 / 分，BP：180/100mmHg。

老年男性，发育正常，营养中等。神志清，精神可，自主体位，查体合作。全身皮肤黏膜无黄染、皮疹及蜘蛛痣，浅表淋巴结未触及肿大。头颅无畸形，巩膜无黄染，结膜无充血，无苍白。双侧瞳孔等大等圆，对光反射及调节反射正常。耳鼻喉见专科检查。口唇无发绀，无苍白，颊黏膜无溃疡。颈软，气管居中，甲状腺无肿大。胸廓对称无畸形，右侧胸部可见一长约 20cm 瘢痕。触觉语颤对称，呼吸动度相等。双肺呼吸音清，未闻及干、湿性啰音。心前区无隆起，心界不大，心率 72 次 / 分，心率规整，各瓣膜区未闻及病理性杂音。腹部平软，全腹无压痛及反跳痛，肝脾肋下未触及。移动性浊音阴性，肠鸣音正常，肛门及外生殖器拒查。脊柱及四肢无畸形，各关节活动可。

腹壁反射、膝反射正常。Babinski's sign (-)，Kerning's sign (-)。

专科检查：双耳外形正常，外耳道通畅，鼓膜完整，标志清晰，双耳听力正常。双侧乳突区无压痛。鼻外形正常，右下颌部及鼻周散在红疹，部分呈簇状，部分已结痂。鼻中隔居中，双侧中下鼻甲无肿大，色淡红，嗅觉正常。各鼻窦区无压痛。咽慢性充血，悬雍垂居中，双扁桃体不大，会厌活动可，声带暴露欠佳，闭合有缝隙，发音嘶哑。

三、辅助检查

无。

四、初步诊断

1. 咽痛原因待诊（三叉神经、舌咽痛可能性大）。
2. 带状疱疹？
3. 高血压。
4. 2 型糖尿病。
5. 脑梗死后遗症。

五、诊断依据

1. 老年男性，既往有高血压病史 30 年，血压最高时 220/110mmHg，自服卡托普利片及尼群地平治疗，自述血压控制不稳。左侧脑梗死 8 年，右侧脑血栓 4 年，均住院治疗，经治疗后遗留右侧肢体麻木，无明显活动障碍。查出糖尿病病史 2 年，口服二甲双胍及消渴丸，血糖控制情况不详。

2. 右鼻面部、喉部阵发性疼痛 1 月余。

3. 查体　BP:180/100mmHg。鼻外形正常，右下颌部及鼻周散在红疹，部分呈簇状，部分已结痂。鼻中隔居中，双侧中下鼻甲无肿大，色淡红，嗅觉正常。各鼻窦区无压痛。

六、鉴别诊断

1. 扁桃体角化症　为扁桃体隐窝口上皮过度角化所致而出现白色尖形沙粒样角化物，触之坚硬，不能擦去，一般无特别不适。该患者病情与之不符，可排除。

2. 扁桃体肿瘤　多发于 40 岁以上人群，一侧扁桃体迅速增大或扁桃体肿大而有溃疡，活检病理可确诊，该患者病情与之不符，可排除。

七、诊疗计划

1. 耳科护理常规，二级护理，低盐低脂糖尿病饮食。

2. 完善必要辅助检查。

3. 抗病毒及改善循环、营养神经治疗。

4. 对症处理。

八、治疗经过

1. 入院第二天主治医师查房　患者自述右侧鼻面部疼痛减轻，未出现耳鸣、听力下降，无头晕及恶心、呕吐，未发热，无头痛及其他不适，查体同前，患者病情略有好转。今日查房，分析病情：据患者症状、体征其诊断可明确，暂可排除 Ramsay Hunt 综合征（亨特综合征）。同意目前治疗方案，继前治疗，注意患者病情变化。

2. 入院第三天病程记录　患者病情稳定，仍有阵发性右鼻面部疼痛，可发射至右侧咽部及牙痛，程度较前减轻。饮食及睡眠可，二便正常。余暂继前治疗，注意患者病情变化。查体：右下颌部及鼻周散在红疹，部分呈簇状，部分已结痂。外耳道通畅，鼓膜完整，标志清晰，听力正常。今日查房，血液化验回示：白细胞 6.4×10^9/L，中性粒细胞 65.1%↑，红细胞 4.19×10^{12}/L，血红蛋白 124g/L，血小板：261×10^9/L，丙氨酸转移酶 24.1U/L，谷草转氨酶 25.2U/L，谷氨酰转肽酶 17.1U/L，总胆固醇 4.58mmol/L，三酰甘油 2.44mmol/L，略高于正常。葡萄糖 5.97mmol/L，血糖控制尚可。无明显感染征象，注意复查。心电图、胸透未见异常。颅脑 MRI 回示右侧基底节区、双侧放射冠区多发腔隙性脑梗死，左侧丘脑区、右侧放射冠区软化灶。医嘱未变，继前治疗观察。

3. 入院第六天主治医师查房　患者病情尚平稳，自述感右面部阵发性疼痛减轻，无头胀、头晕，无恶心、呕吐，未发热。一般情况好，目前治疗有效。暂继前治疗，注意患者病情变化。

4. 入院第九天病程记录　患者自述于前天无明显诱因出现右面疼痛加重，伴有咽喉部疼痛，放射状，无头胀、头晕，无恶心、呕吐，未发热。给予复查血糖及血常规，均大致正常。今日查房，加用卡马西平片 0.1g，每晚口服。请神经内科会诊，如卡马西平效果不好，建议必要时加用加巴喷丁片治疗，余暂继前治疗，注意患者病情变化。

5. 入院第十三天主治医师查房　患者病情尚平稳，自加用卡马西平片治疗后右面部疼痛明显好转，睡眠好，无头胀、头晕，无恶心、呕吐，未发热。今日查房，嘱其卡马西平片减量至 0.05g，每天 1 次，口服治疗，如疼痛无反复，可于近日出院。继前观察治疗。

九、出院情况

患者住院治疗十三天后病情好转出院。

出院诊断：三叉神经痛。

十、讨论

三叉神经痛是以面部三叉神经分布区出现的发作性剧痛为主要表现；女性略多，多在中年后起病，随年龄增长而增加；疼痛部位常位于单侧，右侧多见；分布以三叉神经第2、第3支分布区最常见，单纯第1支痛者少见。

常见病因主要有：原发性三叉神经痛，病因尚未明确。现有学说包括：①外周学说，有三叉神经微血管压迫学说和三叉神经脱髓鞘学说；②中枢学说，主要为癫痫样神经痛学说。继发性三叉神经痛：可由脑干内肿瘤、脱髓鞘病、空洞症、血管畸形、动脉瘤、胆脂瘤、听神经瘤、颅底蛛网膜炎、鼻咽癌等导致。

本例患者老年男性，单侧面部疼痛，伴咽喉部阵发性疼痛，病史较短，所见疼痛部位有簇状皮肤红疹，开始难以诊断，各种化验指标、辅助检查结果出来前，先通过抗病毒、改善循环及营养神经治疗维持，逐渐排除诊断后，依据症状、体征，考虑为原发性三叉神经痛。由于患者发病时间短，神经内科会诊后决定先用小剂量卡马西平作为诊断性治疗，后疼痛缓解，药物减量后病情无反复，得以确诊的同时可令患者出院休养。由于三叉神经痛有多个扳机点，而日常洗脸、刷牙、吃饭、说话时，都可能触及其扳机点从而引发剧烈疼痛，所以嘱托患者今后做这些动作时要轻柔，不可强用力。另外，光、声、风等自然现象亦可触发疼痛，所以患者平时要注意做好头、面部的保暖工作，避免受冷、受潮、受热等因素刺激。

三叉神经痛初期，通过服用抗癫痫类药物卡马西平及甲钴胺类药物来控制，一般70%的患者症状会得到有效的控制。

病例 **15** 保守治疗三叉神经痛 2

一、一般资料

患者陈某，男，46 岁，右侧偏头痛 3 天。

主诉：右侧偏头痛 3 天。

现病史：患者 3 天前受凉后出现右侧偏头痛，头痛进行性加重，呈阵发性，头痛初始为针刺、放电感，后为跳痛，无恶心及呕吐，无心慌、胸闷，无头晕，期间曾于院外门诊口服布洛芬治疗，效果欠佳，遂来我科室就诊，门诊以三叉神经痛收入病房。患者自发病以来，意识清，精神可，饮食好，疼痛影响睡眠，大小便未见异常，体重未见明显减轻。

既往史：有高血压病史 10 年余，平时口服硝苯地平治疗，血压平时控制在 150/100mmHg 左右，无其他不适症状。否认糖尿病、冠心病等慢性病病史；否认肝炎、结核等传染病病史及密切接触史；否认重大手术史，无输血史；否认食物及药物过敏史，预防接种史不详。

个人史：生于本地，无外地久居史，工作环境无粉尘，无放射性物品接触，饮酒 500ml/ 天，抽烟 40 支 / 日。

婚育史：23 岁结婚，育有 1 子，儿子及配偶均体健。

家族史：父母健在，姊妹 3 人，均体健，否认家族中遗传病及传染病史。

二、体格检查

T：36.6℃，P：76 次 / 分，R：19 次 / 分，BP：160/115mmHg。

中年男性，发育正常，营养中等，自主体位，查体合作。神志清，精神可，全身皮肤黏膜无黄染、出血点、皮疹或蜘蛛痣，肝掌（-）。全身浅表淋巴结未触及肿大；头颅无畸形，眼睑无水肿，双侧瞳孔等大等圆，对光反射存在；耳鼻无异常分泌物，鼻通气良好；颈软，气管居中，甲状腺不大，颈静脉无充盈；胸廓对称无畸形，双肺呼吸音清，未闻及干湿性啰音；心前区无隆起，心率 76 次 / 分，律齐，各瓣膜听诊区未闻及病理性杂音。腹部平坦，未见胃肠型及蠕动波，触诊软，无明显压痛、反跳痛，肝脾肋下未及，肝区及双肾区无叩痛，Murphy 征阴性，肛门外生殖器未查。余查体见专科情况。

专科情况：三叉神经第一支行径触及多个压痛点，无温度及触觉异常，右侧颞肌、咬肌无萎缩，角膜及下颌反射正常。

三、辅助检查
颅脑 MR 平扫未见明显异常，右侧上颌窦及左侧筛窦炎（2017 年 4 月 7 日本院）。

四、初步诊断
三叉神经痛。

五、诊断依据
1. 右侧偏头痛 3 天，头痛进行性加重，呈阵发性，头痛初始为针刺、放电感，后为跳痛，无恶心及呕吐，无心慌、胸闷，无头晕。
2. 三叉神经第一支行径触及多个压痛点，无温度及触觉异常，右侧颞肌、咬肌无萎缩，角膜及下颌反射正常。
3. 辅助检查（2017 年 4 月 7 日本院） 颅脑 MR 平扫未见明显异常，右侧上颌窦及左侧筛窦炎。

六、鉴别诊断
1. 青光眼 为持续性疼痛，不放射，可有呕吐，伴有球结膜充血、前方变浅及眼压增高等，本患者可排除。
2. 偏头痛 疼痛范围超出三叉神经范围，发作前多有视觉先兆，如视力模糊、暗点等，可伴有呕吐，疼痛为持续性，时间长，本患者可排除。

七、诊疗计划
1. 康复医学科护理常规，III 级护理，普通饮食。
2. 完善入院血常规、大小便常规、心电图及颈椎、颅脑 MR 检查等。
3. 中医针灸、TDP、穴位注射中医定向治疗。
4. 给予活血化瘀、营养神经等药物对症治疗。
5. 向病人及家属讲明病情，并嘱病人卧床休息。
6. 根据病情变化给予对症治疗。

八、治疗经过
1. 入院第二天主治医师查房 辅助检查（2017 年 4 月 7 日本院）：颈椎 MR 示颈

椎退行性变，C$_{4/5}$、C$_{5/6}$、C$_{6/7}$ 椎间盘突出。颅脑 MR 平扫未见明显异常。右侧上颌窦及左侧筛窦炎。医师查房，患者头痛仍明显，无恶心及呕吐，无心慌、胸闷，无头晕，口服止痛药后减轻。患者病情恢复欠佳，必要时请神经内科会诊，进一步明确诊断，目前暂给予活血化瘀、营养神经药物，以及普通针刺、穴位注射治疗缓解症状，根据患者病情调整治疗方案，嘱患者注意头部保暖，待血液检查回示。

针刺取穴：攒竹、阳白、鱼腰、太阳、丝竹空、头维、风池、翳风，毫针透刺，平补平泻，轻手法；手三里、合谷、三间、内庭，毫针刺，用泻法，持续捻转，留针 30 分钟，日 1 次。

水针疗法：用维生素 B$_{12}$ 100μg 注射液配 1% 普鲁卡因注射液，于压痛点，每穴注射 0.5～1ml，隔 2～3 天 1 次。

2. 入院第三天病程记录　今日查房，患者右侧头痛较前略减轻，头痛呈阵发性，发作时头痛剧烈，无头晕，饮食好，疼痛影响睡眠，大小便未见异常。查体大致同前。颈椎及颅脑 MR 示：颈椎退行性变，C$_{4/5}$、C$_{5/6}$、C$_{6/7}$ 椎间盘突出。颅脑 MR 平扫未见明显异常。右侧上颌窦及左侧筛窦炎。尿常规中白细胞：少许/HP，蛋白质(+)，尿胆原(+)，血常规中白细胞：10.3×10^9/L，单核细胞百分比：10.40%，单核细胞数：1.07×10^9/L，红细胞：3.9×10^{12}/L，红细胞比容：39.20%，淋巴细胞比率：7.10%，淋巴细胞数：0.73×10^9/L，血红蛋白：128.6g/L，中性粒细胞百分比：81.80%，中性粒细胞数：8.45×10^9/L，血沉：82.0mm/h，肝功中 γ 谷氨酰转肽酶：151.10U/L，血脂中低密度脂蛋白：3.85mmol/L，高密度脂蛋白：0.94mmol/L，空腹血糖：8.83mmol/L，大便常规、肾功能、乙肝五项未见异常。提示炎症活动期，血糖、血脂偏高，尿常规异常，嘱患者择期复查餐后 2h 血糖、糖化血红蛋白、尿常规以排除糖尿病及尿路感染、肾损害等情况，积极配合医师制定的治疗计划，注意观察病情变化。

3. 入院第四天病程记录　今日查房，患者阵发性头痛较前减轻，头痛次数减少，且程度较前缓解，疼痛范围为枕骨右侧、颞骨覆盖范围，无头晕，饮食好，睡眠较前改善，大小便未见异常。查体：眶上神经穴位注射处疼痛，余（-）。患者治疗效果理想，给予针刺 TDP 治疗以巩固疗效，丹参川芎嗪及甲钴胺用足疗程，给予停用，嘱患者复查餐后 2h 血糖、糖化血红蛋白，患者自述既往有胆囊结石病史，给予复查腹部彩超以明确诊断，余治疗计划继前不变，注意观察病情变化。

4. 入院第七天主治医师查房　患者一般情况可，患者阵发性头痛较前缓解，无头晕及恶心、呕吐，无胸闷、胸痛，饮食、睡眠可，大小便如常。查体大致同前，彩超示：轻度脂肪肝胆囊结石胆囊壁毛糙。嘱患者清淡饮食，适当增加运动，继续给予中医定向、针刺等治疗，嘱患者注意保暖，注意观察病情变化。

5. 入院第十天主治医师查房　患者病情稳定，神志清，精神可，未再出现阵发性头痛，无头晕及恶心、呕吐，无胸闷、胸痛，饮食、睡眠可，大小便如常。查体：三叉神经第一支行径轻微压痛，无疱疹，右侧颞肌、咬肌无萎缩，角膜及下颌反射正常。患者恢复较好，可于明日出院，嘱患者适劳逸、避风寒，注意观察病情变化。

九、出院情况

患者住院治疗 10 天后病情好转出院。

出院诊断：三叉神经痛。

十、讨论

患者中年男性，通过其症状、疼痛性质描述以及相关体征可较为明确诊断为三叉神经痛。中医诊断：面痛。疼痛出现在第一支眼支，病位在足太阳经及足少阳经，证属风寒。治法：循经远取合谷、三间、内庭，针用泻法，倾泻阳明，"面口合谷收"；风池、翳风疏散风邪，手三里调理手阳明经筋；近部取穴攒竹、阳白、鱼腰、太阳、丝竹空、头维，疏通局部经络气血、缓急止痛。配合扳机点穴位注射，营养神经，起到良好的疗效。

针刺治疗部分原发性三叉神经痛，临床止痛效果较为可观。

病例 16　CT 引导下感觉根射频温控热凝术配合半月节毁损术治疗三叉神经痛

一、一般资料

患者赵某，女，67 岁，右侧面部发作性剧痛 2 年余，加重 2 月余。

主诉：右侧面部发作性剧痛 2 年余，加重 2 月余。

现病史：患者 2 年前无明显诱因出现右侧嘴角附近电击样剧痛，疼痛持续几秒至几分钟，每日发作 3 ～ 4 次，夜间疼痛剧烈，于当地医院就诊，诊断为三叉神经痛，给予卡马西平 1 片，2 次 / 日治疗，疼痛缓解，自诉每于生气、劳累后加重，疼痛部位自下颌逐渐向上转移至颧部，刷牙、洗脸、吃饭、碰触会诱发疼痛，2 个月前患者无明显诱因右嘴角旁疼痛加重，呈持续性，卡马西平增加为每次 3 粒，每天 2 ～ 3 次，就诊于齐鲁医院行射频（具体不详）治疗，未见疗效，无行走不稳，无肢体活动障碍，今为求系统治疗，特来我院就诊，门诊以原发性三叉神经痛收入院。

患者起病以来，精神差，无发热，疼痛致不敢吃饭，睡眠可，大小便正常。

既往史：高血压病史 10 余年，规律服用硝苯地平缓释片 1 片，口服，每晚 1 次，控制良好。糖尿病病史 10 余年，规律服用二甲双胍及格格列美脲片 1 片，口服，每晚 1 次，控制良好。否认冠心病等病史，否认结核、肝炎等传染病病史，否认有重大外伤史及手术史，否认有输血史，未发现食物及药物过敏史，预防接种史不详。

个人史：生于原籍，无外地久居住史。无疫区疫水接触史，无其他不良嗜好，否认冶游史。

婚育史：适龄结婚，育有 1 女 1 子，配偶及子女均体健。

月经史：14（4 ～ 5/25 ～ 28）45，既往无痛经史，月经周期规律。

家族史：父母已故（原因不详），2 弟 1 妹，均体健，否认家族传染病及遗传病史。

二、体格检查

T：36.8℃，P：82 次 / 分，R：19 次 / 分，BP：166/101mmHg。

患者老年女性，发育正常，营养中等，神志清楚，自主体位，检查合作。全身皮肤无黄染、无瘀点、出血点。全身浅表淋巴结未触及肿大。头颅发育正常，毛发分布均匀，眼睑无水肿，结膜无充血，巩膜无黄染，双侧瞳孔等大等圆，对光反射及调节反射存在，耳、鼻无异常，口唇无发绀，咽部无充血，扁桃体无肿大。颈软，无抵抗，颈静脉无怒张，气管居中，甲状腺无肿大。胸廓对称无畸形，双侧乳房对称，未触及明显包块。双肺呼吸音清晰，未闻及干、湿性啰音。心前区无隆起及凹陷，心界无扩大，心率 82 次 / 分，节律规整，各瓣膜听诊区无闻及病理性杂音。腹部平坦，腹软，无压痛、反跳痛。肝、脾肋下未触及，Murphy's 征阴性，肝、肾区无叩痛，肠鸣音无亢进，移动性浊音阴性。脊柱无畸形，四肢无畸形，双下肢无水肿。双下肢足背动脉搏动正常。肱二头肌反射正常，膝腱反射正常，腹壁反射正常。巴氏征阴性，布氏征阴性。

神经科查体：步态正常，面部无畸形，右侧面颊部皮肤粗糙，右颧部有触及痛，触摸右下颌部有疼痛扳机点存在，右侧下颌部皮肤浅感觉正常，角膜反射等生理反射存在，病理反射正常。

三、辅助检查
无。

四、入院诊断
中医诊断：面痛（瘀血阻络）。
西医诊断：①原发性三叉神经痛；②高血压 2 级；③糖尿病。

五、诊断依据
中医辨证辨病依据：患者老年女性，右侧面部发作性剧痛 2 年余，加重 2 月余。舌质暗红，苔白，脉弦细。综观脉症，四诊合参，该病属于祖国医学的"面痛"范畴，证属瘀血阻络。风寒或风热乘虚入面部经络，致气血痹阻，经筋功能失调，筋肉失于约束，出现病变，血瘀日久，剧痛反复发作，淤积之血郁于皮下，则见面色暗滞，肌肤不得荣养而干燥甲错。舌脉也为血瘀阻络之象。总之，本病病位在面部，病属本虚标实，考虑病程迁延日久，病情复杂，预后一般。

西医诊断依据。①主诉：右侧面部发作性剧痛 2 年余，加重 2 月余；②既往高血压病史 10 余年，规律服用硝苯地平缓释片 1 片，口服，1 次 / 日，控制良好。糖尿病病史 10 余年，规律服用二甲双胍及格格列美脲片 1 片，口服，1 次 / 日，控制良好；③专科查体：痛苦面容，面部无畸形，右颧部、右耳前部痛敏，右下颌部及鼻旁疼有痛扳机点存在，右侧面部皮肤浅感觉减退，双侧额纹对称，鼻唇沟无变浅，口角无偏斜。双侧转头、耸肩有力，伸舌居中，无明显舌肌萎缩及震颤，角膜反射存在，病理反射未引出。

六、鉴别诊断

1. CPA占位　桥小脑角占位性病变，可引起继发性三叉神经痛。常见的包括听神经瘤、三叉神经鞘瘤、胆脂瘤等，同时伴有小脑症状和（或）脑干症状，行颅脑MR检查可鉴别。

2. 偏头痛　多起病于儿童和青春期，中青年期达发病高峰，女性多见。多为发作性、搏动样头痛，一般持续4～72小时，可伴有恶心、呕吐，光、声刺激或日常活动均可加重头痛。与本患者病情不符合，可排除。

3. 牙痛　三叉神经痛常表现有齿龈疼痛，临床常可遇到将本病误诊为牙痛，几次拔牙总不能止痛。细心查看牙有无病变；牙痛的阵发性不太明显；牙痛无扳机点，牙痛的发作与食物冷热关系很大。可以此鉴别。

4. 舌咽神经痛　亦表现为阵发性头面疼痛，多在吞咽时发作。痛从扁桃体区及舌根起，向外耳道放射，亦可向耳前、耳后、耳郭或本侧半个面部放射。发作时患者多用手压迫下额角下方。在舌根背面外侧及扁桃体处有扳机点，颈外皮肤无扳机点。吞咽、说话及转头、大笑均可引起发作，更怕吞咽酸、苦食品，易伴发心动过缓或眩晕。此外三叉神经痛，痛在舌尖及舌缘，亦可资鉴别。

七、诊疗计划

1. 中医科Ⅱ级护理。
2. 完善三大常规、心电图、凝血常规、入院五项、颅脑MR等各项辅助检查。
3. 择期行三叉神经半月神经节射频毁损术和感觉根射频温控热凝术。

八、治疗经过

1. 入院第二天副主任医师查房记录　今日查房，患者诉右额面部发作性疼痛，饮食可，睡眠一般，二便调。专科查体：步态正常，面部无畸形，右侧面颊部皮肤粗糙，右颧部有触及痛，触摸右下颌部有疼痛扳机点存在，右侧下颌部皮肤浅感觉正常，角膜反射等生理反射存在，病理反射正常。检查结果回示未见明显异常，医师查房后分析：患者目前右面部疼痛明显，严重影响日常生活，颅脑MR示，排除继发性三叉神经痛。根据患者目前症状和体征，目前诊断：中医诊断，面痛（瘀血阻络）；西医诊断，原发性三叉神经痛（右侧第3支）明确。可于明日手术室行三叉神经毁损术，余治疗不变，密切观察病情变化，及时对症处理，继观。

2. 入院第三天副主任医师查房记录　今日查房患者诉右额面部发作性疼痛，饮食可，睡眠一般，二便调。专科查体同上。医师查房后分析：按计划今日手术室行三叉神经毁损术，余治疗不变，密切观察病情变化，及时对症处理，继观。

3．术前讨论结论

手术指征：右面部疼痛，严重影响饮食、日常生活。

拟施手术名称和方式：CT 引导下半月神经节射频热凝毁损术＋感觉根射频温控热凝术。

拟施麻醉方式：局部麻醉＋心电监护。

术中术后可能出现的风险及应对措施：麻醉意外；穿刺形成脑脊液漏；损伤第 2、3 支，术后并发感染。

手术时应注意：①严格无菌操作；②操作轻柔，仔细，彻底止血；③避免损伤神经、血管；④术后平卧 6 小时，防止脑脊液漏，应向家属交代患者病情，及手术的必要性和危险性。充分做好术前准备，术后预防感染，注意防止并发症，术中要密切观察患者生命体征，防止意外的产生；围术期内注意监测生命体征，术后密切观察病情变化，术后注意伤口清洁干燥，及时换药，预防感染。

特殊的术前准备内容：术前和患者及家属积极沟通病情及治疗方案，签署知情同意书。

注意事项：介入治疗的难点是准确定位、温度的选择和充分热凝，已将术中及术后可能出现的危险和并发症向病人及家属讲明，其表示理解，同意介入治疗，并在协议书上签字。

手术者术前查看患者情况：医师术前查看患者，已将患者病情及介入的必要性、成功率以及可能出现的并发症等向患者及家属进一步讲解，患者及家属表示理解并同意。

4．术后首次病程记录

手术完成时间：2020 年 5 月 13 日 15：15。

患者老年女性，因三叉神经痛，于今日 14：40 在介入室行三叉神经第 3 支感觉根射频温控热凝术＋半月节毁损术，术前签署知情同意书。患者仰卧于治疗床上，腰腹下垫枕，开放静脉通道，常规监测生命体征。CT 下辨认右侧卵圆孔，定位穿刺点，常规消毒，铺无菌洞巾。抽取 1% 利多卡因 10ml 于上述标记点进行局部麻醉后，应用 15cm 射频针于标记点进针，CT 下验证穿刺针进入右侧卵圆孔，拔出针芯观察有无血液流出，连接射频仪，测阻抗为 205Ω，行运动刺激测试，患者无明显不适，分别以 60℃、65℃、70℃、75℃各 60 秒进行射频热凝 1 次，78℃行射频热凝 40 秒 2 次，80℃射频热凝 40 秒 3 次。穿刺及热凝过程中患者述右侧面部疼痛、麻木，术中测右面部皮肤浅感觉减退，角膜反射存在，术程顺利，患者安返病房。术中穿刺部位压迫止血充分，足背动脉搏动良好。术中顺利，患者无异常改变，于 15：30 安返病房，术后给予改善循环等治疗，并嘱患者休息 6 小时，针口 72 小时不要接触水，注意观察足背动脉搏动及生命体征的情况。

5. 术后第一天主治医师查房记录　患者述右面部疼痛症状基本消失，右侧下颌、舌右侧麻木感明显，睡眠、饮食可，大小便正常。术后第一天，暂不查体。医师结合患者症状和体征分析：患者昨日行 CT 引导下三叉神经射频热凝毁损术，术后第一天暂不做效果评价，目前治疗方案暂不改变，密切观察患者症状，不适症状及时对症处理。

6. 术后第二天副主任医师查房记录　今日查房，患者自述右侧面部疼痛消失，无头晕头痛，无耳鸣，无恶心、呕吐，大小便正常。查体：右侧面部疼痛消失，感觉减退。对光反射灵敏，双侧瞳孔等大等圆。医师详查病人后，患者目前病情稳定，同意今日出院，嘱出院后避免劳累、受凉，半月后随诊。

九、出院情况

自述右侧面部疼痛消失，无头晕头痛，无耳鸣，无恶心呕吐，大小便正常。查体：右侧面部疼痛消失，感觉减退。对光反射灵敏，双侧瞳孔等大等圆。

出院医嘱：①避风寒，调饮食，畅情志，适劳逸；②半月后门诊复查，不适随诊。

十、讨论

三叉神经痛（TN）是三叉神经分布区内反复出现短暂的阵发性剧烈疼痛，无感觉缺损等神经功能障碍，病理检查亦无异常的一种病症。症状特点是在头面部三叉神经分布区域内，发病骤发，骤停、闪电样、刀割样、烧灼样、顽固性、难以忍受的剧烈性疼痛。

原发性三叉神经痛机制不明，血管压迫三叉神经出脑干段是最常见病因。

对于三叉神经痛的治疗，目前尚无特殊有效的治疗方法。临床上常常采用循序渐进的方法，首先采用药物治疗，但长期剧烈的三叉神经痛，药物疗效较差、治愈率低，且复发率高。射频治疗是治疗三叉神经痛的新型疗法，适用于药物及封闭治疗无效及年老或体质虚弱无法进行手术治疗的患者，该法有效率较高，一般可达 90% 以上，此治疗方法和神经破坏、开颅手术相比具有很多优势，如热凝损伤灶的大小可以准确控制，对损伤温度、时间监测非常精确，穿刺针的位置可以通过电刺激试验确定等。

射频热凝术是近年来新兴的微创治疗方法之一，它是通过特定穿刺针精确输出超高频无线电波，使局部组织产生局部高温，起到热凝固作用，从而治疗疾病。该方法能调节三叉神经下颌支感觉神经纤维传导，起到消除和缓解临床症状目的，灭活周围痛觉神经末梢，使之失去接受和传递痛觉信号的能力。另外，局部温度在短时间内的增高，还可以改善局部循环，使因疼痛而引起的肌肉痉挛得到缓解和改善。

　　本患者老年女性，系两年前出现症状，近 2 个月加重，加量服用卡马西平控制仍不好，曾于他院行射频治疗，效不佳，此次入住疼痛科，结合查体分析，病变部位在第三支，半月神经节射频热凝毁损配合感觉根射频温控热凝仍是最适于该患者的治疗选择，且在 CT 引导下进行，更加精准。从术后短期看来，效果较为明显。对于三叉神经痛患者，一定要反复向其强调平日里注意生活中的细节，如避免生气、避免寒冷、少食酸食、尽量不要大的面部表情触及扳机点等，术后不适及时随诊。

病例 **17** B 超引导下感觉根射频热凝治疗三叉神经痛

一、一般资料

患者孙某，男，75 岁，右侧面部发作性疼痛 4 年余，加重 1 年，加剧 2 个月。

主诉：右侧面部发作性疼痛 4 年余，加重 1 年，加剧 2 个月。

现病史：患者 4 年前无明显诱因出现右侧上额、眼眶附近发作性疼痛，疼痛持续数十秒至 1 分钟，每日发作次数不定，多在洗脸等动作后诱发，吃饭、说话、刷牙等动作也可诱发，未行特殊检查治疗。近 1 年来疼痛较前加重。2 个月前出现上述疼痛加剧，发作次数、发作时持续时间、发作时疼痛程度均较前加重，每次发作持续约 1.5 分钟，在当地诊断为三叉神经痛，行手法治疗、针灸治疗，疼痛无明显减轻，且发作性疼痛后仍有右上额部不适，疼痛影响夜间睡眠。今为求系统治疗，特来我院就诊，门诊以原发性三叉神经痛收入院。

患者起病以来，精神差，饮食睡眠差，大小便正常。

既往史：既往双侧白内障病史多年，2 个月前行左侧人工晶状体置入术。否认高血压、糖尿病及冠心病病史；否认结核、肝炎等传染病病史；否认有重大外伤史及手术史；否认有输血史；未发现食物及药物过敏史，预防接种史不详。

个人史：生于原籍，无外地久居住史。无疫区疫水接触史，无吸烟酗酒等不良嗜好，否认冶游史。

婚育史：21 岁结婚，育有 4 子，配偶及儿子均体健。

家族史：父母已故（原因不详），有 3 个妹妹，均体健，否认家族传染病及遗传病史。

二、体格检查

T：36.5℃，P：68 次 / 分，R：17 次 / 分，BP：135/81mmHg。

患者老年男性，发育正常，营养中等，神志清楚，自主体位，检查合作。全身皮肤无黄染、无瘀点、无出血点。全身浅表淋巴结未触及肿大。头颅发育正常，毛发分布均匀，眼睑无水肿，结膜无充血，巩膜无黄染，双侧瞳孔等大等圆，对光反射及调节反射存在，耳、鼻无异常，口唇无发绀，咽部无充血，扁桃体无肿大。颈软，无抵抗，颈静脉无怒张，气管居中，甲状腺无肿大。胸廓对称无畸形，双侧乳房对称，未触及明显包块。双肺呼吸音清晰，未闻及干、湿性啰音。心前区无隆起及凹陷，心界无扩大，心率 68 次 / 分,节律规整,各瓣膜听诊区无闻及病理性杂音。腹部平坦,腹软,无压痛,无反跳痛。肝、脾肋下未触及,Murphy's 征阴性,肝、肾区无叩痛,肠鸣音无亢进,移动性浊音阴性。脊柱无畸形,四肢无畸形,双下肢无水肿。双下肢足背动脉搏动正常。肱二头肌反射正常,膝腱反射正常,腹壁反射正常。巴氏征阴性,布氏征阴性。

神经科查体:步态正常,面部无畸形,右侧前额皮肤粗糙,有疼痛扳机点存在,角膜反射等生理反射存在,病理反射正常。

三、辅助检查
无。

四、入院诊断:
中医诊断:面痛(瘀血阻络)。
西医诊断:①原发性三叉神经痛;②白内障术后。

五、诊断依据
中医辨证辨病依据:患者右侧面部疼痛,饮食差,睡眠差。小便正常,舌质暗红,苔白,脉弦细。综观脉症,四诊合参,该病属于祖国医学的"面痛"范畴,证属瘀血阻络。患者老年男性,平素肝气不畅,致气血运行不畅,风寒或风热乘虚入面部经络,致气血痹阻,经筋功能失调,筋肉失于约束,出现病变,血瘀日久,剧痛反复发作,淤积之血郁于皮下,则见面色暗滞,肌肤不得荣养而干燥甲错。舌脉也为血瘀阻络之象。总之,本病病位在面部,病属标实,考虑病程迁延日久,病情复杂,预后一般。

西医诊断依据:①患者男,75 岁,因"右侧面部发作性疼痛 4 年余,加重 1 年,加剧 2 个月"入院;②患者右侧上额、眼眶附近发作性疼痛,疼痛持续约数十秒至 1.5 分钟,每日发作次数不定,多在洗脸等动作后诱发,吃饭、说话、刷牙等动作也可诱发。曾行手法治疗、针灸治疗,疼痛无明显减轻,且发作性疼痛后仍有右上额部不适,疼痛影响夜间睡眠;③既往双侧白内障病史多年,2 个月前行左侧人工晶状体置入术;④查体:发育正常,营养中等,神志清楚,自主体位。专科检查:步态正常,面部无畸形,右侧前额皮肤粗糙,有疼痛扳机点存在,角膜反射等生理反射存在,病理反射正常。

六、鉴别诊断
1. CPA 占位 桥小脑角占位性病变,可引起继发性三叉神经痛。常见的包括听神经瘤、三叉神经鞘瘤、胆脂瘤等,同时伴有小脑症状和(或)脑干症状,行颅脑 MR

检查可鉴别。

2．偏头痛　多起病于儿童和青春期，中青年期达发病高峰，女性多见。多为发作性、搏动样头痛，一般持续 4～72 小时，可伴有恶心、呕吐，光、声刺激或日常活动均可加重头痛。与本患者病情不符合，可排除。

七、诊疗计划

1．中医科 Ⅱ 级护理。

2．完善血常规、肝功能、肾功能、心电图、肺 CT 等各项辅助检查，以排除治疗禁忌。行颅脑 MRI 以排除继发性三叉神经痛。

3．择期行三叉神经射频毁损术。

八、治疗经过

1．入院第二天主任医师查房记录　今日查房，患者自诉右侧面部疼痛同前，饮食睡眠一般，二便正常。专科查体：步态正常，面部无畸形，右侧前额皮肤粗糙，有疼痛扳机点存在，角膜反射等生理反射存在，病理反射正常。ECG 示：ST 改变。胸部 CT 示：三大常规、生化系列、凝血常规、入院五项化验结果未见明显异常。心电图示：大致正常心电图。胸片示：双肺下叶少许纤维灶。医师查房分析，综合患者的症状和体征，目前诊断为：中医诊断，面痛（瘀血阻络）；西医诊断，原发性三叉神经痛（第 1、第 2 支）。三叉神经痛表现为三叉神经分布区内短暂的反复发作性剧痛，目前的治疗方法很多，温控射频热凝术主要适合保守治疗无效的患者、不愿接受微血管减压术治疗的患者及微血管减压术后复发的患者，其主要利用不同的机体组织对温度耐受性存在差异，使用射频电流作用于神经纤维产生热量，在特定温度下，选择性地毁损传导痛觉的较细无髓鞘纤维，保留有髓鞘较粗的触觉纤维，达到既缓解疼痛又保留面部触觉的目的。此患者本次入院拟行射频热凝术，可首先选择热凝损毁三叉神经第 1、第 2 支，穿刺路线选择眶上孔、眶下孔。术前应充分和患者沟通，反复说明手术可能出现的后遗症，签署术前知情同意书。定于明日行非血管 DSA 引导下感觉根射频温控热凝术。目前余治疗方法暂不变，继观病情。

2．入院第三天会诊记录　患者因三叉神经痛收入院，入院颅脑 MRI 示多发脑梗，患者自诉近期感双下肢无力，请神经内科会诊，患者近 3 天出现双下肢无力、走路踩棉花感，无头痛、头晕和言语不清等。既往反应迟钝和记忆力下降。查体：神志清楚，言语清晰流利。颅神经查体未见明显异常。四肢肌力 5 级，肌张力可，腱反射（+），双侧病理征阴性头颅 MRI：脑内多发缺血梗死灶，左侧侧脑室后角点状脑梗死，缺血性脱髓鞘病灶诊断：脑梗死。建议：①阿司匹林肠溶片 0.1g，每天 1 次；瑞舒伐他汀钙片 10mg，每晚 1 次；②思考林 0.2g，每天 3 次；尼麦角林片 1 片，每天 3 次；③完善头颈部血管检查。控制高血压病、糖尿病，戒烟酒。与患者及家属沟通病情后，已执行会诊意见。

3. 术前讨论结论

手术指征：右侧面部疼痛，严重影响饮食、日常生活。

拟施手术名称和方式：B 超引导下感觉根射频温控热凝术。

拟施麻醉方式：局部麻醉＋心电监护。

术中术后可能出现的风险及应对措施：麻醉意外；损伤第 1、第 2 支，术后并发感染。手术时应注意：①严格无菌操作；②操作轻柔，仔细，彻底止血；③避免损伤神经、血管；④术后平卧 6 小时，防止脑脊液漏，应向家属交代患者病情，及手术的必要性和危险性。充分做好术前准备，术后预防感染，注意防止并发症，术中要密切观察患者生命体征，防止意外的产生；围术期内注意监测生命体征，术后密切观察病情变化，术后注意伤口清洁干燥，及时换药，预防感染。

特殊的术前准备内容：术前和患者及家属积极沟通病情及治疗方案，签署知情同意书。

注意事项：介入治疗的难点是准确定位、温度的选择和充分热凝，已将术中及术后可能出现的危险和并发症向病人及家属讲明，其表示理解，同意介入治疗，并在协议书上签字。

手术者术前查看患者情况：医师术前查看患者，已将患者病情及介入的必要性、成功率以及可能的并发症等向患者及家属进一步讲解，患者及家属表示理解并同意。

4. 术后首次病程记录

手术完成时间：2020 年 6 月 18 日 15：25。

患者在局部麻醉下行三叉神经右第 1 支、第 2 支感觉根射频热凝。患者平卧于治疗床上，采用右眶上孔、眶下孔穿刺法，彩色多普勒超声引导定位右侧眶上孔、眶下孔位置作为穿刺点。以标记点为中心用 0.75% 碘伏无菌纱布以标记点为中心进行常规消毒，消毒过程注意保护眼睛，避免消毒液流入眼内，铺无菌洞巾。

先穿刺眶上孔：彩色多普勒超声引导下进针，1% 利多卡因局部麻醉后，应用 15cm 射频针于标记点进针，超声引导下避开动静脉，到达眶上孔，患者出现颜面部疼痛，连接射频仪，分别给予感觉刺激和运动刺激，给予 60℃、70℃、75℃射频热凝毁损各 60 秒。热凝过程中患者述右侧额面部疼痛、麻木，术中测右额部皮肤浅感觉减退，角膜反射存在。术后测试眼球运动无异常，视力无异常。眶上孔射频热凝完毕。

眶下孔射频热凝：彩色多普勒超声引导下进针，1% 利多卡因局部麻醉后，应用 15cm 射频针于标记点进针，超声引导下避开动静脉，到达眶下孔，患者出现颜面部疼痛，连接射频仪，分别给予感觉刺激和运动刺激，给予 60℃、70℃、75℃射频热凝毁损各 60 秒。热凝过程中患者述右侧面部疼痛、麻木，术中测右颧部皮肤浅感觉减退，角膜反射存在。术后测颧部浅感觉减退，张口无受限，测试眼球运动无异常，视力无异常。眶下孔射频热凝完毕。

术程顺利，患者安返病房。治疗期间患者无心慌、头晕、恶心、呕吐等不适症状，生命体征均正常。返回病房后，右侧上下眼皮肿胀，给予局部冰袋冷敷，指导患者针口 72 小时内保持清洁干燥。密切观察病情，及时对症处理。

5. **术后第一天主治医师查房记录**　患者述仍有右侧面部发作性疼痛，夜间疼痛明显，间断睡眠。查体：右侧额面部浅感觉减退，局部自觉麻木，右侧上下眼皮肿胀，右侧面部无明显疼痛扳机点。医师结合患者症状和体征分析：患者昨日在介入室行 B 超引导下三叉神经眼支及上颌支射频热凝术。术后右侧额面部麻木，浅感觉减退，说明神经毁损程度可。现仍有右侧额面部发作性疼痛，右侧眼周肿胀，给予多磺酸粘多糖乳膏（喜辽妥）外用，消肿止痛，同时给予卡马西平口服，注意观察患者病情，不适症状及时对症处理。

6. **术后第二天日常病程记录**　患者诉仍有右侧前额部发作性疼痛，眼周肿胀较前减轻。查体：右侧额面部浅感觉减退，未触及疼痛扳机点，右侧眼周肿胀，眼球活动症状，无明显视力异常，无视物模糊。继续给予喜辽妥外用以消肿，卡马西平加量至 200mg，每天 2 次，继观病情。

7. **术后第三天主任医师查房记录**　今日查房，患者自诉右侧额面部仍感疼痛，饮食睡眠一般，二便正常。专科查体：痛苦面容，双侧眼球活动灵活，角膜反射存在。右侧额面部浅感觉减退。未触及明显疼痛扳机点。医师查房分析：此患者已行三叉神经周围支射频热凝，术后局部麻木，但疼痛减轻不明显，右侧额部仍疼痛明显，现右侧眼部肿胀明显减轻，可明日再次行眶上神经的射频热凝。术前应向家属交代患者病情及手术的必要性和危险性，积极进行术前准备，余治疗方案暂不改变，继观。

8. **第二次治疗术后首次病程记录**

手术完成时间：2020 年 6 月 22 日 10：30。

患者在门诊治疗室局部麻醉下行三叉神经右第 1 支感觉根射频热凝。患者平卧于治疗床上，采用右眶上孔穿刺法，以右眉毛中点触摸眶上裂处为标记点，以标记点为中心用 0.75%碘伏无菌纱布以标记点为中心进行常规消毒，铺无菌洞巾。1%利多卡因局部麻醉后，应用 10cm 射频针于标记点进针，自穿刺点经调整方向后进入眶上孔，患者出现额部触电样疼痛，测阻抗为 295Ω，行感觉测试至 0.5mV 出现额部疼痛，遂分别以 60℃、70℃、75℃每次 1min 进行射频热凝 1 次。热凝过程中患者述右侧额面部疼痛、麻木，术中测右额部皮肤浅感觉减退，角膜反射存在。术程顺利，患者安返病房。治疗期间患者无心慌、头晕、恶心、呕吐等不适症状，生命体征均正常。嘱患者针口保持清洁干燥，以防止感染。返回病房后，冰袋局部冷敷。密切观察病情，及时对症处理。

9. 术后第二天主任医师查房记录　今日查房，患者诉昨日门诊行第二次射频治疗后，疼痛明显好转，昨日下午至夜间未疼痛，今晨疼痛两次，无头晕，眼周无明显肿胀。查体：右侧额面部浅感觉减退，未触及明显疼痛扳机点，双侧眼球活动灵活，角膜反射存在。医师详查病人后，分析：患者行 2 次周围支射频后，疼痛较前减轻，现仍有右侧额面部发作性疼痛，可休养，必要时行半月节射频毁损。患者及家属要求今日出院。嘱出院后避免劳累、受凉，1 个月后复查。

九、出院情况

患者右侧额面部疼痛明显好转，发作次数较前明显减少，无头晕，眼周无明显肿胀。查体：右侧额面部浅感觉减退，未触及明显疼痛扳机点。双侧眼球活动灵活，角膜反射存在。

出院医嘱：①避风寒，畅情志，避免大负荷量劳作；② 1 个月后门诊复查，不适随诊；③继续用药，阿司匹林肠溶片 0.1g/ 片，1 片 / 次，1 次 / 天；瑞舒伐他汀钙片（进）10mg/ 片，1 片 / 次，睡前 1 次；胞磷胆碱钠胶囊 0.1g/ 粒，2 粒 / 次，3 次 / 天；尼麦角林片（进口）10mg/ 片，1 片 / 次，3 次 / 天；卡马西平片 200mg/ 片，1 片 / 次，2 次 / 天。

十、讨论

三叉神经第一支临床上称为眼支，其神经纤维主要分布在头顶前部、前额、上睑、鼻根部的皮肤以及鼻腔上部、额窦、泪腺、角膜和结合膜等处的黏膜，经眶上裂入颅后其纤维终止于脑桥。第二支称为上颌神经，含一般躯体感觉纤维，经海绵窦外侧壁，穿圆孔出颅，发出眶下神经、下牙槽神经、颧神经及翼腭神经等，分布于上颌牙、牙龈、鼻腔黏膜等。

三叉神经半月节以上损伤时，可出现患侧头面部皮肤及舌、口、鼻腔黏膜的一般感觉丧失；角膜反射消失；患侧咀嚼肌瘫痪，张口时下颌偏向患侧。

三叉神经半月节以下受损时，可出现各单支损伤表现，眼神经受损时，出现患侧睑裂以上皮肤感觉障碍，角膜反射消失；上颌神经损伤时可至患侧下睑及上唇皮肤、上颌牙齿、牙龈及硬腭黏膜的感觉障碍；下颌神经受损时可致患侧下颌牙齿、牙龈及舌前 2/3 和下颌皮肤的一般感觉障碍，并有患侧咀嚼肌的运动障碍。

患者老年男性，疼痛长达 4 年，以上额、眼眶附近为著，期间行各种针灸推拿理疗效果不佳，影响其生活来就诊，入住科室，综合考虑其症状为射频治疗的适应证，在 B 超引导下行三叉神经患侧第 1、第 2 支感觉根射频热凝，第 1、第 2 支采用眶上孔、眶下孔穿刺，较为表浅，肌骨超声最为适合，可清楚地动态观察针尖与神经、血管的位置，到达靶点，引出疼痛后，行射频治疗，4 天后行第二次治疗，出院前疼痛基本可以得到控制。

病例 **18** 针刀治疗肩胛上神经卡压综合征

一、一般资料

患者纪某，男，58 岁，左侧颈肩部疼痛 2 月余。

主诉：左侧颈肩部疼痛 2 月余。

现病史：患者 2 月余前无明显诱因出现左侧肩胛骨处疼痛，疼痛呈持续性烧灼样疼痛，休息半月后患者疼痛逐渐加重，遂就诊于济南市第三人民医院，考虑冠心病，行心脏造影等相关检查，冠脉未见明显狭窄，住院期间给予扩冠、营养心肌等对症治疗 10 天，患者肩胛背区疼痛未见明显改善。因患者上述疼痛逐渐加重，严重影响夜间睡眠，遂于 4 月底在山东省立医院急诊科住院治疗，考虑神经病理性疼痛，给予普瑞巴林、氨酚双氢可待因（路盖克）等药物积极镇痛治疗 6 天（具体不详），患者药物镇痛效果不明显。今为求系统治疗，特来我院就诊，门诊以"肩臂疼痛综合征、肩胛上神经卡压综合征、颈椎病"收入院。

患者自发病以来，纳眠差，二便调，体重无明显减轻。

既往史：既往体健。否认有高血压病、糖尿病、冠心病等其他慢性病史；否认有结核、乙肝等传染病史；否认有重大外伤史及手术史；否认有输血史；未发现食物及药物过敏史，预防接种史不详。

个人史：生于原籍，1 年前来济南看孩子，无长期外地居住史。无冶游史，无吸烟饮酒史，无疫区疫水接触史，无工业毒物、粉尘及放射性物质接触史。

婚育史：适龄结婚，育有 1 子，配偶及儿子均体健。

家族史：父亲已故，死因不详，母亲体健，否认家族传染病及遗传病史。

二、体格检查

T：36.3℃，P：72 次 / 分，R：18 次 / 分，BP：136/72mmHg。

患者中年男性，发育正常，营养中等，神志清楚，自主体位，检查合作。全身皮肤无黄染、无瘀点、无出血点。全身浅表淋巴结未触及肿大。头颅发育正常，毛发分布均匀，眼睑无水肿，结膜无充血，巩膜无黄染，双侧瞳孔等大等圆，对光反射及调节反射存在，耳、鼻无异常，口唇无发绀，咽部无充血，扁桃体无肿大。颈软，无抵抗，颈静脉无怒张，气管居中，甲状腺无肿大。胸廓对称无畸形，双侧乳房对称，未触及

明显包块。双肺呼吸音清晰,未闻及干、湿性啰音。心前区无隆起及凹陷,心界无扩大,心率 72 次 / 分,节律规整,各瓣膜听诊区无闻及病理性杂音。腹部平坦,腹软,无压痛,无反跳痛。肝、脾肋下未触及,Murphy's 征阴性,肝、肾区无叩痛,肠鸣音无亢进,移动性浊音阴性。脊柱无畸形,四肢无畸形,双下肢无水肿。双下肢足背动脉搏动正常。肱二头肌反射正常,膝腱反射正常,腹壁反射正常。巴氏征阴性,布氏征阴性。

神经科查体:颈椎生理曲度变直,颈椎活动度尚可,双侧风池穴、肩井穴、肩胛内角、天宗穴压痛(+),叩顶试验(-),双侧臂丛神经牵拉试验(-),双上肢肌力、肌张力正常,双上肢深浅感觉未见明显异常。双侧肱二头肌反射(++),双侧肱三头肌腱反射(+),双侧巴氏征(-),双侧霍夫曼征(-)。双侧足背动脉搏动正常。

三、辅助检查

(2020 年 4 月 2 日济南市第三人民医院)胸、上腹部 CT:①支气管炎、肺气肿;②右肺小结节灶及双肺纤维灶;③心脏增大、主动脉钙化;④双侧胸膜增厚;⑤甲状腺病变,建议进一步检查;⑥胆囊结石;⑦双肾低密度影,考虑囊肿。

(2020 年 3 月 29 日山东省立医院胸部)DR:双肺纹理增多;主动脉硬化。

(2020 年 4 月 20 日山东省医学影像学研究所)胸部 CT:①双肺细小支气管炎;②双肺多发结节灶,倾向良性结节,建议年度体检。

(2020 年 4 月 26 日山东省立医院)臂丛 MR +增强:双侧臂丛 MR 未见明显异常。

(2020 年 4 月 24 日山东省立医院)胸主动脉 CTA(双源):符合主动脉弓、胸主动脉及头臂干、左锁骨下动脉轻度粥样硬化 CTA 表现;支气管动脉可见显示,请结合临床;(扫描野内)甲状腺改变,请结合超声;胆囊结石。

(2020 年 4 月 21 日山东省医学影像学研究所)胸椎、颈椎 MR:①颈椎退行性变、$C_{3/4}$、$C_{4/5}$、$C_{5/6}$、$C_{6/7}$ 椎间盘突出并椎管狭窄;②$C_{5/6}$ 水平颈髓内异常信号,符合水肿 MR 表现;③符合胸椎退行性变 MR 表现。

四、入院诊断

中医诊断:项痹(气虚血瘀)。

西医诊断:①肩胛上神经卡压综合征;②颈椎病;③肩臂疼痛综合征。

五、诊断依据

中医辨证辨病依据:患者老中男性,左侧颈肩部疼痛 2 月余,饮食睡眠可,二便正常,舌质暗红,苔白,脉弦细。综观脉症,四诊合参,该病属于祖国医学的"项痹"范畴,证属气虚血瘀。气血亏虚,气不行血使血液运行不畅,导致颈背部经络阻滞不通,加之风、寒、湿邪入侵，更益颈背部气血运行不畅，不通则痛，不荣则木。舌脉也为气虚血瘀之象。总之，本病病位在颈，病属本虚标实，考虑病程迁延日久，病情复杂，预后一般。

西医诊断依据：①左侧颈肩部疼痛2月余；②既往体健；③专科查体：同神经科检查。

辅助检查：

胸、上腹部CT（2020年4月2日济南市第三人民医院）：支气管炎、肺气肿；右肺小结节灶及双肺纤维灶；心脏增大、主动脉钙化；双侧胸膜增厚；甲状腺病变，建议进一步检查；胆囊结石；双肾低密度影，考虑囊肿。胸部DR（2020年3月29日山东省立医院）：双肺纹理增多；主动脉硬化。胸部CT（2020年4月20日山东省医学影像学研究所）：①双肺细小支气管炎；②双肺多发结节灶，倾向良性结节，建议年度体检。臂丛MR＋增强（2020年4月26日山东省立医院）：双侧臂丛MR未见明显异常。胸主动脉CTA（双源）（2020年4月24日山东省立医院）：符合主动脉弓、胸主动脉及头臂干、左锁骨下动脉轻度粥样硬化CTA表现；支气管动脉可见显示，请结合临床；（扫描野内）甲状腺改变，请结合超声；胆囊结石。

胸椎、颈椎MR（2020年4月21日山东省医学影像学研究所）：①颈椎退行性变，$C_{3/4}$、$C_{4/5}$、$C_{5/6}$、$C_{6/7}$椎间盘突出并椎管狭窄；②$C_{5/6}$水平颈髓内异常信号，符合水肿MR表现；③符合胸椎退行性变MR表现。

六、鉴别诊断

1. 颈椎结核　为慢性病。好发于脊柱、髋关节、膝关节，多见于儿童和青壮年。结核原发病灶一般不在骨与关节，约95％继发于肺部结核。多为血源性，少数通过淋巴管，或由胸膜或淋巴结病灶直接蔓延。两者都可出现脊髓受压的症状，但是颈椎结核有结核接触病史或肺结核病史，可伴有全身慢性感染，X线平片提示椎体有破坏，椎间隙变窄。通过影像学检查可进一步排除。

2. 脊柱肿瘤　脊柱是原发或转移肿瘤的常见部位，大部分肿瘤是溶骨性的，其首先破坏椎体，导致椎体的压缩骨折、肿瘤突破椎体后壁，侵入椎管，导致脊髓、神经根受压产生临床症状，通过影像学检查可发现椎体破坏和椎管内占位等影像。

七、诊疗计划

1. 中医科Ⅱ级护理。

2. 完善心电图、三大常规、肝功能、肾功能、甲状腺功能五项、入院五项等辅助检查，行颈椎CT检查明确局部病情。

3．给予胞磷胆碱钠营养神经等治疗，择日行非血管 DSA 引导下复杂性针刀松解术＋脊髓和神经根粘连松解＋普通臭氧注射术。

八、治疗经过

1．入院第二天主任医生首次查房记录　今日查房，患者自诉左颈肩背部疼痛不适症状无明显改善，饮食睡眠一般，二便调。查体：颈椎生理曲度变直，颈椎活动度尚可，双侧风池穴、肩井穴、肩胛内角、天宗穴压痛（＋），叩顶试验（－），双侧臂丛神经牵拉试验（－），双上肢肌力、肌张力正常，双上肢深浅感觉未见明显异常。双侧肱二头肌反射（＋＋），双侧肱三头肌腱反射（＋），双侧巴氏征（－），双侧霍夫曼征（－）。双侧足背动脉搏动正常。

辅助检查：同上。患者目前尚无症状，继续观察。余化验结果未见明显异常。医师查房后分析，综合患者的症状、体征和影像学检查，患者目前诊断，中医诊断：项痹（气虚血瘀）；西医诊断：①肩胛上神经卡压综合征；②颈椎病；③肩臂疼痛综合征。诊断明确。目前患者无手术禁忌证，定于明日行复杂性针刀松解术＋脊髓神经根粘连松解术＋臭氧注射，术前应和患者充分交流，并签署治疗知情同意书，密切观察病情变化，及时对症处理。

2．肿瘤科会诊记录　患者因背部剧烈疼痛入院，请肿瘤内科会诊，肿瘤科医师看过患者，会诊意见：病史敬悉。患者因背部剧烈疼痛入院。回顾外院近期检查、检验结果未见明确肿瘤占位，血肿瘤标志物 NSE 升高。建议：行骨扫描，同时监测肿瘤标志物变化。遵会诊意见。暂排除肿瘤，按计划行颈部针刀松解术为主的治疗，继观。

3．入院第三天主治医生首次查房记录　今日查房，患者自诉左颈肩背部疼痛无明显改善，饮食睡眠一般，二便调。专科查体同前。辅助检查胸椎、颈椎 MR（2020年 4 月 21 日山东省医学影像学研究所）：①颈椎退行性变、$C_{3/4}$、$C_{4/5}$、$C_{5/6}$、$C_{6/7}$ 椎间盘突出并椎管狭窄；② $C_{5/6}$ 水平颈髓内异常信号，符合水肿 MR 表现；③符合胸椎退行性变 MR 表现。颈椎 CT（2020 年 5 月 13 日本院）：颈椎退行性变，$C_{2/3}$、$C_{4/5}$、$C_{5/6}$、$C_{6/7}$ 椎间盘突出（病例 18 图 1、病例 18 图 2）。本病属于项痹范畴，是指颈椎间盘退行性变及其继发性椎间关节退行性变所致临近组织（脊髓、神经根、椎动脉、交感神经）受累而引起的相应的症状和体征，该患者曾多次行保守治疗，效果差，根据患者目前症状及各项辅助检查，患者无手术禁忌证，定于今日行复杂性针刀松解术＋脊髓和神经根粘连松解术＋臭氧注射术，术前应和患者充分交流，并签署治疗知情同意书，密切观察病情变化，及时对症处理。

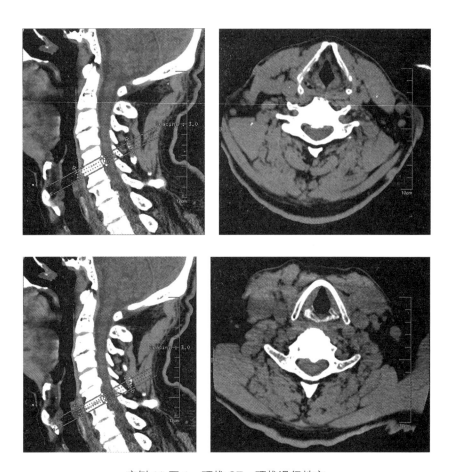

病例 18 图 1　颈椎 CT：颈椎退行性变

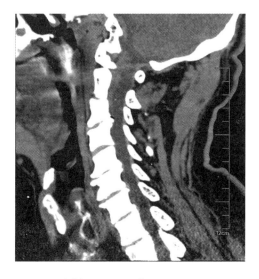

病例 18 图 2　肩胛上颈 CT

4．术前讨论结论

手术指征：患者左颈肩胛背痛影响日常生活。

拟施手术名称和方式：非血管 DSA 引导下行脊髓和神经根粘连松解术＋复杂性针刀治疗＋普通臭氧注射＋局部浸润麻醉。

拟施麻醉方式：局部麻醉＋心电监护。

术中术后可能出现的风险及应对措施：术中操作可能发生神经、血管、韧带或硬脊膜的意外损伤；麻醉意外；术后可能并发感染；脑脊液外溢。穿刺过程 DSA 引导，减少意外损伤；射频消融前测阻抗，运动、感觉测试，以验证针尖位置，避免损伤神经。术后注意伤口清洁干燥，及时换药，预防感染。

特殊的术前准备内容：术前和患者及家属积极沟通病情及治疗方案，签署知情同意书。

注意事项：术中注意观察病人反应情况，关注生命体征，准确定位和充分松解。

手术者术前查看患者情况：医师术前查看患者，已将患者病情及介入的必要性、成功率以及可能出现的并发症等向患者及家属进一步讲解，患者及家属表示理解并同意。

5．术后首次病程记录

手术完成时间：2020 年 5 月 13 日 14：35。

患者于介入室由医师在非血管 DSA 引导下行复杂性针刀松解术＋普通臭氧注射术＋脊髓和神经根粘连松解术＋局部浸润麻醉，术前签署知情同意书。患者俯卧于治疗床上，充分暴露背部。以脑户穴、大椎穴、双侧肩井穴、双侧脑空穴、双侧曲垣穴、双侧天宗穴、身柱、陶道、筋缩、中枢、脊中、左肩胛区阿是穴等共 20 余个部位为标记点，用 0.75% 碘伏无菌棉球以标记点为中心进行常规消毒，铺无菌洞巾。

抽取 0.5% 利多卡因于上述标记点局部麻醉，局部麻醉后抽取 2% 利多卡因 2ml ＋维生素 B_6 200mg ＋维生素 B_{12} 1mg ＋曲安奈德注射液 40mg ＋ 0.9% 氯化钠适量，组成消炎镇痛液，以上述标记点为进针点，垂直皮面快速进针，每点注射消炎镇痛液 2 ～ 4ml，注射 45% 臭氧 1 ～ 2ml，注射完毕后，后持 Ⅰ 型 4 号针刀，刀口线与人体纵轴平行，刀体垂直于皮肤，于上述标记点快速进针，松解神经根周围粘连及相关组织的粘连和瘢痕处，快速出针。左侧肩井穴针刀松解以浅筋膜层、深筋膜减张减压为主，左侧阿是穴以松解肩胛上神经卡压为主。敷贴固定，针刀松解术操作完毕。以平车推回病房。

患者在整个治疗过程中生命体征平稳，无心慌、头疼、恶心呕吐等不适。嘱患者针口 72 小时内保持清洁干燥，以防止针口局部感染。

6．术后第一天主任医师查房记录　今日查房，患者诉左肩背部疼痛有所缓解，饮食睡眠可，二便正常。术后第一天暂不查体。医师查房分析，患者肩背部疼痛产生的原因之一是患者忧思过度致心血暗耗、心阴亏虚，血虚不能载气，气虚不能行血，出现气血运行不畅，不能濡养经脉，不通则痛，不荣则痛，致左肩背部疼痛；阴虚不能潜阳，故出现夜间疼痛明显。昨日已行 C 形臂引导下复杂性小针刀治疗术＋脊髓和神经根粘连松解术＋臭氧注射术，今术后第一天暂不做效果评估，嘱患者平卧，勿搬提重物，防止再次损伤，余治疗不变，继观。

7. 术后第二天主任医师查房记录

今日查房，患者病情稳定好转，颈肩背部疼痛明显减轻，未出现恶心等不适，夜间睡眠可，二便正常。查体：颈椎生理曲度及活动度尚可，双侧风池穴压痛（－），双侧曲垣穴、天突穴压痛（－），叩顶试验（－），双侧臂丛神经牵拉试验（－），旋颈试验（－），双侧霍夫曼征（－）。双上肢肌张力、肌力正常，双侧腱反射正常。患者对治疗效果满意。医师查房后，嘱患者病情稳定，颈、肩、肩胛区疼痛等症状均明显改善，准予今日出院。出院后继续药物镇痛治疗，半月后复查。

九、出院情况

患者病情稳定好转，颈肩背部疼痛明显减轻，未出现恶心等不适，夜间睡眠可，二便正常。查体同上。

出院诊断。中医诊断：项痹（气虚血瘀）。西医诊断：①肩胛上神经卡压综合征；②颈椎病；③肩臂疼痛综合征。

出院医嘱：①避风寒，畅情志；②不适随诊，半月后门诊复查。

十、讨论

肩胛上神经起源于臂丛神经上干，其纤维来自 $C_{4\sim6}$，是运动和感觉的混合神经。从上干发出后，经颈后三角，向外下方行走，经肩胛横韧带下方的肩胛切迹进入冈上窝，该支较为固定，支配冈上肌和肩关节、肩锁关节的感觉；继而绕过肩胛颈切迹至冈下窝，该支支配冈下肌和肩关节、肩胛骨的感觉。

肩胛上神经沿臂丛神经上干上方部分，向后方及远端走行，随后在肩胛舌骨肌和斜方肌肌腹之间向肩胛上切迹走行。肩胛上动、静脉在锁骨上方深部横穿臂丛神经，随后在其接近肩胛上切迹时与肩胛上神经伴行。肩胛上神经在肩胛上韧带下方通过肩胛上切迹，而肩胛上动、静脉则在韧带上方通过。在通过冈盂切迹走行于肩胛冈外侧缘附近时，血管和神经再次伴行，在此处所有神经血管束均走行于肩胛下韧带下方。

临床中，肩胛上神经在肩胛上孔与肩胛下孔易受到卡压，这也是治疗定点常选择的部位。肩胛上孔：由肩胛切迹和肩胛上横韧带围成，此处肩胛上神经受到肩胛上横韧带锐利下缘的卡压。治疗定点在肩胛冈中外 1/3 交点上 1cm 处。肩胛下孔：由冈盂切迹和连于肩峰根部及肩胛骨背面的肩胛下横韧带围成。治疗定点在肩胛冈中外 1/3 交界处下方 2cm 处的深面。

该病男性多于女性，优势手多见，常有直接或间接的肩部外伤史，颈肩部不适，呈酸胀钝痛，疼痛在肩胛冈后外侧缘或肩胛上切迹外侧部位，有时不能明确指出。有夜间痛醒史，疼痛可沿肩肱后放射至手部，亦可向肩胛下部放射，疼痛和肩部主动活动有关，被动活动多不产生疼痛，颈部活动对疼痛无明显影响，逐渐出现肩外展无力、上举受限。患者常主诉肩部背包感。医者体格检查可见冈上肌、冈下肌萎缩；肩外展无力，特别是开始 30°左右的肩外展肌力明显较健侧减弱；肩外旋肌力明显下降，甚至不能；冈上窝、冈下窝、肩胛上切迹处压痛明显。

肩胛上神经为颈椎的一个神经分支，颈椎病多由颈椎退行性改变如颈椎骨质增生、颈椎间盘病变、椎间隙狭窄，压迫或刺激脊神经根而成，其表现有头痛，颈、肩、背部疼痛不适，甚至剧痛，并向枕顶部或上肢放射，上肢麻木疼痛无力。目前临床上中西医治疗疗程长、易复发、手术治疗风险大、费用高、并发症多。近年来运用中医闭合性微创技术的针刀治疗颈椎病风险低，效果确切。针刀医学认为颈部生物力学动态平衡失调是本病发生的始动因素，我们的治疗方案根据"经络所过，主治所及"原则，以穴位的局部解剖和与颈椎活动相关的容易受损的肌肉起止点为基础，在颈椎周围选取穴位，通过松解使颈肩背部诸经气血畅通，颈椎周围紧张的肌肉、韧带、筋膜得以放松，同时配合手法复位、颈椎锻炼来纠正并维持颈椎生理曲度和力量平衡，改变椎间盘髓核的位移，加大椎间隙，更好地为受卡压的神经减压。

病例 **19** 射频治疗肋间神经痛

一、一般资料

患者路某，男，63 岁，右胁肋背部灼痛 2 月余。

主诉：右胁肋背部灼痛 2 月余。

现病史：患者 2 个月前无明显诱因出现背部疼痛，疼痛呈烧灼样疼痛，沿右侧 $T_{5\sim6}$ 肋间隙放射至右侧前胸部，站立行走示疼痛加重，疼痛发作时无恶心呕吐，局部无水疱丘疹，无头晕头痛。曾就诊于山东省立医院，予以普瑞巴林 75mg 1 次 / 天止痛，效不佳。现为求进一步治疗，来我院就诊，门诊以肋间神经痛、神经病理性疼痛收入院。患者发病以来，饮食睡眠一般，二便正常。体重未见明显变化。

既往史：2 型糖尿病病史 10 余年，现控制可；否认有高血压病、冠心病等其他慢性病史；否认肝炎、结核、伤寒等传染病病史；3 个月前于齐鲁医院行"胸腔镜下肺肿瘤切除术"，现恢复可。否认有重大外伤史及手术史；否认有输血；对头孢类药物过敏，未发现其他药物及食物过敏史；预防接种史不详。

个人史：生于原籍，无外地久居史；无疫区、疫水接触史；无吸烟饮酒史，无其他不良嗜好。

婚育史：适龄婚育，育有 1 子，配偶及儿子均体健。

家族史：父母已故，具体不详，1 哥 1 妹 1 弟，均体健，否认家族传染病及遗传病史。

二、体格检查

T：36.6℃，P：80 次 / 分，R：20 次 / 分，BP：132/76mmHg。

患者老年男性，发育正常，营养中等，神志清楚，自主体位，检查合作。全身皮肤无黄染、无瘀点、无出血点。全身浅表淋巴结未触及肿大。头颅发育正常，毛发分布均匀，眼睑无水肿，结膜无充血，巩膜无黄染，双侧瞳孔等大等圆，对光反射及调节反射存在，耳、鼻无异常，口唇无发绀，咽部无充血，扁桃体无肿大。颈软，无抵抗，颈静脉无怒张，气管居中，甲状腺无肿大。胸廓对称无畸形，双侧乳房对称，未触及明显包块。双肺呼吸音清晰，未闻及干、湿性啰音。心前区无隆起及凹陷，心界无扩大，心率 80 次 / 分，节律规整，各瓣膜听诊区无闻及病理性杂音。腹部平坦，腹软，无压痛，无反跳痛。肝、脾肋下未触及，Murphy's 征阴性，肝、肾区无叩痛，肠鸣音无亢进，移动性浊音阴性。脊柱无畸形,四肢无畸形,双下肢无水肿。双下肢足背动脉搏动正常。肱二头肌反射正常,膝腱反射正常,腹壁反射正常。

专科查体:胸椎生理曲度可,活动不受限,$T_{4\sim6}$ 棘间及右侧夹脊穴压痛(+-),自 $T_{5\sim6}$ 肋间隙向前放射痛,四肢腱反射(++),四肢肌力肌张力可,四肢深浅感觉未触及明显异常,病理征(-)。

三、辅助检查
无。

四、入院诊断
中医诊断:痹症(瘀血阻络)。

西医诊断:①肋间神经痛;②神经病理性疼痛;③肺术后;④2 型糖尿病。

五、诊断依据
中医辨病辨证依据:患者右胁肋背部灼痛 2 个月余,饮食睡眠差,二便调,舌淡,苔薄白,脉涩。综观脉症,四诊合参,该病属于祖国医学的"痹症"范畴,证属瘀血阻络。患者老年男性,平素体健,饮食劳作不节,气血运行不畅,气滞血瘀,导致邪闭经络,阻滞不通,不通则痛。病属标实,考虑病情复杂,预后一般。

西医诊断依据:①右胁肋背部灼痛 2 个月余;②2 型糖尿病病史 10 余年,现控制可;3 个月前于齐鲁医院行胸腔镜下肺肿瘤切除术,现恢复可;对头孢类药物过敏;③专科检查:胸椎生理曲度可,活动不受限,$T_{4\sim6}$ 棘间及右侧夹脊穴压痛(+-),自 $T_{5\sim6}$ 肋间隙向前放射痛,四肢腱反射(++),四肢肌力肌张力可,四肢深浅感觉未触及明显异常,病理征(-)。

六、鉴别诊断
1. 单纯疱疹 该病是由单纯疱疹病毒感染所致的疱疹性皮肤病,常发生于年轻女性,急性单纯疱疹伴有轻微的症状,皮损部位较少,皮肤播散局限,不易发生疱疹后遗痛,本患者中老年男性,疼痛症状严重,带状疱疹急性期皮损部位较大,皮损愈后有带状疱疹后神经痛,故可排除单纯疱疹。

2. 接触性皮炎 该病是由于皮肤、黏膜接触刺激物或致敏物后,在接触部位发生的急性或慢性皮炎,皮疹为境界清楚的红斑、丘疹或水疱,自觉瘙痒,烧灼感或胀痛感,去除病因,经适当处理后皮疹很快消退。本患者发病前无可疑致敏物接触史,疼痛沿神经节段呈单侧分布,伴有神经痛症状,可与之鉴别。

七、诊疗计划

1. 中医科 II 级护理。

2. 完善三大常规、胸片、心电图、肝功能、肾功能、凝血常规等各项辅助检查。

3. 给予丹参活血化瘀，普瑞巴林胶囊抑制神经痛，氯消西泮镇静，择期行 $T_{5\sim6}$ 感觉根射频温控热凝术。

八、治疗经过

1. 入院第二天副主任医师查房　患者诉右侧胁肋背部疼痛缓解不明显，饮食可，睡眠一般，大小便正常。专科查体：胸椎生理曲度可，活动不受限，胸 $_{4\sim6}$ 棘间及右侧夹脊穴压痛（+-），自 $T_{5\sim6}$ 肋间隙向前放射痛，四肢腱反射（++），四肢肌力肌张力可，四肢深浅感觉未触及明显异常，病理征（-）。化验结果未见明显异常。医师查房分析，患者中医诊断：痹症（瘀血阻络）；西医诊断：①肋间神经痛；②神经病理性疼痛；③肺术后；④ 2 型糖尿病。诊断明确。患者目前疼痛较重，予以右侧乳房内侧疼痛区皮下神经阻滞治疗，同时患者目前无手术禁忌证，定于明日于手术室行局部麻醉下 CT 引导下感觉根射频温控热凝治疗术，术前已经签署知情同意书，余治疗暂不变，密切观察病情变化，及时对症处理。

2. 术前讨论结论及术前小结　患者路某，男，63 岁，因右胁肋背部灼痛 2 月余于 2020 年 4 月 13 日入院。患者右胁肋背部灼痛。查体：胸椎生理曲度可，活动不受限，$T_{4\sim6}$ 棘间及右侧夹脊穴压痛（+-），自 $T_{5\sim6}$ 肋间隙向前放射痛，四肢腱反射（++），四肢肌力肌张力可，四肢深浅感觉未触及明显异常，病理征（-）。辅助检查：暂缺。

术前诊断：中医诊断，痹症（瘀血阻络）。

西医诊断：①肋间神经痛；②神经病理性疼痛；③肺术后；④ 2 型糖尿病。

手术指征：患者右胁肋背部疼痛严重影响日常生活。

拟施手术名称和方式：$T_{5\sim6}$ CT 引导下感觉根射频温控热凝术。

拟施麻醉方式：局部麻醉＋心电监护。

术中术后可能出现的风险及应对措施：麻醉意外；穿刺过程中发生气胸；术后可能并发感染。术中风险在于该病人疼痛耐受情况，已与患者及其家属交代并签署知情同意书，术前应积极准备，与患者充分沟通；术中要密切观察患者生命体征，防止意外的产生；围术期内注意监测生命体征，术后密切观察病情变化，术后注意伤口清洁干燥，及时换药，预防感染。

特殊的术前准备内容：术前和患者及家属积极沟通病情及治疗方案，签署知情同意书。

注意事项：介入治疗的难点是充分松解，已将术中及术后可能出现的危险和并发症向病人及家属讲明，其表示理解，同意介入治疗，并在协议书上签字。

手术者术前查看患者情况：医师术前查看患者，已将患者病情及介入的必要性、成功率以及可能出现的并发症等向患者及家属进一步讲解，患者及家属表示理解并同意。

3. 术后第二天主治医师查房　患者诉右侧乳房内侧疼痛较前缓解，右侧胁肋部仍有疼痛，饮食可，睡眠一般，大小便正常。专科查体同前。医师查房分析，根据治疗方案，患者今日上午定行 $T_{5、6}$ CT 引导下感觉根射频温控热凝治疗术，余治疗暂不变，密切观察病情变化，及时对症处理。

4. 术后首次病程记录

手术完成时间：2020 年 4 月 15 日 11：10。

患者于手术室由医师行 CT 引导下右 $T_{5、6}$ 感觉根射频温控热凝术，术前签署知情同意书。患者俯卧于治疗床上，腰腹下垫枕，开放静脉通道，常规监测生命体征。在 CT 选取 $T_{5/6}$、$T_{6/7}$ 椎间孔层面行薄层扫描，层厚 1mm，选取椎间孔上 1/2 部分背根神经节暴露良好且没有横突遮挡的层面，测量入路角度及深度、旁开距离，确定 $T_{5、6}$ 背根神经节的两个穿刺点，并根据 CT 定位线在皮肤上做标记。常规消毒铺巾，局部皮下 1% 的利多卡因麻醉，持 2 根 15cm 射频针自标记点沿测量的角度穿刺，沿横突根部轻轻下滑有落空感，重复 CT 序列扫描提示针尖紧贴横突根部，且位于背根神经节上，回抽无出血。进行刺激测试：50Hz　0.5V 电刺激能复制出相应部位的疼痛、麻木。2Hz 1.0V 电刺激能诱发局部竖脊肌收缩，提示针尖位置良好。各行脉冲射频治疗：45℃ 10min，射频操作完毕。抽取由 2% 利多卡因　5ml　2 支＋维生素 B_6 200mg ＋维生素 B_{12} 1mg ＋得保松 1ml ＋ 0.9% 氯化钠适量组成的消炎镇痛液若干，并于上述标记点各注入 2ml，治疗操作完毕。

结果：治疗期间患者未出现心慌、头晕、恶心、呕吐等症状，术后生命体征均正常，密切观察病情变化，及时对症处理。

术后注意事项：嘱患者静卧 6 小时，针口 72 小时内避免接触水，以防止针口局部感染。

5. 术后第一天主治医师查房　患者述右侧胁肋部疼痛较前缓解，仍有右侧沿乳头区域呈带状疼痛，睡眠、饮食可，大小便正常。术后第一天暂不查体。医师结合患者症状和体征分析：患者昨日行射频热凝毁损术为主的微创治疗，射频热凝术是近年来新兴的微创治疗术之一，它是通过特定穿刺针精确输出超高频无线电波，使局部组织产生局部高温，起到热凝固作用，从而治疗疾病。该方法能调节神经感觉神经纤维传导，起到消除和缓解临床症状目的，灭活周围痛觉神经末梢，使之失去接受和传递痛觉信号的能力；另外，局部温度在短时间内的增高，还可以改善局部循环，使因疼痛而引起的肌肉痉挛得到缓解和改善。考虑患者沿乳头区域带状疼痛，计划明日于手术室行 T_4 感觉根射频温控热凝术，余治疗暂不变，继观。

6．术后第二天副主任医师查房记录　今日查房，患者右侧乳房区域呈带状疼痛，饮食可，睡眠一般，大小便正常。专科查体：胸椎生理曲度可，活动不受限，$T_{4\sim6}$ 棘间及右侧夹脊穴压痛（+-），自 $T_{4\sim6}$ 肋间隙向前放射痛，四肢腱反射（++），四肢肌力肌张力可，四肢深浅感觉未触及明显异常，病理征（-）。医师查房后指出，患者按计划今日行 T_4 CT 引导下感觉根射频温控热凝术，术前签署知情同意书，余治疗暂不变，继续观察病情变化。

7．第二次治疗手术记录

手术完成时间：2020 年 4 月 17 日 14：30。

患者于手术室由医师行 CT 引导下右 T_4 感觉根射频温控热凝术，术前签署知情同意书。患者俯卧于治疗床上，腰腹下垫枕，开放静脉通道，常规监测生命体征。在 CT 选取 $T_{4/5}$ 椎间孔层面行薄层扫描，层厚 1mm，选取椎间孔上 1/2 部分背根神经节暴露良好且没有横突遮挡的层面，测量入路角度及深度、旁开距离，确定 T_4 背根神经节的两个穿刺点，并根据 CT 定位线在皮肤上做标记。常规消毒铺巾，局部皮下 1% 的利多卡因麻醉，持 2 根 15cm 射频针自标记点沿测量的角度穿刺，沿横突根部轻轻下滑有落空感，重复 CT 序列扫描提示针尖紧贴横突根部，且位于背根神经节上，回抽无出血。进行刺激测试：50Hz 0.5V 电刺激能复制出相应部位的疼痛、麻木。2Hz 1.0V 电刺激能诱发局部竖脊肌收缩，提示针尖位置良好。各行脉冲射频治疗：45℃ 10min，射频操作完毕。抽取由 2% 利多卡因 5ml 2 支＋维生素 B_6 200mg ＋维生素 B_{12} 1mg ＋复方倍他米松（得保松）1ml ＋ 0.9% 氯化钠适量组成的消炎镇痛液若干，并于上述标记点各注入 2ml，治疗操作完毕。

结果：治疗期间患者未出现心慌、头晕、恶心、呕吐等症状，术后生命体征均正常，密切观察病情变化，及时对症处理。

术后注意事项：嘱患者静卧 6 小时，针口 72 小时内避免接触水，以防止针口局部感染。

8．术后第一天副主任医师查房　患者右侧胁肋背部疼痛较前缓解，饮食可，睡眠好，二便正常，术后第一天暂不查体。医师查房分析：患者已行 $T_{4\sim6}$ 感觉根射频温控热凝术治疗，症状较前缓解，今术后第一天，暂不做效果评估，余治疗暂不改变，继观。

9．术后第二天主治医师查房　患者诉右侧胁肋背部疼痛范围及程度较前均有所缓解，饮食可，睡眠可，大小便正常。专科查体：胸椎生理曲度可，活动不受限，胸 $_{4\sim6}$ 棘间及右侧夹脊穴压痛（+-），自 $T_{4\sim6}$ 肋间隙向前放射痛，四肢腱反射（++），四肢肌力肌张力可，四肢深浅感觉未触及明显异常，病理征（－）。医师查房分析，患者症状较前缓解，仍有右侧胸肋部疼痛，今日予以疼痛区域神经阻滞治疗，余暂不变，密切观察病情变化，及时对症处理。

10. 术后第三天副主任医师查房 患者诉右侧胸肋部仍疼痛，疼痛范围及程度较前缓解，饮食睡眠可，二便调。专科查体同前。医师查房后分析：患者疼痛范围减轻，目前主要为 $T_{4、5}$ 神经支配区，计划今日门诊行 $T_{4、5}$ 感觉根射频温控热凝术，余治疗暂不改变，继观。

11. 第三次手术治疗操作记录

操作名称：感觉根射频温控热凝术。

操作时间：2020 年 4 月 20 日 11：55。

操作步骤：患者于门诊治疗室由医师行局部麻醉下感觉根射频温控热凝，术前签署知情同意书。患者俯卧于治疗床上，充分暴露胸部。以右侧 $T_{4/5}$ 夹脊穴为标记点，用 0.75％碘伏无菌棉球以标记点为中心进行常规消毒，铺无菌洞巾。抽取 1％利多卡因 6ml，先局部垂直皮面快速进针，每点注射 1ml，快速出针。后抽取由 2％利多卡因 2ml ＋维生素 B_{12} 1mg ＋曲安奈德注射液 40mg ＋ 0.9％氯化钠适量组成的消炎镇痛液，以上述标记点为进针点，注射 5ml。注射完毕后，以标记点为进针点，用 10cm 射频针向上述标记点进针椎间孔，测阻抗在正常范围，分别测三点感觉电压调制 1.5V，运动电压为 1.5V，患者未见明显异常，然后分别以 60℃、65℃、70℃行射频热凝，时间各为 40s，75℃行 80s，CT 引导下行感觉根射频温控热凝操作完毕。术后平车推回病房。

结果：治疗期间患者未出现心慌、头晕、恶心、呕吐等不适。生命体征均正常。

术后注意事项：术后嘱患者静卧 6 小时，限制活动 3 天，针口 72 小时内避免接触水，以防止针口局部感染。

12. 术后第二天副主任医师查房 患者诉右侧胁肋背部疼痛较前明显缓解，大小便正常，饮食可，睡眠可。查体：胸椎生理曲度可，活动不受限，$T_{4～6}$ 棘间及右侧夹脊穴压痛（＋－），自 $T_{4～6}$ 肋间隙向前放射痛，四肢腱反射（＋＋），四肢肌力肌张力可，四肢深浅感觉未触及明显异常，病理征（－）。目前患者病情稳定，要求出院，医师批准今日出院，嘱出院后继续服用普瑞巴林胶囊。半月后门诊复查。不适随诊。

九、出院情况

患者诉右侧胁肋背部疼痛较前明显缓解，大小便正常，饮食可，睡眠可。查体：胸椎生理曲度可，活动不受限，$T_{4～6}$ 棘间及右侧夹脊穴压痛（＋－），自 $T_{4～6}$ 肋间隙向前放射痛，四肢腱反射（＋＋），四肢肌力肌张力可，四肢深浅感觉未触及明显异常，病理征（－）。

出院诊断。中医诊断：痹症（瘀血阻络）。西医诊断：①肋间神经痛；②神经病理性疼痛；③肺术后；④2型糖尿病。

出院医嘱：①避风寒，调饮食，适劳逸，畅情志，增强抵抗力；②半月后复查，不适随诊。

十、讨论

肋间神经痛多由胸椎椎间盘退行性病变或者胸椎结核、骨折及肿瘤等刺激肋间神经，产生疼痛，这种疼痛短则数月，长达数年，药物治疗效果有限，给患者带来很大痛苦。背根神经节热凝术治疗效果肯定，射频背根神经节（DRG）也称感觉神经节，是躯体痛觉的初级传入神经元，具有接受和传递各种伤害性感受的功能，在神经病理性疼痛的发生与维持中起重要作用。

患者老年男性，主要以右侧乳头节段前胸后背烧灼样疼痛，系2个月前出现，不详是否与3个月前于所行胸腔镜下肺肿瘤切除术有关。现经先后3次射频治疗，分别行右侧 $T_{5、6}$，以及 T_4 背根神经节两次，疼痛基本可以控制。

病例 **20** 神经阻滞配合穴位注射治疗肋间神经痛

一、一般资料

患者刘某，男，63 岁，右腹部疼痛 1 个月。

主诉：右腹部疼痛 1 个月。

现病史：患者于 1 个月前无诱因自觉右上腹疼痛不适，疼痛呈持续性，较剧烈，不向右后背及右肩部放射，无恶心、呕吐，不厌油腻饮食，无发热、寒战，无胸闷、心悸，无腹胀、腹泻，肛门未停止排气排便，无黄疸，来我院就诊，行腹腔镜胆囊切除术，术后疼痛仍较剧烈，此次为求进一步治疗收住院。患者自发病以来，未进食，大、小便无异常，近期体重无减轻。

既往史：有胆囊结石病史 4 年，反复发作胆囊炎，于 2015 年 2 月 11 日在全麻下行腹腔镜胆囊切除术，病理示胆囊结石伴慢性炎症，术后给予抗感染治疗。否认高血压、冠心病、糖尿病病史，否认肝炎、结核等急慢性传染病史及密切接触史，无药物、食物过敏史，无重大外伤史，无手术史及输血史，预防接种史不详。

个人史：生于原籍，无疫水接触史及疫区居住史；无吸烟、饮酒等不良嗜好。24岁结婚，育有 2 子，配偶及其儿子均体健。

家族史：父母均已故，具体死因不详；否认家族性遗传病或传染病病史。

二、体格检查

T：36.4℃，P：76 次 / 分，R：19 次 / 分，BP：130/80mmHg。

患者老年男性，发育正常，营养中等，神志清，精神可，痛苦貌，自主体位，查体合作。全身皮肤黏膜无黄染，浅表淋巴结未触及肿大。头颅无畸形，眼睑无水肿，结膜无充血，巩膜无黄染，双瞳孔等大等圆，对光反射存在。耳郭无畸形，双耳听力正常，鼻翼无扇动，口唇无发绀，咽部无充血，扁桃体无红肿。颈软，无抵抗感，气管居中，甲状腺无肿大。胸廓无畸形，呼吸动度相同。双肺呼吸音清，未闻及啰音。心音正常，心率 76 次 / 分，律齐，各瓣膜区未闻及病理性杂音。腹部检查见外科检查。肛门与外生殖器未查。脊柱生理弯曲正常存在，棘突无压痛，四肢无畸形。腹壁反射正常存在，脑膜刺激征、双侧 Babinski 征阴性。

专科检查：腹部膨隆，未见胃肠型及蠕动波，腹肌软，右上腹有压痛，无反跳痛，墨菲征（-），肝肾区叩击痛（-），脾肋下未触及，未及包块，移动性浊音阴性，肠鸣音正常。

三、辅助检查

无。

四、初步诊断

1. 右侧肋间神经痛。
2. 胆囊切除术后。

五、诊断依据

1. 右腹部疼痛 1 个月。胆囊切除术后。

2. 患者于 1 个月前无诱因自觉右上腹疼痛不适，疼痛呈持续性，较剧烈，不向右后背及右肩部放射，无恶心、呕吐，不厌油腻饮食，无发热、寒战，无胸闷、心悸，无腹胀、腹泻，肛门未停止排气排便，无黄疸，来我院就诊，行腹腔镜胆囊切除术，术后疼痛仍较剧烈、此次为求进一步治疗收住院。患者自发病以来，未进食，大、小便无异常，近期体重无减轻。

3. 查体　腹部膨隆，未见胃肠型及蠕动波，腹肌软，右上腹有压痛，无反跳痛，墨菲征（-），肝肾区叩击痛（-），脾肋下未触及，未及包块，移动性浊音阴性，肠鸣音正常。

六、鉴别诊断

1. 急性胰腺炎　常于饱食或饮酒后出现突发发作，腹痛剧烈，多位于左上腹，向左肩及左腰背部放射，腹胀、恶心、呕吐，查血清淀粉酶，尿淀粉酶明显升高。结合患者查体，化验及彩超，可排除此诊断。

2. 急性胃肠炎　多有饮食不洁史，腹痛、腹泻、恶心、呕吐，查体可有轻压痛，无反跳痛，无固定压痛点，化验大便可见脓细胞，经抗感染补液治疗有效。此患者查体，病史与此不符合，可排除。

七、诊疗计划

1. 完善各项必要的入院检查。
2. 请疼痛科会诊，对症处理。

八、治疗经过

1. **入院第二天副主任医师查房**　患者无发热，饮食睡眠好，二便正常。右上腹疼痛明显，今日行 CT 检查及胸片检查，请疼痛科会诊，建议行神经阻滞，定于下午疼痛科门诊治疗室行右肋间神经阻滞。操作：于门诊无菌治疗室，病人取仰卧位，定点，常规无菌消毒后，铺一次性无菌洞巾，采用长 5cm、22G 针头，在右侧肋骨下缘稍上方垂直进针，直达肋骨外侧面，然后将针尖轻轻移至肋骨下缘，再进入约 0.3cm，抽吸无血、无气时，即可注入适量配好的局部麻醉药（1% 盐酸利多卡因 20ml ＋ 0.9% 生理盐水适量）。术毕，加压按压后待无出血后，无菌敷料贴敷，嘱患处保持清洁、无见水。全程较顺利，效果较好，继续观察。

2. **入院第三天主治医师查房**　患者无发热，饮食睡眠好，二便正常。右上腹疼痛明显减轻，起身时偶有疼痛，考虑神经阻滞有效，继续观察。

3. **入院第六天病程记录**　患者病情稳定，精神好，右上腹无明显疼痛，饮食睡眠好，二便正常，起身活动无明显不适，病情稳定等待下一次治疗。

4. **入院第九天主治医师查房**　患者精神好，无发热，饮食睡眠好，二便正常，右上腹疼痛稍有加重，医师查房嘱今日再次行肋间神经组织治疗（同前）及穴位注射，操作：于门诊无菌治疗室，患者取俯卧位。定点：右侧胆俞穴（第 10 胸椎棘突下，旁开 1.5 寸）及附近阿是点。常规无菌消毒后，选用 5ml 注射器，进针点垂直刺入，达到小关节后，回抽无回血，上提注入配好的消炎镇痛液（曲安奈德注射液 10mg ＋维生素 B_{12} 1ml ＋ 2% 利多卡因 2ml）适量，术毕出针，加压按压，待无出血后，无菌敷料贴敷，嘱患处保持清洁、无见水。过程无不适，术后效果好，注意休息，继续观察疗效。

5. **入院第十二天副主任医师查房**　患者精神好，无发热，饮食睡眠好，二便正常，右上腹无明显疼痛，医师查房嘱继续休息。

6. **入院第十四天病程记录**　患者精神可，右上腹疼痛轻，饮食睡眠可，夜间疼痛不重，病情较稳定。

7. **入院第十七天病程记录**　患者精神可，右上腹疼痛轻，饮食睡眠可，夜间疼痛不重，昨日再次行肋间神经阻滞及穴位注射治疗，方法同前，效果好，定于今日出院。

九、出院情况

患者住院观察 17 天后病情好转出院。

出院诊断：①右侧肋间神经痛；②胆囊切除术后。

十、讨论

肋间神经痛是一种典型的周围神经病理性疼痛，临床特点：在受累神经分布区有剧烈疼痛，如灼痛、针刺、刀割、电击、紧束感等，并多有痛觉过敏和痛觉异常，如风吹、轻触即可产生剧烈疼痛，对患者的生活造成一系列的影响。外伤、开胸术后肋间神经痛是临床胸科手术后较常见的并发症，它是手术病人比较关注的一个问题，它不仅给病人带来躯体和精神上的痛苦，而且也干扰了病人的正常生理状况，影响了病人术后的早日康复。目前对此类疾病并没有形成完全统一规范的治疗方案，临床中可选用的药物有抗抑郁药、抗惊厥药、谷氨酸受体拮抗剂及阿片类等药物，但只是作为神经病理性疼痛的基础治疗。

本病大体属于中医"胁痛"范畴，引起此病发作的病因多种多样，总体上分为饮食不节湿热内生、跌扑损伤致胁络瘀滞、情志不遂、肝郁疏泄失职、外感湿热郁结少阳、劳欲久病胁络失养等为主要原因，最终导致气血运行受阻，不通则痛，或气血不足，运行不能，不荣则痛。

关于夹脊穴的治病机制，中医脏腑经络理论认为，夹脊穴一线其内紧邻督脉，外紧靠足太阳膀胱经。督脉与脑和脊髓联系十分密切，以其行于脊里，入络于脑。脑为元神之府，脑紧密联系着经脉的神气活动；"心藏神"可以说心主导着大脑有关的神志活动。《素问·至真要大论》云："诸痛痒疮，皆属于心。"说明疼痛的产生与也神有关。神的物质基础是经络气血，其虽藏于心，但其离开经络气血的运行就毫无作用可言。经络气血出现病变，从而影响心神"痒痛由之而觉"的功能，则人体出现疼痛。针刺夹脊穴可依据督脉与脑和脊髓的联系而治疗疼痛。现代解剖学发现夹脊穴附近都有相对应的脊神经后支相伴而行，有54.4%的脊神经后支与对应的夹脊穴水平相平行，其余神经后支穿行皮下既有高于又有低于夹脊穴水平者，但神经纤维所支配的范围覆盖了穴区部位。脊髓是痛觉信号传导途径中的第一级神经中枢，针刺夹脊穴直接在脊髓水平就抑制痛觉信号的传递；另外，研究还发现针刺夹脊穴可以调节脊髓上痛觉传导通路，调节脑内单胺类神经递质，抑制疼痛信号的向上传递，调节局部血液循环，改善组织缺血、缺氧状态。与此同时，针刺夹脊穴促进神经细胞释放内啡肽，发挥人体天然镇痛剂的效果。而且本穴附近有椎旁神经节相互连接而形成的交感干，其神经纤维通过交通支与脊神经相互联系，通过脊神经前支支配周围器官和脏器，所以说针刺本穴又可使其对周围脏器、器官调整作用得以发挥。此外，研究证实，选用正确的穴位进行药物注射，其药效高于肌肉、皮下注射，甚至相当于静脉注射的药效，并且有减少毒副反应的功效。

肋间神经阻滞并发症少、易操作、镇痛效果好。同时也应注意以下事项：①穿刺前明确骨性标志，禁忌盲目进针；②操作时应严格掌握进针深度，避免刺破胸膜发生气胸；③局部麻醉药不应超过规定剂量；④注药前应反复回吸，避免发生局部麻醉药中毒反应。

　　本例患者依据症状、体征、辅助检查，考虑神经卡压性肋间神经痛，由胸椎及椎旁组织卡压、刺激神经，导致神经水肿变性，而引起受支配区域疼痛不适症状。患者入院 17 天，期间先后行 3 次肋间神经阻滞术及穴位注射术，取得显著效果。

病例 21 针刀配合局部臭氧注射治疗肋间神经痛

一、一般资料

患者董某，男，66岁，左胁肋背部疼痛半年余。

主诉：左胁肋背部疼痛半年余。

现病史：患者半年前无明显诱因出现背部疼痛，疼痛呈酸痛，可放射至左侧胁肋部，站立行走时疼痛加重，疼痛发作时无恶心、呕吐，平素感头痛头昏蒙，双上肢偶有麻木。半年来疼痛反复发作，时轻时重，局部贴膏药可稍有缓解。现为求进一步治疗，来我院就诊，门诊以肋间神经痛、膈神经综合征收入院。

患者发病以来，饮食差，睡眠可，二便正常。体重未见明显变化。

既往史：患者半年前有脑梗死病史，现恢复可。否认有高血压病、糖尿病、冠心病等其他慢性病史；否认肝炎、结核、伤寒等传染病病史；否认有重大外伤史及手术史；否认有输血史。未发现药物及食物过敏史；预防接种史不详。

个人史：生于原籍，无外地久居史；无疫区、疫水接触史；无吸烟饮酒史，无其他不良嗜好。

婚育史：适龄婚育，育有2子，配偶及儿子均体健。

家族史：父母已故，否认家族传染病及遗传病史。

二、体格检查

T：36.3℃，P：75次/分，R：19次/分，BP：133/75mmHg。

患者老年男性，发育正常，营养中等，神志清楚，自主体位，检查合作。全身皮肤无黄染、无瘀点、无出血点。全身浅表淋巴结未触及肿大。头颅发育正常，毛发分布均匀，眼睑无水肿，结膜无充血，巩膜无黄染，双侧瞳孔等大等圆，对光反射及调节反射存在，耳、鼻无异常，口唇无发绀，咽部无充血，扁桃体无肿大。颈软，无抵抗，颈静脉无怒张，气管居中，甲状腺无肿大。胸廓对称无畸形，双侧乳房对称，未触及明显包块。双肺呼吸音清晰，未闻及干、湿性啰音。心前区无隆起及凹陷，心界无扩大，心率75次/分，节律规整，各瓣膜听诊区无闻及病理性杂音。腹部平坦、腹软，无压痛、反跳痛。肝、脾肋下未触及，Murphy's征阴性，肝、肾区无叩痛，肠鸣音正常，5～6次/分，移动性浊音阴性。脊柱无畸形，四肢无畸形，双下肢无水肿。双下肢足背动脉搏动正常。肱二头肌反射正常，膝腱反射正常，腹壁反射正常。

神经科查体：颈椎生理曲度可，颈椎活动无明显受限，心俞、厥阴俞、肝俞压痛（+），胸椎生理曲度可，活动不受限。腹部平坦，腹软，脐周压痛（+），无反跳痛。四肢肌力、肌张力正常，四肢深浅感觉未发现异常。肱二头肌反射正常，膝腱反射正常，病理反射未引出。

三、辅助检查

无。

四、入院诊断

中医诊断：胁肋痛（气滞血瘀）。

西医诊断：①肋间神经痛；②腹痛；③膈神经综合征；④脑梗死恢复期。

五、诊断依据

中医辨证辨病依据：患者左胁肋背部疼痛半年余。饮食可，睡眠一般，大小便正常，体重未见明显变化。舌质暗红，苔白，脉涩。综观脉症，四诊合参，该病属于祖国医学的"胁肋痛"范畴，证属肝胃不和。患者老年男性，平素体健，饮食劳作不节，气血运行不畅，气滞血瘀，导致邪闭经络，阻滞不通，不通则痛。病属标实，考虑病情复杂，预后一般。

西医诊断依据：①左胁肋背部疼痛半年余；②有脑梗死病史；③查体，颈椎生理曲度可，颈椎活动无明显受限，心俞、厥阴俞、肝俞压痛（+），胸椎生理曲度可，活动不受限。腹部平坦，腹软，脐周压痛（+），无反跳痛。四肢肌力、肌张力正常，四肢深浅感觉未发现异常。肱二头肌反射正常，膝腱反射正常，病理反射未引出；④辅助检查，暂缺。

六、鉴别诊断

1. 单纯疱疹　是由单纯疱疹病毒感染所致的疱疹性皮肤病，常发生于年轻女性，急性单纯疱疹伴有轻微的症状，皮损部位较少，皮肤播散局限，不易发生疱疹后遗痛，本患者中老年男性，疼痛症状严重，带状疱疹急性期皮损部位较大，皮损愈后有带状疱疹后神经痛，故可排除单纯疱疹。

2. 接触性皮炎　是由于皮肤、黏膜接触刺激物或致敏物后，在接触部位发生的急性或慢性皮炎，皮疹为境界清楚的红斑、丘疹或水疱，自觉瘙痒、烧灼感或胀痛感，去除病因，经适当处理后皮疹很快消退。本患者发病前无可疑致敏物接触史，疼痛沿神经节段呈单侧分布，伴有神经痛症状，综合分析发病情况，可与之鉴别。

七、诊疗计划

1. 中医科Ⅱ级护理。

2. 完善各项辅助检查，行入院五项、心电、胸片、肝功能、肾功能、凝血常规等明确病情，行胸椎MRI排除压缩性骨折，肌电图明确病变部位，排除治疗禁忌证。

3. 择日行非血管DSA引导下复杂性针刀松解术＋臭氧注射术，或CT引导下行感觉根射频温控热凝，与患者及家属充分沟通后，同意上述治疗方案。

八、治疗经过

1. 入院第二天主治医生首次查房记录　今日医师查房，患者仍感胁肋部疼痛、头痛、睡眠较差，二便调。查体：颈椎生理曲度可，颈椎活动无明显受限，心俞、厥阴俞、肝俞压痛（＋），胸椎生理曲度可，活动不受限。腹部平坦，腹软，脐周压痛（＋），无反跳痛。四肢肌力、肌张力正常，四肢深浅感觉未发现异常。肱二头肌反射正常，膝腱反射正常，病理反射未引出。部分实验室检查结果已回：未见明显异常。胸腰椎MRI示：胸、腰椎退行性变。$L_{3/4}$、$L_{4/5}$椎间盘膨出并相应水平双侧隐窝狭窄。胸部CT示：双肺肺气肿、右肺中叶局灶性纤维灶。左肺下叶结节，建议随诊观察。结合患者目前症状体征与影像学检查，同意目前诊断，中医诊断：胁肋痛（气滞血瘀）；西医诊断：①肋间神经痛；②腹痛；③膈神经综合征；④脑梗死恢复期；⑤肺气肿。嘱请消化内科与神经内科会诊，明确病情，再行介入治疗，继观。

2. 会诊记录　患者胁肋部疼痛，半年前患有脑梗病史，现患者头晕、双上肢麻木，请神经内科会诊，神经内科会诊意见诊断：①睡眠障碍；②焦虑抑郁状态；③双手麻木原因待查。处置意见：①同意贵科诊治；②改善睡眠。黛力新早、中各1片，口服；艾地本醌片1片，3次／天，口服；③完善双上肢肌电图；④神经内科随诊。请消化内科会诊。消化内科会诊意见：患者既往便秘，大便1次／天，肛门排气少，大便较干。查体腹部凹陷，无压痛反跳痛。肝脾肋下未及。考虑便秘。建议：①腹部查体肠镜；②乳果糖10ml，2次／天，根据大便情况调整。已遵会诊意见执行。

3. 术前讨论结论及术前小结　患者董某，男，66岁，因左胁肋背部疼痛半年余。于2020年4月13日入院。

患者左胁肋背部疼痛。患者半年前有脑梗死病史。查体：颈椎生理曲度可，颈椎活动无明显受限，心俞、厥阴俞、肝俞压痛（＋），胸椎生理曲度可，活动不受限。腹部平坦，腹软，脐周压痛（＋），无反跳痛。四肢肌力、肌张力正常，四肢深浅感觉未发现异常。肱二头肌反射正常，膝腱反射正常，病理反射未引出。辅助检查，胸腰椎

MRI 示：胸、腰椎退行性变。$L_{3/4}$、$L_{4/5}$ 椎间盘膨出并相应水平双侧隐窝狭窄。胸部 CT 示：双肺肺气肿、右肺中叶局灶性纤维灶，左肺下叶结节，建议随诊观察。肌电图未见明显异常。

术前诊断。中医诊断：胁肋痛（气滞血瘀）；西医诊断：①肋间神经痛；②腹痛；③膈神经综合征；④睡眠障碍；⑤焦虑抑郁状态；⑥脑梗死恢复期；⑦肺气肿。

手术指征：患者腰痛影响日常生活。

拟施手术名称和方式：非血管 DSA 引导下复杂性针刀治疗＋普通臭氧注射。

拟施麻醉方式：局部麻醉＋心电监护。

术中术后可能出现的风险及应对措施：术中操作可能发生神经、血管、韧带或硬脊膜的意外损伤；麻醉意外；术后可能并发感染；脑脊液外溢。术后注意伤口清洁干燥，及时换药，预防感染。

特殊的术前准备内容：术前和患者及家属积极沟通病情及治疗方案，签署知情同意书。

注意事项：术中注意观察病人反应情况，关注生命体征，准确定位和充分松解。

手术者术前查看患者情况：医师术前查看患者，已将患者病情及介入的必要性、成功率以及可能的并发症等向患者及家属进一步讲解，患者及家属表示理解并同意。

4. 术后首次病程记录

手术完成时间：2020 年 4 月 15 日 16：00。

患者于介入治疗室由医师行非血管 DSA 引导下复杂性针刀松解术＋侧隐窝臭氧注射＋普通臭氧注射术，术前签署知情同意书。患者俯卧于治疗床上，腰腹下垫枕，开放静脉通道，常规监测生命体征。在 C 型臂引导下定位双侧 L_3 横突体表投影点、$L_{1\sim5}$ 双侧夹脊穴、左侧臀上皮神经卡压点、髂腰韧带压痛点 3 个点、左侧臀中肌压痛点、左侧坐骨大切迹 3 个点、左侧梨状肌在股骨大转子指点的体表投影点共 20 个点。用 0.75％碘伏无菌棉球以标记点为中心进行常规消毒，铺无菌洞巾，抽取 1％利多卡因 20ml 并于上述标记点局部麻醉。C 形臂引导下定位在侧隐窝和椎间孔位置，注射由 2％利多卡因 5ml 2 支＋维生素 B_6 200mg ＋维生素 B_{12} 1mg ＋曲安奈德注射液 40mg ＋醋酸泼尼松龙注射液 125mg ＋ 0.9％氯化钠适量组成的消炎镇痛液 3ml，后注射 45mg/L 的臭氧 5ml，侧隐窝臭氧注射操作完毕。

以上述标记点共 20 个点为进针点，穿刺针垂直进针，依次到达骨面及小关节，分别注射 0.5％利多卡因、消炎镇痛液和 45mg/L 臭氧，操作完毕后持 I 型 2 号针刀，刀口线与人体纵轴平行，刀体垂直于皮肤，于上述标记点快速进针，松解神经根周围粘连及相关组织的粘连和瘢痕处，快速出针，迅速用无菌棉球按压针刀孔 2 分钟，针刀孔无出血渗液后，针刀松解术操作完毕，局部贴敷无菌敷贴。

结果:患者在整个治疗过程中生命体征平稳,无心慌、头疼、恶心呕吐等不适症状。治疗结束后,患者精神状态好,无其他不适症状,叮嘱患者术后注意事项后,以平车推回病房。

术后注意事项:嘱患者适当活动,避免腰部不当受力动作,针口72小时内避免接触水,以防止针口局部感染。

5. 术后第一天主任医师查房,患者自述胁肋部疼痛不适略有减轻,饮食可,睡眠可,二便正常,术后第一天暂不查体,化验结果已回未见明显异常。医师综合患者的症状体征分析:患者于昨日行C形臂引导下复杂性针刀为主的微创治疗,术后第一天,不做效果评估。治疗暂不改变,密切关注患者病情变化,及时对症处理。

6. 术后第二天日常病程记录　今日查房,患者感胁肋部疼痛减轻,睡眠较差,二便调。查体:颈椎生理曲度可,颈椎活动无明显受限,心俞、厥阴俞、肝俞压痛(-),胸椎生理曲度可,活动不受限。腹部平坦,腹软,脐周压痛(+),无反跳痛。四肢肌力、肌张力正常,四肢深浅感觉未发现异常。肱二头肌反射正常,膝腱反射正常,病理反射未引出。治疗方案不变,继观。

7. 术后第三天主治医师查房　患者感胁肋部疼痛明显减轻,睡眠可,二便调。查体:颈椎生理曲度可,颈椎活动无明显受限,心俞、厥阴俞、肝俞压痛(-),胸椎生理曲度可,活动不受限。腹部平坦,腹软,脐周压痛(-),无反跳痛。四肢肌力、肌张力正常,四肢深浅感觉未发现异常。肱二头肌反射正常,膝腱反射正常,病理反射未引出。治疗方案不变,继观。

8. 术后第五天主任医师查房记录　今日医师查房,患者感胁肋部疼痛明显减轻,睡眠可,二便调。查体:颈椎生理曲度可,颈椎活动无明显受限,心俞、厥阴俞、肝俞压痛(-),胸椎生理曲度可,活动不受限。腹部平坦,腹软,脐周压痛(-),无反跳痛。四肢肌力、肌张力正常,四肢深浅感觉未发现异常。肱二头肌反射正常,膝腱反射正常,病理反射未引出。目前患者病情稳定,要求出院,医师批准今日出院,嘱出院后注意饮食,不适随诊。

九、出院情况

患者感胁肋部疼痛明显减轻,睡眠可,二便调。查体:颈椎生理曲度可,颈椎活动无明显受限,心俞、厥阴俞、肝俞压痛(-),胸椎生理曲度可,活动不受限。腹部平坦,腹软,脐周压痛(-),无反跳痛。四肢肌力、肌张力正常,四肢深浅感觉未发现异常。肱二头肌反射正常,膝腱反射正常,病理反射未引出。

出院诊断。中医诊断:胁肋痛(气滞血瘀)。西医诊断:①肋间神经痛;②腹痛;③膈神经综合征;④睡眠障碍;⑤焦虑抑郁状态;⑥脑梗死恢复期;⑦肺气肿。

出院医嘱：①避风寒，畅情志，适劳逸；②不适随诊，半月后门诊复查。

十、讨论

患者老年男性，左胁肋背部疼痛前来就诊，诊断为肋间神经痛。查体：颈、胸椎生理曲度可，活动均无明显受限，四肢肌力、肌张力正常，各生理反射正常，病理反射均未引出。MR 示：$L_{3/4}$、$L_{4/5}$ 椎间盘膨出并相应水平双侧隐窝狭窄。综合分析，其表现出来的症状是由于腰背部经气不畅达，而致使肋间神经受累。

针刀松解是在胸腰椎周围选取穴位，通过松解使胸腰部诸经气血畅通，减轻或消除对受累神经的压力及对周围痛觉感受器的刺激，达到症状、体征缓解目的，术后患者症状稍有缓解。

臭氧是一种由三个氧原子组成的强氧化剂，常温下半衰期为 20 分钟，易分解和溶于水，所以只能现场生产，立刻应用。该气体呈淡蓝色，有臭味，与氧气相比臭氧密度大，该作用在瞬间完成，没有永久残留。臭氧因其具有氧化、抗感染、镇痛的作用，被广泛地应用于临床治疗，尤其在治疗疼痛类疾病方面，有着显著的疗效。对于软组织的急慢性损伤造成无菌性炎症，在病变局部注射臭氧，利用臭氧特有的迅速消炎镇痛作用，改善不适症状。利用臭氧治疗无菌性炎症，不仅能迅速止痛，而且在减少组织充血、促进水肿消散、改善功能方面效果显著。

病例 **22** 针刀治疗肋间神经痛

一、一般资料

患者李某，女，62岁，双侧季肋区疼痛不适2年余，加重3月余。

主诉：双侧季肋区疼痛不适2年余，加重3月余。

现病史：患者2年前无明显诱因出现双侧季肋区疼痛，可连及小腹，无腹痛、腹胀，无恶心、呕吐，曾于济南及当地医院多次就诊，行胃镜、肠镜检查，未见明显异常，服用中药等药物治疗，具体不详，效果不明显，近3个月来上述症状进行性加重，今为求进一步系统诊治来诊，门诊以"肋间神经痛原因待诊"收住院。现患者双侧季肋区疼痛，可放射至小腹，疼痛影响睡眠，神志清，精神好，饮食可，大小便如常，自发病以来体重增加约5kg。

既往史：高血压病史20年，现服用硝苯地平缓释片（尼福达）治疗，血压控制平稳；冠心病病史15年余，未系统治疗；否认糖尿病病史；膝关节置换术后1年，无明显不适；否认肝炎、结核等传染病史及其密切接触史；无重大外伤史；无输血史；无药物过敏史，预防接种随当地。

个人史：生于原籍，无外地及疫区久居史，无毒物及粉尘接触史，平素生活规律，无烟酒嗜好。

月经及婚育史：16（4～5）/（28～30）49。月经规律，无痛经史，25岁结婚，丈夫健康，生育1女身体健康。

家族史：父亲因胰腺癌已经去世，母亲因脑梗死已经去世，有2个弟弟，其中1个弟弟因冠心病已经去世，否认家族遗传病及传染病史。

二、体格检查

T：37.5℃，P：88次/分，R：22次/分，BP：160/100mmHg。

老年女性，发育正常，体型偏胖，自主体位，查体合作。神志清，精神可，全身皮肤黏膜无黄染、出血点、皮疹或蜘蛛痣，肝掌（-）。全身浅表淋巴结未触及肿大；头颅无畸形，巩膜无黄染，眼睑无水肿，双侧瞳孔等大等圆，对光反射存在；耳鼻无异常分泌物，鼻通气良好；颈软，气管居中，甲状腺不大，颈静脉无充盈；胸廓对称无畸形，双肺呼吸音清，未闻及干湿性啰音；心前区无隆起，心率88次/分，律齐，各瓣膜听诊区未闻及病理性杂音。腹部膨隆，未见胃肠型及蠕动波，触诊软，无明显压痛、反跳痛，肝脾肋下未及，肝区及双肾区无叩痛，Murphy's 征阴性，肛门外生殖器未查。

专科检查：脊柱无畸形，生理曲度可，$L_{3/4}$、$L_{4/5}$、L_5/S_1 棘突、棘旁压痛，向腹部放射，双侧直腿抬高试验（+），"4"字试验（-），腱反射正常，四肢肌力、肌张力大致正常，浅表感觉未见异常。

三、辅助检查

无。

四、初步诊断

1. 肋间神经痛原因待查。
2. 椎间盘疾患？
3. 高血压病（3 级，极高危）。
4. 冠心病。
5. 膝关节置换术后。

五、诊断依据

患者老年女性，既往高血压、冠心病、膝关节置换术后病史。2 年前无明显诱因出现双侧季肋区疼痛，可连及小腹，无腹痛、腹胀，无恶心、呕吐，行胃镜、肠镜检查，未见明显异常，近 3 个月来上述症状进行性加重。现患者双侧季肋区疼痛，可放射至小腹，疼痛影响睡眠，劳累后出现双下肢酸胀、疼痛，休息后好转。查体：$L_{3/4}$、$L_{4/5}$、L_5/S_1 棘突、棘旁压痛，向腹部放射，双侧直腿抬高试验（+）。

六、鉴别诊断

带状疱疹：本病以患处有灼热感或神经痛，出现潮红斑，继而出现粟粒至黄豆大小的丘疹，簇状分布而不融合，沿一侧周围神经呈带状分布，患者与此症状不符可鉴别。

七、诊疗计划

1. 康复医学科护理常规，III 级护理，低盐低脂饮食。
2. 完善胸椎、腰椎 MRI 检查，患者诉今晨已查体，拒绝再次行血液、生化检查。
3. 中医针灸、TDP 治疗疏经通络止痛。
4. 向病人及家属讲明病情，并嘱病人卧床休息。

5. 替代方案　等待腰椎、胸椎 MRI 结果，视情况行脊髓神经根粘连松解术。

八、治疗经过

1. **入院第二天副主任医师查房**　病史无补充，分析病例特点：患者老年女性，既往有高血压、冠心病、膝关节置换术后病史。双侧季肋区疼痛不适 2 年余，可连及小腹，无腹痛、腹胀，无恶心、呕吐，行胃镜、肠镜检查，未见明显异常，服用中药等药物治疗，效果不明显，近 3 个月来上述症状进行性加重。现患者双侧季肋区疼痛，可放射至小腹，疼痛影响睡眠，神志清，精神好，饮食可，大小便如常，自发病以来体重增加约 5kg。查体：脊柱无畸形，生理曲度可，$L_{3/4}$、$L_{4/5}$、L_5/S_1 棘突、棘旁压痛，向腹部放射，双侧直腿抬高试验（+），"4" 字试验（-），腱反射正常，四肢肌力、肌张力大致正常，浅表感觉未见异常。腰椎 MR ＋胸椎 MR（平扫）：胸椎退行性改变；腰椎退行性改变；$L_{3/4}$、$L_{4/5}$、L_5/S_1 椎间盘膨出并椎管狭窄。医师结合患者病史及相关检查，明确入院诊断：①椎间盘疾患；②高血压病（3 级，极高危）；③冠心病；④膝关节置换术后。患者肋间神经痛，曾多次就诊，未查明原因。腰椎 MR 示：$L_{3/4}$、$L_{4/5}$、L_5/S_1 椎间盘膨出并椎管狭窄。神经根受压，影响肋间神经。当前治疗以针刺、TDP、中医定向透药治疗疏经通络止痛，配合营养神经等药物对症治疗，密切关注病情变化。

2. **入院第三天病程记录**　患者诉双侧季肋区疼痛较前稍缓解，咽部疼痛不适，鼻塞，无咳嗽、咳痰，无胸闷、心慌，饮食、睡眠可，大小便如常。查体：咽后壁充血，扁桃体无明显肿大，双肺呼吸音清，余大致同前。考虑患者上呼吸道感染，给予连花清瘟颗粒冲服清热解毒，当前治疗效果可，继续目前治疗方案，继续关注病情变化。

3. **入院第五天副主任医师查房**　患者病情稳定，双侧季肋区疼痛较前减轻，未再诉咽痛、鼻塞，无发热，无咳嗽、咳痰，无心慌、胸闷，一般情况可，查体基本同前。医师考虑患者病情好转，继续目前治疗方案，密切关注病情变化。

4. **入院第七天病程记录**　今日查房，患者仍感咽痛、鼻塞，双季肋区疼痛如前，一般情况可，嘱予中药 7 剂，每日 1 剂，分两次服用，余治疗方案较前不变，密切关注病情变化。

5. **入院第十天副主任医师查房**　患者双侧季肋区仍有疼痛，痛感较前减轻，未诉其他不适，一般情况可，查体基本同前。医师查房，嘱继续目前治疗方案，必要时可行针刀治疗，密切关注病情变化。

6. **入院第十三天病程记录**　患者胁肋部仍有疼痛，上腹部有坠胀感，查体：$L_{3/4}$、$L_{4/5}$、L_5/S_1 棘突、棘旁压痛，向腹部放射，双侧直腿抬高试验（+），"4" 字试验（-），腱反射正常，四肢肌力、肌张力大致正常，浅表感觉未见异常。今日医师查房后，建议行骨减压术，减轻骨内压力，加快循环，患者同意手术治疗，做好术前准备。

7. 入院第十四天术前小结　患者因双侧季肋区疼痛不适 2 年余，加重 3 个月余住院治疗。查体，T：37.5℃，P：88 次 / 分，R：22 次 / 分，BP：160/100mmHg。$L_{3/4}$、$L_{4/5}$、L_5/S_1 棘突、棘旁压痛，向腹部放射，双侧直腿抬高试验（+），"4"字试验（-），腱反射正常，四肢肌力、肌张力大致正常，浅表感觉未见异常。

术前诊断：①椎间盘疾患；②高血压病（3 级，极高危）；③冠心病；④膝关节置换术后。

手术指征，腰椎 MR ＋胸椎 MR（平扫）：胸椎退行性改变；腰椎退行性改变；$L_{3/4}$、$L_{4/5}$、L_5/S_1 椎间盘膨出并椎管狭窄。患者入院未做实验室检查，查体报告未见明显异常。

拟施手术名称和方式：周围神经嵌压松解术。

拟施麻醉方式：局部麻醉。

注意事项：术前要做好周密测量，术中仔细操作。已与病人家属谈话，讲明手术存在的风险，以及手术后可能发生的并发症，家属表示理解，同意手术并在手术协议书上签字为证。手术定于今日在介入科施行。

8. 手术记录

手术时间：2018 年 10 月 23 日 14：35 ～ 15：15。

术前诊断：①肋间神经痛；②椎间盘疾患；③高血压病（药物治疗中）；④冠心病；⑤膝关节置换术后。

手术名称：周围神经嵌压松解术。

麻醉方法：局部麻醉。

手术经过、术中发现的情况及处理：术前已签署知情同意书，患者于介入室俯卧于治疗床上，常规吸氧及心电监护，充分暴露颈背部，以两侧脑空穴、大椎穴，两侧曲垣穴、天宗穴，T_3、$T_{5\sim6}$ 棘突下缘，T_9 双侧夹脊穴，双侧第 10 肋间疼痛区为标记点。用 0.75％碘伏无菌纱布以颈背部标记点为中心进行常规消毒，铺无菌洞巾，铺无菌单，抽取 1％盐酸利多卡因 20ml 于各标记点逐层麻醉，每点注射 1.5ml，快速出针，然后用曲安奈德注射液 40mg ＋生理盐水 20ml 组成的消炎镇痛液及 40％浓度臭氧 60ml 对各标记点局部注射，每点约用混合液 2ml 及臭氧 3ml。用一次性 10mm×50mm 型汉章牌针刀对大椎穴、两侧曲垣穴、天宗穴，T_3、$T_{5\sim6}$ 棘突下缘，T_9 双侧夹脊穴，双侧第 10 肋间疼痛区穿刺点各松解约 3 刀。然后用 1％盐酸利多卡因 20ml 对两侧脑空穴逐层麻醉，每点注射 1.5ml，快速出针，后用一次性 10mm×50mm 型汉章牌针刀对两侧脑空穴穿刺点各松解约 3 刀，拔出针刀后用无菌敷料贴敷，术毕，病人无特殊不适，用平车把病人安全送回病房。嘱患者术后去枕平卧 6 小时，卧床休息 3 天，禁止做剧烈运动，并注意腰部及左下肢功能锻炼。

9. 术后首次病程记录　病人李某，女，62 岁，因双侧季肋区疼痛不适 2 年余，加重 3 月余，于今天 14∶35 分在介入室行周围神经嵌压松解术。患者俯卧于介入室治疗床上，常规吸氧及心电监护，充分暴露颈背部，以两侧脑空穴、大椎穴、两侧曲垣穴、天宗穴，T_3、$T_{5\sim6}$ 棘突下缘，T_9 双侧夹脊穴，双侧第 10 肋间疼痛区为标记点。常规消毒铺巾，局部麻醉后用一次性 10mm×50mm 型汉章牌针刀对上述各标记点松解约 3 刀，拔出针刀后用无菌敷料贴敷，术毕，病人无特殊不适，用平车把病人安全送回病房。术中情况已告知患者家属及值班医生，嘱患者术后平卧 6 小时，卧床休息 3 天，禁止做剧烈运动。针口避水 72 小时，以防止感染。给予对症治疗，注意观察生命体征及局部渗血情况。

10. 术后第一天副主任医师查房　患者诉右侧胁肋部疼痛减轻，颈背部穿刺点处疼痛，饮食睡眠可，大小便正常。查体：$T_{7\sim8}$ 棘突下压痛，章门穴处压痛。医师查房后考虑患者为术后正常反应，继续给予针灸理疗治疗，继观。

11. 术后第二天病程记录　患者诉胁肋部疼痛较前减轻，上腹部疼痛感可予忍受，查体大致同前。继续当前治疗方案，继观患者病情变化。

12. 术后第三天病程记录　今日查房，患者胁肋部、上腹部疼痛感略有缓解，诉腰部今日出现疼痛不适，考虑与近日天气变化有关。查体：$L_{3/4}$、$L_{4/5}$ 棘突下、棘旁均有压痛，左侧臀大肌处压痛，今日给予针灸缓解腰部不适，余治疗不变，继观患者病情变化。

13. 术后第六天副主任医师查房　患者胁肋部、腹部疼痛缓解不明显，自诉右侧臀部不适 4 天余，起初未在意，近 2 天来疼痛加重，左髋酸胀感，无发热，无双下肢无力，神志清，精神可，饮食、睡眠可，大小便如常。查体：右侧 L_3 尖端压痛，可向右侧臀部放射，右侧臀中肌压痛。医师考虑患者腹部不适持续不缓解，嘱行全腹 CT 及髋关节 MR 明确诊断，全腹部 CT（平扫）：脂肪肝。请结合临床必要时进一步检查。髋关节MR（平扫）：双侧股骨头 MRI 未见明显异常。股骨头及腹部脏器病变基本排除，考虑患者胁肋部疼痛仍为肋间神经痛，继续目前治疗方案，继续关注病情变化。

14. 术后第九天副主任医师查房记录　今日医师陪同山东省千佛山医院主任医师查房，患者自述腹部不适较前稍减轻，右侧臀部胀痛仍明显，左髋酸胀感，无发热，未诉其他不适。查体：$L_{3/4}$、$L_{4/5}$、L_5/S_1 棘间及椎旁压痛，右侧 L_3 尖端压痛，可向右侧臀部放射，右侧臀中肌压痛，左侧臀大肌处压痛，双侧直腿抬高试验（−），余查体大致同前。医师看过患者，建议行脊髓神经根粘连松解术＋腰椎棘突、双侧髂骨骨减压术以减轻神经受压症状及改善局部循环、代谢。经与患者及家属沟通，定于今日在介入室行微创治疗。

15. 术前小结　患者腰部及右侧臀部胀痛，左髋酸胀 5 天。查体：$L_{3/4}$、$L_{4/5}$、L_5/S_1 棘间及椎旁压痛，右侧 L_3 尖端压痛，可向右侧臀部放射，右侧臀中肌压痛，左侧臀大肌处压痛，双侧直腿抬高试验（－）。

术前诊断：①椎间盘疾患；②高血压病（3 级，极高危）；③冠心病；④膝关节置换术后。

手术指征。腰椎 MR ＋胸椎 MR（平扫）：胸椎退行性改变；腰椎退行性改变；$L_{3/4}$、$L_{4/5}$、L_5/S_1 椎间盘膨出并椎管狭窄。患者入院未做实验室检查，查体报告未见明显异常。

拟施手术名称和方式：脊髓神经根粘连松解术。

拟施麻醉方式：局部麻醉。

注意事项：术前要做好周密测量，术中仔细操作。已与病人家属谈话，讲明手术存在的风险，以及手术后可能发生的并发症，家属表示理解，同意手术并在手术协议书上签字为证。手术定于今日在介入科施行。

16. 手术记录

手术时间：2018 年 10 月 30 日 14：35 ～ 15：15。

术前诊断：①肋间神经痛；②椎间盘疾患；③高血压病（药物治疗中）；④冠心病；⑤膝关节置换术后。

手术名称：脊髓神经根粘连松解术。

麻醉方法：局部麻醉。

手术经过、术中发现的情况及处理：术前已签署知情同意书，患者于介入室俯卧于治疗床上，常规吸氧及心电监护，充分暴露腰部及骶髂部，在 C 形臂引导下确定 $L_{1\sim5}$、S_1 棘突下缘及双侧 L_3 横突、双侧髂腰韧带附着点为标记点。用 0.75％碘伏无菌纱布以标记点为中心进行常规消毒，铺无菌洞巾，铺无菌单，抽取 1％盐酸利多卡因 20ml 于各标记点逐层麻醉，每点注射 1.5ml，快速出针，然后用曲安奈德注射液 40mg ＋生理盐水 20ml 组成的消炎镇痛液及 40％浓度臭氧 60ml 对各标记点局部注射，每点约用混合液 2ml 及臭氧 3ml。用一次性 10mm×50mm 型汉章牌针刀对各标记点松解约 3 刀，然后在 C 形臂引导下确定 L_5/S_1 椎间孔内口，用圆利针缓缓穿刺突破黄韧带，注射消炎镇痛液 2ml 及 35％浓度臭氧 5ml，拔除穿刺针，用骨减压针在 $L_{1\sim5}$、S_1 棘突及髂后上嵴进行骨减压，拔出骨减压针后各穿刺点用无菌敷料贴敷，术毕，病人无特殊不适，用平车把病人安全送回病房。嘱患者术后去枕平卧 6 小时，卧床休息 3 天，禁止做剧烈运动，并注意腰部功能锻炼。

17. 术后首次病程记录　病人李某，女，62 岁，因"腰部及右侧臀部胀痛，左髋酸胀 5 天"，于今日 14：35 分在介入室行脊髓神经根粘连松解术。患者俯卧于治疗床上，常规吸氧及心电监护，充分暴露颈背部，在 C 形臂引导下确定 $L_{1\sim5}$、S_1 棘突下缘及双侧 L_3 横突、双侧髂腰韧带附着点为标记点。常规消毒铺巾，局部麻醉后用曲安奈德注射液 40mg ＋生理盐水 20ml 组成的消炎镇痛液及 40％浓度臭氧 60ml 对各标记点局部注射，每点约用混合液 2ml 及臭氧 3ml。用一次性 10mm×50mm 型汉章牌针刀对各标记点松解约 3 刀。然后在 C 形臂引导下确定 L_5/S_1 椎间孔内口，用圆利针缓缓穿刺突破黄韧带，注射消炎镇痛液 2ml 及 35％浓度臭氧 5ml，拔除穿刺针，用骨减压针在 $L_{1\sim5}$、S_1 棘突及髂后上嵴进行骨减压，拔出骨减压针后各穿刺点用无菌敷料贴敷，术毕，病人无特殊不适，用平车把病人安全送回病房。术中情况已告知患者家属及值班医生，嘱患者术后平卧 6 小时，卧床休息 3 天，禁止做剧烈运动，给予抗生素静脉滴注 2～3 天，以防感染，注意观察生命体征及局部渗血情况。

18．术后第一天副主任医师查房　患者自述腰部及双侧臀部疼痛明显减轻，局部轻微渗血，无发热，未诉其他不适。术后第一天暂不查体。给予青霉素 480 万 U 以预防感染，继续观察局部渗血情况及病情变化。

19．术后第二天病程记录　患者述腹部无明显胀痛不适，右臀部仍觉酸胀，疼痛较前明显减轻，局部无发热，无明显渗血，饮食、睡眠可，大小便如常。查体：右侧臀中肌轻度压痛，无放射痛，双侧"4"字试验、直腿抬高试验（-），余（-）。今日继续给予针灸治疗，余治疗计划继前不变，注意观察病情变化。

20．术后第三天病程记录　今日查房，患者病情稳定，双侧胁肋部疼痛较前明显减轻，无发热，手术敷料拆除，局部无渗出及肿痛，一般情况可，查体大致同前。患者对手术效果满意，嘱患者以卧床休息为主，嘱停抗生素治疗，继续行针刺、理疗治疗，继续关注病情变化。

21．术后第四天副主任医师查房　患者诉双侧胁肋部疼痛较前有所反复，疼痛程度较治疗前有所减轻，腰部及右侧臀部仍酸痛不适，夜间睡眠较差。查体：$L_{4/5}$ 棘间及椎旁压痛，余查体基本同前。考虑胁肋部疼痛仍由上位腰椎支配，今日针灸增加上位腰椎夹脊穴，余治疗计划继前不变，注意观察病情变化。

22．术后第七天副主任医师查房　患者仍感双侧胁肋部疼痛，疼痛程度较入院时减轻，腰痛伴右侧臀部坠胀感如前，查体大致同前，医师考虑患者病情顽固，可再次行手术治疗，患者表示同意，做好术前准备。

23．术前小结

简要病情：患者因双侧季肋区疼痛不适 2 年余，加重 3 月余住院治疗。查体，T：37.5℃，P：88 次 / 分，R：22 次 / 分，BP：160/100mmHg。百会穴、四神聪穴、脑户穴、T_5、T_8、T_9、T_{10}、T_{11}、T_{12} 棘突下缘压痛，双侧第 9、10 肋间疼痛区压痛，向腹部放射，双侧直腿抬高试验（+），"4"字试验（-），腱反射正常，四肢肌力、肌张力大致正常，浅表感觉未见异常。

术前诊断：①肋间神经痛原因待查；②椎间盘疾患；③高血压病（3 级，极高危）；④冠心病；⑤膝关节置换术。

手术指征。腰椎 MR ＋胸椎 MR（平扫）：胸椎退行性改变；腰椎退行性改变；$L_{3/4}$、$L_{4/5}$、L_5/S_1 椎间盘膨出并椎管狭窄。患者入院未做实验室检查，查体报告未见明显异常。

拟施手术名称和方式：脊髓神经根粘连松解术。

拟施麻醉方式：局部麻醉。

注意事项：术前要做好周密测量，术中仔细操作。已与病人家属谈话，讲明手术存在的风险，以及手术后可能发生的并发症，家属表示理解，同意手术并在手术协议书上签字为证。手术定于今日在介入科施行。

24．手术记录

手术时间：2018 年 11 月 6 日 15：30 ～ 16：30。

术前诊断：①肋间神经痛原因（待查）；②椎间盘疾患；③高血压病（3 级，极高危）；④冠心病；⑤膝关节置换术。

手术名称：脊髓神经根粘连松解术。

麻醉方法：局部麻醉。

手术经过、术中发现的情况及处理：术前已签署知情同意书，患者于介入室俯卧于治疗床上，常规吸氧及心电监护，充分暴露头部和颈背部，以百会穴、四神聪穴、脑户穴，T_5、T_8、T_9、T_{10}、T_{11}、T_{12} 棘突下缘，双侧第9、10肋间疼痛区为标记点。用 0.75％碘伏无菌纱布以头颈背部标记点为中心进行常规消毒，铺无菌洞巾，铺无菌单，抽取 1％盐酸利多卡因 20ml 于各标记点逐层麻醉，每点注射 1.5ml，快速出针，然后用曲安奈德注射液 40mg ＋生理盐水 20ml 组成的消炎镇痛液及 40％浓度臭氧 60ml 对各标记点局部注射，每点约用混合液 2ml 及臭氧 3ml。用一次性 10mm×50mm 型汉章牌针刀对 T_5、T_8、T_9、T_{10}、T_{11}、T_{12} 棘突下缘，双侧第9、10肋间疼痛区穿刺点各松解约 3 刀，然后用 1％盐酸利多卡因 20ml 对脑户穴、百会穴、四神聪穴逐层麻醉，每点注射 1.5ml，快速出针，后用一次性 10mm×50mm 型汉章牌针刀对脑户穴穿刺点各松解约 3 刀，百会透四神聪皮下松解，拔出针刀后用骨减压针对以上各标记点行骨减压术，拔出骨减压针后用无菌敷料贴敷，术毕，病人无特殊不适，用平车把病人安全送回病房。嘱患者术后去枕平卧 6 小时，卧床休息 3 天，禁止做剧烈运动，并注意颈背部功能锻炼。

25．术后首次病程记录　患者李某，女，62 岁，因双侧季肋区疼痛不适 2 年余，加重 3 月余，于今天 15：30 分在介入室行脊髓神经根粘连松解术。患者俯卧于介入室治疗床上，常规吸氧及心电监护，充分暴露头部和项背部，以百会穴、四神聪穴、脑户穴，T_5、T_8、T_9、T_{10}、T_{11}、T_{12} 棘突下缘，双侧第9、10肋间疼痛区为标记点。常规消毒铺巾，局部麻醉后用一次性 10mm×50mm 型汉章牌针刀对上述各标记点松解约 3 刀，拔出针刀后用骨减压针对以上各标记点行骨减压术，拔出骨减压针后用无菌敷料贴敷，术毕，病人无特殊不适，用平车把病人安全送回病房。术中情况已告知患者家属及值班医生，嘱患者术后平卧 6 小时，卧床休息 3 天，禁止做剧烈运动。给予抗生素静脉滴注 2～3 天，以防感染，注意观察生命体征及局部渗血情况。

26. 术后第一天副主任医师查房　患者自述头部和项背部疼痛较前有所减轻，局部轻微渗血，无发热，患者有膝关节置换史，现双膝关节内侧疼痛，负重活动后明显，术后第一天暂不查体。给予青霉素 480 万 U 以预防感染，并给予硫酸氨基葡萄糖胶囊以营养骨关节治疗，继续观察局部渗血情况及病情变化。

27. 术后第二天病程记录　患者病情平稳，腰臀部及胁肋部疼痛较前减轻，穿刺点未见明显渗出，无发热，无其他明显自觉症状，一般情况良好，查体大致同前，嘱患者注意休息，继续目前治疗方案，继续关注病情变化。

28. 术后第二天副主任医师查房　患者诉胁肋部及腰臀部疼痛较入院时好转，腹部坠胀感减轻，无发热，饮食、睡眠可，大小便如常。医师查房示：患者病史较长，多方就医未明确诊断，目前患者胁肋部及腰臀部坠胀、疼痛由脊柱病引起，治疗上是以骨减压及周围神经嵌压松解为主，配合针灸、理疗，当前效果可，可予今日出院。常规带药及出院指导：①按时用药，硝苯地平缓释片 20mg，口服，2 次 / 天；硫酸氨基葡萄糖胶囊 628mg，口服，3 次 / 天；②注意休息及合理锻炼，增加血液循环，避免劳累；③半月后复诊，不适随诊。

九、出院情况

患者住院治疗 32 天后病情好转出院。

出院诊断：①肋间神经痛；②椎间盘疾患；③高血压病（药物治疗中）；④冠心病；⑤膝关节置换术后。

十、讨论

肋间神经痛是指胸神经根或肋间神经由于不同原因的损害而发生的一种胸部肋间呈带状区疼痛的综合征。多为单侧受累，也可以双侧同时受累。咳嗽、深呼吸或打喷嚏往往使疼痛加重。查体可有胸椎棘突、棘突间或椎旁压痛和叩痛，少数患者沿肋间有压痛，受累神经支配区可有感觉异常。其疼痛性质多为刺痛或灼痛，有肋间神经放射的特点，带状疱疹可见局部病变。

常见的病因：胸椎椎间盘退变行突出、关节囊和韧带增厚和骨化常导致神经通道狭窄变形，可引起肋间神经炎症，产生疼痛。同样累及肋间神经的病变还有胸椎结核、胸椎骨折或脱位、脊椎或脊髓肿瘤、强直性脊柱炎以及肋骨、纵隔、胸膜病变。带状疱疹性肋间神经痛常疼痛剧烈。

本例患者老年女性，主诉"双侧季肋区疼痛不适 2 年余，加重 3 月余"入院。依据症状、体征、辅助检查，考虑神经卡压性肋间神经痛，由胸椎及椎旁组织卡压、刺激神经，导致神经水肿变性，而引起受支配区域疼痛不适症状。完善胸椎、腰椎 MRI 检查，查体：脊柱无畸形，生理曲度可，$L_{3/4}$、$L_{4/5}$、L_5/S_1 棘突、棘旁压痛，向腹部放射，双侧直腿抬高试验（+），余实验无异常。现患者双侧季肋区疼痛，可放射至小腹，疼痛影响睡眠，无腹胀，无恶心、呕吐，自发病以来体重增加约 5kg。行胃镜、肠镜检查，未见明显异常，服用中药等药物治疗，效果不明显，近 3 个月来上述症状进行性加重。经中医针灸、TDP 治疗疏经通络止痛，并先后于 2018 年 10 月 23 日、2018 年 10 月 30 日、2018 年 11 月 6 日在局部麻醉下行周围神经嵌压松解术、脊髓神经根嵌压松解术、脊髓神经根粘连松解术 3 次针刀松解术。术后给予预防感染治疗，患者症状较前减轻，取得显著效果。

病例 **23** 针刀皮内松解治疗带状疱疹急性期疼痛

一、一般资料

患者刘某，男，55 岁，右侧胸背部疼痛 1 天。

主诉：右侧胸背部疼痛 1 天。

现病史：患者 1 天余前无明显诱因突然发现右侧胸背部红斑，其上可见簇集的水疱，境界清楚，伴疼痛，为阵发性灼痛，影响夜间睡眠，患处疼痛缓解不明显，不伴发热、寒战，无肌肉酸痛、关节痛，无头晕、意识不清，无恶心、呕吐，无咳嗽、咳痰，无胸闷、心悸等其他特殊不适。患者为行进一步诊治，今日门诊以带状疱疹收住院。

患者自发病以来神志清，精神可，饮食可，夜间睡眠可，小便正常，无恶心、呕吐，无腹痛、腹胀，体重无明显改变。

既往史：高血压病病史 5 年，自服络活喜控制；血糖升高史 4 年，自服二甲双胍片，控制良好。否认冠心病等其他慢性病史。否认乙肝、结核等传染病史及其密切接触史。2007 年于本院行白内障、青光眼手术（具体不详），无重大外伤及其他手术史，无输血史。否认药物、食物过敏史。预防接种史不详。

个人史：生于原籍，1985 年因上学迁居济南，久居至今，无其他外地久居史。否认疫区长期居住史，生活规律，无烟、酒等不良嗜好，无毒物、粉尘及放射性物质接触史，无冶游史，无重大精神创伤史。

婚育史：28 岁结婚，育有 1 子，配偶及儿子均体健。

家族史：父母均已逝，否认家族性遗传病及传染病病史。

二、体格检查

T：36.6℃，P：78 次 / 分，R：16 次 / 分，BP：159/83mmHg。

患者中年男性，发育正常，营养中等，神志清楚，自主体位，检查合作。全身皮肤无黄染、无瘀点、无出血点。全身浅表淋巴结未触及肿大。头颅发育正常，毛发分布均匀，眼睑无水肿，结膜无充血，巩膜无黄染，双侧瞳孔等大等圆，对光反射及调节反射存在，耳、鼻无异常，口唇无发绀，咽部无充血，扁桃体无肿大。颈软，无抵抗，颈静脉无怒张，气管居中，甲状腺无肿大。胸廓对称无畸形，双肺呼吸音清晰，未闻及干、湿性啰音。心前区无隆起及凹陷，心界无扩大，心率 78 次 / 分，节律规则，各瓣膜听诊区无闻及病理性杂音。腹部平坦，腹软，无压痛、反跳痛。肝、脾肋下未触及，Murphy's 征阴性，肝、肾区无叩痛，肠鸣音无亢进，移动性浊音阴性。脊柱无畸形，四肢无畸形，双下肢无水肿。双下肢足背动脉搏动正常。肱二头肌反射正常，膝腱反射正常，腹壁反射正常。巴氏征阴性，布氏征阴性。

　　专科情况：双侧胸廓外形正常，右侧胸胁部自 $T_{4\sim7}$ 水平，前至前正中线，后至后正中线，呈带状痛敏区，区域内有散在色素沉着，局部触痛，皮肤无皮损、无糜烂、无渗出，局部皮肤感觉敏感，余未见明显异常。

三、辅助检查
无。

四、入院诊断
中医诊断：蛇串疮（湿热蕴结）。
西医诊断：①带状疱疹；②高血压病（3 级很高危）；③糖尿病 2 型。

五、诊断依据
　　中医辨病辨证依据：患者右侧胸胁背部疼痛 1 天。饮食睡眠差，小便可，便秘，舌淡，苔薄白，脉涩。综观脉症，四诊合参，该病属于祖国医学的"蛇串疮"范畴，证属湿热蕴结。患者中年男性，素体气虚，常有自汗、乏力、少气等症，带状疱疹后湿热渐弱，邪去毒留，气血亏虚，经脉运行不畅，络脉阻滞，营卫不和，血行不畅，不通则痛，舌脉也为气虚血瘀之象。总之，本病病位在面部，病属标实，考虑病程迁延日久，病情复杂，预后一般。

　　西医诊断依据：①右侧胸胁背部疼痛 1 天；②既往心肌梗死 7 年余，曾行心脏支架手术，口服阿司匹林肠溶片、硝酸异山梨酯、阿托伐他汀钙片。高血压病 10 年余，口服洛活喜；③一般情况：同上。专科检查：同上。

六、鉴别诊断
　　1. 单纯疱疹　是由单纯疱疹病毒感染所致的疱疹性皮肤病，常发生于年轻女性，急性单纯疱疹伴有轻微的症状，皮损部位较少，皮肤播散局限，不易发生疱疹后遗痛，本患者中老年男性，疼痛症状严重，带状疱疹急性期皮损部位较大，皮损愈后有带状疱疹后神经痛，故可排除单纯疱疹。

　　2. 接触性皮炎　是由于皮肤黏膜接触刺激物或致敏物后，在接触部位发生的急性或慢性皮炎，皮疹为境界清楚的红斑、丘疹或水疱，自觉瘙痒、烧灼感或胀痛感，去除病因，经适当处理后皮疹很快消退。本患者发病前无可疑致敏物接触史，皮疹沿神经节段呈单侧分布，伴有神经痛症状，发病情况及皮疹特点符合带状疱疹、后遗神经痛，可与之鉴别。

七、诊疗计划

1．中医科Ⅱ级护理。

2．完善三大常规、胸片、心电图、肝功能、肾功能、凝血常规等各项辅助检查。

3．给予胞磷胆碱钠、甲钴胺营养神经，普瑞巴林胶囊抑制神经痛，刺络放血加拔罐，中药龙胆泻肝汤颗粒冲剂口服。

4．必要时，针刀皮内松解治疗。

八、治疗经过

1．入院第二天副主任医师查房记录　患者自述患处皮肤疼痛及痛觉过敏较前略减轻，夜间睡眠改善，无发热，未诉其他特殊不适。查体同专科情况。医师分析病情：①根据患者发病情况、病情进展及目前皮疹特点，带状疱疹诊断明确，需与单纯疱疹及接触性皮炎进行鉴别。单纯疱疹是由单纯疱疹病毒感染所致的疱疹性皮肤病，常表现为好发在皮肤黏膜交界处的红斑基础上的群集性小水疱，易破溃成浅糜烂，自觉灼热或刺痒感，疼痛较轻，面积小，易复发。本患者皮疹沿神经节段呈单侧分布，伴有疼痛症状，发病情况及皮疹特点符合带状疱疹，可与之鉴别。接触性皮炎是由于皮肤、黏膜接触刺激物或致敏物后，在接触部位发生的急性或慢性皮炎，皮疹为境界清楚的红斑、丘疹或水疱，自觉瘙痒、烧灼感或胀痛感，经适当处理后皮疹很快消退。本患者发病前无可疑致敏物接触史，皮疹沿神经节段呈单侧分布，伴有神经痛症状，发病情况及皮疹特点符合带状疱疹，可与之鉴别；②治疗方面：应用抗病毒、营养神经及免疫调节药物治疗为主，给予糖皮质激素以减轻神经炎症水肿，同时给予物理治疗；③完善相关检查，排除其他内脏疾病，余治疗不变，继观。

2．入院第三天主治医生查房记录　今日查房，患者诉仍感局部疼痛，不影响夜间睡眠。小便可，大便干。查体：同前。医师查房分析：带状疱疹急性期疼痛是困扰中、老年患者的顽固性疼痛之一，目前其发病机制一般认为是正常神经冲动传入神经的改变，与粗神经纤维的中枢抑制作用丧失后，二级感觉神经元兴奋增高呈癫痫样放电相关。治疗该病较好的方法有药物或者选择神经阻滞、手术等方法。目前给予局部阻滞、抗病毒、抗感染、止痛等治疗，继观。

3．入院第六天副主任医师查房记录　今日查房：患者自诉右胁部疼痛不适稍减轻，饮食睡眠可，二便调。专科查体：双侧胸廓外形正常，右侧胸胁部自胸$_{4\sim7}$水平，前至前正中线，后至后正中线，呈带状痛敏区，区域内有散在色素沉着，局部触痛，皮肤无皮损、无糜烂、无渗出，局部皮肤感觉敏感，余未见明显异常。医师查房后分析：带状疱疹后遗神经痛是困扰中、老年患者的顽固性疼痛之一，目前其发病机制一般认为是正常神经冲动传入神经的改变，与粗神经纤维的中枢抑制作用丧失后，二级感觉神经元兴奋增高呈癫痫样放电相关。目前应用抗病毒、营养神经及免疫调节药物治疗为主，效果可，治疗暂不改变，继观。

4. 入院第九天主治医师查房记录　今日查房，患者诉局部疼痛较前减轻，饮食可，二便调，睡眠可。医师查房分析，带状疱疹神经痛属神经病理性疼痛，发病机制复杂，其水痘 - 带状疱疹病毒不仅侵犯神经节，也同时侵犯外周神经和发病部位感受器后引起疼痛，目前治疗以药物治疗加局部阻滞为主，综合治疗后效果可，今日局部加用利多卡因胶浆加强疗效，甲强龙疗程足够已停用。明日加用醋酸泼尼松片、曲马多缓释片加强疗效，余治疗暂不改变，密切观察病情变化，及时对症治疗。

5. 入院第十二天主治医师查房记录　今日查房：患者诉右胁部疼痛程度明显减轻，饮食睡眠可，二便调。查体同前。医师查房后分析：患者局部疼痛明显减轻，带状疱疹病毒明显受到抑制，继续抗病毒、抗感染、降低痛觉敏感等治疗，降低神经的敏感性，减少神经受损程度，治疗暂不改变，继观。

6. 入院第十四天手术记录

手术完成时间：2020 年 10 月 18 日 10：40。

在门诊治疗室，由医师行复杂性针刀松解＋臭氧注射术，术前签署知情同意书。患者仰卧位于治疗床上，充分暴露右侧胁肋部，自前正中线第 5 肋至第 7 肋向右至腋前线画 6 条平行线，与腋前线平行，间距为 1cm 做 10 条纵线，以上述线的交点为标记点，共 41 格，用 0.75％碘伏无菌棉球以标记点为中心进行常规消毒，铺无菌洞巾。用无痛泵在腋中线之前的上述标记点局部麻醉后，抽取 1％利多卡因 2ml ＋维生素 B_6 200mg ＋维生素 B_{12} 1mg ＋曲安奈德注射液 40mg ＋醋酸泼尼松龙注射液 125mg ＋ 0.9％氯化钠适量，组成消炎镇痛液，皮下注射各 2ml，每点注射 45％臭氧 2 ～ 3ml，双手持Ⅰ型 4 号针刀，皮下浅筋膜层松解后，进针刀至深筋膜层行针刀减压，然后出针刀，逐一施术，针刀操作完毕。针孔无出血渗液后，用无菌纱布贴敷（病例 23 图 1 至病例 23 图 9）。结果：治疗期间患者未出现心慌、头晕、恶心、呕吐等症状，术后生命体征均正常，密切观察病情变化，及时对症处理。术后注意事项：嘱患者针口 72 小时内避免接触水，以防止针口局部感染。

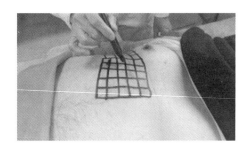

病例 23 图 1   确定施术范围，画格

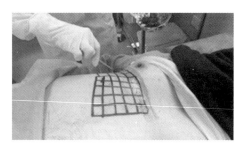

病例 23 图 2   常规消毒

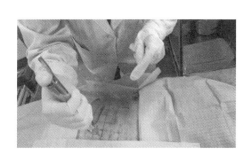

病例 23 图 3   麻醉枪表皮麻醉

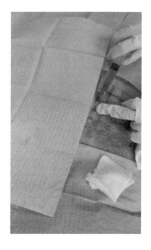

病例 23 图 4   局部浸润麻醉

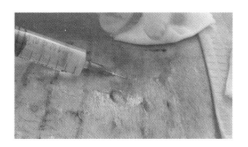

病例 23 图 5   消炎镇痛液注入

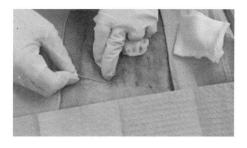

病例 23 图 6   针刀治疗

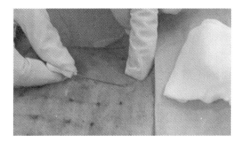

病例 23 图 7   针刀治疗

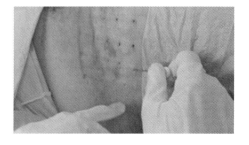

病例 23 图 8   针刀治疗

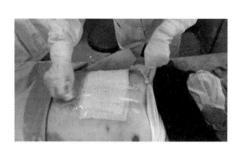

病例 23 图 9　术毕，无菌敷料覆盖

7．入院第十五天日常病程记录　患者术后第一天，诉右胁部疼痛较前减轻，一般情况可，饮食睡眠可。术后第一天不查体，可见术后刀口瘢痕，其他状况好，无不适，继观。

8．入院第十八天副主任医师查房记录　今日查房，患者诉右胁部疼痛部不明显，大小便未见明显异常，饮食可，睡眠可。查体：双侧胸廓外形正常，右侧胸胁部自 $T_{4\sim7}$ 水平，前至前正中线，后至后正中线，呈带状痛敏区，术后刀口愈合好，疼痛已不明显，余未见明显异常。患者对治疗效果满意，主动要求明日出院。医师查房后分析，鉴于患者病情明显好转，同意其明日出院，出院后继续目前的曲马多口服，勿受凉，勿劳累，2 周后复诊，不适随诊。

九、出院情况

患者诉右胁部疼痛部不明显，大小便未见明显异常，饮食可，睡眠可。查体：双侧胸廓外形正常，右侧胸胁部自 $T_{4\sim7}$ 水平，前至前正中线，后至后正中线，呈带状痛敏区，区域内有散在色素沉着，局部触痛，皮肤无皮损、无糜烂、无渗出，局部皮肤感觉敏感，余未见明显异常。

出院诊断：中医诊断蛇串疮（湿热蕴结）。

西医诊断：①带状疱疹；②高血压病（3 级很高危）；③糖尿病 2 型。

出院医嘱：①嘱患者出院后注意饮食休息，避免受凉；②半月后复查，不适随诊。

十、讨论

带状疱疹中医称之为"缠腰火龙""缠腰火丹"，俗称"蜘蛛疮""蛇丹"。认为本病由于情志内伤，肝气郁结，久而化火，肝经火毒蕴积，夹风邪上窜头面而发；或夹湿邪下注发于阴部及下肢；火毒炽盛者多发于躯干。疼痛原因是毒邪化火，与肝火、湿热搏结，阻于经络，气血不通，不通则痛；或者说肝火脾湿郁于内，毒邪乘之诱于外，气血瘀阻为其果。毒火稽留血分，发为红斑，湿热困于肝脾，遂起水疱，气血阻于经络，则现疼痛。年老体弱者，常因血虚肝旺，湿热毒蕴，致气血凝滞，经络阻塞不通，以致疼痛剧烈，病程迁延。本病初期以湿热火毒为主，后期是正虚血瘀夹湿为患。

皮肤病理学显示：病变区皮肤表皮层、真皮层、皮下组织及浅筋膜在急性病变愈合后遗留广泛的不规则纤维结缔组织粘连、瘢痕、挛缩、皮肤感受器及其附属结构排列紊乱，棘皮细胞坏死，玻璃样变，导致局部营养性微细血管管腔狭窄或闭锁，引起局部微循环不同程度障碍，血液供应不足或已没有任何血液供应，乏氧代谢增多，末梢神经感受器不同程度受损，疼痛皮区缺血、缺氧、酸性代谢产物聚集，局部氢离子浓度升高，刺激本已受损的神经末梢，引起局部剧烈疼痛。

针刀治疗带状疱疹后遗神经，可以更好地疏通电生理通道。在局部阿是穴进行松解，实际上是打开了病变局部与外界交流的良好渠道，这正是这些缺血、缺氧、挛缩组织所需要的。经过修复过程、凝血过程、免疫应答、细胞增生分化、内皮细胞嵌入形成微小血管，进一步彼此沟通相连形成贯通的毛细血管网，瘢痕组织重新出现了血液循环，由少到多，当组织修复到一定程度以后，粘连、瘢痕、挛缩的组织便被全新的、比较正常或完全正常的组织替代，这样可以达到一个长期疗效。

本患中年男性，因劳累、平素繁忙，加之思虑过多，心血暗耗，起初发觉右侧胁肋部不适，一天后疱疹出现，便入院治疗。患者皮疹沿神经节段呈单侧分布，伴有神经痛症状，发病情况及皮疹特点符合带状疱疹诊断。患者发现较早，就医较为及时，开始应用刺络放血拔罐，加中药龙胆泻肝汤，配合足量口服、静脉注射药物施用，能较好地控制疱疹病毒，避免其进一步发为后遗神经痛。住院期间患者仍感到疱疹区域有疼痛不适，综合考虑给予一次针刀皮内松解治疗。针刀直接针对皮下、浅筋膜的纤维结缔组织粘连、挛缩、瘢痕进行微创切割、疏通，横向切开纤维间隔，使之局部血液循环改善，血流通畅，恢复局部受损的神经末梢的微循环，从而缓解带状疱疹后遗痛。本患者经一次治疗效果明显，对治疗较为满意。

病例24 针刀治疗颈肩及上肢部带状疱疹后神经痛

一、一般情况

患者张某，男，69岁，右上肢疼痛2个月。

主诉：右上肢疼痛2个月。

现病史：患者2个月前务农劳累后出现右上肢疼痛，当时右颈肩部（$C_8 \sim T_1$ 段）区域跳痛，未引起重视，1周后右上肢内侧见 6～7 个分散点区跳痛，前往当地医院诊治，给予口服和外涂膏药1周，具体用药不详，跳痛好转，右手上肢内侧跳痛区域遗留色素沉着和敏痛，继服中药14剂，无明显好转。遂就诊于当地皮肤病医院诊治，口服加外涂药物治疗（具体不详），效果不显。右上肢内侧剧烈疼痛逐渐加重，夜间明显，伴右手背肿胀麻木，伴右手腕及各手指活动无力感，今为求进一步系统治疗，来我院就诊，门诊以带状疱疹后遗神经痛收入院。

患者自发病以来，饮食睡眠可，二便正常，体重未见明显变化。

既往史：既往17年前曾因"前列腺增生"在当地医院行微创手术治疗（具体不详），现恢复可；否认高血压病、糖尿病、冠心病等病史；否认肝炎、结核、伤寒等传染病病史；无重大外伤及输血史；未发现药物及食物过敏史。预防接种史随当地。

个人史：生于原籍，无外地久居史；无疫区、疫水接触史；无吸烟饮酒等其他不良嗜好。

婚育史：适龄婚育，育有1子1女，均体健。

家族史：否认家族传染病及遗传病史。

二、体格检查

T：36.3℃，P：72次/分，R：18次/分，BP：165/72mmHg。

患者老年男性，发育正常，营养中等，神志清楚，自主体位，检查合作。全身皮肤无黄染、无瘀点、无出血点。全身浅表淋巴结未触及肿大。头颅发育正常，毛发分布均匀，眼睑无水肿，结膜无充血，巩膜无黄染，双侧瞳孔等大等圆，对光反射及调节反射存在，耳、鼻无异常，口唇无发绀，咽部无充血，扁桃体无肿大。颈软，无抵抗，颈静脉无怒张，气管居中，甲状腺无肿大。胸廓对称无畸形，双侧乳房对称。双肺呼吸音清晰，未闻及干、湿性啰音。心前区无隆起及凹陷，心界无扩大，心率72次/分，节律规整，各瓣膜听诊区无闻及病理性杂音。腹部平坦、腹软，无压痛、反跳痛。肝、脾肋下未触及，Murphy's 征阴性，肝、肾区无叩痛，肠鸣音无亢进，移动性浊音阴性。脊柱无畸形，四肢无畸形，双下肢无水肿。双下肢足背动脉搏动正常。肱二头肌反射正常，膝腱反射正常，腹壁反射正常。巴氏征阴性，布氏征阴性。

专科查体：双侧胸廓外形正常，沿右侧颈肩部自 $C_8 \sim T_1$ 水平，至右侧正中、尺神经走向区域有痛敏区，区域内有散在色素沉着（6～7 个），局部触痛，皮肤无皮损、无糜烂、无渗出，局部皮肤感觉敏感，右手指及腕部肿胀压痛明显，右腕部及手指屈肌群肌力 4 级，病理反射未引出，余未见明显异常。

三、辅助检查

无。

四、入院诊断

中医诊断：蛇串疮（湿热蕴结）。

西医诊断：带状疱疹后遗神经痛。

五、诊断依据

中医辨病辨证依据：患者右上肢疼痛 2 个月。饮食睡眠可，大小便如常。舌质暗红，苔白，脉沉。综观脉症，四诊合参，该病属于祖国医学的"蛇串疮"范畴，证属湿热蕴结。患者老年男性，素体虚弱，既往史中无慢性病史外邪易侵，又复感火热时毒，瘀于经络，不通则痛。舌脉也为湿热蕴结之象。总之，本病病位在右上肢，病属标实，考虑病程迁延日久，病情复杂，预后一般。

西医诊断依据：①右上肢疼痛 2 个月；②既往 17 年前曾因前列腺增生，在当地医院行微创手术治疗（具体不详），现恢复可。否认高血压病、糖尿病、冠心病等病史，否认肝炎、结核、伤寒等传染病病史，无重大外伤及输血史，未发现药物及食物过敏史，预防接种史随当地；③专科查体：双侧胸廓外形正常，沿右侧颈肩部自 $C_8 \sim T_1$ 水平，至右侧正中、尺神经走向区域有痛敏区，区域内有散在色素沉着（6～7 个），局部触痛，皮肤无皮损、无糜烂、无渗出，局部皮肤感觉敏感，右手指及腕部肿胀压痛明显，右腕部及手指屈肌群肌力 4 级，病理反射未引出，余未见明显异常。

六、鉴别诊断

1. 单纯疱疹　是由单纯疱疹病毒感染所致的疱疹性皮肤病，常表现为好发在皮肤黏膜交界处的红斑基础上的群集性小水疱，易破溃成浅糜烂，自觉灼热或刺痒感，疼痛较轻，面积小，易复发。本患者皮疹沿神经节段呈单侧分布，伴有神经痛症状，发病情况及皮疹特点符合带状疱疹，可与之鉴别。

2. 接触性皮炎　是由于皮肤黏膜接触刺激物或致敏物后，在接触部位发生的急性或慢性皮炎，皮疹为境界清楚的红斑、丘疹或水疱，自觉瘙痒、烧灼感或胀痛感，去除病因，经适当处理后皮疹很快消退。本患者发病前无可疑致敏物接触史，皮疹沿神经节段呈单侧分布，伴有神经痛症状，发病情况及皮疹特点符合带状疱疹，可与之鉴别。

七、诊疗计划

1. 中医科Ⅱ级护理。

2. 嘱患者注意休息，卫生、保暖，避免摩擦、压迫患处。

3. 完善入院五项、血常规、尿常规、心电图、肝功能、肾功能、胸片、C反应蛋白、血沉等各项化验检查进一步明确诊断。

4. 应用抗病毒、营养神经药物，及普瑞巴林控制神经病理性疼痛、利多卡因胶浆止痛对症治疗。

5. 排除手术禁忌证后，择日拟行针刀臭氧为主的治疗或CT引导下感觉根射频温控热凝术治疗。

八、治疗经过

1. 入院第二天主治医师查房记录　今日查房：患者自诉右上肢疼痛不适无减轻，饮食睡眠可，二便调。查体：同前。辅助检查暂缺。医师查房后分析，综合患者症状、体征和辅助检查，患者目前诊断为：中医诊断为蛇串疮（湿热蕴结），西医诊断为带状疱疹后神经痛。患者目前无手术禁忌证，定于今日行第一次右侧颈背部及上肢针刀松解＋普通臭氧注射术＋周围神经嵌压松解术，术前与患者充分沟通，签署知情同意书，余治疗暂不改变，继观。

2. 入院第二天术前讨论

手术指征：患者右上肢疼痛、右手背腕部肿胀活动无力严重影响日常生活。

拟施手术名称和方式：非血管DSA引导下复杂性针刀松解术＋普通臭氧注射术＋周围神经卡压松解术＋局部浸润麻醉（病例24图1）。

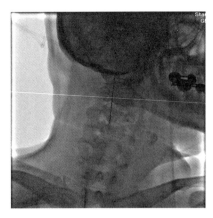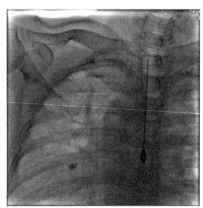

病例 24 图 1　针刀治疗

拟施麻醉方式：局部麻醉＋心电监护。

术中术后可能出现的风险及应对措施：麻醉意外，术后可能并发感染。术中风险在于该病人疼痛耐受情况，已与患者及其家属交代并签署知情同意书，术前应积极准备，与患者充分沟通；术中要密切观察患者生命体征，防止意外的产生；围术期内注意监测生命体征，术后密切观察病情变化，术后注意伤口清洁干燥，及时换药，预防感染。

特殊的术前准备内容：术前和患者及家属积极沟通病情及治疗方案，签署知情同意书。

注意事项：介入治疗的难点是充分松解，已将术中及术后可能出现的危险和并发症向病人及家属讲明，其表示理解，同意介入治疗，并在协议书上签字。

手术者术前查看患者情况：医师术前查看患者，已将患者病情及介入的必要性、成功率以及可能的并发症等向患者及家属进一步讲解，患者及家属表示理解并同意。

3. 术后首次病程记录

手术完成时间：2020 年 8 月 6 日 19：30。

在介入治疗室，由医师行周围神经嵌压松解术＋复杂性针刀松解＋臭氧注射术，术前签署知情同意书。患者俯卧位于治疗床上，充分暴露右颈肩背部。以脑户穴、大椎穴、双侧脑空穴、双侧曲垣穴、双侧天宗穴、夺命穴及神道穴、瘢痕区痛点 2～3 个等为标记点，用 0.75％碘伏无菌棉球以标记点为中心进行常规消毒，铺无菌洞巾。抽取 1％利多卡因 5ml 并于上述标记点局部麻醉，后抽取 1％利多卡因 2ml ＋维生素 B_6 200mg ＋维生素 B_{12} 1mg ＋曲安奈德注射液 40mg ＋ 0.9％氯化钠适量，组成消炎镇痛液，每处注射 3～5ml，每点注射 45％臭氧 2～3ml。再持 I 型 3 号针刀，刀口线与人体纵轴平行，刀体垂直于皮肤，分别在上述标记点快速进针，行针刀松解后，快速出针，瘢痕区皮下浅筋膜层松解后，进针刀至深筋膜层行针刀减压，然后出针刀，迅速用无菌棉球按压针孔 2 分钟，针刀松解术操作完毕。针孔无出血渗液后，用一次性敷贴贴敷。

结果：治疗期间患者未出现心慌、头晕、恶心、呕吐等不适。生命体征均正常。

术后注意事项：术后嘱患者针口 72 小时内避免接触水，以防止针口局部感染。

4. 术后第一天主任医师查房记录　今日查房，患者诉右上肢疼痛较昨日减轻，右手背、腕部肿胀明显减轻，但仍存在疼痛，大小便未见明显异常，饮食可，睡眠可。术后第一天暂不查体。医师查房分析，患者昨日行 C 形臂引导下周围神经嵌压松解术＋复杂性针刀松解＋臭氧注射术，针刀局部微创松解术，术后疼痛较前缓解，但仍存在疼痛，可以从夹脊穴、局部痛点肌内注射营养神经药物以缓解疼痛，嘱继续改善微循环、抑制神经痛等治疗，密切观察病人病情变化，及时对症治疗。

5. 术后第二天主任医师查房记录　今日查房，患者诉右上肢内侧局部瘢痕区疼痛仍明显，右手背、腕部肿胀明显改善，大小便未见明显异常，饮食可，睡眠可。查体同前。患者已行 C 形臂引导下周围神经嵌压松解术＋复杂性针刀松解＋臭氧注射术，术后疼痛较前缓解，但仍存在疼痛，可以从夹脊穴、局部瘢痕区肌内注射营养神经药物以缓解疼痛，嘱继续改善微循环、抑制神经痛等治疗，同时可给予理疗、针灸，疏通经络，密切观察病人病情变化，及时对症治疗。

6. 术后第三天主治医师查房记录　患者诉右上肢内侧局部瘢痕区仍疼痛，较前明显缓解，饮食睡眠可，二便调。专科查体：专科查体同前。医师查房后分析：患者针刀松解、局部注射、针灸、理疗治疗，症状明显好转，二次针刀松解计划暂取消，嘱继续局部注射、电针治疗，余治疗暂不改变，继观。

7. 术后第六天主任医师查房记录　患者述疱疹局部疼痛较前明显减轻，饮食睡眠好，大小便正常。查体同前。VAS 评分 2 分。医师查房：患者述疼痛较前明显减轻，仅遗留轻微疼痛，患者及家属对治疗效果满意，要求出院。同意今日出院，嘱出院后继续口服普瑞巴林、甲钴胺（弥可保）等药物治疗，可视情况逐渐减量或停用。半月后复查。

九、出院情况

患者述疱疹局部疼痛较前明显减轻，饮食睡眠好，大小便正常。查体：双侧胸廓外形正常，沿右侧颈肩部自 $C_8 \sim T_1$ 水平，至右侧正中、尺神经走向区域有痛敏区，区域内有散在色素沉着（6 ～ 7 个），局部触痛，较前明显缓解，皮肤无皮损、无糜烂、无渗出，局部皮肤感觉敏感，右手指及腕部肿胀消失，右腕部及手指屈肌群肌力 4 级，病理反射未引出，余未见明显异常。VAS 评分 2 分。

出院诊断。中医诊断：蛇串疮（湿热郁结）。西医诊断：带状疱疹后遗神经痛。

出院医嘱。①避风寒，调饮食，适劳逸，畅情志，增强抵抗力；②出院带药：甲钴胺片1片/次，3次/天；普瑞巴林胶囊1粒/次，2次/天；维生素B_1片，1片/次，3次/天；阿昔洛韦咀嚼片1片/次，3次/天；③半月后复查，不适随诊。

十、讨论

带状疱疹后神经痛（postherpetic neuralgia，PHN）是指带状疱疹（herpes zoster，HZ）痊愈后持续1个月及以上的疼痛。其主要表现为在原发疱疹的区域皮肤出现剧烈疼痛，如刀割样、烧灼样疼痛，可伴有束带感，也可能伴有感觉异常如触觉减退。最新研究显示：带状疱疹后神经痛患者可以同时出现局部皮肤痛觉超敏和感觉异常（触觉减退）。而痛觉超敏和痛觉过敏又是带状疱疹后神经痛患者所面临的主要问题。所谓痛觉超敏是日常极其轻微的刺激如穿衣服、皮肤被头发划过等便可造成强烈的疼痛感。而痛觉过敏是一般的疼痛刺激轻度造成了更为严重的疼痛感。目前，其发病机制并不十分清楚。目前认为可能与水痘－带状疱疹病毒感染后导致离子通道改变、痛觉敏化、免疫力改变有关。其好发部位以胸背部为主，也可发生于头面部、腰部、四肢等其他部位。

患者老年男性，带状疱疹后神经痛诊断明确，病变部位涉及右侧颈肩部（$C_8 \sim T_1$），连带同侧上肢，查体$C_8 \sim T_1$水平沿右侧颈肩部至正中、尺神经走行区域有痛敏区，区域内有多个散在色素沉着。综合考虑，给予颈周腧穴针刀局部松解术，配合痛敏区域的针刀皮内松解，即取得良好疗效，供临床参考。

病例**25** 射频配合针刀治疗带状疱疹性神经痛

一、一般情况

患者鞠某，男，82 岁，右胸背部疼痛 38 天，皮疹 35 天。

主诉：右胸背部疼痛 38 天，皮疹 35 天。

现病史：患者 38 天前无明显诱因出现右侧胸背部疼痛，为阵发性跳痛及针刺痛，伴痛觉过敏，触碰时有灼痛感，疼痛逐渐加剧，影响夜间睡眠，就诊于济南市某医院行超声检查，检查显示为右肾囊肿、前列腺增生症、膀胱炎图像表现、膀胱尿潴留。35 天前突然发现出现水肿性红斑，其上布簇集分布的丘疹、丘疱疹、水疱。发病过程中不伴发热、寒战，无肌肉酸痛、关节痛，无头晕、意识不清，无恶心、呕吐，无咳嗽、咳痰，无胸闷、心悸等其他特殊不适，自服中药治疗（具体不详）。22 天前就诊于济南市某医院，予以维生素 B_1、腺苷钴铵、布洛芬缓释胶囊等药物治疗。患处疼痛进一步加重，患者为行进一步诊治，今日门诊以带状疱疹收住院。

自发病以来，患者饮食可，睡眠差，大小便正常，近期体重未发现明显下降。

既往史：既往高血压病史 40 年，血压最高可达 170/90mmHg，未规律服药，自述平日血压稳定，有冠心病史 5 年，自述口服盐酸曲美他嗪、阿司匹林，效果可。否认糖尿病，否认肝炎、结核等传染病史及其密切接触史。静脉曲张手术术后 7 年，疝气手术术后 20 年。否认有重大外伤及输血史，未发现食物、药品过敏史。预防接种史不详。

个人史：生于原籍，无外地及疫区居住史。平日生活规律，无吸烟嗜好，戒酒 7 年余。否认工业毒物、粉尘、放射性物质密切接触史。否认冶游史。

婚育史：26 岁结婚，育有 2 儿，儿子及配偶均体健。

家族史：父母已故，4 妹 1 兄 1 弟，1 妹 1 兄已故。否认家族遗传性疾病史，否认家族传染性疾病史。

二、体格检查

T：36.0℃，P：74 次 / 分，R：19 次 / 分，BP：128/67mmHg。

患者老年男性，发育正常，营养中等，神志清楚，自主体位，查体合作。全身皮肤无黄染、无瘀点、无出血点。全身浅表淋巴结未触及肿大。头颅发育正常，毛发分布均匀，眼睑无水肿，结膜无充血，巩膜无黄染，双侧瞳孔等大等圆，对光反射及调节反射存在，耳、鼻无异常，口唇无发绀，咽部无充血，扁桃体无肿大。颈软，无抵抗，颈静脉无怒张，双侧颈动脉未闻及杂音，气管居中，甲状腺无肿大。胸廓对称无畸形，双侧乳房对称，未触及明显包块。双肺呼吸音清晰，未闻及干、湿性啰音。心前区无隆起及凹陷，心界无扩大，心率 74 次 / 分，节律规整，各瓣膜听诊区未闻及病理性杂音。腹部平坦，腹软，无压痛、反跳痛。肝、脾肋下未触及，Murphy's 征阴性，肝、肾区无叩痛，肠鸣音无亢进，移动性浊音阴性。脊柱无畸形，四肢无畸形，双下肢无水肿。双下肢足背动脉搏动正常。肱二头肌反射正常，膝腱反射正常，腹壁反射正常。巴氏征阴性，布氏征阴性。

皮肤科检查：右侧胸背部皮肤水疱已干涸，可见呈带状分布的暗红色斑片及色素沉着斑，约粟粒大小，无大疱、血疱、脓疱，无破溃，无明显糜烂、渗出，皮疹沿神经节段呈单侧分布，过体中线。

三、辅助检查

2020 年 9 月 4 日双肾、输尿管、膀胱及前列腺 B 超：右肾囊肿、前列腺增生症、膀胱炎图像表现、膀胱尿潴留（结果来自济南市槐荫人民医院）。

四、入院诊断

1. 带状疱疹。
2. 冠心病。
3. 高血压 2 级（高危）。
4. 前列腺增生症。
5. 静脉曲张术后。
6. 疝气术后。

五、诊断依据

1. 患者老年男性，因"右胸背部疼痛 38 天，皮疹 35 天"入院。
2. 既往有冠心病史，自述口服盐酸曲美他嗪、阿司匹林，效果可。否认糖尿病、高血压病史，否认肝炎、结核等传染病史及其密切接触史。静脉曲张手术术后 7 年，疝气手术术后 20 年。否认有重大外伤及输血史，未发现食物、药品过敏史。预防接种史不详。
3. 皮肤科检查　右侧胸背部皮肤水疱已干涸，可见呈带状分布的暗红色斑片及色素沉着斑，约粟粒大小，无大疱、血疱、脓疱，无破溃，无明显糜烂、渗出，皮疹沿神经节段呈单侧分布，过体中线。

六、鉴别诊断

1. 单纯疱疹　是由单纯疱疹病毒感染所致的疱疹性皮肤病，常表现为好发在皮肤黏膜交界处的红斑基础上的群集性小水疱，易破溃成浅糜烂，自觉灼热或刺痒感，疼痛较轻，面积小，易复发。本患者皮疹沿神经节段呈单侧分布，伴有神经痛症状，发病情况及皮疹特点符合带状疱疹，可与之鉴别。

2. 接触性皮炎　是由于皮肤黏膜接触刺激物或致敏物后，在接触部位发生的急性或慢性皮炎，皮疹为境界清楚的红斑、丘疹或水疱，自觉瘙痒、烧灼感或胀痛感，去除病因，经适当处理后皮疹很快消退。本患者发病前无可疑致敏物接触史，皮疹沿神经节段呈单侧分布，伴有神经痛症状，发病情况及皮疹特点符合带状疱疹，可与之鉴别。

七、诊疗计划

1. 嘱患者注意休息、卫生、保暖，避免摩擦、压迫患处。

2. 应用抗病毒、营养神经及免疫调节药物治疗为主，给予糖皮质激素以减轻神经炎症水肿，同时给予外用药物及物理治疗。

3. 完善各项化验检查，排除内脏疾病。

4. 随时对症处理。

八、治疗经过

1. 入院第二天副主任医师查房记录　患者入院第 2 天，自述患处皮肤疼痛及痛觉过敏无明显减轻，夜间测得血压 177/90mmHg，今早复查血压 159/80mmHg，无发热，未诉其他不适。皮肤科检查：右侧胸背部皮肤水疱已干涸，可见呈带状分布的暗红色斑片及色素沉着斑，约粟粒大小，无大疱、血疱、脓疱，无破溃，无明显糜烂、渗出，皮疹沿神经节段呈单侧分布，过体中线。辅助检查，实验室检查示：嗜酸细胞百分比 0.001，嗜酸细胞计数 0.01×10^9/L，D-二聚体 6.05mg/L，纤维蛋白（原）降解产物 17.44mg/L，谷丙转氨酶 6.30U/L，胆碱酯酶 5056.0U/L，总蛋白 61.00g/L。影像学检查，双下肢动静脉彩超示：①双下肢动脉硬化并多发斑块形成；②双侧股总静脉及双侧股浅静脉瓣膜功能不全；③右侧胫后静脉、左侧腓静脉及右侧小腿肌间静脉血栓形成。与患者及家属沟通，追问其病史，患者及家属补充其既往有"下肢静脉血栓形成"病史。

医师分析病情：①根据患者发病情况、病情进展及目前皮疹特点，带状疱疹诊断明确；②鉴别诊断，可与单纯疱疹、接触性皮炎所鉴别；③治疗方面，应用膦甲酸钠氯化钠注射液及更昔洛韦抗病毒治疗，予以甲钴胺、维生素 B_1 营养神经及甘露聚糖肽免疫调节药物治疗为主，给予甲泼尼龙琥珀酸钠以减轻神经炎症水肿，同时给予外用及物理治疗。实验室结果示 D-二聚体升高，建议患者行双下肢动静脉彩超，与患者及家属沟通，患者及家属表示知情并同意。根据彩超结果，予以低分子量肝素钠注射液皮下注射。定期监测病情变化。夜间测得血压升高，停用复方甘草酸苷片，定期监测血压情况。完善相关检查，排除其他内脏疾病。注意观察病情变化，随时对症处理。

2. 入院第三天主治医师查房记录　患者入院第3天，自述疼痛较前无明显减轻，患处仍有阵发性刺痛，睡眠欠佳，今日凌晨自述患处疼痛加剧，影响睡眠，予以普瑞巴林口服，症状缓解。无发热、头晕等其他不适，饮食及大小便正常。皮肤科查体同前。今日医师查房：同前。

治疗方面：①继续应用膦甲酸钠氯化钠注射液及更昔洛韦抗病毒治疗，予以甲钴胺、维生素 B_1 营养神经及甘露聚糖肽免疫调节药物治疗为主，给予甲泼尼龙琥珀酸钠以减轻神经炎症水肿同时给予外用及物理治疗；②加用布洛芬缓释胶囊及利多卡因凝胶贴膏缓解疼痛；③注意观察病情变化，随时对症处理。

3. 入院第五天疼痛科会诊记录　患者主因"右胸背部疼痛38天，皮疹35天"入院。诊断为：带状疱疹。近日患者自诉右侧胸背部疼痛加剧，特请疼痛科医师会诊，诊断：带状疱疹后神经痛。建议：转入疼痛科，行介入引导下针刀松解术＋神经根脉冲射频治疗，并定期随诊。上述会诊意见已告知患者，患者表示知情并同意转入疼痛科进行进一步治疗。

4. 入院第五天胸外科会诊记录　患者主因"右胸背部疼痛38天，皮疹35天"入院。诊断为带状疱疹。入院查胸部CT示：左侧第10后肋形态欠规则。特请胸外1科医师会诊，会诊结果：胸部CT显示左侧第10肋形态欠规则，仔细阅读CT片未发现明显异常存在。建议暂时以观察为主。

5. 入院第五天转入记录　患者男，82岁。因右胸背部疼痛38天，皮疹35天，于2020年10月11日9时51分入住皮肤科。因疱疹区疼痛原因于2020年10月19日22：48由皮肤科转入疼痛科。

入院情况：患者男，82岁，因"右胸背部疼痛38天，皮疹35天"入院。患者38天前无明显诱因出现右侧胸背部疼痛，为阵发性跳痛及针刺痛，伴痛觉过敏，触碰时有灼痛感，疼痛逐渐加剧，影响夜间睡眠，就诊于济南市某医院行超声检查，检查显示为右肾囊肿、前列腺增生症、膀胱炎图像表现、膀胱尿潴留。35天前突然发现出现水肿性红斑，其上布簇集分布的丘疹、丘疱疹、水疱。发病过程中不伴发热、寒战，无肌肉酸痛、关节痛，无头晕、意识不清，无恶心、呕吐，无咳嗽、咳痰，无胸闷、心悸等其他特殊不适，自服中药治疗（具体不详）。22天前就诊于济南市第四人民医院，予以维生素 B_1、腺苷钴铵、布洛芬缓释胶囊等药物治疗。既往高血压病史40年，血压最高可达170/90mmHg，未规律服药，自述平日血压稳定，有冠心病史5年，自述口服盐酸曲美他嗪、阿司匹林，效果可。否认糖尿病，否认肝炎、结核等传染病史及其密切接触史。静脉曲张手术术后 7 年，疝气手术术后 20 年，否认有重大外伤及输血史。未发现食物、药品过敏史。预防接种史不详。查体，T：36.0℃，P：74 次 / 分，R：19 次 / 分，BP：128/67mmHg。一般情况：发育正常，营养中等，神志清楚，自主体位，检查全身皮肤无黄染、无瘀点、无出血点。全身浅表淋巴结未触及肿大。双肺呼吸音粗糙，未闻及干、湿性啰音。心前区无隆起及凹陷，心界无扩大，心率 74 次 / 分，节律规整，各瓣膜听诊区未闻及病理性杂音。腹部平坦、腹软，无压痛、反跳痛。肝、脾肋下未触及，Murphy's 征阴性，肝、肾区无叩痛，肠鸣音无亢进，移动性浊音阴性。脊柱无畸形，四肢无畸形，双下肢无水肿。双下肢足背动脉搏动正常。肱二头肌反射正常，膝腱反射正常，腹壁反射正常。巴氏征阴性，布氏征阴性。皮肤科检查：右侧胸背部皮肤水疱已干涸，可见呈带状分布的暗红色斑片及色素沉着斑，约粟粒大小，无大疱、血疱、脓疱，无破溃，无明显糜烂、渗出，皮疹沿神经节段呈单侧分布，过体中线。

入院诊断：①带状疱疹；②冠心病；③高血压 2 级（高危）；④下肢静脉血栓形成；⑤前列腺增生症；⑥静脉曲张术后；⑦疝气术后。

诊疗经过。患者入院后完善相关辅助检查，血细胞分析（五分类）：嗜酸细胞百分比 0.001，嗜酸细胞计数 $0.01×10^9$/L，单核细胞计数 $0.63×10^9$/L。凝血常规：D-二聚体 6.05mg/L，纤维蛋白（原）降解产物 17.44mg/L。肝功能、肾功能、葡萄糖测定（酶法）、血清高密度脂蛋白胆固醇测定（酶法）、血清低密度脂蛋白胆固醇测定、血清三酰甘油测定（酶法）、血清总胆固醇测定（酶法）、电解质：谷丙转氨酶 6.30U/L，胆碱酯酶 5056.0U/L，总蛋白 61.00g/L，二氧化碳 20.10mmol/L，阴离子间隙 16.50mmol/L。尿常规检查加沉渣：尿糖（+-）。行双下肢动静脉彩超，结果示：①双下肢动脉硬化并多发斑块形成；②双侧股总静脉及双侧股浅静脉瓣膜功能不全；③右侧胫后静脉、左侧腓静脉及右侧小腿肌间静脉血栓形成。

2020 年 10 月 14 日测量血压示血压升高，最高可达 165/87mmHg。嘱患者注意休息、卫生、保暖、避免摩擦、压迫患处。应用膦甲酸钠氯化钠注射液及更昔洛韦抗病毒治疗，予以甲钴胺、维生素 B_1 营养神经及甘露聚糖肽免疫调节药物治疗为主，给予甲泼尼龙琥珀酸钠以减轻神经炎症水肿，同时给予外用及物理治疗。患者右侧胫后静脉、左侧腓静脉及右侧小腿肌间静脉血栓形成，予以低分子量肝素钠注射液皮下注射，定期监测病情变化。患者血压升高，予以苯磺酸氨氯地平片 5mg，口服。近日患者疼痛加剧，予以氟比洛芬酯注射液，静脉滴注。利多卡因凝胶贴膏外用未见明显好转，请疼痛科会诊，行介入引导下针刀松解术＋神经根脉冲射频治疗。昨日我科医师会诊，建议转入进一步治疗。

目前情况：患者自述右前胸胁部疼痛剧烈，睡眠欠佳，无发热、头晕等其他特殊不适，饮食及大小便正常。专科检查：右侧胸背部皮肤水疱已干涸，可见呈带状分布的暗红色斑片及色素沉着斑，约粟粒大小，无大疱、血疱、脓疱，无破溃，无明显糜烂、渗出，皮疹沿 $T_{6\sim8}$ 皮节神经节段呈单侧分布，过体中线，皮疹区皮肤疼痛，右前胁肋部皮肤触痛。

目前诊断：中医诊断蛇串疮（气虚血瘀）。

西医诊断：①带状疱疹性神经痛；②冠心病；③高血压2级（高危）；④下肢静脉血栓形成；⑤前列腺增生症；⑥静脉曲张术后；⑦疝气术后。

转入诊疗计划：①继续应用抗病毒、营养神经及免疫调节药物治疗为主；②给予胸背根神经节射频脉冲调制术，完善各项化验检查，排除内脏疾病；③随时对症处理。

转入第二天副主任医师查房记录：今日查房，患者自诉右胸部疼痛较前无明显变化，饮食睡眠可，二便调。专科检查：右胸胁部皮肤可见呈带状分布的结痂脱落皮损区，未见新发皮损。局部皮肤感觉过敏，局部触痛，以腋前线至前正中线之间的皮损区为主。医师查房分析，综合患者症状、病史、体征和辅助检查，同意目前诊断：中医诊断为蛇串疮（气虚血瘀），西医诊断为带状疱疹性神经痛、冠心病、高血压2级（高危）、前列腺增生症、静脉曲张术后、疝气术后。已给予抑制神经病理性疼痛普瑞巴林及地佐辛镇静止痛，加口服提高免疫力及静脉营养神经治疗，继续给予静脉抗病毒，针对患者疼痛情况计划明日疱疹侵及神经节段的背根神经节射频治疗，化验结果大致正常，D-二聚体明显升高，因患者下肢静脉血栓形成，继续应用低分子肝素钠，患者伴高血压、冠心病、糖尿病，当密切注意生命体征及不适情况及时处理，继续观察病情变化。

转入第二天术前讨论结论及术前小结：简要病情同前。术前诊断同前。

手术指征：患者胸胁部疼痛严重影响日常生活。

拟施手术名称和方式：CT引导下右 $T_{6\sim8}$ 感觉根射频温控热凝术。

拟施麻醉方式：局部麻醉＋心电监护。

术中术后可能出现的风险及应对措施：麻醉意外；穿刺过程中发生气胸；术后可能并发感染。术中风险在于该病人疼痛耐受情况，已与患者及其家属交代并签署知情同意书，术前应积极准备，与患者充分沟通；术中要密切观察患者生命体征，防止意外的产生；围术期内注意监测生命体征，术后密切观察病情变化，术后注意伤口清洁干燥，及时换药，预防感染。

特殊的术前准备内容：术前和患者及家属积极沟通病情及治疗方案，签署知情同意书。

注意事项：①嘱患者注意休息、卫生、饮食，避免对皮损处的刺激和搔抓；②继续口服药物。

手术者术前查看患者情况：医师术前查看患者，已将患者病情及介入的必要性、成功率以及可能出现的并发症等向患者及家属进一步讲解，患者及家属表示理解并同意。

8. 转入第二天术后首次病程记录

手术完成时间：2020 年 10 月 16 日 18：00。

患者于介入治疗室由医师行 CT 引导下右 $T_{6\sim8}$ 脊神经根射频消融术，术前签署知情同意书。患者俯卧于治疗床上，腰腹下垫枕，开放静脉通道，常规监测生命体征。在 CT 选取 $T_{6/7}$ 椎间孔、$T_{8/9}$ 椎间孔层面行薄层扫描，层厚 1mm，选取椎间孔上 1/2 部分背根神经节暴露良好且没有横突遮挡的层面，记录层面定位值，测量入路角度及深度、旁开距离，确定 $T_{6\sim8}$ 背根神经节的 3 个穿刺点，并根据 CT 定位线在皮肤上做标记（病例 25 图 1 至病例 25 图 3）。常规消毒铺巾，局部皮下 1% 的利多卡因麻醉，持 3 根 10cm 射频针自标记点沿测量的角度穿刺，沿横突根部轻轻下滑有落空感，重复 CT 序列扫描提示针尖紧贴横突根部，且位于背根神经节上，回抽无出血。进行刺激测试：50Hz 0.5V 电刺激能复制出相应部位的疼痛、麻木。2Hz 1.0V 电刺激能诱发局部竖脊肌收缩，提示针尖位置良好。各行脉冲射频治疗：45℃ 42V 6min；后行射频热凝术：每点各给予 50℃ 1min、60℃ 1min，射频操作完毕。抽取由得保松 7mg ＋ 0.9% 氯化钠 20ml 适量组成的消炎镇痛液，并于上述标记点各注入 7ml，治疗操作完毕。

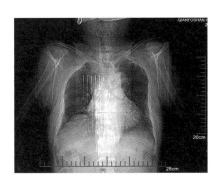

病例 25 图 1　CT 定位

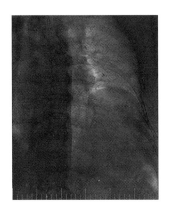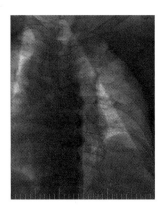

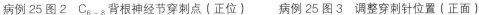

病例 25 图 2　$C_{6\sim8}$ 背根神经节穿刺点（正位）　　病例 25 图 3　调整穿刺针位置（正面）

结果：治疗期间患者未出现心慌、头晕、恶心、呕吐等症状，术后生命体征均正常，密切观察病情变化，及时对症处理。

术后注意事项：嘱患者针口 72 小时内避免接触水，以防止针口局部感染。

9. 术后第一天主治医师查房记录　今日查房，患者诉右侧胸胁部较昨日明显减轻，大小便未见明显异常，饮食可，睡眠可。术后第一天暂不查体。医师结合患者症状和体征分析：患者已行胸椎背根神经节射频热凝术，该方法能有选择性地灭活周围痛觉神经末梢，使之失去接受和传递痛觉信号的能力，并且局部温度在短时间内的增高，还可以改善局部循环，使疼痛得到缓解和改善。其次，夹脊穴与神经节段联系紧密，针刺夹脊穴可以影响脊神经后支而具有治疗相关神经节段疾病的作用，此患者术后第一天暂不做效果评价，目前治疗方案暂不改变，密切观察患者症状，不适症状及时对症处理。

10. 术后第二天主治医师查房记录　今日查房，患者诉右侧胸胁部较昨日减轻，但仍存在轻微疼痛，大小便未见明显异常，饮食可，睡眠可。查体：右侧胸背部可见带状分布瘢痕及色素沉着，范围沿神经节段弥漫于 $T_{6\sim8}$ 皮节，稍过中线，呈带状，局部触痛不明显。医师查房分析，中医学认为本病多因情志不遂，肝经火旺，胆郁化火，饮食失调，以致脾失健运，湿浊内停，郁而化火，湿热搏结，外感毒邪郁于皮肤或湿热内蕴于腠理、闭阻肌肤而发；病久正虚无力驱邪外出，邪毒稽留不去，余毒未清，导致肌肤营卫壅滞，气血凝结阻于经脉，不通则痛。皮肤病理学显示：病变区皮肤表皮层、真皮层、皮下组织及浅筋膜在急性病变愈合后遗留广泛的不规则纤维结缔组织粘连、瘢痕、挛缩，皮肤感受器及其附属结构排列紊乱，棘皮细胞坏死，玻璃样变，导致局部营养性微细血管管腔狭窄或闭锁，引起局部微循环不同程度障碍，血液供应不足或已没有任何血液供应，乏氧代谢增多，末梢神经感受器不同程度受损，疼痛皮区缺血、缺氧、酸性代谢产物聚集，局部氢离子浓度升高，刺激本已受损的神经末梢，引起局部剧烈疼痛。患者前日行 CT 引导下脊髓神经根射频消融术，术后疼痛较前缓解，但仍存在疼痛，嘱继续改善微循环、抑制神经痛等治疗，密切观察病人病情变化，及时对症治疗。

11. 术后第三天主治医师查房记录　今日查房，患者述右胸胁肋部疼痛明显，饮食睡眠尚可，二便调。查体：射频治疗局部针眼已闭合，干燥。局部轻微痛觉过敏。医师查房，现射频治疗术后第 3 天，局部仍然有疼痛，计划给予局部针刀皮内松解术及臭氧注射术。针刀为主的微创治疗是介于手术与非手术之间的有效治疗方法，具有定位准确、见效快等特点和优越性。患者明日拟行局部针刀皮内松解术为主的微创治疗。针刀局部微创松解术，直接针对皮下、浅筋膜的纤维结缔组织粘连、挛缩、瘢痕进行微创切割。疏通，横向切开纤维间隔，使之局部血液循环改善，血流通畅，恢复局部受损的神经末梢的微循环，从而缓解带状疱疹后遗痛。术前签署知情同意书，继续观察病情变化。

12．第二次治疗术后首次病程记录

手术完成时间：2020 年 10 月 20 日 15：00。

在介入治疗室，由医师行复杂性针刀松解＋臭氧注射术，术前签署知情同意书。患者俯卧位于治疗床上，充分暴露右侧肋肋部，自脊柱前正中线第 6 至第 8 皮节向右至腋前线画 6 条平行线，与腋前线平行，间距为 1cm 做 7 条纵线，以上述线的交点为标记点，共 35 点，用 0.75％碘伏无菌棉球以标记点为中心进行常规消毒，铺无菌洞巾。用无痛泵在腋中线之前的上述标记点局部麻醉后，抽取 1％利多卡因 2ml ＋维生素 B_6 200mg ＋维生素 B_{12} 1mg ＋曲安奈德注射液 40mg ＋醋酸泼尼松龙注射液 125mg ＋ 0.9％氯化钠适量，组成消炎镇痛液，皮下注射各 2ml，每点注射 45％臭氧 2 ～ 3ml，双手持 I 型 4 号针刀，皮下浅筋膜层松解后，进针刀至深筋膜层行针刀减压，然后出针刀，针刀施术完毕。针孔无出血渗液后，用一次性敷贴贴敷。结果：治疗期间患者未出现心慌、头晕、恶心、呕吐等症状，术后生命体征均正常，密切观察病情变化，及时对症处理。术后注意事项：嘱患者针口 72 小时内避免接触水，以防止针口局部感染。

13．第二次治疗术后第二天副主任医师查房记录　今日查房，患者诉右侧胸肋部疼痛部明显，大小便未见明显异常，饮食可，睡眠可。查体：右侧胸背部可见带状分布瘢痕及色素沉着，局部无触痛。昨日已行针刀皮内松解术，患者对治疗效果满意，主动要求今日出院。医师查房后分析，鉴于患者病情明显好转，同意其今日出院，出院后继续目前的普瑞巴林口服，勿受凉，勿劳累，2 周后复诊，不适随诊。

九、出院情况

患者诉右侧肋背部疼痛明显减轻，大小便正常，饮食可，睡眠可。查体：双侧胸廓外形正常，右侧肋肋背部轻触痛（－），疼痛区域浅感觉减退，无色素沉着，局部皮肤无皮损、无糜烂、无渗出，局部皮肤感觉无减退，余查体未见明显异常。

出院诊断：中医诊断为蛇串疮（气虚血瘀），西医诊断为带状疱疹性神经痛、冠心病、高血压 2 级（高危）、下肢深静脉血栓形成、静脉曲张术后、前列腺增生症、疝气术后。

出院医嘱：①避风寒，调饮食，适劳逸，畅情志，增强抵抗力；②出院带药，普瑞巴林 2 片 / 次，2 次 / 天；弥可保片 1 片 / 次，3 次 / 天；③ 1 个月后复查，不适随诊。

十、讨论

带状疱疹是由水痘 - 带状疱疹病毒引起的急性感染性皮肤病。儿童时期，对此病毒无免疫力，被感染后，发为水痘。部分患者被感染后成为带病毒者而不发生症状。

由于病毒具有亲神经性，感染后可长期潜伏于脊髓神经后根神经节的神经元内，当抵抗力低下或劳累、感染、感冒时，病毒可再次生长繁殖，并沿神经纤维移至皮肤，使受侵犯的神经和皮肤产生强烈的炎症。皮疹一般有单侧性和按神经节段分布的特点，有集簇性的疱疹组成，并伴有疼痛。年龄愈大，神经痛愈重。本病好发于成人，春秋季节多见。发病率随年龄增大而呈显著上升。

发疹前可有轻度乏力、低热、纳差等全身症状，患处皮肤自觉灼热感或者神经痛，触之有明显的痛觉敏感，持续1～3天，亦可无前驱症状即发疹。好发部位依次为肋间神经、颈神经、三叉神经和腰骶神经支配区域。患处常首先出现潮红斑，很快出现粟粒至黄豆大小的丘疹，簇状分布而不融合，继之迅速变为水疱，疱壁紧张发亮，疱液澄清，外周绕以红晕，各簇水疱群间皮肤正常；皮损沿某一周围神经呈带状排列，多发生在身体的一侧，一般不超过正中线。神经痛为本病特征之一，可在发病前或伴随皮损出现，老年患者常较为剧烈。病程一般2～3周，水疱干涸、结痂脱落后留有暂时性淡红斑或色素沉着。

该病患目前病程刚足1个月，属亚急性期，因此此处诊断为"带状疱疹性神经痛"。且患者年龄较大，疼痛持续、剧烈，伴有基础病，急需将疼痛症状控制下来。通过脊神经根射频消融术（又称感觉根射频温控术）对其病变节段进行治疗，且在CT引导下，保证老年人安全，配合中医针刀皮内松解治疗，中西合璧，联合将疼痛评分降下来，同时也得到了患者的肯定，但还需出院后密切观察，药物继服。

病例 **26** B 超引导下神经阻滞治疗带状疱疹急性期疼痛

一、一般情况

患者孙某，男，71 岁，左侧前胸、颈肩背部皮疹 7 天，疼痛 3 天。

主诉：左侧前胸、颈肩背部皮疹 7 天，疼痛 3 天。

现病史：患者 7 天前无明显诱因出现左侧前胸及颈肩背部水肿性红斑，无疼痛、瘙痒，无发热，未予处理，3 天前患者皮疹较前加重，出现其上布簇集分布的丘疹、丘疱疹、水疱。伴有皮疹处疼痛，疼痛为阵发性跳痛及针刺痛，伴痛觉过敏，触碰时有灼痛感，疼痛逐渐加剧，影响夜间睡眠；并有纳差、腹胀、头痛，头痛为左侧疼痛，未过正中线，阵发性刺痛，发病过程中不伴发热、寒战，无肌肉酸痛、关节痛，无头晕、意识不清，无视力障碍，无耳鸣，无恶心、呕吐，无咳嗽、咳痰，无胸闷、心悸等其他特殊不适。遂于山东省立医院就诊，予药物治疗（具体药物不详），患处疼痛较前略有缓解，皮疹未见消退。患者为行进一步诊治，今日门诊以带状疱疹收住院。

自发病以来，患者饮食差，睡眠差，大小便正常，近期体重未发现明显下降。

既往史：既往冠心病病史 8 年，院外不规律口服阿司匹林、丹参滴丸、单硝酸异山梨酯片、美托洛尔缓释片、银丹心脑通胶囊、阿托伐他汀，仍有活动后喘憋。否认糖尿病、高血压病史，否认肝炎、结核等传染病史及其密切接触史。否认有重大外伤、其他手术及输血史。未发现食物、药品过敏史。预防接种史不详。

个人史：生于原籍，长居济南。平日生活规律，吸烟 50 年余，平均每天 20 支，饮酒 50 年余，平均每天折合酒精量 10.4g。否认工业毒物、粉尘、放射性物质密切接触史。否认冶游史。

婚育史：29 岁结婚，育有 1 女，配偶已去世，女儿体健。

家族史：父母已故，具体不详，1 姐体健，1 妹体健，2 弟体健，否认家族遗传性疾病史，否认家族传染性疾病史。

二、体格检查

T：36.2℃，P：76 次 / 分，R：18 次 / 分，BP：146/90mmHg。

患者老年男性，发育正常，营养中等，神志清楚，自主体位，查体合作。全身皮肤无黄染、无瘀点、无出血点。全身浅表淋巴结未触及肿大。头颅发育正常，毛发分布均匀，眼睑无水肿，结膜无充血，巩膜无黄染，双侧瞳孔等大等圆，对光反射及调节反射存在，耳、鼻无异常，口唇无发绀，咽部无充血，扁桃体无肿大。颈软，无抵抗，颈静脉无怒张，双侧颈动脉未闻及杂音，气管居中，甲状腺无肿大。胸廓对称无畸形，双侧乳房对称，未触及明显包块。双肺呼吸音清晰，未闻及干、湿性啰音。心前区无隆起及凹陷，心界无扩大，心率76次/分,节律规整,各瓣膜听诊区未闻及病理性杂音。腹部平坦，腹软，无压痛、反跳痛。肝、脾肋下未触及，Murphy's 征阴性，肝、肾区无叩痛，肠鸣音无亢进，移动性浊音阴性。脊柱无畸形，四肢无畸形，双下肢无水肿。双下肢足背动脉搏动正常。肱二头肌反射正常，膝腱反射正常，腹壁反射正常。巴氏征阴性，布氏征阴性。

皮肤科检查：左侧胸部及颈背部皮肤可见呈带状分布的水肿性红斑，其上可见簇集分布的丘疹、丘疱疹、水疱，约粟粒大小，无大疱、血疱、脓疱，疱壁薄，疱液尚清亮，无破溃，无明显糜烂、渗出，皮疹沿神经节段呈单侧分布，不过体中线。

三、辅助检查
无。

四、入院诊断
1. 带状疱疹。
2. 冠状动脉粥样硬化性心脏病。

五、诊断依据
1. 患者老年男性，体质差，因"左侧前胸及颈肩背部皮疹7天，疼痛3天"入院。
2. 既往冠心病病史8年,院外不规律口服阿司匹林、丹参滴丸、单硝酸异山梨酯片、美托洛尔缓释片、银丹心脑通胶囊、阿托伐他汀，仍有活动后喘憋。
3. 皮肤科检查　左侧胸部及颈背部皮肤可见呈带状分布的水肿性红斑，其上可见簇集分布的丘疹、丘疱疹、水疱，约粟粒大小，无大疱、血疱、脓疱，疱壁薄，疱液尚清亮，无破溃，无明显糜烂、渗出，皮疹沿神经节段呈单侧分布，不过体中线。

六、鉴别诊断
1. 单纯疱疹　是由单纯疱疹病毒感染所致的疱疹性皮肤病，常表现为好发在皮肤黏膜交界处的红斑基础上的群集性小水疱，易破溃成浅糜烂，自觉灼热或刺痒感，疼痛较轻，面积小，易复发。本患者皮疹沿神经节段呈单侧分布，伴有神经痛症状，发病情况及皮疹特点符合带状疱疹，可与之鉴别。

2. 接触性皮炎　是由于皮肤、黏膜接触刺激物或致敏物后，在接触部位发生的急性或慢性皮炎，皮疹为境界清楚的红斑、丘疹或水疱，自觉瘙痒、烧灼感或胀痛感，去除病因，经适当处理后皮疹很快消退。本患者发病前无可疑致敏物接触史，皮疹沿神经节段呈单侧分布，伴有神经痛症状，发病情况及皮疹特点符合带状疱疹，可与之鉴别。

七、诊疗计划

1. 嘱患者注意休息，卫生、保暖，避免摩擦、压迫患处。

2. 应用抗病毒、营养神经及免疫调节药物治疗为主，给予糖皮质激素以减轻神经炎症水肿，同时给予外用药物及物理治疗。

3. 完善各项化验检查，排除内脏疾病。

4. 随时对症处理。

八、治疗经过

1. 入院第二天副主任医师查房记录　患者自述患处皮肤疼痛及痛觉过敏较前略减轻，夜间睡眠可，无发热，未诉其他特殊不适。查体：左侧前胸部及颈肩部皮肤可见呈带状分布的水肿性红斑，其上可见簇集分布的丘疹、丘疱疹、水疱，约粟粒大小，无大疱、血疱、脓疱，疱壁薄，疱液尚清亮，无破溃，无明显糜烂、渗出。入院后完善相关检查，甲状腺功能五项（2020 年 11 月 10 日）抗甲状腺过氧化物酶抗体：60.72U/ml，凝血常规（2020 年 11 月 10 日）活化部分凝血活酶时间：21.30 秒；纤维蛋白原：4.79g/L；D- 二聚体：0.92mg/L；糖化血红蛋白测定（色谱法）（2020 年 11 月 10 日）：6.10%；血细胞分析（五分类）（2020 年 11 月 10 日）血小板计数：108×10^9/L；血小板比容：0.110%；余未见异常。行心脏彩超示：室间隔轻度增厚、升主动脉增宽、主动脉瓣退行性变；胸部 CT 示：左侧膈肌抬高伴左肺部分肺组织膨胀不良，请结合临床，建议复查，双肺散在纤维灶，双侧胸膜局限性肥厚。

医师分析病情：①根据患者发病情况、病情进展及目前皮疹特点，带状疱疹诊断明确；②治疗方面，应用更昔洛韦、膦甲酸钠注射液抗病毒、甲钴胺、维生素 B_1 营养神经及甘露聚糖肽胶囊免疫调节药物治疗为主，给予糖皮质激素以减轻神经炎症水肿，同时给予物理治疗；③完善肺功能、甲状腺彩超检查，必要时请呼吸科、内分泌科会诊协助诊治；④注意观察病情变化，随时对症处理。

2. 入院第二天会诊记录　患者主因左侧前胸、颈肩背部皮疹 7 天，疼痛 3 天入院，既往冠心病病史 8 年，院外不规律口服阿司匹林、丹参滴丸、单硝酸异山梨酯片、美托洛尔缓释片、银丹心脑通胶囊、阿托伐他汀，仍有活动后喘憋。患者行胸部 CT 示：

左侧膈肌抬高伴左肺部分肺组织膨胀不良，双侧散在纤维灶，双侧胸膜局限性肥厚，请呼吸科会诊协助诊治。呼吸科会诊建议：病史已复习。患者胸闷活动后加重，无咳嗽、发热，无明显胸痛。查体：左下肺呼吸音低，双肺未闻及明显干湿性啰音。辅助检查：左下肺局部膨胀不良，左侧膈肌抬高。凝血常规：D- 二聚体 0.92 ↑ mg/L。处理：①肺癌系列；②择期气管镜检查明确左下肺膨胀不良原因；③必要请胃肠外会诊明确膈肌上抬原因；④随诊。以上相关会诊建议请示上级医师，遵医嘱执行。

3. 入院第二天会诊记录　　患者昨日查甲状腺功能五项：抗甲状腺过氧化物酶抗体（ECLIA）60.72 ↑ U/ml。今日行甲状腺超声示：符合桥本甲状腺炎声像图。为求进一步治疗，特请内分泌科会诊。会诊建议：复习病史，患者查甲状腺功能五项，抗甲状腺过氧化物酶抗体（ECLIA）60.72 ↑ U/ml，今日行甲状腺超声示，符合桥本甲状腺炎声像图。①同意贵科治疗；②患者目前甲状腺功能三项无异常，目前无特殊处理；③每年复查甲状腺功能、甲状腺超声。遵医嘱执行。

4. 入院第三天主治医师查房记录　　患者自述疼痛较前稍减轻，患处仍有阵发性刺痛，睡眠改善，无发热、头晕等其他特殊不适，饮食及大小便正常。查体左侧前胸及颈背部皮肤可见呈带状分布的水肿性红斑，其上可见簇集分布的丘疹、丘疱疹、水疱，约粟粒大小，无大疱、血疱、脓疱，疱壁薄，疱液尚清亮，无破溃，无明显糜烂、渗出。患者行甲状腺彩超示：符合桥本甲状腺炎声像图。今日医师查房：①患者桥本甲状腺炎诊断明确，甲状腺功能未见异常，嘱患者及时复查甲状腺功能、甲状腺彩超，必要时于内分泌科就诊；②患者仍有活动后胸闷、喘憋，行胸部 CT 提示左侧膈肌抬高伴左肺部分肺组织膨胀不良，建议完善腹部 CT 检查明确膈肌抬高原因，择期行气管镜检查明确肺膨胀不良原因；③目前给予抗病毒、营养神经、免疫调节药物等药物治疗及物理治疗，皮损较前稍好转，疼痛减轻，治疗效果理想，可继续目前治疗方案。观察患者病情变化。

5. 入院第三天会诊记录　　患者主因左侧前胸、颈肩背部皮疹 7 天，疼痛 3 天入院，既往冠心病病史 8 年，院外不规律口服阿司匹林、丹参滴丸、单硝酸异山梨酯片、美托洛尔缓释片、银丹心脑通胶囊、阿托伐他汀，仍有活动后喘憋。患者行胸部 CT 示：左侧膈肌抬高伴左肺部分肺组织膨胀不良，双侧散在纤维灶，双侧胸膜局限性肥厚，请胸外科会诊协助诊治。会诊建议：病史同前。CT 提示左肺下叶局限性肺不张，处理：①患者半年前在外院行 CT 检查，建议去当时 CT 片与我院 CT 片对比，判断肺不张发生时间及情况；②肿瘤指标检测；③必要时行气管镜检查，遵医嘱执行，择期行气管镜检查。

6. 入院第六天副主任医师查房记录　　患者诉皮疹处疼痛明显，影响夜间睡眠，未见新发皮疹，无咳嗽、咳痰，喘憋较前好转，精神可，睡眠可，饮食可，大小便无异常，查体：左下肺呼吸音低，双肺未闻及明显干湿性啰音。左侧前胸及颈背部皮肤未见新发皮疹，部分结痂消退，患者行腹部 CT 示：肝钙化灶，左肾肾盂旁囊肿，嘱请胃肠外会诊明确膈肌抬高原因，余继续以上抗炎、营养神经、提高免疫治疗，关注患者病情变化。

7. 入院第八天会诊记录　患者主因左侧前胸、颈肩背部皮疹 7 天，疼痛 3 天入院，既往冠心病病史 8 年，院外不规律口服阿司匹林、丹参滴丸、单硝酸异山梨酯片、美托洛尔缓释片、银丹心脑通胶囊、阿托伐他汀，仍有活动后喘憋。患者行胸部 CT 示：左侧膈肌抬高伴左肺部分肺组织膨胀不良，双侧散在纤维灶，双侧胸膜局限性肥厚。行腹部 CT 示：肝钙化灶，左肾肾盂旁囊肿，请贵科会诊明确膈肌抬高原因。会诊建议：病史同前。查体胸部 CT 示左侧膈肌抬高伴左肺部分肺组织膨胀不良，双侧散在纤维灶，双侧胸膜局限性肥厚。诊断：左侧膈肌抬高原因待查、膈神经病变？处理：①同意贵科诊疗方案；②肺内及纵隔未见明显占位性病变，颈、胸部及颅脑强化 CT 检查，检查膈神经情况，请内科会诊协助处理。请示上级医师遵医嘱执行。

8. 入院第九天主治医师查房记录　自述患处仍有阵发性刺痛，睡眠改善，无发热、头晕等其他特殊不适，饮食及大小便正常。查体：患者皮疹已结痂，无疱疹、水疱，无渗出、破溃，皮疹处疼痛明显，无发热、恶心呕吐，精神可，睡眠可，饮食可，大小便无异常，查体：左侧前胸及颈背部皮肤未见新发皮疹，部分结痂消退，嘱继续以上治疗，观察。

9. 入院第十一天会诊记录　患者主因左侧前胸、颈肩背部皮疹 7 天，疼痛 3 天入院，行胸部颈部颅脑强化 CT 示：脑内少许缺血梗死灶，必要时 MR 检查；考虑左侧额部蛛网膜囊肿可能大；双侧声带形态欠规整，请结合临床及相关检查；左肺上叶小结节，随诊观察左肺上叶舌段及下叶膨胀不良；右肺下叶纤维灶；右肺下叶局灶性肺气肿；双侧胸膜增厚，请贵科会诊协助诊治。会诊建议：病史同前。查体 CT 示左肺上叶小结节，左肺上叶舌段及下叶膨胀不良，右肺下叶局灶性肺气肿。诊断：左肺结节、肺部感染、肺不张（局限性）。处理：①同意贵科处理；②抗感染、对症处理。肺不张建议内科会诊，行气管镜检查，肺结节每 3 个月复查动态观察；遵医嘱执行。

10. 入院第十一天会诊记录　患者主因左侧前胸、颈肩背部皮疹 7 天，疼痛 3 天入院，患者皮疹处疼痛明显，请疼痛科会诊协助诊治。会诊建议：病史已复习，患者左侧前胸、颈肩背部疼痛，疼痛部位可见皮疹，痛觉过敏。诊断：带状疱疹后神经痛。建议：①同意贵科目前处理；②普瑞巴林可加量至 150mg，2 次／天，如疼痛缓解不明显，可再加量至 150mg，3 次／天。曲马多缓释片 1 片，每 12 小时 1 次；③口服药物疗效不佳，可转入疼痛科行介入治疗；④疼痛科随诊。遵医嘱执行。

11. 入院第十三天主治医师查房记录　今日查房，患者一般情况可，仍有左侧颈肩部及前胸疼痛，呈烧灼痛，程度较昨日减轻，夜间间断睡眠，无发热、头晕等其他特殊不适，饮食及大小便正常。查体：VAS 评分 4 分。左侧肩背部皮肤可见呈带状分布的水肿性红斑消退，散在的丘疱疹、水疱进一步干涸、结痂，部分痂皮脱落，未见新发皮损。局部皮肤痛觉敏感。医师查房后分析：患者带状疱疹诊断明显，目前在急性期，疼痛明显，皮损区未完全结痂，治疗可以在目前止痛药物的基础上，明日在 B 超引导下行 $C_{4\sim6}$ 横突阻滞，疼痛区域皮下阻滞，以进一步缓解疼痛，必要时可行脊神经后支射频调制术，注意目前观察病情变化，及时对症处理。

12．入院第十四天有创诊疗操作记录

操作名称：神经阻滞麻醉＋神经阻滞治疗。

操作时间：2020 年 11 月 23 日 10：24。

操作步骤：患者在门诊治疗室，由医师行 B 超引导下神经阻滞麻醉＋神经阻滞治疗，术前签署知情同意书。患者右侧卧于治疗床上，充分暴露右侧颈肩部，常规消毒后，B 超引导下定位左侧 $C_{4\sim6}$ 横突，抽取罗派卡因 5ml ＋甲钴胺 1mg ＋复方倍他米松 7mg ＋0.9％氯化钠适量，组成罗哌卡因浓度 7.5mg/ml 浓度消炎镇痛液，B 超引导下每横突各注射消炎镇痛液 4ml。在患者皮损疼痛区域颈、肩、前胸部位选取 6 个部位，B 超引导下，定位浅筋膜层，注射消炎镇痛液 5ml，针孔无出血渗液后，用一次性敷贴贴敷。

结果：治疗期间患者未出现心慌、头晕、恶心、呕吐等不适。生命体征均正常。

术后注意事项：术后嘱患者静卧 4 小时，针口 72 小时内保持清洁干燥，以防止针口局部感染。

13．入院第十四天主任医师查房记录　今日医师查房，患者诉今日上午行神经阻滞治疗后，疼痛较前明显减轻。专科查体：VAS 评分 2 分。左侧肩背部皮肤可见呈带状分布的红斑，未见新发皮损。局部皮肤痛觉敏感。目前患者疼痛明显缓解，要求明日出院，医师查房后嘱可于明日出院，嘱出院后继续服用普瑞巴林、曲马多缓解疼痛。半月后门诊复查，不适随诊。

九、出院情况

患者左侧前胸及颈肩背部皮疹消退，结痂脱落，疼痛明显减轻，夜间睡眠可。专科查体：VAS 评分 2 分。左侧肩背部皮肤可见呈带状分布的红斑，未见新发皮损。局部皮肤痛觉敏感。

出院诊断：中医诊断为蛇串疮（湿热郁结），西医诊断为带状疱疹、冠状动脉粥样硬化性心脏病、肺不张、肺结节。

出院医嘱：①避风寒，调饮食，适劳逸，畅情志，增强抵抗力；②出院带药，氨酚曲马多 1 片 / 次，3 次 / 天；普瑞巴林胶囊 2 粒 / 次，2 次 / 天；复方黄柏液外用；复方紫草油外用；③半月后复查，不适随诊。

十、讨论

　　带状疱疹前驱期之后受累部位的皮肤会出现成簇的水疱，出皮疹期也就是急性期一般会有疼痛，可以是钝痛、抽搐痛或跳痛，一般是阵发性的，个别时候持续疼痛，但由于衣物摩擦或触碰疼痛加剧，老年体弱患者疼痛更为明显。后续结痂一般需要 1～2 周，所有皮疹会在 2～4 周消退。出疹后持续至少 3 个月的疼痛才称之为带状疱疹后神经痛。

　　患者老年男性，因前胸、颈肩背部皮疹伴疼痛前来就诊，根据其发病、进展及目前皮疹特点，明确诊断为带状疱疹。平素体质较差，基础病较多，住院期间在积极的药物及物理治疗同时，通过会诊诊断、治疗患者其他相关疾病。在此期间未见新发皮疹，部分结痂消退，但由于处在急性期，疼痛症状明显，影响患者夜间休息。鉴于患者年龄较大，拟定先行 Ｂ 超引导下 $C_{4\sim6}$ 横突阻滞，以及疼痛区域皮下阻滞，经一次治疗疼痛控制明显，不再行进一步脊神经后支射频。出院后继服药物，密切观察。

病例 27 感觉根射频温控热凝术治疗带状疱疹后遗神经痛

一、一般资料

患者尚某，女，70 岁，右侧胸胁背部疼痛 2 年余。

主诉：右侧胸胁背部疼痛 2 年余。

现病史：患者 2 年前无明显诱因出现右胸胁背部疼痛，其上可见簇集的水疱，境界清楚，伴疼痛，为阵发性灼痛，影响夜间睡眠，就诊于当地医院，给予抗病毒及营养神经治疗（具体不详），病情逐渐好转，此后因局部疼痛，长期口服加巴喷丁、普瑞巴林等药物治疗，右乳下皮肤逐渐产生瘢痕疙瘩，疼痛集中于瘢痕疙瘩附近，无肌肉酸痛、关节痛，无头晕、意识不清，无恶心、呕吐，无咳嗽、咳痰，无胸闷、心悸等其他特殊不适。患者为行进一步诊治，今日门诊以带状疱疹后神经痛收住院。自发病以来，患者饮食可，精神、睡眠欠佳，大小便正常，近期体重未发现明显下降。

既往史：既往体健，否认有冠心病、高血压、糖尿病等慢性病史，否认肝炎、结核等传染病史。未发现食物、药品过敏史。预防接种史不详。

个人史：生于原籍，无外地久居史，无疫区疫水接触史。平日生活规律，不吸烟、不饮酒。无工业毒物、粉尘及放射性物质接触史。无冶游史。否认其他不良嗜好。

婚育史：适龄结婚，育有 2 女 1 子，配偶及子女均体健。

月经史：14（4 ～ 5/25 ～ 28）2008 年 4 月 3 日。否认有痛经史，月经周期规律。

家族史：父母已故，卒因不详，否认家族传染病及遗传病史。

二、体格检查

T：36.5℃，P：72 次 / 分，R：18 次 / 分，BP：125/75mmHg。

患者老年男性，发育正常，营养中等，神志清楚，自主体位，检查合作。全身皮肤无黄染、无瘀点、无出血点。全身浅表淋巴结未触及肿大。头颅发育正常，毛发分布均匀，眼睑无水肿，结膜无充血，巩膜无黄染，双侧瞳孔等大等圆，对光反射及调节反射存在，耳、鼻无异常，口唇无发绀，咽部无充血，扁桃体无肿大。颈软，无抵抗，颈静脉无怒张，气管居中，甲状腺无肿大。胸廓对称无畸形，双侧乳房对称，右乳下可见一 10cm×5cm 疙瘩瘢痕。双肺呼吸音清晰，未闻及干、湿性啰音。心前区无隆起及凹陷，心界无扩大，心率 72 次 / 分，节律规整，各瓣膜听诊区无闻及病理性杂音。

腹部平坦，腹软，无压痛，无反跳痛。肝、脾肋下未触及，Murphy's 征阴性，肝、肾区无叩痛，肠鸣音无亢进，移动性浊音阴性。脊柱无畸形，四肢无畸形，双下肢无水肿。双下肢足背动脉搏动正常。肱二头肌反射正常，膝腱反射正常，腹壁反射正常。巴氏征阴性，布氏征阴性。

神经科查体：双侧胸廓外形正常，右侧背部自 $T_{4\sim6}$ 水平向前腹部呈带状区域内有散在色素沉着，局部轻触痛，右乳房下瘢痕，呈椭圆形，局部皮肤无皮损、无糜烂、无渗出，余未见明显异常。

三、辅助检查

无。

四、入院诊断

中医诊断：蛇串疮（瘀血阻络）。

西医诊断：带状疱疹后遗神经痛。

五、诊断依据

中医辨证辨病依据：患者右侧胸胁背部疼痛 2 年余。饮食可，睡眠一般，大小便正常，体重未见明显变化。舌质暗红，苔白，脉涩。综观脉症，四诊合参，该病属于祖国医学的"蛇串疮"范畴，证属瘀血阻络。患者老年女性，平素体健，外感湿热邪毒，内扰营血，迫血妄行，发为疱疹病毒，气滞血瘀，导致邪闭经络，阻滞不通，不通则痛。病属标实，考虑病情复杂，预后一般。

西医诊断依据。①主诉：右侧胸胁背部疼痛 2 年余；②查体：双侧胸廓外形正常，右侧背部自 $T_{4\sim6}$ 水平向前腹部呈带状区域内有散在色素沉着，局部轻触痛，右乳房下瘢痕，呈椭圆形，局部皮肤无皮损、无糜烂、无渗出，余未见明显异常；③辅助检查：暂缺。

六、鉴别诊断

1. 单纯疱疹　该病是由单纯疱疹病毒感染所致的疱疹性皮肤病，常发生于年轻女性，急性单纯疱疹伴有轻微的症状，皮损部位较少，皮肤播散局限，不易发生疱疹后遗痛，本患者中老年男性，疼痛症状严重，带状疱疹急性期皮损部位较大，皮损愈后有带状疱疹后神经痛，故可排除单纯疱疹。

2. 接触性皮炎　该病是由于皮肤、黏膜接触刺激物或致敏物后，在接触部位发生的急性或慢性皮炎，皮疹为境界清楚的红斑、丘疹或水疱，自觉瘙痒、烧灼感或胀痛感，去除病因，经适当处理后皮疹很快消退。本患者发病前无可疑致敏物接触史，皮疹沿神经节段呈单侧分布，伴有神经痛症状，发病情况及皮疹特点符合带状疱疹、后遗神经痛，可与之鉴别。

七、诊疗计划

1. 中医科Ⅱ级护理。

2. 完善各项辅助检查，行入院五项、心电、胸片、肝功能、肾功能、凝血常规等明确病情，排除治疗禁忌证。

3. 给予胞磷胆碱钠、甲钴胺营养神经，普瑞巴林抑制神经痛，择日行 CT 引导下感觉根射频温控热凝，与患者及家属充分沟通后，同意上述治疗方案。

八、治疗经过

1. 入院第一天主任医师查房记录　患者自诉右侧胁肋部疼痛，饮食睡眠可，二便调。查体：双侧胸廓外形正常，右侧背部自 $T_{4\sim6}$ 水平向前腹部呈带状区域内有散在色素沉着，局部轻触痛，右乳房下瘢痕，呈椭圆形，局部皮肤无皮损、无糜烂、无渗出，余未见明显异常。NRS 评分：8 分。辅助检查暂缺。化验结果回示未见明显异常。心电图未见明显异常。医师查房后分析，综合患者症状、体征和辅助检查，患者目前诊断：中医诊断为蛇串疮（瘀血阻络），西医诊断为带状疱疹后遗神经痛。定于明日行 CT 引导下感觉根射频温控热凝治疗术＋神经阻滞治疗术，术前已经签署知情同意书，密切观察病情变化，及时对症处理。

2. 入院第一天皮肤科会诊记录　患者因"右侧胸胁背部疼痛 2 年余"入院。疱疹消失后出现局部皮损区块状瘢痕，请皮肤科会诊，皮肤科医师看过患者后，瘢痕疙瘩 2 年。瘢痕疙瘩处置：①同意贵科诊疗；②局部注射曲安奈德注射液，2～4 周次。遵会诊意见，积极治疗。

3. 入院第二天术前讨论结论及术前小结　患者尚某，女，70 岁，因右侧胸胁背部疼痛 2 年余。于 2020 年 9 月 27 日入院。

患者右侧胸胁背部疼痛 2 年余。既往体健。查体：双侧胸廓外形正常，右侧背部自胸 $_{4\sim6}$ 水平向前腹部呈带状区域内有散在色素沉着，局部轻触痛，右乳房下瘢痕，呈椭圆形，局部皮肤无皮损、无糜烂、无渗出，余未见明显异常。NRS 评分：8 分。余未见明显异常。辅助检查：暂缺。

术前诊断：中医诊断蛇串疮（瘀血阻络）。西医诊断带状疱疹后神经痛。

手术指征：患者胸胁背部疼痛严重影响日常生活。

拟施手术名称和方式：CT 引导下感觉根射频温控热凝术＋神经阻滞治疗。

拟施麻醉方式：局部麻醉＋心电监护。

术中术后可能出现的风险及应对措施：麻醉意外；穿刺过程中发生气胸；术后可能并发感染。术中风险在于该病人疼痛耐受情况，已与患者及其家属交代并签署知情同意书，术前应积极准备，与患者充分沟通；术中要密切观察患者生命体征，防止意外的产生；围术期内注意监测生命体征，术后密切观察病情变化，术后注意伤口清洁干燥，及时换药，预防感染。

特殊的术前准备内容：术前和患者及家属积极沟通病情及治疗方案，签署知情同意书。

注意事项：介入治疗的难点是充分松解，已将术中及术后可能出现的危险和并发症向病人及家属讲明，其表示理解，同意介入治疗，并在协议书上签字。

手术者术前查看患者情况：医师术前查看患者，已将患者病情及介入的必要性、成功率以及可能的并发症等向患者及家属进一步讲解，患者及家属表示理解并同意。

4．术后首次病程记录

手术完成时间：2020 年 9 月 28 日 14：16。

患者于手术室由医师行 CT 引导下右 T_4、T_5、T_6 感觉根射频温控热凝术，术前签署知情同意书。患者俯卧于治疗床上，腰腹下垫枕，开放静脉通道，常规监测生命体征。在 CT 选取 T_3、T_7 椎体层面行薄层扫描，层厚 1mm，选取椎间孔上 1/2 部分背根神经节暴露良好且没有横突遮挡的层面，测量入路角度及深度、旁开距离，确定 T_4、T_5、T_6 背根神经节的三个穿刺点，并根据 CT 定位线在皮肤上做标记。常规消毒铺巾，局部皮下 1％ 的利多卡因麻醉，持 3 根 15cm 射频针自标记点沿测量的角度穿刺，沿横突根部轻轻下滑有落空感，重复 CT 序列扫描提示针尖紧贴横突根部，且位于背根神经节上，回抽无出血。进行刺激测试：50Hz　0.5V 电刺激能复制出相应部位的疼痛、麻木。2Hz　1.0V 电刺激能诱发局部竖脊肌收缩，提示针尖位置良好。各行脉冲射频治疗：42℃　10min，射频操作完毕。抽取由 2％利多卡因 5ml　2 支＋维生素 B_6 200mg＋维生素 B_{12}　1mg＋曲安奈德注射液 40mg＋0.9％氯化钠适量组成的消炎镇痛液若干，并于上述标记点各注入 2ml，治疗操作完毕。

结果：治疗期间患者未出现心慌、头晕、恶心、呕吐等症状，术后生命体征均正常，密切观察病情变化，及时对症处理。

术后注意事项：嘱患者静卧 6 小时，针口 72 小时内避免接触水，以防止针口局部感染。

5．术后第一天主治医师查房记录　今日查房，患者诉右侧胸胁肋部疼痛基本缓解，但仍存在疼痛，大小便未见明显异常，饮食可，睡眠可。术后第一天暂不查体。医师结合患者症状和体征分析：射频热凝术，该方法能有选择性地灭活周围痛觉神经末梢，使之失去接受和传递痛觉信号的能力，并且局部温度在短时间内的增高，还可以改善局部循环，使疼痛得到缓解和改善。此患者术后第一天暂不做效果评价，余治疗方案暂不变，继观。

6. 术后第二天主任医师查房记录　今日查房，患者诉右侧胸胁肋部疼痛基本缓解，大小便未见明显异常，饮食可，睡眠可。查体：双侧胸廓外形正常，右侧背部自胸$_{4\sim6}$水平向前腹部呈带状区域内有散在色素沉着，局部轻触痛，右乳房下瘢痕，呈椭圆形，局部皮肤无皮损、无糜烂、无渗出，余未见明显异常。NRS 评分：2 分。患者对治疗效果满意，主动要求今日出院。医师查房后分析，鉴于患者病情明显好转，同意其今日出院，出院后继续目前的普瑞巴林口服，勿受凉，勿劳累，2 周后复诊，不适随诊。

九、出院情况

患者诉右侧胸胁肋部疼痛基本缓解，大小便未见明显异常，饮食可，睡眠可。查体：双侧胸廓外形正常，右侧背部自 $T_{4\sim6}$ 水平向前腹部呈带状区域内有散在色素沉着，局部轻触痛，右乳房下瘢痕，呈椭圆形，局部皮肤无皮损、无糜烂、无渗出，余未见明显异常。NRS 评分：2 分。

出院诊断：中医诊断蛇串疮（瘀血阻络）。西医诊断带状疱疹后神经痛。

出院医嘱：①避风寒，调饮食，适劳逸，畅情志，增强抵抗力；②半月后复查，不适随诊。

十、讨论

带状疱疹后遗神经痛是困扰中老年患者的顽固性疼痛之一，目前其发病机制一般认为是正常神经冲动传入神经的改变，与粗神经纤维的中枢抑制作用丧失后，二级感觉神经元兴奋增高呈癫痫样放电相关。治疗该病较好的方法有药物或者选择神经阻滞、手术等方法。针刀、射频为主的微创治疗是介于手术与非手术之间的有效治疗方法，具有定位准确、见效快等特点和优越性。

患者的住院期间拟定行 $T_{4\sim6}$ 感觉根射频温控热凝术微创治疗。背根神经节（DRG），也称感觉神经节，是躯体痛觉的初级传入神经元，具有接受和传递各种伤害性感受的功能，在神经病理性疼痛的发生与维持中起重要作用，DRG 是微创治疗带状疱疹后遗神经痛的有效靶点。临床发现，背根神经节热凝术治疗对于部分带状疱疹后遗神经痛患者效果较好，该患者经一次治疗，较为满意，出院后继续观察。

病例 **28** 射频治疗带状疱疹后遗痛

一、一般资料

患者常某，男，74岁，头枕部带状疱疹疼痛1个月。

主诉：头枕部带状疱疹疼痛1个月。

现病史：病人1个月前头枕部出现疱疹，疼痛较重，无发热，无恶心、呕吐，无胸闷、心慌，无腹痛、腹胀，无肢体麻木、无力，无大小便失禁。当时就诊于山东省淄博市中心医院诊断为带状疱疹，给予伐昔洛韦、加巴喷丁、甲钴胺治疗，症状缓解，仍疼痛，来本院疼痛科就诊，诊断带状疱疹后神经痛，建议行射频消融术，收入院，病人自发病以来，饮食、睡眠欠佳，大小便正常。

既往史：既往身体健康，否认有高血压、糖尿病及冠心病病史，无肝炎、结核等传染病史及其密切接触史，无外伤史，有前列腺增生症手术史，无输血史，无药物过敏史，预防接种随当地。

个人史：生于原籍，无外地及疫区久居史，平素生活规律，无毒物及粉尘接触史，无不良嗜好。

婚育史：23岁结婚，妻子患有高血压病、糖尿病病史，生育2子1女均身体健康。

家族史：父母已经去世，死因不详，兄弟姊妹身体健康，否认家族中有遗传性家族病史。

二、体格检查

T：36.4℃，P：80次／分，R：20次／分，BP：135/80mmHg。

患者老年男性，发育正常，营养中等，神志清，精神可，自主体位，查体合作。全身皮肤、黏膜无黄染、皮疹及出血点，浅表淋巴结未触及肿大。颅颈部查体见外科情况。两侧胸廓对称，无畸形，双肺呼吸音清，未闻及干、湿性啰音。心界不大，心率80次／分，律齐，心音有力，各瓣膜听诊区未闻及病理性杂音。腹平坦、腹肌软，无压痛、反跳痛，肝脾肋下未及，肝肾区无叩击痛，移动性浊音阴性，肠鸣音正常。肛门及外生殖器未查。脊柱及四肢查体见外科情况。神经系统检查见外科情况。

专科检查：头颅大小正常，外观无畸形，未见疱疹，右颞部、后枕部触痛，双侧瞳孔等大等圆，直径约3.0mm，对光反射灵敏。脊柱生理弯曲正常，颈软，颈部轻压痛，无放射痛，四肢肌力、肌张力正常，膝跳反射、跟腱反射存在，克氏征、巴氏征均阴性。

三、辅助检查

2017 年 12 月 30 日 DR 示：颈椎曲度变直，诸椎体边缘可见骨质增生，$C_{4/5}$、$C_{5/6}$、$C_{6/7}$ 椎间隙变窄，$C_{6/7}$ 水平前纵韧带钙化。余（－）。

四、初步诊断

带状疱疹后神经痛。

五、诊断依据

1. 头枕部带状疱疹疼痛 1 个月。

2. 查体　头颅大小正常，右颞部、后枕部触痛，双侧瞳孔等大等圆，直径约 3.0mm，对光反射灵敏。脊柱生理弯曲正常，颈软，颈部轻压痛。

3. 辅助检查　DR 示颈椎曲度变直，诸椎体边缘可见骨质增生，$C_{4/5}$、$C_{5/6}$、$C_{6/7}$ 椎间隙变窄，$C_{6/7}$ 水平前纵韧带钙化。余（－）。

六、鉴别诊断

1. 椎管狭窄症　本病是由多种原因所致椎管、神经根管、椎间孔的狭窄并使相应部位的脊髓或脊神经根受压的病变，临床上以头痛、上肢感觉及肢体乏力、跛行等表现为主，本病人与此不符，可除外。

2. 脊髓空洞症　本病是由多种原因所致脊髓病变，可出现肢体感觉、运动功能障碍，本病人与此不符，可除外。

七、诊疗计划

1. 骨科护理常规、二级护理、普食、留陪护。

2. 完善相关辅助检查　血尿常规、血生化、血凝五项、感染九项、心电图等。

3. 北京宣武医院疼痛科教授看过病人，建议行射频消融术，病人同意，今日中午实施。

4. 术后行颈托制动，给予活血化瘀治疗。

替代方案：保守治疗，病人行保守治疗效果不佳，有行射频消融术指征。

八、治疗经过

1. 入院第二天副主任医师查房　详细询问病史，体格检查后对病史、体征无补充。

医师综合分析该患者有如下病例特点：①头枕部带状疱疹疼痛 1 个月；②查体，头颅大小正常，外观无畸形，未见疱疹，右颞部、后枕部触痛，双侧瞳孔等大等圆，直径约 3.0mm，对光反射灵敏。脊柱生理弯曲正常，颈软，颈部轻压痛，无放射痛，四肢肌力、肌张力正常，膝跳反射、跟腱反射存在，克氏征、巴氏征均阴性；③辅助检查，DR 示颈椎曲度变直，诸椎体边缘可见骨质增生，$C_{4/5}$、$C_{5/6}$、$C_{6/7}$ 椎间隙变窄，$C_{6/7}$ 水平前纵韧带钙化。余（-）。依据目前病史、症状、体征和辅助检查结果，医师认为患者：带状疱疹后神经痛诊断依据充分，诊断成立，建议行射频消融术，经病人同意，今日中午实施。

2. 术前小结　头枕部带状疱疹疼痛 1 个月。查体：头颅大小正常，外观无畸形，未见疱疹，右颞部、后枕部触痛，双侧瞳孔等大等圆，直径约 3.0mm，对光反射灵敏。脊柱生理弯曲正常，颈软，颈部轻压痛，无放射痛，四肢肌力、肌张力正常，膝跳反射、跟腱反射存在，克氏征、巴氏征均阴性。辅助检查：DR 示颈椎曲度变直，诸椎体边缘可见骨质增生，$C_{4/5}$、$C_{5/6}$、$C_{6/7}$ 椎间隙变窄，$C_{6/7}$ 水平前纵韧带钙化。余（-）。

术前诊断：带状疱疹后神经痛。

手术指征：带状疱疹后神经痛诊断明确，血常规、血凝五项示正常，肝功能、肾功能、电解质示正常，血糖 9.78mmol/L 注意复查，术前查体无手术禁忌证。

拟施手术名称和方式：低温等离子射频消融术。

拟施麻醉方式：局部麻醉。

注意事项：术中仔细操作，勿损伤周围血管，在 C 形臂下定位颈椎间盘，有关节术中、术后可能出现的意外及并发症已同患者讲明，同意手术，并在手术同意书上签字。

3. 手术记录　患者常某，男，骨外科病区。

手术日期：2017 年 12 月 30 日。

术前诊断：带状疱疹后神经痛。

手术名称：$C_{5/6}$ 椎间盘射频消融＋C_2 右侧颈神经背根节射频消融术。

手术经过、术中发现的情况及处理：病人取左侧卧位，予持续 NIBP、SpO_2、ECG 监测，建立静脉通路。C 形臂下定位颈 $_{2/3}$ 椎间隙，常规消毒铺巾后行局部浸润麻醉。局部麻醉成功后在 C 形臂定位下确认无误后进行椎间盘穿刺，穿刺过程顺利，行电生理监测无异常后给予 $C_{5/6}$ 椎间盘低温等离子射频消融术，给予 4 分钟射频治疗，然后超声引导下 C_2 右侧颈神经背根节给予低温等离子射频 4 分钟。患者生命体征平稳，双上肢运动及感觉正常，平车推回病房，嘱患者严格卧床 24 小时，监测 NIBP、SpO_2、ECG 变化。

4. 术后首次病程记录　患者常某，男，74 岁，因带状疱疹后神经痛，今日中午在局部麻醉下行 $C_{5/6}$ 椎间盘射频消融＋C_2 右侧颈神经背根节射频消融术，术中局部麻醉成功后在 C 形臂定位下确认无误后进行椎间盘穿刺，穿刺过程顺利，行电生理监测

无异常后给予 $C_{5/6}$ 椎间盘低温等离子射频消融术，给予 4 分钟射频治疗，然后超声引导下颈 $_2$ 右侧颈神经背根节给予低温等离子射频 4 分钟。患者生命体征平稳，双上肢运动及感觉正常，平车推回病房，嘱患者严格卧床 24 小时，监测 NIBP、SpO_2、ECG 变化。给予盐酸川芎嗪注射液活血化瘀治疗。

5. 术后第三天副主任医师查房记录　病人术后第一天,述头颈部疼痛缓解不理想。无发烧，饮食、睡眠及大小便正常。查体：颈部穿刺点敷料包扎好，无渗出。四肢肌力、感觉正常。今日医师查房看过病人，再次去手术室给予 C_2 右侧椎旁阻滞一次，顺利，无不良反应。建议继续应用脱水及营养神经药物治疗。病人要求出院。出院后建议继续口服营养神经药物治疗。如有不适骨科门诊复诊。

九、出院情况
患者住院观察 2 天后病情好转出院。
出院诊断：带状疱疹后神经痛。

十、讨论
带状疱疹是潜伏于人体内的水痘 - 带状疱疹病毒经再激活后所引起的皮肤损害，表现为在身体一侧或脸部一侧，出现带状分布的成簇水泡，伴局部疼痛。老年人、外伤或长期服用免疫抑制剂患者，或其他免疫功能低下者易发病。

常见病因：初次感染水痘 - 带状疱疹病毒后，引起原发感染后多表现为水痘，部分患者病毒沿神经纤维进入感觉神经节，呈潜伏性感染。当免疫功能下降时，如恶性肿瘤、使用免疫抑制剂、病毒感染或艾滋病等时，潜伏的病毒被激活而复制，使受侵犯的神经节发生炎症，引起相应节段的皮肤疱疹，同时使受累神经分布区域产生疼痛。

本例依据症状、体征，可确诊带状疱疹，由水痘 - 带状疱疹病毒侵犯神经导致受累神经分布区域产生疼痛并伴有皮肤疱疹，给予椎间盘及背根神经节射频消融术，治疗效果不明显。

病例 **29** 针刀治疗带状疱疹后遗痛

一、一般资料

患者王某，女，66 岁，背部及左侧季肋区灼痛 4 月余。

主诉：背部及左侧季肋区灼痛 4 月余。

现病史：患者 4 个月前无诱因出现背部、左侧季肋区疱疹，簇集样斑点，疼痛明显，无溃破，无流脓，不发热，期间不规律行放血、拔罐、静脉滴注药物、皮下注射药物（具体不详）治疗，局部疱疹恢复可，遗留背部胀痛及左侧季肋区烧灼样、针刺样触痛，今为进一步缓解疼痛，门诊以带状疱疹后遗痛收入病房。患者自发病以来，意识清，精神可，饮食可，睡眠差，大小便正常，体重未见明显减轻。

既往史：有 2 型糖尿病病史 10 余年，平时服用盐酸二甲双胍片、消渴丸治疗，血糖控制不详，否认冠心病、高血压等慢性病病史，否认肝炎、结核等传染病病史及密切接触史，否认重大手术史，无输血史，否认食物、药物过敏史。预防接种史不详。

个人史：生于本地，否认外地久居史及疫区冶游史，工作环境无化学毒品及放射性物品接触，否认烟酒嗜好，否认其他不良嗜好。

月经及婚育史：16（4～5）/（26～28）50，既往痛经，无白带异常史，26 岁结婚，育有 2 女，女儿及配偶均体健。

家族史：父亲因糖尿病去世，母亲去世，死因不详，兄妹 5 人，3 个哥 1 个弟弟，2 个哥去世，余健在，否认家族中遗传病及传染病史。

二、体格检查

T：36.8℃；P：72 次 / 分；R：18 次 / 分；BP：120/80mmHg。

患者老年女性，发育正常，营养中等，自主体位，查体合作。神志清，精神可，全身皮肤黏膜无黄染、出血点、皮疹或蜘蛛痣，肝掌（−）。全身浅表淋巴结未触及肿大；头颅无畸形，眼睑无水肿，双侧瞳孔等大等圆，对光反射存在；耳鼻无异常分泌物，鼻通气良好；颈软，气管居中，甲状腺不大，颈静脉无充盈；胸廓对称无畸形，双肺呼吸音清，未闻及干湿性啰音；心前区无隆起，心率 72 次 / 分，律齐，各瓣膜听诊区未闻及病理性杂音。腹部平坦，未见胃肠型及蠕动波，触诊软，无明显压痛、反跳痛，肝脾肋下未及，肝区及双肾区无叩痛，Murphy's 征阴性，肛门外生殖器未查。

专科检查:背部皮肤暗红、左侧季肋区皮肤正常,脊柱 $T_3 \sim L_2$ 处深压痛,无破溃、化脓,脊柱及四肢无异常,Babinski's sign（-）,Kerning's sign（-）。

三、辅助检查
无。

四、初步诊断
1. 带状疱疹后神经痛。
2. 2 型糖尿病。

五、诊断依据
1. 老年女性,有 2 型糖尿病病史 10 余年,平时服用盐酸二甲双胍片、消渴丸治疗,血糖控制不祥。
2. 背部及左侧季肋区灼痛 4 月余,目前局部疱疹恢复可,遗留背部胀痛及左侧季肋区烧灼样、针刺样触痛。
3. 查体　背部皮肤暗红、左侧季肋区皮肤正常,脊柱 $T_3 \sim L_2$ 处深压痛,无破溃、化脓,脊柱及四肢无异常。

六、鉴别诊断
1. 荨麻疹　多有过敏史,皮肤黏膜可见红色丘疹或风团,瘙痒明显,抗过敏治疗有效,本病人不符可除外。
2. 湿疹　多有过敏史,皮肤黏膜可见对称性红色斑丘疹,多融合成片,伴瘙痒,无疼痛,本病人不符可除外。

七、诊疗计划
1. 康复医学科护理常规,Ⅲ级护理,糖尿病饮食。
2. 完善入院血常规、血生化、心电图检查等。
3. 营养神经、降糖、周围神经嵌压松解术治疗。
4. 向病人及家属讲明病情,并嘱病人卧床休息。
5. 替代方案　暂无。

八、治疗经过
1. 入院第二天副主任医师查房　今日查房,病史无补充,分析病例特点:患者老年女性，有 2 型糖尿病病史 10 余年，平时服用盐酸二甲双胍片、消渴丸治疗，血糖控制不祥。背部及左侧季肋区灼痛 4 月余，目前局部疱疹恢复可，遗留背部胀痛及左侧季肋区烧灼样、针刺样触痛。查体：背部皮肤暗红、左侧季肋区皮肤正常，脊柱 $T_3 \sim L_2$ 处深压痛，无破溃、化脓，脊柱及四肢无异常。患者入院后行心电图回示：正常范围内心电图。实验室检查示：血常规、大小便常规、感染九项、肝功能、肾功能、血脂、血凝回示未见明显异常。葡萄糖 6.73mmol/L，糖化血红蛋白 8.40%，均高于正常值，患者既往 2 型糖尿病病史多年，平时口服药物治疗，嘱其按时服药，控制饮食，择期复查，必要时请内分泌科会诊。综合患者病史、症状、体征，入院诊断：①带状疱疹后遗痛；② 2 型糖尿病成立。医师陪同山东省千佛山医院专家查房，患者带状疱疹后神经痛症状明显，具有手术指征，排除手术禁忌可行周围神经嵌压松解术治疗，术后给予营养神经、口服止痛及局部激光治疗，患者同意治疗方案，定于今日上午于介入室行微创治疗，行术前准备。

2. 术前小结　简要病情：患者因背部及左侧季肋区灼痛 4 月余住院治疗。查体，T：36.8℃，P：72 次 / 分；R：18 次 / 分；BP：120/80mmHg。背部皮肤暗红、左侧季肋区皮肤正常，脊柱 $T_3 \sim L_2$ 处深压痛，无破溃、化脓，脊柱及四肢无异常。

术前诊断：①带状疱疹后神经痛；② 2 型糖尿病。

手术指征：背部及左侧季肋区灼痛 4 月余，局部疱疹恢复可，现遗留背部胀痛及左侧季肋区烧灼样、针刺样触痛。患者心电图及血常规、大便常规、感染九项、肝功能、肾功能、血脂、血凝未见明显异常，葡萄糖 6.73mmol/L，糖化血红蛋白 8.40%，略高于正常值，于本次微创手术无影响。

拟施手术名称和方式：针刀皮内松解术。

拟施麻醉方式：局部麻醉。

注意事项：术前要做好周密测量，术中仔细操作。已与病人家属谈话，讲明手术存在的风险，以及手术后可能发生的并发症，家属表示理解，同意手术并在手术协议书上签字为证。手术定于今日在介入科施行。

3. 手术记录

王某，女，康复医学科病区。

手术时间：2018 年 6 月 8 日 8：45 ～ 9：30。

术前诊断：①带状疱疹后神经痛；② 2 型糖尿病。

术中诊断：①带状疱疹后神经痛；② 2 型糖尿病。

手术名称：针刀皮内松解术。

麻醉方法：局部麻醉。

手术经过、术中发现的情况及处理：患者仰卧于介入室治疗床上，充分暴露左侧季肋区，确定以左侧乳房以下与脐中左侧约 10cm×25cm 大小区域划分为约 1cm×1cm 若干方格为标记点，用 0.75％碘伏无菌棉球以左侧季肋区标记点为中心进行常规消毒，铺无菌洞巾，铺无菌单，抽取 1％盐酸利多卡因 20ml 并于上述标记点逐层麻醉，每点注射 1.5ml，快速出针，然后用曲安奈德注射液 40mg＋维生素 B₁₂ 注射液 1.0mg＋生理盐水 20ml 组成的消炎镇痛液及 30％浓度臭氧 60ml 对分批次对各标记点局部注射，每点约用混合液 1.5ml 及臭氧 3ml，注射时轻微胀痛，2 分钟后消失。后用 0.6×50 一次性针刀对左侧乳房以下与脐中左侧约 10cm×25cm 大小区域各标记点进行皮下松解，松解过程中患者有轻微胀痛，3 分钟后胀痛消失。术中病人无特殊不适，拔除针刀，用无菌敷料贴敷，术毕，病人无特殊不适，出血不多，术后轮椅推回病房。嘱患者手术部位保持清洁，避免水三天，避风寒，适劳逸，禁止做剧烈运动。

4. 术后首次病程记录　病人王某，女，66 岁，因背部及左侧季肋区灼痛 4 月余住院治疗。于今天上午 8：45 行左侧季肋区针刀皮内松解术。患者仰卧于介入室治疗床上，充分暴露左侧季肋区，确定以左侧乳房以下与脐中左侧约 10cm×10cm 大小区域划分为约 1cm×1cm 方格为标记点，用 0.75％碘伏无菌棉球以左侧季肋区标记点为中心进行常规消毒，铺无菌洞巾，铺无菌单，抽取 1％盐酸利多卡因 20ml 并于上述标记点逐层麻醉，每点注射 1.5ml，快速出针，然后用曲安奈德注射液 40mg＋维生素 B₁₂ 注射液 1.0mg＋生理盐水 20ml 组成的消炎镇痛液及 30％浓度臭氧 60ml 对各标记点局部注射，每点约用混合液 1.5ml 及臭氧 3ml。用 1.0×50 一次性针刀对左侧乳房以下与脐中左侧约 10cm×10cm 大小区域各标记点进行皮下扫散松解，松解过程中患者有轻微胀痛，3 分钟后胀痛消失。术中病人无特殊不适，拔除针刀，用无菌敷料贴敷，术毕，病人无特殊不适，出血不多，术后轮椅推回病房。术中情况已告知患者家属及值班医生，嘱患者避风寒，适劳逸，禁止做剧烈运动。针刀处 72 小时内不要接触水，以防止感染。给予对症治疗，注意观察生命体征及局部渗血情况。

5. 术后第一天副主任医师查房记录　术后第一天，患者脊柱处及左侧季肋区胀痛明显，局部烧灼感减轻，无发热，生命体征平稳，施术处轻微渗出，未诉其他不适，术后第一天暂不查体。嘱患者注意卧床休息，清淡饮食，施术处三日不见水，注意观察病情变化。

6. 术后第二天病程记录　患者病情平稳，诉左侧手术区域刺痛，无烧灼样疼痛，无发热，治疗部位愈合可，一般情况可，继续目前治疗方案，密切关注病情变化。

7. 术后第三天病程记录　患者病情好转，左侧手术区域刺痛减轻，脊柱处胀痛亦减轻，无烧灼样疼痛，局部治疗部位皮肤恢复可，无发热，无其他不适，患者处于手术恢复期，继前治疗不变，密切关注病情变化。

8. 术后第六天副主任医师查房记录　患者背部及左侧季肋区较入院时明显好转，

手术区域愈合良好，神志清，精神可，饮食、睡眠可，大小便如前。查体：脊柱 T_3 ～ L_2 处压痛减轻，余大致同前。医师查房，患者病情好转，余治疗方案继前不变，密切关注病情变化，及时对症处理。

9．术后第九天病程记录　今日查房，患者背部及左侧季肋区疼痛较前减轻，无发热，无破溃、化脓，饮食、睡眠可，大小便如前。查体同前。继续目前治疗方案，注意观察病情变化。

10．术后第十二天副主任医师查房记录　患者背部胀痛减轻明显，左侧季肋区手术区域恢复好，局部烧灼样、针刺样触痛减轻明显，无发热，无其他明显不适。查体：左侧季肋区未手术区域衣着碰触不适感明显，局部皮肤恢复可，余大致同前。医师查房，患者病情好转，可再次行针刀皮内松解术治疗遗留症状，患者同意治疗方案，定于本周五于介入室行微创治疗，患者既往有鼻窦炎病史，平时口服香菊片治疗鼻部不适，今日给予开药，必要时请耳鼻喉科协助治疗，余治疗方案继前不变，密切关注病情变化，及时对症处理。

九、出院情况

患者住院观察 21 天后病情好转出院。

出院诊断：①带状疱疹后神经痛；② 2 型糖尿病。

十、讨论

带状疱疹后神经痛属于神经病理性疼痛，这种疼痛性疾病是医学界极其难治的顽症之一，伴随患者的疼痛是难以想象的，有"不死的癌症"之恶名。

发生于带状疱疹病毒感染后，10％的患者疼痛时间超过一个月，如得不到及时治疗或治疗不当，疼痛可在疱疹消失后仍然存在，有的病例疼痛甚至超过数十年。与发病年龄有关，＜ 40 岁患者很少发生，60 岁以上患者发生率为 50％，70 岁以上患者发生率为 75％，有 10％～ 25％的后遗神经痛患者疼痛可持续超过一年，可于皮疹出现前或伴随皮疹出现。

目前该疾病治疗手段较多，有局部治疗，如局部药物贴敷；药物治疗，抗病毒药物如阿昔洛韦，止痛药物如加巴喷丁、普瑞巴林，配合甲钴胺营养神经，抗抑郁药如阿米替林；疼痛治疗仪治疗，如经皮电刺激、激光、超激光疼痛治疗仪等；神经毁损治疗，及根据疼痛部位选择性地毁损传导疼痛的神经，如椎旁神经和交感神经，可达到长期缓解疼痛的目的，还可应用镇痛起搏器、微量镇痛泵等中枢镇痛治疗，有效控制带状疱疹后顽固性疼痛；中医治疗，内服外贴，里外同治。

本例患者为老年女性，主诉背部及左侧季肋区灼痛 4 月余，目前局部疱疹恢复可，现遗留背部胀痛及左侧季肋区烧灼样、针刺样触痛。依据症状、体征，可确诊带状疱疹后神经痛。由水痘-带状疱疹病毒侵犯神经导致受累神经分布区域产生疼痛并伴有皮肤疱疹，病人病情迁延不愈，保守治疗效果一般，综合考虑后拟给予针刀皮内松解治疗，术后观察 10 余天，配合药物、针刺等理疗，出院前病情好转明显。

病例 **30** 针刀治疗带状疱疹

一、一般资料

患者魏某，女，52岁，臀部及左下肢疼痛1月余入院治疗。

主诉：臀部及左下肢疼痛1月余。

现病史：患者1个月前无明显诱因臀部及左下肢出现簇集样疱疹，基底部潮红，分布于骶正中嵴至会阴及左侧坐骨神经沿线，直达腘窝，部分连成片状，局部破溃，伴针刺样疼痛，无感染、流脓，无发热。口服中药、营养神经药物、止痛药（具体不详）及阿昔洛韦，配合外涂中药（具体不详）、阿昔洛韦软膏等治疗1月余，大部分疱疹结痂、脱落，剩余骶正中嵴至会阴部分仍未脱落，伴局部疼痛。今为进一步诊疗来我科就诊，门诊以带状疱疹后神经痛收住院。患者自发病以来神志清，精神一般，饮食欠佳，睡眠差，大小便正常，近1个月体重减轻5kg。

既往史：既往有甲状腺功能亢进症20余年，3年前复发，口服他巴唑治疗后甲状腺功能减退，现口服左甲状腺素钠控制，具体不详。有子宫切除手术史4年，具体不详；发现风湿性干燥症半年余，长期口服泼尼松片、羟氯喹片控制，具体情况不详；发现血小板减少半年余，最低血小板 $8 \times 10^9/L$，平时口服环孢素软胶囊治疗，入院前查血小板 $56 \times 10^9/L$。否认高血压、冠心病、糖尿病等其他慢性病病史；否认肝炎、结核病史及密切接触史；否认重大外伤及手术史。曾因血小板减低在山东省淄博市中心医院行血小板输注治疗，无不良反应。对酒精过敏，表现为饮酒后遍身瘙痒。否认其他药物及食物过敏史。预防接种随当地。

个人史：生于山东省淄博市张店区，久居本地，无异地久居史及疫区居住史，无疫情、疫水接触史，无化学性、放射性物质、粉尘、毒物接触史。否认吸烟、饮酒等嗜好。日常生活规律。

否认发病前14天内有武汉市及周边地区、或其他有新型冠状病毒感染的肺炎确诊病历报告社区的旅行史或居住史。否认发病前14天内与新型冠状病毒感染者有接触史。否认发病前14天内曾接触过来自武汉市及周边地区、或其他有新型冠状病毒感染的肺炎确诊病例报告社区的发热或有呼吸道症状的患者。否认有聚集性发病史。

月经及婚育史：16—48岁，既往月经规律。22岁结婚，育有1子1女，配偶及儿女均体健。

家族史：父亲因心肌梗死去世，母亲健在，姐妹2人，姐姐体健，否认家族中有传染病及遗传倾向的疾病。

二、体格检查

T：36.3℃，P：76次/分，R：19次/分，BP：130/80mmHg。

患者中年女性，发育正常，营养中等，自主体位，查体合作。神志清，精神可，全身皮肤黏膜无黄染、出血点、皮疹或蜘蛛痣，肝掌（-）。全身浅表淋巴结未触及肿大；头颅无畸形，巩膜无黄染，眼睑无水肿，双侧瞳孔等大等圆，对光反射存在；耳鼻无异常分泌物，鼻通气良好；颈软，气管居中，甲状腺不大，颈静脉无充盈；胸廓对称无畸形，双肺呼吸音清，未闻及干湿性啰音；心前区无隆起，心率76次/分，律齐，各瓣膜听诊区未闻及病理性杂音。腹部平坦，未见胃肠型及蠕动波，触诊软，无明显压痛、反跳痛，肝脾肋下未及，肝区及双肾区无叩痛，Murphy征阴性，骶正中嵴与肛门之间可见一约3cm×3cm瘢痕，结痂未愈，大阴唇及左侧坐骨神经行径有疱疹残印，呈暗红色，触之疼痛。

三、辅助检查

胸部CT（2020年4月23日）示：双肺CT平扫未见明显异常；肝囊肿改变。

血常规（2020年4月23日）示：血小板$56×10^9$/L。

四、初步诊断

1. 带状疱疹后神经痛。
2. 血小板减少。
3. 风湿性干燥症。
4. 甲状腺功能减退症。
5. 甲状腺功能亢进症史。
6. 肝囊肿。
7. 子宫切除术后状态。

五、诊断依据

1. 中年女性，既往有甲状腺功能亢进症、甲状腺功能减退、风湿性干燥症、血小板减少病史及子宫切除手术史。有输血史，无输血反应，对酒精过敏。
2. 腰臀部及左下肢疼痛1月余。
3. 体格检查 骶正中嵴与肛门之间可见一约3cm×3cm瘢痕，结痂未愈，大阴唇及左侧坐骨神经行径有疱疹残印，呈暗红色，触之疼痛。

4. 辅助检查　胸部 CT（2020 年 4 月 23 日）示：双肺 CT 平扫未见明显异常；肝囊肿改变。血常规（2020 年 4 月 23 日）示：血小板 56×10^9/L。

六、鉴别诊断

1. 荨麻疹　多有过敏史，皮肤黏膜可见红色丘疹或风团，瘙痒明显，抗过敏治疗有效，本病人不符，可除外。

2. 湿疹　多有过敏史，皮肤黏膜可见对称性红色斑丘疹，多融合成片，伴瘙痒，无疼痛，本病人不符可除外。

七、诊疗计划

1. 颈肩腰腿痛中心护理常规，III 级护理，普通饮食。

2. 完善入院大小便常规、血糖、血脂、肝肾功能、血凝四项、感染九项、心电图、腰椎 MR 等相关检查。

3. 请血液科会诊协助诊疗血小板减少症。

4. 排除手术禁忌后择期给予针刀松解＋臭氧注射治疗。

5. 给予针灸、冷激光物理治疗。

6. 配合应用营养神经、镇痛等药物对症治疗。

7. 向病人及家属讲明病情，并嘱病人卧床休息。

8. 替代方案　若存在手术禁忌或其他原因无法进行微创操作则根据病情变化给予对症治疗。

八、治疗经过

1. 入院第二天主任医师查房　病史无补充，分析病例特点：患者中年女性，既往有甲状腺功能亢进症、甲状腺功能减退、风湿性干燥症、血小板减少病史及子宫切除手术史。有输血史，无输血反应，对酒精过敏。腰臀部及左下肢疼痛 1 月余。患者 1 个月前无明显诱因出现臀部及左下肢出现簇集样疱疹，基底部潮红，分布于骶正中嵴至会阴及左侧坐骨神经沿线，直达腘窝，部分连成片状，局部破溃，伴针刺样疼痛，无感染、流脓，无发热，口服中药、营养神经药物、止痛药具体不详及阿昔洛韦，配合外涂中药（具体不详）、阿昔洛韦软膏等治疗 1 月余，大部分疱疹结痂、脱落，剩余骶正中嵴至会阴部分仍未脱落，伴局部疼痛。体格检查：骶正中嵴与肛门之间可见一约 3cm×3cm 瘢痕，结痂未愈，大阴唇及左侧坐骨神经行径有疱疹残印，呈暗红色，触之疼痛。辅助检查，血常规（2020 年 4 月 23 日本院）：血小板：56×10^9/

L，血小板容积 0.065% 偏低；单核细胞百分比 14.60%，单核细胞数 $1.24×10^9$/L，平均血小板体积 11.60fl，血小板分布宽度 25.00fl 偏高。入院查胸部 CT：双肺 CT 平扫未见明显异常；肝囊肿改变。肝功 14 项：谷丙转氨酶 96.00U/L，γ 谷氨酰转肽酶 42.00U/L 偏高，总蛋白 59.50g/L 偏低，直接胆红素 8.00μmol/L 偏高；肾功 5 项：肌酐 32.20μmol/L；血脂四项：总胆固醇 2.52mmol/L，高密度脂蛋白 0.59mmol/L，低密度脂蛋白 1.35mmol/L 偏低，谷草转氨酶 77.00U/L 偏高，考虑肝功异常，患者当前无腹痛、黄疸等症状，嘱患者定期复查肝肾功能；血沉 43.0mm/h 增快，符合当前风湿病诊断；大便常规：潜血弱阳性，考虑消化道出血，可能与饮食有关，注意复查；尿常规、血凝四项、葡萄糖、感染九项大致正常。医师见过病人并详细查体，结合患者病史及相关检查，明确目前诊断：①带状疱疹后神经痛；②血小板减少；③风湿性干燥症；④甲状腺功能减退症；⑤甲状腺功能亢进症史；⑥肝囊肿；⑦子宫切除术后状态。本病当与荨麻疹鉴别：多有过敏史，皮肤黏膜可见红色丘疹或风团，瘙痒明显，抗过敏治疗有效，本病人不符，可除外。患者既往有血小板减少病史，故请肿瘤科医师会诊，会诊意见：患者目前服用泼尼松片治疗中，由最初的 50mg 1 次/天，已减量至 10mg 1 次/天，可暂时不予调整剂量。如需行针刀治疗，建议血小板提升至 $70×10^9$/L 以上，泼尼松片剂量可短时间内增加值 25mg，1 次/天，并注意复查血小板变化情况。医师就患者病情及治疗方案与患者及其家属进行沟通，目前给予针灸配合激光治疗，嘱患者坚持服用泼尼松片 25mg，1 次/天，注意观察血小板变化，必要时给予针刀治疗。

2. 入院第三天病程记录＋会诊记录　患者昨晚开始，自觉全身发麻，肢体无力，既往有甲状腺功能亢进症、甲状腺功能减退病史，现口服左甲状腺素，有时心慌。请内分泌肾内科会诊，医师看过病人，并仔细查体：神志清，精神可，心肺腹无异常。诊断为：甲状腺疾患、甲状腺功能减退。处理：①完善游离甲状腺功能 3 项、甲状腺抗体 2 项、促甲状腺素受体抗体、甲状腺彩超，停用甲状腺素钠片；②同意贵科目前处理，检验结果回来后，协助贵科调整药物治疗；③我科随诊。会诊意见已报告上级医师并与患者充分沟通，患者表示同意会诊建议，余治疗方案不变，注意观察病情变化。

3. 入院第五天主任医师查房　患者仍诉骶正中嵴至会阴部位疼痛难忍，无发热，未诉其他不适，饮食一般，睡眠差，大小便正常。查体大致同前。患者甲状腺功能回示：游离三碘甲状腺原氨酸 36.96pmol/L，游离甲状腺素 > 100.0pmol/L，抗甲状腺过氧化物酶抗体测定 232.70U/ml，促甲状腺激素 0.03mIU/L，提示甲状腺功能亢进复发，内分泌科医师随诊。建议：甲巯咪唑片 10mg，3 次/天；普奈洛尔片 20mg，3 次/天；维生素 B_4 10mg，3 次/天；利可君片 20mg，3 次/天。指导意见经与患者充分沟通后执行，注意病情变化。

患者晚饭后出现上腹部疼痛难忍，恶心未吐，无胸闷、胸痛，无窒息、压榨感，大小便如常，询问病史无不洁饮食，查体腹部平软，剑突下及左季肋区压痛，给予盐酸甲氧氯普胺肌内注射后缓解，继观病情变化。

4．入院第六天医师陪同山东省千佛山医院专家查房　患者自述骶部及会阴部仍疼痛不适，影响日常作息，胃脘部仍隐隐不适，无腹痛、腹泻，无发热，饮食一般，睡眠差，大小便正常。查体大致同前。专家指出：患者带状疱疹病毒侵犯神经，目前以阴部末端神经疼痛为主，可考虑给予针刀皮内松解术治疗，经与患者充分沟通后定于今日下午在介入科施行手术。

5．术前小结　患者中年女性，既往有甲状腺功能亢进症、甲状腺功能减退、风湿性干燥症、血小板减少病史及子宫切除手术史。有输血史，无输血反应，对酒精过敏。腰臀部及左下肢疼痛1月余。患者1个月前无明显诱因臀部及左下肢出现簇集样疱疹，基底部潮红，分布于骶正中嵴至会阴及左侧坐骨神经沿线，直达腘窝，部分连成片状，局部破溃，伴针刺样疼痛，无感染、流脓，无发热。口服中药、营养神经药物、止痛药（具体不详）及阿昔洛韦，配合外涂中药（具体不详）、阿昔洛韦软膏等治疗1月余，大部分疱疹结痂、脱落，剩余骶正中嵴至会阴部分仍未脱落，伴局部疼痛。体格检查：骶正中嵴与肛门之间可见一约3cm×3cm瘢痕，结痂未愈，大阴唇及左侧坐骨神经行径有疱疹残印，呈暗红色，触之疼痛。辅助检查，血常规（2020年4月23日本院）：$56×10^9$/L。胸部CT（2020年4月23日本院）：双肺CT平扫未见明显异常；肝囊肿改变。肝功14项：谷丙转氨酶96.00U/L，谷草转氨酶77.00U/L偏高，γ谷氨酰转肽酶42.00U/L偏高，总蛋白59.50g/L偏低，直接胆红素8.00μmol/L偏高；肾功能5项：肌酐32.20μmol/L；血脂四项：总胆固醇2.52mmol/L，高密度脂蛋白0.59mmol/L，低密度脂蛋白1.35mmol/L（偏低），血沉43.0mm/h，尿常规、血凝四项、葡萄糖、感染九项大致正常。

术前诊断：①带状疱疹后神经痛；②血小板减少；③风湿性干燥症；④甲状腺功能减退症；⑤甲状腺功能亢进症史；⑥肝囊肿；⑦子宫切除术后状态。

手术指征：患者带状疱疹后遗神经痛诊断明确，患者病史较长，神经疼痛明显，微创手术治疗创伤小，治疗时间短，疗效明显，患者血小板低，余相关辅助检查无明显手术禁忌证。

拟施手术名称和方式：针刀皮内松解术。

拟施麻醉方式：局部麻醉。

注意事项：术前要做好周密测量，术中仔细操作。已与病人家属谈话，讲明手术存在的风险，以及手术后可能发生的并发症，家属表示理解，同意手术并在手术协议书上签字。手术定于今日在介入科施行。

手术者术前查看患者相关情况：医师查看患者，患者当前无明确手术禁忌。

6. 手术记录

手术日期：2020 年 4 月 28 日。

手术时间：14：50 ～ 15：15。

术前诊断：①带状疱疹后神经痛；②血小板减少；③风湿性干燥症；④甲状腺功能减退症；⑤甲状腺功能亢进症史；⑥肝囊肿；⑦子宫切除术后状态。

术中诊断：①带状疱疹后神经痛；②坐骨神经痛；③血小板减少；④风湿性干燥症；⑤甲状腺功能减退症；⑥甲状腺功能亢进症史；⑦肝囊肿；⑧子宫切除术后状态。

手术名称：针刀皮内松解术。

麻醉方法：局部麻醉。

手术经过、术中发现的情况及处理：患者俯卧于介入室治疗床上，充分暴露腰臀及股上段皮肤，确定以骶正中嵴左侧约 6cm，下至臀横纹大小约 6cm×20cm 大小区域划分为约 2cm×2cm 若干方格交叉点为标记点，用 0.75％碘伏无菌棉球以标记点为中心进行常规消毒，铺无菌洞巾，铺无菌单，抽取 0.5％盐酸利多卡因 20ml 并于上述标记点皮下浸润麻醉，每点注射 1.5ml，快速出针，然后用曲安奈德注射液 40mg ＋生理盐水 20ml 组成的消炎镇痛液及 40％浓度臭氧 80ml 对各标记点局部注射，每点约用混合液 1.5ml 及臭氧 5ml，注射时轻微胀痛，2 分钟后消失。后用汉章牌 1.0mm×80mm 一次性针刀对各标记点进行皮下松解，松解过程中患者有轻微胀痛，3 分钟后胀痛消失。术中病人无特殊不适，拔除针刀，用无菌敷料贴敷，术毕，病人无特殊不适，出血不多，术后平车推回病房。

术后注意事项：嘱患者术后保持俯卧位或右侧卧位，施术处保持清洁、干燥，禁止做剧烈运动，注意观察局部出血及清洁情况，及时对症处理。

7. 术后首次病程记录　病人魏某，女，52 岁，因"臀部及左下肢疼痛 1 月余"于今日 14：50 分在介入室行针刀皮内松解术。病人取俯卧位，以骶正中嵴左侧约 6cm，下至臀横纹大小约 6cm×20cm 大小区域为手术区域，常规消毒铺巾，主要针对手术区域进行针刀皮下松解及臭氧注射，手术过程顺利，术中病人生命体征平稳，安返病房。术中情况已告知患者家属及值班医生，嘱患者术后保持俯卧位或右侧卧位，施术处保持清洁、干燥，禁止做剧烈运动，注意观察局部出血及清洁情况，及时换药，必要时可给予局部利多卡因外敷止痛，注意观察病情变化。

8. 术后第一天主任医师查房　患者带状疱疹区疼痛减轻，施术部位轻微渗出，无发热，无头晕、头痛，大小便如常。术后第一天暂不查体。嘱患者近 3 天尽量卧床休息，局部进行 TDP 治疗，注意观察病情变化。

9. 术后第二天，患者带状疱疹区疼痛减轻，施术部位无渗出，无发热，无头晕、头痛，大小便如常。查体：骶正中嵴与肛门之间可见一约 3cm×3cm 瘢痕，结痂未愈，大阴唇及左侧坐骨神经行径有疱疹残印，呈暗红色，触之疼痛。今日给予穴位注射治疗，嘱患者尽量卧床休息，余治疗方案不变，注意观察病情变化。

10．术后第三天，患者带状疱疹区疼痛减轻，施术部位无渗出，无发热，无头晕、头痛，大小便如常。查体同前。患者经治疗病情好转，于今日出院。嘱患者出院后尽量卧床休息，不适随诊。

九、出院情况

患者带状疱疹区疼痛减轻，施术部位无渗出，无发热，无头晕、头痛，大小便如常。查体：骶正中嵴与肛门之间可见一约 3cm×3cm 瘢痕，结痂未愈，大阴唇及左侧坐骨神经行径有疱疹残印，呈暗红色，触之疼痛。患者住院 7 天，病情好转出院。

出院诊断：①带状疱疹后神经痛；②坐骨神经痛；③血小板减少；④风湿性干燥症；⑤甲状腺功能减退症；⑥甲状腺功能亢进症史；⑦肝囊肿；⑧子宫切除术后状态。

十、讨论

带状疱疹是潜伏于人体内的水痘－带状疱疹病毒经再激活后所引起的皮肤损害，表现为在身体一侧或脸部一侧，出现带状分布的成簇水泡，伴局部疼痛。老年人、外伤或长期服用免疫抑制剂患者，或其他免疫功能低下者易发病。

常见病因：初次感染水痘－带状疱疹病毒后，引起原发感染后多表现为水痘，部分患者病毒沿神经纤维进入感觉神经节，呈潜伏性感染。当免疫功能下降时，如恶性肿瘤、使用免疫抑制剂、病毒感染或艾滋病等时，潜伏的病毒被激活而复制，使受侵犯的神经节发生炎症，引起相应节段的皮肤疱疹，同时使受累神经分布区域产生疼痛。

本例患者中年女性，臀部及左下肢疼痛 1 月余，病史较长，疼痛部位见瘢痕，结痂未愈，触之疼痛，带状疱疹后神经痛诊断明确，且患者下肢疼痛部位以臀部为主，下肢恰好循坐骨神经分布，疼痛剧烈，影响生活，适宜行局部针刀皮内松解治疗。但是，单次治疗面积不宜过大，此次仅针对左侧臀部主要疼痛部位进行治疗，观察效果决定下次针刀皮内松解治疗与否。于此同时给予抗病毒、抗感染、营养神经、增强免疫等药物对症支持治疗，效果明显。

病例 **31** 针刀周围神经卡压松解术治疗尺神经卡压综合征

一、一般资料

患者任某，男，51 岁，右手示指、小指及前臂尺侧麻木无力半月。

主诉：右手示指、小指及前臂尺侧麻木无力半月。

现病史：患者半月前无明显诱因出现右手示指、小指及前臂尺侧麻木无力半月，手握笔写字及持物时无力感明显，按压肘部时症状明显，不伴有头痛、头晕、恶心、呕吐，无双上肢放射痛，无脚底踩棉花感，未行特殊处理，今为求进一步治疗，就诊于我院门诊，门诊查看病人后，以尺神经损伤（肘管综合征）收入院。

患者自发病以来，饮食可，睡眠佳，大小便正常。

既往史：既往体健。否认高血压病、糖尿病、冠心病等慢性病史；否认肝炎、结核、伤寒等传染病史及密切接触史；否认重大外伤史、手术史及输血史；未发现食物及药物过敏史。预防接种史随当地。

个人史：生于原籍，久居当地，无外地久居史，无疫区、疫水接触史。否认工业毒物、粉尘及放射性物质接触史。平素生活规律，吸烟史 30 余年，16 支 / 天；否认饮酒等不良嗜好；否认冶游史，预防接种史不详。

婚育史：适龄结婚，1 子 1 女，配偶及其子女体健。

家族史：父亲因脑梗去世，母亲有高血压病史。否认家族遗传病及传染病病史。

二、体格检查

T：36.6℃，P：82 次 / 分，R：20 次 / 分，BP：128/67mmHg。

患者中年男性，发育正常，营养中等，神志清楚，自主体位，检查合作。全身皮肤无黄染、无瘀点、无出血点。全身浅表淋巴结未触及肿大。头颅发育正常，毛发分布均匀，眼睑无水肿，结膜无充血，巩膜无黄染，双侧瞳孔等大等圆，对光反射及调节反射存在，耳、鼻无异常，口唇无发绀，咽部无充血，扁桃体无肿大。颈软，无抵抗，颈静脉无怒张，气管居中，甲状腺无肿大。胸廓对称无畸形，双侧乳房对称，未触及明显包块。双肺呼吸音清晰，未闻及干、湿性啰音。心前区无隆起及凹陷，心界无扩大，心率 82 次 / 分，节律规整，各瓣膜听诊区无闻及病理性杂音。腹部平坦，腹软，无压痛，无反跳痛。肝、脾肋下未触及，Murphy's 征阴性，肝、肾区无叩痛，肠鸣音无亢进，移动性浊音阴性。脊柱无畸形,四肢无畸形,双下肢无水肿。双下肢足背动脉搏动正常。肱二头肌反射正常,膝腱反射正常,腹壁反射正常。巴氏征阴性,布氏征阴性。

专科查体:肘部无畸形,尺神经沟区叩痛、放射痛,并向手尺侧放射,右手小指、示指肌力Ⅴ⁻级,无名指尺侧及小指、手背尺侧麻木,浅感觉减退,深感觉可;前臂尺侧感觉正常,小鱼际肌、骨间肌未见明显萎缩,环、小指未见爪行手畸形,略有并指受限,肘部Tinei征阳性,夹纸试验阳性,双侧肱二头肌、肱三头肌腱反射（++）,病理征（-）。

三、辅助检查

无。

四、入院诊断

中医诊断:痿症（瘀血阻络）。

西医诊断:①尺神经损伤;②肘管综合征;③尺神经卡压综合征。

五、诊断依据

中医辨证辨病依据:患者中年男性,右手示指、小指及前臂尺侧麻木无力半月,纳眠可,二便调,舌质暗红,苔白,脉弦细。综观脉症,四诊合参,该病属于祖国医学的"痹症"范畴,证属气虚血瘀。气血亏虚,气不行血使血液运行不畅,导致手臂部经络阻滞不通,加之风、寒、湿邪入侵,更益手臂部气血运行不畅,不通则痛,不荣则木。舌脉也为气虚血瘀之象。总之,本病病位在手,病属本虚标实,考虑病程迁延日久,病情复杂,预后一般。

西医诊断依据。①主诉:右手示指、小指及前臂尺侧麻木无力半月;②既往体健;③专科查体:肘部无畸形,尺神经沟区叩痛、放射痛,并向手尺侧放射,右手小指、示指肌力5⁻级,无名指尺侧及小指、手背尺侧麻木,浅感觉减退,深感觉可;前臂尺侧感觉正常,小鱼际肌、骨间肌未见明显萎缩,环、小指未见爪行手畸形,略有并指受限,肘部Tinei征阳性,夹纸试验阳性,双侧肱二头肌、肱三头肌腱反射（++）,病理征（-）。

六、鉴别诊断

1. 腕管综合征　是由于各种原因导致腕管内容积减少或压力增高,使正中神经在管内受压,以桡侧3～4个手指麻木、疼痛、感觉异常和功能障碍,夜间或清晨较明显;有时拇指外展、对掌无力,动作不灵活为主要表现的一组症候群,本患者无正中神经损伤症状，故可排除此病。

2. 桡管综合征　是以桡神经深支（即骨间背侧神经）受压的一种神经受压综合征，表现为肘部外侧疼痛和放射痛，骨间背侧神经所支配的肌肉乏力，一般无感觉障碍，其疼痛可向上臂或前臂放射，且夜痛明显，患者症状与此不符可排除此病。

七、诊疗计划

1. 中医科Ⅱ级护理。

2. 完善三大常规、心电图、肌电图等各项辅助检查。

3. 给予胞磷胆碱钠改善微循环、甲钴胺营养神经，择日行复杂性小针刀松解术＋臭氧注射术治疗。

八、治疗经过

1. 入院第二天术前讨论　右手示指、小指及前臂尺侧麻木无力半月。专科查体同前。

手术指征：手术指征明确，已无手术禁忌证。

拟施手术名称和方式：行非DSA引导下复杂性针刀松解术＋普通臭氧注射术＋周围神经卡压松解术。

拟施麻醉方式：局部麻醉＋心电监护。

注意事项：介入治疗的难点是准确定位和充分松解，已将术中及术后可能出现的危险和并发症向病人及家属讲明，其表示理解，同意介入治疗，并在协议书上签字。

手术者术前查看患者情况：医师术前查看患者，已将患者病情及介入的必要性、成功率以及可能的并发症等向患者及家属进一步讲解，患者及家属表示理解并同意。

2. 入院第二天主任医师查房记录　今日查房，患者自诉右手示指、小指及前臂尺侧麻木无力明显，饮食睡眠一般，二便调。检验结果回示：血细胞分析（五分类）：血红蛋白180.0↑g/L，红细胞比容0.513↑。肌电图回示，右侧尺神经损害电生理表现（肘部及以上）。专科查体同上。医师查房分析：此患者尺神经损伤主因为尺神经卡压致尺神经变性，引起神经受压症状。常见原因有：肘外翻、肱骨外上髁骨折、创伤性骨化均可使尺神经受到卡压。此类病人多有手部小鱼际、骨间肌萎缩及环、小指呈爪型畸形。肌电图示：右侧尺神经损害电生理表现（肘部及以上）。此病还可以与神经鞘膜瘤鉴别：肘部尺神经鞘膜瘤与肘管综合征有同样表现，检查时多扪及节段增粗的尺神经，Tinei征阳性，而无肘部关节病变，患者目前症状需行微创治疗，可行复杂性针刀松解术＋普通臭氧注射术＋周围神经卡压松解术，解决患者尺神经卡压情况，缓解患者右手示指、小指及前臂尺侧麻木情况，避免病情进一步进展加重。患者目前基本情况平稳，无明显手术禁忌证，可今日行微创治疗，继观。

3. 入院第二天术后首次病程记录

手术完成时间：2018 年 8 月 14 日 10：45。

患者于介入治疗室由医师行非 DSA 引导下复杂性针刀松解术＋普通臭氧注射术＋周围神经卡压松解术＋局部浸润麻醉，术前签署知情同意书。患者俯卧于治疗床上，充分暴露右肘关节，使之外展外旋位，用 0.75％碘伏无菌棉球以标记点为中心进行常规消毒，铺无菌洞巾。抽取 1％利多卡因 20ml 并于上述标记点局部麻醉；抽取由 2％利多卡因 2ml ＋维生素 B_6 200mg ＋维生素 B_{12} 1mg ＋曲安奈德注射液 40mg ＋醋酸泼尼松龙注射液 125mg ＋ 0.9％氯化钠适量组成的消炎镇痛液。抽取 45μg/ml 臭氧适量，每标记点注射 3ml 消炎镇痛液和臭氧；持Ⅰ型 2 号针刀，刀口线与人体纵轴平行，刀体垂直于皮肤，快速进针，行针刀松解后，快速出针，迅速用无菌棉球按压针孔 2 分钟，无渗出，用一次性敷贴贴敷，针刀松解术操作完毕。术后平车推回病房。用无菌纱布加压包扎 2 小时，术程顺利，患者安返病房。结果：治疗期间患者无心慌、头晕、恶心、呕吐等不适症状。生命体征均正常。术后注意事项：嘱患者限制活动 3 天。针口 72 小时内不要接触水，以防止感染。密切观察病情，及时对症处理。

4. 术后第一天主任医师查房记录　今日患者术后第一天，医师查房。患者神志清，自述右手示指、小指及前臂尺侧麻木较前减轻，余未诉特殊不适。今日术后第一天，暂不查体。目前治疗继续以营养神经药物为主，针对患者麻木情况，今日可行针灸缓解症状，嘱患者可适当行右手指功能锻炼，禁止右上肢负重，余治疗不变，继观。

5. 术后第二天主治医师查房记录　医师查房，患者神志清，一般情况可，自述右手示指、小指及前臂尺侧麻木较前减轻，余未诉特殊不适。查体：无名指尺侧及小指、手背尺侧皮肤感觉麻木，余未查见明显异常。今日增加血府逐瘀胶囊行气止痛，继续给予针灸治疗，余治疗不变，继观。

6. 术后第三天副主任医师查房记录　今日医师查房。患者精神可，饮食、睡眠可。二便正常。自述右手示指、小指及前臂尺侧仍有麻木感，余未诉不适。查体：生命体征平稳，体温正常。心肺腹未见明显异常。右肘关节略肿胀，无名指尺侧及小指、手背尺侧麻木，浅感觉略减退，今日可行第二次针刀治疗。

7. 术后首次病程记录

手术完成时间：2018 年 8 月 17 日 16：10。

患者于介入治疗室由医师行非 DSA 引导下复杂性针刀松解术＋普通臭氧注射术＋上肢关节松解术，术前签署知情同意书。患者俯卧于治疗床上，充分暴露右肘关节，使之外展外旋位，充分暴露右肘关节，标记治疗进针点自肱骨内上髁至桡骨上段每隔 1cm 选取 1 个痛点，共 10 个定位点。用 0.45％～ 0.55％的碘伏无菌棉球以标记点为中心进行常规消毒，铺无菌单，抽取1%利多卡因在上述标记点局部麻醉后分别注射由1%利多卡因2ml＋维生素B$_6$ 200mg＋维生素B$_{12}$ 1mg＋0.9%氯化钠适量组成的消炎镇痛液2ml及30μg/l臭氧2ml，注射完毕，持Ⅰ型2号针刀，刀口线与人体纵轴平行，刀体垂直于皮肤，分别于上述标记点快速进针，针刀尖达骨面后行纵疏横拨2～3刀，快速出针，迅速用无菌棉球按压针孔；针刀松解术操作完毕。用圆利针经尺神经沟穿刺至肘关节腔内注射局部麻醉药物及臭氧反复冲洗肘关节腔，术后针眼处敷贴贴敷，术程顺利，患者安返病房。

结果：治疗期间患者无心慌、头晕、恶心、呕吐等不适症状。生命体征均正常。术后注意事项：嘱患者针口72小时内避免接触水，以防止感染。密切观察病情，及时对症处理。

8.术后第一天主治医生查房记录　今日主治医生医师查房，患者神志清，自述右手示指、小指及前臂尺侧麻木较前减轻，余未诉特殊不适。今日术后第一天，暂不查体。目前治疗继续以营养神经药物为主，针对患者麻木情况，今日可行针灸缓解症状，嘱患者可适当行右手指功能锻炼，禁止右上肢负重，余治疗不变，继观。

9.术后第二天主任医师查房记录　今日患者，医师查房。患者神志清，一般情况可，自述右手示指、小指及前臂尺侧麻木感消失，余未诉特殊不适。查体：肘部无畸形，尺神经沟区无叩痛、放射痛，右手小指、示指肌力5级，无名指尺侧及小指、手背尺侧麻木感消失，深浅感觉正常；前臂尺侧感觉正常，小鱼际肌、骨间肌未见明显萎缩，环、小指未见爪行手畸形，肘部Tinei征阴性，夹纸试验阴性，双侧肱二头肌、肱三头肌腱反射（++），病理征（－）。余治疗不变，继观。

10.术后第三天副主任医师查房记录　今日患者主任医师查房。患者精神可，饮食、睡眠可。二便正常。自述右手示指、小指及前臂尺侧麻木感消失。查体同前。

11.术后第四天副主任医师查房记录　今日查房患者自述右手示指、小指及前臂尺侧麻木感消失。查体：生命体征平稳，体温正常。心肺腹未见明显异常。肘部无畸形，尺神经沟区无叩痛、放射痛，右手小指、示指肌力5级，无名指尺侧及小指、手背尺侧麻木感消失，深浅感觉可；前臂尺侧感觉正常，小鱼际肌、骨间肌未见明显萎缩，环、小指未见爪行手畸形，肘部Tinei征阴性，夹纸试验阴性。医师查房：患者目前病情平稳，今日可出院回家休养，嘱患者可适当行右手指功能锻炼，继续口服甲钴胺营养神经。

九、出院情况

患者未诉右手示指、小指及前臂尺侧麻木不适，饮食睡眠一般，二便正常。专科查体：肘部无畸形，尺神经沟区无叩痛、放射痛，右手小指、示指肌力Ⅴ级，无名指尺侧及小指、手背尺侧麻木感消失，深浅感觉可；前臂尺侧感觉正常，小鱼际肌、骨间肌未见明显萎缩，环、小指未见爪行手畸形，肘部 Tinei 征阴性，夹纸试验阴性，双侧肱二头肌、肱三头肌腱反射（++），病理征（-）。

出院诊断。中医诊断：痿症；西医诊断：①尺神经损伤；②肘管综合征；③尺神经卡压综合征。

出院医嘱：①嘱患者出院后注意饮食休息，避免受凉。嘱患者可适当行右手指功能锻炼。继续口服甲钴胺营养神经；②半月后复查，不适随诊。

十、讨论

尺神经压迫症又名肘管综合征，是上肢仅次于腕管综合征常见的神经压迫症之一。尺神经可能受到压迫的位置是肘管，从肘关节以上 10cm，到肘关节以下 5cm 都有可能，然而最可能的位置是在当尺神经通过肱骨内上髁后面的沟道，它是在尺侧屈腕肌的长头与短头肌腱之间，就在皮肤下面的位置。

症状视压迫的严重度而有所不同：早期的症状是小指与无名指的麻痹、刺痛，及肘关节内侧的酸痛。麻痹的感觉可以向上放射至肩膀或颈部。若持续恶化，手掌的内侧肌肉可能会萎缩无力，甚至影响到日常的活动，例如打开罐子或转动钥匙会有困难。

尺神经受压早期病理变化可有神经内部水肿、充血。随着时间的延长，若尺神经受压程度没有改善且越来越严重，尺神经有髓神经纤维，可发生水肿变性、尺神经传导功能下降，进而出现不可逆性损伤。肌电图检测最有意义的诊断依据是经过肘部的神经传导速度减慢。重度损伤的患者小指展肌不能记录到 CMAP 和感觉神经动作电位（SNAP）。神经电生理对于尺神经卡压综合征的诊断具有一定的敏感性和特异性，但缺乏形态学指标。尺神经卡压综合征存在正常神经纤维代偿，神经电生理检测结果存在一定的漏诊率。术前后应用肌电图检测，存在一定的误差，导致结果不准确，因此同样差异存在统计学意义。神经生长因子具有神经元营养和促进突起生长的一种神经细胞生长调节因子。有学者认为，神经营养因子具有明显的神经再生修复作用。初步研究也提示，肌内注射鼠神经生长因子对感觉神经损伤的修复作用比较明显。

该疾病的治疗，针对轻微压迫引起的手麻和轻微肌肉萎缩，或发生了尺神经炎，急性期要进行休息，避免手肘屈曲超过 90°，长期拉扯尺神经，适当用支具固定。缓解恢复期，可运用神经松动术进行神经松动，腕骨间关节的松动，松解肌肉，包括手腕屈肌肉、肘关节周围肌肉等，以及进行手的握力训练。其他诸如超声波、短波等物理因子治疗。

小针刀疗法对于四肢部位的软组织源性疾病有独特的优势，对肘管内的部分粘连、挛缩进行松解，减轻肘管内的压力、张力，使原本紧张的尺神经得到缓解。后经圆利针于肘关节腔内注射局部麻醉药物及臭氧反复冲洗，使炎性物质得以消除，恢复肘关节腔内原有的状态。

患者尺神经损伤明确，考虑为肘管处神经卡压引起，临床上病情发展较为顽固，长期症状不缓解会产生不可逆性神经损伤，临床研究认为鼠神经生长因子局部注射对神经功能恢复较好，建议在局部行针刀松解，缓解神经卡压的基础上，积极行鼠神经生长因子注射，恢复神经功能。

病例 **32** 针刀日间手术治疗桡神经损伤

一、一般资料

患者商某，男，54 岁，右手腕部活动不利半月。

主诉：右手腕部活动不利半月。

现病史：患者半月前无明显诱因突然出现右手麻木，右手腕下垂，右手无法活动，无饮水呛咳，无头痛头晕，无恶心呕吐，无视物旋转、耳聋、耳鸣，无意识障碍。急到我院急诊就诊，行颅脑 CT 平扫示：未见明显异常密度。给予抗血小板聚集、改善循环等治疗，患者症状稍减轻，为进一步系统诊治，转入我院神经内科，予以抗血小板聚集、调节血压、改善循环、营养神经及对症支持等治疗，症状好转后出院。现患者仍有右腕不利，为求进一步系统治疗，特来我院就诊，门诊以桡神经损伤收入院。

患者自发病以来，饮食睡眠可，二便正常，体重未见明显变化。

既往史：既往高血压病病史 15 年，血压最高达 180/120mmHg，规律口服硝苯地平缓释片（Ⅱ）（尼福达）控制血压，血压控制在 120/80mmHg 左右。发现血糖升高 4 年余，否认高脂血症、冠心病病史；否认肝炎、结核等传染病史及密切接触史。2013 年曾因右下肢摔伤致骨折，行手术治疗。2017 年曾因胃部恶性肿瘤，行胃大部切除手术。否认其他重大外伤史、手术史及输血史，否认食物及其他药物过敏史。预防接种史随当地。

个人史：生于原籍，无外地久居史，无疫区长期居住史，生活规律。否认性病、冶游史；否认工业粉尘、毒物及放射性物质接触史，无重大精神创伤史。无吸烟史，饮酒史 35 年，平均 7 两／天。

婚育史：22 岁结婚，育有 1 子，配偶及儿子体健。

家族史：父母已故，卒因不详，有 1 哥 3 姐，大姐有脑梗死病史。否认家族性重大传染病、遗传病及精神病史。

二、体格检查

T：36.7℃，P：76 次／分，R：18 次／分，BP：137/85mmHg，BW：64kg。

患者中年男性，发育正常，营养中等，神志清楚，自主体位，检查合作。全身皮肤无黄染、无瘀点、无出血点。全身浅表淋巴结未触及肿大。头颅发育正常，毛发分布均匀，眼睑无水肿，结膜无充血，巩膜无黄染，双侧瞳孔等大等圆，对光反射及调节反射存在，耳、鼻无异常，口唇无发绀，咽部无充血，扁桃体无肿大。颈软，无抵抗，颈静脉无怒张，气管居中，甲状腺无肿大。胸廓对称无畸形，双侧乳房对称，未触及明显包块。双肺呼吸音清晰，未闻及干、湿性啰音。心前区无隆起及凹陷，心界无扩大，心率 76 次 / 分，节律规整，各瓣膜听诊区无闻及病理性杂音。腹部平坦，腹软，无压痛，无反跳痛。肝、脾肋下未触及，Murphy's 征阴性，肝、肾区无叩痛，肠鸣音无亢进，移动性浊音阴性。脊柱无畸形，四肢无畸形，双下肢无水肿。双下肢足背动脉搏动正常。肱二头肌反射正常，膝腱反射正常，腹壁反射正常。巴氏征阴性，布氏征阴性。

专科检查：正常步态、脊柱无畸形，右腕关节及各指关节未见明显肿胀、疼痛，右手腕下垂，右上肢肌力 5⁻ 级，肌张力正常，左上肢、双下肢肌力 5 级，肌张力正常，膝腱反射、跟腱反射、肱二头肌腱反射（++），桡骨骨膜反射存在，巴彬斯基征（−），布氏征（−），克尼格征（−）。四肢、躯干痛温觉、深感觉未见明显异常。

三、辅助检查

（2019 年 11 月 16 日本院）肌电图：右桡神经损害（患者发病时间较短，必要时可复查），请结合临床。

四、入院诊断

中医诊断：痿症（气血亏虚）

西医诊断：①桡神经损伤；②高血压病（3 级，很高危）；③胃部恶性肿瘤胃大部切除术后。

五、鉴别诊断

1. 尺神经损伤　尺神经受伤后，除手部尺侧皮肤感觉消失外，环、小指掌指关节过伸，指间关节屈曲呈爪形。拇指不能内收，其他四指不能外展及内收。

2. 正中神经损伤　肱骨髁上骨折偶可引起正中神经挤压性损伤，骨折复位后往往能自行恢复。受伤后可出现拇、示、中指不能屈曲，拇指不能外展和对掌，手掌桡侧三个半手指感觉障碍。

六、诊疗经过

患者入院后完善相关检查，经医疗组讨论后决定：患者桡神经损伤，有介入手术指征，排除手术绝对禁忌，拟定今日在介入室行局部麻醉下非 DSA 引导下复杂性针刀治疗＋普通臭氧注射＋局部浸润麻醉治疗，通过松解颈周腧穴及右手腕关节周围腧穴，减轻神经卡压症状，术中注意手术操作规范、避免感染，术后观察患者右腕关节活动恢复情况。

患者于 2019 年 11 月 16 日于介入治疗室由医师行非 DSA 引导下复杂性针刀松解术＋普通臭氧注射术，术前签署知情同意书。患者俯卧于治疗床上，充分暴露肩背部。以脑户穴、大椎穴、双侧脑空穴、双侧曲垣穴、双侧天宗穴、双侧肩中俞、双侧肩外俞、右侧夺命穴、双侧肩贞、右侧曲池、列缺、手三里等共 20 个点为标记点，用 0.75% 碘伏无菌棉球以标记点为中心进行常规消毒，铺无菌洞巾。抽取 1% 利多卡因 5ml 并于上述标记点局部麻醉，后抽取由 2% 利多卡因 2ml ＋维生素 B_6 200mg ＋维生素 B_{12} 1mg ＋ 0.9% 氯化钠适量组成的消炎镇痛液，每处注射 3 ～ 5ml，于上述标记点注射 45μg/ml 浓度臭氧，每穴各注射 2ml，臭氧注射操作完毕。再持 I 型 3 号针刀，刀口线与人体纵轴平行，刀体垂直于皮肤，分别在上述标记点快速进针，行针刀松解后，快速出针，迅速用无菌棉球按压针孔 2 分钟，针刀松解术操作完毕。

患者在整个治疗过程中生命体征平稳，无心慌、头疼、恶心呕吐等不适。治疗结束后，以平车推回病房。嘱患者针口 72 小时内避免接触水，以防止针口局部感染。密切观察病情，及时对症处理。

七、出院情况

患者一般情况良好，右腕活动度较前有所改善。专科查体：正常步态、脊柱无畸形，右腕关节及各指关节未见明显肿胀、疼痛，右手腕下垂，右上肢肌力 5⁻ 级，肌张力正常，左上肢、双下肢肌力 5 级，肌张力正常，膝腱反射、跟腱反射、肱二头肌腱反射（++），桡骨骨膜反射存在，巴彬斯基征（-），布氏征（-），克尼格征（-）。四肢、躯干痛温觉、深感觉未见明显异常。

出院诊断。中医诊断：痿症（气血亏虚）。西医诊断：①桡神经损伤；②高血压病（3级，很高危）；③胃部恶性肿瘤胃大部切除术后。

出院医嘱：①注意休息，避免劳累，加强上肢肌肉功能锻炼；②继续营养神经治疗，半月后门诊复查。

八、讨论

桡神经损伤常因外伤造成，桡神经在肱骨中下 1/3 处贴近骨干，此处肱骨骨折时桡神经易受损伤。骨痂生长过多和桡骨头前脱位可压迫桡神经。常见症状有：腕下垂，拇指及各手指下垂，不能伸掌指关节，前臂有旋前畸形，不能旋后，拇指内收畸形等。本病主要是进行常规物理检查，最常进行的是神经 - 肌电图检查。

依据患者症状及辅助检查（肌电图），桡神经损伤诊断明确，其患肢无外伤、手术史，系不明原因导致，并无达到手术指征。考虑与颈椎疾患关系密切，通过日间手术，运用针刀松解颈周腧穴，调整颈项部生物力学平衡，配合患肢局部卡压处、结筋点的针刀局部松解，一次治疗起到满意效果。

病例**33** 超声下针刀松解治疗腕管综合征

一、一般资料

患者李某，男，52 岁，双腕麻木疼痛 10 个月余。

主诉：双腕麻木疼痛 10 月余。

现病史：患者 10 月余前无明显诱因出现双腕关节、双手木胀疼痛，握拳无力，伴前臂木胀不适感，无局部皮温升高，无局部发红，手持物乏力，后出现示指、中指、无名指麻痛症状，夜间较甚，自行口服营养神经治疗 1 个月，患者麻木疼痛症状无改善，逐渐出现双手大鱼际肌肉萎缩，为求系统治疗，2020 年 3 月 9 日特来我院就诊，门诊以腕管综合征收入院。患者入院后积极完善相关检查，分别于 2020 年 3 月 10 日、2020 年 3 月 13 日两次在介入室行 DSA 引导下超声下复杂性针刀松解术＋普通臭氧注射术，术后患者疼痛麻木症状好转出院。

患者出院后双前臂症状明显减轻，双手、腕木胀疼痛减轻，麻木仍明显。今为求系统治疗，特来我院就诊，门诊以腕管综合征收入院。

患者发病以来，饮食可，睡眠一般，二便正常。体重未见明显变化。

既往史：既往体健。否认高血压、糖尿病、冠心病等慢性病史；否认肝炎、结核、伤寒等传染病病史；否认有重大外伤史及手术史；否认有输血史；否认药物及食物过敏史。预防接种史随当地。

个人史：生于原籍，无外地久居住史。无疫区居住史及疫水接触史。无烟酒等特殊不良嗜好。

婚育史：适龄婚育，育有 1 子 1 女，配偶及子女均体健。

家族史：父亲体健，母亲因肝癌去世。否认家族传染病及遗传病史。

二、体格检查

T：36.5℃，P：78 次 / 分，R：19 次 / 分，BP：123/62mmHg。

患者中年男性，发育正常，营养中等，神志清楚，自主体位，检查合作。全身皮肤无黄染、无瘀点、无出血点。全身浅表淋巴结未触及肿大。头颅发育正常，毛发分布均匀，眼睑无水肿，结膜无充血，巩膜无黄染，双侧瞳孔等大等圆，对光反射及调节反射存在，耳、鼻无异常，口唇无发绀，咽部无充血，扁桃体无肿大。颈软，无抵抗，

颈静脉无怒张，气管居中，甲状腺无肿大。胸廓对称无畸形，双侧乳房对称，未触及明显包块。双肺呼吸音清晰，未闻及干、湿性啰音。心前区无隆起及凹陷，心界无扩大，心率 78 次／分，节律规整，各瓣膜听诊区无闻及病理性杂音。腹部平坦，腹软，无压痛，无反跳痛。肝、脾肋下未触及，Murphy's 征阴性，肝、肾区无叩痛，肠鸣音无亢进，移动性浊音阴性。脊柱无畸形，四肢无畸形，双下肢无水肿。双下肢足背动脉搏动正常。肱二头肌反射正常，膝腱反射正常，腹壁反射正常。巴氏征阴性，布氏征阴性。

神经科查体：双手大鱼际轻度肌肉萎缩，双腕关节无明显肿胀，活动轻度受限，双腕关节周围广泛压痛，双腕正中 Tinel 征（＋），肱二头肌腱反射（＋＋），桡骨骨膜反射存在，巴彬斯基征（－），布氏征（－），克尼格征（－）。

三、辅助检查

2019 年 7 月 26 日济南市章丘区人民医院头、颈 MRA：①脑 MR 平扫未见明显异常；②头、颈部 MRA 未见明显异常；③$C_{3/4 \sim 6/7}$ 椎间盘突出并椎管狭窄。

2019 年 7 月 20 日章丘区人民医院头、颈 MRA：①脑 MR 平扫未见明显异常；②头、颈部 MRA 未见明显异常；③$C_{3/4 \sim 6/7}$ 椎间盘突出并椎管狭窄。

2020 年 3 月 9 日山东省千佛山医院胸部 CT：双肺多发小结节，建议复查，右侧叶间胸膜局限性肥厚。

2019 年 10 月 3 日章丘区人民医院颈椎 MR：$C_{3/4}$、$C_{4/5}$、$C_{5/6}$、$C_{6/7}$ 椎间盘突出并椎管轻度狭窄。

2020 年 1 月 3 日章丘区人民医院颈椎 MR：$C_{3/4 \sim 6/7}$ 椎间盘突出并椎管狭窄。

2019 年 8 月 27 日山东大学齐鲁医院肌电图：双正中神经病变（腕部病变可能性大，中－重度）；双尺神经肘部病变（轻度），下肢所检神经未见异常。

四、入院诊断

中医诊断：痹症（瘀血阻络）。

西医诊断：①双腕管综合征；②双肘管综合征；③周围神经病。

五、诊断依据

中医辨证辨病依据：患者双腕麻木疼痛 10 月余。饮食可，小便正常，舌质暗红，苔白，脉弦细。综观脉症，四诊合参，该病属于祖国医学的"痹症"范畴，证属瘀血阻络。患者中年男性，气不行血使血液运行不畅，导致腕部经络阻滞不通，加之风、寒、湿邪入侵，更益腕部气血运行不畅，不通则痛，不荣则木。舌脉也为瘀血阻络之象。总之，本病病位在颈，病属本虚标实，考虑病程迁延日久，病情复杂，预后一般。

西医诊断依据。①双腕麻木疼痛 10 月余；②既往体健；③专科查体：双手大鱼际轻度肌肉萎缩，双腕关节无明显肿胀，活动轻度受限，双腕关节周围广泛压痛，双腕正中 Tinel 征（+），肱二头肌腱反射（++），桡骨骨膜反射存在，巴彬斯基征（-），布氏征（-），克尼格征（-）；④辅助检查：头、颈 MRA（2019 年 7 月 26 日章丘区人民医院）：脑 MR 平扫未见明显异常；头、颈部 MRA 未见明显异常；$C_{3/4 \sim 6/7}$ 椎间盘突出并椎管狭窄。头、颈 MRA（2019 年 7 月 20 日章丘区人民医院）：①脑 MR 平扫未见明显异常；②头、颈部 MRA 未见明显异常；③ $C_{3/4 \sim 6/7}$ 椎间盘突出并椎管狭窄。胸部 CT（2020 年 3 月 9 日山东省千佛山医院）：双肺多发小结节，建议复查，右侧叶间胸膜局限性肥厚颈椎 MR（2019 年 10 月 3 日章丘区人民医院）：$C_{3/4}$、$C_{4/5}$、$C_{5/6}$、$C_{6/7}$ 椎间盘突出并椎管轻度狭窄。颈椎 MR（2020 年 1 月 3 日章丘区人民医院）：$C_{3/4 \sim 6/7}$ 椎间盘突出并椎管狭窄；肌电图（2019 年 8 月 27 日山东大学齐鲁医院）：双正中神经病变（腕部病变可能性大，中 - 重度），双尺神经肘部病变（轻度），下肢所检神经未见异常。

六、鉴别诊断

1. 颈椎结核　为慢性病。好发于脊柱、髋关节、膝关节，多见于儿童和青壮年。结核原发病灶一般不在骨与关节，约 95% 继发于肺部结核。多为血源性，少数通过淋巴管，或由胸膜或淋巴结病灶直接蔓延。两者都可出现脊髓受压的症状，但是颈椎结核有结核接触病史或肺结核病史，可伴有全身慢性感染，X 线平片提示椎体有破坏，椎间隙变窄。通过影像学检查可进一步排除。

2. 脊柱肿瘤　脊柱是原发或转移肿瘤的常见部位，大部分肿瘤是溶骨性的，其首先破坏椎体，导致椎体的压缩骨折、肿瘤突破椎体后壁，侵入椎管，导致脊髓、神经根受压产生临床症状，通过影像学检查可发现椎体破坏和椎管内占位等影像。

3. 神经根型颈椎病　$C_{5 \sim 8}$ 神经根受压时，可出现手部疼痛麻木，好发于中老年人，体检时可有颈部压痛，结合颈椎影像学检查及肌电图检查，明确为腕管综合征。

4. 胸廓出口综合征　为臂丛神经压迫，手臂内侧感觉异常，麻木痛。常位于手指和手的尺神经分布区；另外还有锁骨下血管的压迫症状。

七、诊疗计划

1. 中医科 Ⅱ 级护理。

2. 完善三大常规、胸片、心电图、肝功能、肾功能、凝血常规等各项辅助检查，排除手术禁忌证，行肌电图等检查，以明确病情。

3. 给予胞磷胆碱钠、甲钴胺营养神经，择日行非血管 DSA 引导下针刀臭氧为主的综合治疗。

八、治疗经过

1. 入院第一天术前讨论　患者，男，51 岁，因双腕麻木疼痛 10 月余，于 2020 年 5 月 11 日入院。双腕麻木疼痛 10 月余。查体：双手大鱼际轻度肌肉萎缩，双腕关节无明显肿胀，活动轻度受限，双腕关节周围广泛压痛，双腕正中 Tinel 征（＋），肱二头肌腱反射（＋＋），桡骨骨膜反射存在，巴彬斯基征（－），布氏征（－），克尼格征（－）。辅助检查：头、颈 MRA（2019 年 7 月 26 日章丘区某医院）：①脑 MR 平扫未见明显异常；②头、颈部 MRA 未见明显异常；③ $C_{3/4 \sim 6/7}$ 椎间盘突出并椎管狭窄。头、颈 MRA（2019 年 7 月 20 日章丘区某医院）：①脑 MR 平扫未见明显异常；②头、颈部 MRA 未见明显异常；③ $C_{3/4 \sim 6/7}$ 椎间盘突出并椎管狭窄。胸部 CT（2020 年 3 月 9 日山东省某医院）：双肺多发小结节，建议复查，右侧叶间胸膜局限性肥厚颈椎 MR（2019 年 10 月 3 日章丘区人民医院）：$C_{3/4}$、$C_{4/5}$、$C_{5/6}$、$C_{6/7}$ 椎间盘突出并椎管轻度狭窄。颈椎 MR（2020 年 1 月 3 日章丘区人民医院）：$C_{3/4 \sim 6/7}$ 椎间盘突出并椎管狭窄；肌电图（2019 年 8 月 27 日山东大学齐鲁医院）：双正中神经病变（腕部病变可能性大，中 - 重度）；双尺神经肘部病变（轻度），下肢所检神经未见异常。2020 年 5 月 11 日肌电图：①双侧正中神经腕部卡压电生理改变（双侧腕管综合征，轻度，感觉受累为主，脱髓鞘），较之前肌电图检查结果正中神经运动波幅明显改善；②双侧尺神经感觉电位波幅降低。胸部 CT（2020 年 5 月 11 日本院）：双肺多发小结节，较前变化不著，建议随访观察，右侧叶间胸膜局限性肥厚，较前变化不著，右肺纤维灶。

术前诊断：中医诊断，痹症（瘀血阻络）。

西医诊断：①双腕管综合征；②双肘管综合征；③周围神经病。

手术指征：患者左手指、腕部疼痛严重影响日常生活。

拟施手术名称和方式：超声引导下复杂性针刀松解术＋普通臭氧注射术＋局部浸润麻醉。

拟施麻醉方式：局部麻醉＋心电监护。

术中术后可能出现的风险及应对措施：麻醉意外；术后可能并发感染。术中风险在于该病人疼痛耐受情况，已与患者及其家属交代并签署知情同意书，术前应积极准备，与患者充分沟通；术中要密切观察患者生命体征，防止意外的产生；围术期内注意监测生命体征，术后密切观察病情变化，术后注意伤口清洁干燥，及时换药，预防感染。

特殊的术前准备内容：术前和患者及家属积极沟通病情及治疗方案，签署知情同意书。

注意事项：介入治疗的难点是充分松解，已将术中及术后可能出现的危险和并发症向病人及家属讲明，其表示理解，同意介入治疗，并在协议书上签字。

手术者术前查看患者情况：医师术前查看患者，已将患者病情及介入的必要性、成功率以及可能的并发症等向患者及家属进一步讲解，患者及家属表示理解并同意。

2. 术后首次病程记录

手术完成时间：2020 年 5 月 11 日 17：46。

患者于门诊治疗室由医师超声引导下行复杂性针刀松解术＋普通臭氧注射术，术前签署知情同意书。患者仰卧于治疗床上，充分暴露左手腕部。超声引导下标记神经、血管、腕横韧带，以腕横韧带起止点双侧选取 7 个阿是穴，为标记点，用 0.75% 碘伏无菌棉球以标记点为中心进行常规消毒，铺无菌洞巾。

抽取 0.5% 利多卡因于上述标记点局部麻醉，局部麻醉后抽取 2% 利多卡因 2ml ＋维生素 B_6 200mg ＋维生素 B_{12} 1mg ＋曲安奈德注射液 40mg ＋ 0.9% 氯化钠适量，组成消炎镇痛液，以上述标记点为进针点，垂直皮面快速进针，每点注射消炎镇痛液 2～4ml，注射 45% 臭氧 1～2ml，注射完毕后，持 Ⅰ 型 4 号针刀，刀口线与人体纵轴平行，刀体垂直于皮肤，于上述标记点快速进针，松解神经周围粘连及相关组织的粘连和瘢痕处，快速出针。敷贴固定，针刀松解术操作完毕。以平车推回病房。

患者在整个治疗过程中生命体征平稳，无心慌、头疼、恶心呕吐等不适。嘱患者针口 72 小时内保持清洁干燥，以防止针口局部感染。

3. 入院第二天主治医师查房记录　今日查房，患者双腕关节疼痛麻木较前次住院前有所缓解，昨日已行左手腕部超声引导下针刀松解治疗。专科查体：双手大鱼际轻度肌肉萎缩，双腕关节无明显肿胀，活动轻度受限，双腕关节周围广泛压痛，双腕正中 Tinel 征（＋），肱二头肌腱反射（＋＋），桡骨骨膜反射存在，巴彬斯基征（－），布氏征（－），克尼格征（－）。化验及心电图未见明显异常，医师详查病人后，考虑目前诊断。中医诊断：痹症（瘀血阻络）；西医诊断：①双腕管综合征；②双肘管综合征；③周围神经病。患者腕关节综合征、肘关节综合征诊断明确。本病临床表现主要为正中神经受压示指、中指和无名指麻木、刺痛或烧灼样痛，白天劳动后夜间加重，甚至睡眠中痛醒。临床上，一部分患者会因长期病变，导致拇指下的大鱼际肌肉萎缩；甚至会出现间歇性皮肤发白、发绀；严重者可出现拇指、示指发绀，指尖坏死或萎缩性溃疡，成为不可逆的改变。检查时可叩击腕部掌侧正中，造成正中神经支配区的麻木、疼痛，此即 Tinel 征阳性。治疗分手术治疗和非手术治疗。目的主要解除正中神经的压迫。患者暂不考虑手术治疗，排除手术禁忌，拟行右手腕部针刀松解术为主的治疗，继观。

4. 第二次治疗术后首次病程记录

手术完成时间：2020 年 5 月 12 日 14：47。

患者于门诊治疗室由医师超声引导下行复杂性针刀松解术＋普通臭氧注射术，术前签署知情同意书。患者仰卧于治疗床上，充分暴露右手腕部。超声引导下标记神经、血管、腕横韧带，以腕横韧带起止点双侧选取 7 个阿是穴，为标记点，用 0.75％碘伏无菌棉球以标记点为中心进行常规消毒，铺无菌洞巾。抽取 0.5％利多卡因于上述标记点局部麻醉，局部麻醉后抽取 2％利多卡因 2ml ＋维生素 B$_6$ 200mg ＋维生素 B$_{12}$ 1mg ＋曲安奈德注射液 40mg ＋ 0.9％氯化钠适量，组成消炎镇痛液，以上述标记点为进针点，垂直皮面快速进针，每点注射消炎镇痛液 2 ～ 4ml，注射 45％臭氧 1 ～ 2ml，注射完毕后，持 I 型 4 号针刀，刀口线与人体纵轴平行，刀体垂直于皮肤，于上述标记点快速进针，松解神经周围粘连及相关组织的粘连和瘢痕处，快速出针。敷贴固定，针刀松解术操作完毕。以平车推回病房。

患者在整个治疗过程中生命体征平稳，无心慌、头疼、恶心呕吐等不适。嘱患者针口 72 小时内保持清洁干燥，以防止针口局部感染。

5．术后第二天主任医师查房　患者诉右手疼痛症状明显减轻，活动后较前有所好转，饮食睡眠可，大小便正常。专科查体：双手大鱼际轻度肌肉萎缩，双腕关节无明显肿胀，活动轻度受限，双腕关节周围广泛压痛，双腕正中 Tinel 征 （＋），肱二头肌腱反射 （＋＋），桡骨骨膜反射存在，巴彬斯基征 （－），布氏征 （－），克尼格征 （－）。医师查房后分析：患者目前术后第二天，右手症状明显改善，麻木症状仍明显，需进一步营养神经恢复，按计划今日于门诊治疗室行超声引导下左肘部针刀松解术治疗，嘱继观。

6．第三次治疗术后首次病程记录

手术完成时间：2020 年 5 月 13 日 14：48。

患者于门诊治疗室由医师超声引导下行复杂性针刀松解术＋普通臭氧注射术，术前签署知情同意书。患者仰卧于治疗床上，充分暴露左肘部。超声引导下标记神经、血管、腕横韧带，以肘管附近韧带起止点双侧选取 7 个阿是穴，为标记点，用 0.75％碘伏无菌棉球以标记点为中心进行常规消毒，铺无菌洞巾。

抽取 0.5％利多卡因于上述标记点局部麻醉，局部麻醉后抽取 2％利多卡因 2ml ＋维生素 B$_6$ 200mg ＋维生素 B$_{12}$ 1mg ＋曲安奈德注射液 40mg ＋ 0.9％氯化钠适量，组成消炎镇痛液，以上述标记点为进针点，垂直皮面快速进针，每点注射消炎镇痛液 2 ～ 4ml，注射 45％臭氧 1 ～ 2ml，注射完毕后，持 I 型 4 号针刀，刀口线与人体纵轴平行，刀体垂直于皮肤，于上述标记点快速进针，松解神经周围粘连及相关组织的粘连和瘢痕处，快速出针。敷贴固定，针刀松解术操作完毕，以平车推回病房。

患者在整个治疗过程中生命体征平稳，无心慌、头疼、恶心呕吐等不适。嘱患者针口 72 小时内保持清洁干燥，以防止针口局部感染。

7．术后第二天主治医师查房记录　今日查房，患者双手症状有所反复，较入院症状缓解不明显，饮食睡眠可，二便正常。专科查体：双手大鱼际轻度肌肉萎缩，双腕关节无明显肿胀，活动轻度受限，双腕关节周围广泛压痛，双腕正中 Tinel 征（+），肱二头肌腱反射（++），桡骨骨膜反射存在，巴彬斯基征（-），布氏征（-），克尼格征（-）。医师结合患者查体后分析：患者症状反复，通过针刀松解腕横韧带，缓解神经的刺激或压迫。考虑患者病程较久，局部粘连、压迫症状较复杂，症状短期有所反复为病情的正常反应，排除手术禁忌症，按计划择日可行右肘管部针刀松解治疗，余治疗方案暂不改变，继观。

8. 第四次治疗术后首次病程记录

手术完成时间：2020 年 5 月 14 日 15：49。

患者于门诊治疗室由医师在超声引导下行复杂性针刀松解术＋普通臭氧注射术，术前签署知情同意书。患者仰卧于治疗床上，充分暴露右肘部。超声引导下标记神经、血管、腕横韧带，以肘管附近韧带起止点双侧选取 7 个阿是穴，为标记点，用 0.75% 碘伏无菌棉球以标记点为中心进行常规消毒，铺无菌洞巾。

抽取 0.5% 利多卡因于上述标记点局部麻醉，局部麻醉后抽取 2% 利多卡因 2ml ＋维生素 B_6 200mg ＋维生素 B_{12} 1mg ＋曲安奈德注射液 40mg ＋ 0.9% 氯化钠适量，组成消炎镇痛液，以上述标记点为进针点，垂直皮面快速进针，每点注射消炎镇痛液 2～4ml，注射 45% 臭氧 1～2ml，注射完毕后，持Ⅰ型 4 号针刀，刀口线与人体纵轴平行，刀体垂直于皮肤，于上述标记点快速进针，松解神经周围粘连及相关组织的粘连和瘢痕处，快速出针。敷贴固定，针刀松解术操作完毕。以平车推回病房。

患者在整个治疗过程中生命体征平稳，无心慌、头疼、恶心呕吐等不适。嘱患者针口 72 小时内保持清洁干燥，以防止针口局部感染。

9. 第五次治疗术后首次病程记录

手术完成时间：2020 年 5 月 15 日 9：48。

患者于门诊治疗室由医师在超声引导下行复杂性针刀松解术＋普通臭氧注射术，术前签署知情同意书。患者仰卧于治疗床上，充分暴露双手腕部。超声引导下标记神经、血管、腕横韧带，以腕横韧带起止点双侧共选取 7 个阿是穴，为标记点，用 0.75% 碘伏无菌棉球以标记点为中心进行常规消毒，铺无菌洞巾。

抽取 0.5% 利多卡因于上述标记点局部麻醉，局部麻醉后抽取 2% 利多卡因 2ml ＋维生素 B_6 200mg ＋维生素 B_{12} 1mg ＋曲安奈德注射液 40mg ＋ 0.9% 氯化钠适量，组成消炎镇痛液，以上述标记点为进针点，垂直皮面快速进针，每点注射消炎镇痛液 2～4ml，注射 45% 臭氧 1～2ml，注射完毕后，持Ⅰ型 4 号针刀，刀口线与人体纵轴平行，刀体垂直于皮肤，于上述标记点快速进针，松解神经周围粘连及相关组织的粘连和瘢痕处，快速出针。敷贴固定，针刀松解术操作完毕。以平车推回病房。

患者在整个治疗过程中生命体征平稳，无心慌、头疼、恶心呕吐等不适。嘱患者针口 72 小时内保持清洁干燥，以防止针口局部感染。

10. 术后第一天主任医师查房记录

今日查房，患者自述双手疼痛麻木症状明显改善，活动后无明显不适。无头晕、头痛，无耳鸣，无恶心、呕吐，大小便正常。肾输尿管膀胱前列腺残余尿超声（2020年 5 月 14 日）：前列腺增生声像图。^{13}C 呼气试验 HP 检验报告（2020 年 5 月 14 日）结果：阴性。查体：双手大鱼际轻度肌肉萎缩，双腕关节无明显肿胀，活动轻度受限，双腕关节周围广泛压痛，双腕正中 Tinel 征（+），肱二头肌腱反射（++），桡骨骨膜反射存在，巴彬斯基征（-），布氏征（-），克尼格征（-）。医师详查病人后，患者目前病情稳定，同意今日出院，嘱出院后避免劳累、受凉，半月后随诊。

九、出院情况

患者自述双手疼痛麻木症状明显改善，活动后无明显不适。无头晕头痛，无耳鸣，无恶心呕吐，大小便正常。查体：双手大鱼际轻度肌肉萎缩，双腕关节无明显肿胀，活动轻度受限，双腕关节周围广泛压痛，双腕正中 Tinel 征（+），肱二头肌腱反射（++），桡骨骨膜反射存在，巴彬斯基征（-），布氏征（-），克尼格征（-）。

出院诊断：中医诊断，痹症（瘀血阻络）。

西医诊断：①双腕管综合征；②双肘管综合征；③周围神经病。

出院医嘱：①嘱患者出院后避风寒，调饮食，适劳逸，畅情志；②半月后门诊复查，不适随诊。

十、讨论

腕管综合征（CTS）又称正中神经卡压症，是由于正中神经在腕管处受到卡压而引起的一系列症状和体征。患者主诉桡侧 3 个或 4 个手指麻木、疼痛，常误以为是颈椎病。疼痛夜间或清晨较明显，疼痛有时放射到肘。腕管综合征是以拇指外展、对掌无力、动作不灵活为主要表现而形成的综合征。

由于现代人的生活方式急剧改变，愈来愈多的人每天长时间接触、使用电脑，重复着在键盘上打字和移动鼠标，腕关节因长期密集、反复和过度的活动，这种病症也迅速成为一种日渐普遍的现代文明病——"鼠标手"。

腕管为腕掌侧一个骨性纤维管道，其桡侧为舟状骨及大多角骨，尺侧为豌豆骨及钩状骨，背侧为头状骨、舟状骨、小多角骨及覆盖其上的韧带，掌侧为腕横韧带。腕管内有拇长屈肌腱、指浅屈肌腱、指深屈肌腱及正中神经通过。

正中神经支配前臂大部屈肌群以及手掌以及大鱼际的三个鱼际肌－拇对掌肌，拇短展肌，拇短屈肌浅头，第 1、第 2 蚓状肌的运动。支配手掌侧拇、示、中及无名指桡侧半，手背侧示、中指远节的感觉。正中神经出现问题会影响鱼际支瘫痪 - 拇指不能对掌，不能与手掌平面为 90°角，不能用拇指指腹接触其他指尖，或出现猿手畸形等运动障碍。

任何能使腕管内容物增多、增大或使腕管容积缩小的因素均可导致本病。多数病人病因不明，主要与下列因素有关：①腕部外伤，包括骨折、脱位、扭伤、挫伤等，改变了腕管的形状，减少了腕管原有的容积；②腕管内各肌腱周围发生慢性炎症改变：如非特异性屈肌肌腱滑囊炎、类风湿性肌腱滑膜炎、急性钙化性肌腱炎等，滑膜增生，体积增大；③占位性病变，腱鞘囊肿、良性肿瘤、恶性肿瘤引起腕管内容物增多；④慢性劳损，如过度掌屈、背伸；或退行性变、腕骨骨质增生等；⑤与内分泌紊乱有关，多见于妊娠（体液滞留）、哺乳、绝经期妇女，也可见于甲状腺功能减退患者（改变体液平衡）、糖尿病（引起神经变性）。

其诊断依据典型的临床表现，屈腕试验（Phalen 试验）阳性，神经叩击实验（Tinel 征）阳性，以及腕管封闭后症状明显消退，还有相关辅助检查，如 X 线、MRI、肌电图、肌骨超声等。

多数学者认为非手术治疗 CTS 是有效的，适合于症状轻、病程短、全身情况不允许手术的患者。治疗方法包括服消炎止痛类药物、腕管封闭、中医针灸、理疗等。

依据针刀医学关于慢性组织损伤的理论，腕管损伤后，引起瘢痕和挛缩，使腕管容积变小，管狭窄而产生上述临床表现。在慢性期急性发作时，病变组织有水肿渗出刺激神经末梢，使上述临床表现加剧。依据上述理论，用针刀将腕横韧带切开松解，使腕部的动态平衡得到恢复，此病就得到根治。针刀治疗主要针对腕横韧带的四个附着点，可辨证加上局部阿是点。

该患者症状较为复杂，之前因双腕关节、双手木胀疼痛，就诊于疼痛科室行针刀局部治疗，现前臂木胀不适感较著，临床诊断为腕管综合征伴肘管综合征。医者分别于 5 次在左腕、右腕、左肘、右肘、双腕行超声引导下复杂性针刀松解术加普通臭氧注射术后，见到明显的成效。

此类疾病，治疗是一个方面，术后的康复恢复及日常生活指导同样占据很大的比重，要把相关注意事项与病人交代清楚，才能获得满意的效果，以及防止复发。

病例 **34** 射频配合针刀治疗坐骨神经痛

一、一般资料

患者张某，男，67 岁，左下肢疼痛 2 周。

主诉：左下肢疼痛 2 周。

现病史：患者 2 周前因不慎跌倒后出现左下肢放射性疼痛，范围由腰部沿左下肢至足背，弯腰、行走活动及劳累后腰部疼痛加重，休息后减轻，疼痛与天气变化无明显相关，偶有足部麻木，无下肢发凉、无力，口服甲钴胺、曲马多药物，疼痛略有缓解。今为求进一步治疗，来我院就诊，门诊查看病人后，以坐骨神经痛收入院。

患者发病以来，饮食可，睡眠一般，二便正常。体重未见明显变化。

既往史：高血压病 20 余年，血压最高达 185/110mmHg，目前服用奥美沙坦酯、缬沙坦氨氯地平等药物治疗，血压控制尚可，有 2 型糖尿病 10 余年，目前应用门冬胰岛素 30 治疗，血糖控制情况不详，合并糖尿病视网膜病变、慢性肾脏病病史 10 年，近 5 年规律血液透析治疗。2017 年曾患青光眼，治疗后好转。曾行前列腺手术。否认肝炎、结核等传染病史，否认毒物接触史，否认药物及食物过敏史。

个人史：生于原籍，否认外地久居史，无吸烟、饮酒等不良嗜好，否认冶游史。

婚育史：适龄结婚，配偶患癫痫，育有一女，体健。

家族史：父母已故，原因不详，兄弟姐妹 5 人，1 人已故，否认家族中遗传病和传染病史。

二、体格检查

T：36.5，P：72 次 / 分，R：16 次 / 分，BP：143/71mmHg。

患者老年男性，发育良好，营养中等，自主体位，检查合作，体型正常。全身皮肤黏膜颜色色素沉着，无水肿，无皮疹，毛发分布正常，无压疮。全身浅表淋巴结未触及肿大，周围血管阴性。头颅大小正常，无畸形，眼睑无水肿，结膜无充血，巩膜无黄染，耳、鼻无异常，口唇无发绀，咽部无充血，扁桃体无肿大。颈软，气管居中，甲状腺无肿大。胸廓无畸形，双侧乳房对称，未触及明显包块。双肺呼吸音清晰，未闻及干、湿性啰音，心率 72 次 / 分，节律规整，各瓣膜听诊区无闻及病理性杂音。腹部平坦，无压痛，无反跳痛。肝、脾肋下未触及，墨菲征阴性，肝、肾区无叩痛，腹软，无压痛，无反跳痛，肠鸣音无亢进，移动性浊音阴性。脊柱呈生理弯曲，脊柱正常，四肢无畸形，双下肢无水肿。

神经内科检查：腰椎生理曲度变直，腰椎活动未明显受限。$L_{4/5}$、L_5/S_1 棘间压痛（+）及双侧夹脊穴压痛（+）、叩击痛（+），左侧秩边穴、环跳穴压痛（+），左侧臀中肌压痛（+），直腿抬高试验（−），"4"字征（−），双侧膝腱反射（++），双侧跟腱反射等叩未引出，四肢肌力、肌张力正常，双下肢浅感觉正常，病理征（−）。

三、辅助检查

暂无。

四、入院诊断

中医诊断：痹症（瘀血阻络）。

西医诊断：①坐骨神经痛；②高血压病（3 级，极高危）；③ 2 型糖尿病（糖尿病视网膜病变）；④慢性肾脏病 5 期（血液透析状态）。

五、诊断依据

中医辨证辨病依据：患者老年男性，左下肢疼痛 2 周，有慢性腰痛病史。舌质暗红，苔白，脉涩。综观脉症，四诊合参，该病属于祖国医学的"痹症"范畴，证属瘀血阻络。

西医诊断依据：①左下肢疼痛 2 周；②既往高血压病、2 型糖尿病合并糖尿病视网膜病变、慢性肾脏病病史；③查体：腰椎生理曲度变直，腰椎活动未明显受限。$L_{4/5}$、L_5/S_1 棘间压痛（+）及双侧夹脊穴压痛（+）、叩击痛（+），左侧秩边穴、环跳穴压痛（+），左侧臀中肌压痛（+），直腿抬高试验（−），"4"字征（−），双侧膝腱反射（++），双侧跟腱反射等叩未引出，四肢肌力、肌张力正常，双下肢浅感觉正常，病理征（−）。

六、鉴别诊断

1. **腰椎结核**　早期局限性腰椎结核可刺激邻近的神经根，造成腰痛及下肢放射痛。腰椎结核有结核病的全身反应，腰痛较剧，X 线片上可见椎体或椎弓根的破坏。CT 扫描对 X 线片不能显示的椎体早期局限性结核病灶有独特作用。

2. **腰椎后关节紊乱**　相邻椎体的上下关节突构成腰椎后关节，为滑膜关节，有神经分布。当后关节上下关节突的关系不正常时，急性期可因滑膜嵌顿产生疼痛，慢性病例可产生后关节创伤性关节炎，出现腰痛。此种疼痛多发生于棘突旁 1.5cm 处，可有向同侧臀部或大腿后的放射痛，易与腰椎间盘突出症相混。该病的放射痛一般不超过膝关节，且不伴有感觉、肌力减退及反射消失等神经根受损之体征。

七、诊疗计划

1. 中医科Ⅱ级护理。

2. 完善各项辅助检查。

3. 给予胞磷胆碱钠、甲钴胺营养神经，择日行非血管 DSA 引导下复杂性针刀松解术＋感觉根射频温控热凝术＋臭氧注射术＋神经阻滞麻醉。

八、治疗经过

1. 入院第二天主治医师首次查房记录　今日医师查房，患者入院第二天，自诉左下肢仍感疼痛，左足仍感麻木，饮食睡眠正常，二便调。查体：腰椎生理曲度变直，腰椎活动未明显受限。$L_{4/5}$、L_5/S_1 棘间压痛（＋）及双侧夹脊穴压痛（＋），叩击痛（＋），左侧秩边穴、环跳穴压痛（＋），左侧臀中肌压痛（＋），直腿抬高试验（－），"4"字征（－），双侧膝腱反射（＋＋），双侧跟腱反射等叩未引出，四肢肌力、肌张力正常，双下肢浅感觉正常，病理征（－）。部分实验室检查结果已出：尿常规检查加沉渣（2020年10月20日）：尿蛋白（＋＋＋），尿糖（＋＋＋＋），尿潜血（＋＋），白细胞 95 ↑／μl，红细胞 122 ↑／μl，血细胞分析（五分类）（2020年10月20日）：中性粒细胞百分比 0.813 ↑，红细胞沉降率测定（ESR）（仪器法）（2020年10月20日）：血沉 31 ↑ mm/h，肝功能、肾功能、血脂、电解质、葡萄糖测定（酶法）（2020年10月20日）：尿素 17.00 ↑ mmol/L，肌酐（酶法）748.00 ↑ μmol/L，葡萄糖 10.60 ↑ mmol/L。拟明日行非血管 DSA 引导下复杂性针刀松解术＋感觉根射频温控热凝术＋臭氧注射术＋神经阻滞麻醉为主的综合治疗，已与患者及其家属交代清楚，并签署知情同意书，继观。

2. 入院第三天术前讨论

手术指征：患者左下肢疼痛影响日常生活。

拟施手术名称和方式：非血管 DSA 引导下行复杂性针刀松解术＋感觉根射频温控热凝术＋臭氧注射术＋神经阻滞麻醉。

拟施麻醉方式：局部麻醉＋心电监护。

术中术后可能出现的风险及应对措施：术中操作可能发生神经、血管、韧带或硬脊膜的意外损伤；麻醉意外；术后可能并发感染；脑脊液外溢。穿刺过程 DSA 引导，减少意外损伤；射频消融前测阻抗，运动、感觉测试，以验证针尖位置，避免损伤神经。术后注意伤口清洁干燥，及时换药，预防感染。

特殊的术前准备内容：术前和患者及家属积极沟通病情及治疗方案，签署知情同意书。

注意事项：术中注意观察病人反应情况，关注生命体征，准确定位和充分松解。

手术者术前查看患者情况：医师术前查看患者，已将患者病情及介入的必要性、成功率以及可能的并发症等向患者及家属进一步讲解，患者及家属表示理解并同意。

3. 入院第三天术后首次病程记录

手术完成时间：2020 年 10 月 21 日 13：00。

患者于介入治疗室由医师行非血管 DSA 技术引导下 S_1 神经根射频脉冲调制术＋复杂性小针刀治疗＋侧隐窝臭氧注射术＋普通臭氧注射术＋局部浸润麻醉。术前签署知情同意书。患者俯卧于治疗床上，开放静脉通道，常规监测生命体征。在 DSA 引导下定位前后位左侧骶后孔的体表投影点，做好标志。常规消毒铺巾，局部皮下 1% 的利多卡因麻醉，在 X 光定位下穿刺至第一骶后孔（病例 34 图 1），进行刺激测试：50Hz 0.5V 电刺激能复制出相应部位的疼痛、麻木。2Hz 1.0V 电刺激能诱发局部竖脊肌收缩，提示针尖位置良好。射频脉冲调制 10 分钟。射频脉冲调制术操作完毕，拔出射频针少许，在 C 形臂引导下定位在侧隐窝和椎间孔位置，注射由 2% 利多卡因 5ml 2 支＋维生素 B_6 200mg ＋维生素 B_{12} 1mg ＋倍他米松 7mg ＋ 0.9% 氯化钠适量组成的消炎镇痛液 6ml，臭氧 5ml，侧隐窝臭氧注射操作完毕，再以左侧 L_4/L_5、L_5/S_1 夹脊穴、双 L_3 横突、双秩边穴、双臀中肌压痛点等 20 个点为标记点，抽取 1% 利多卡因 20ml 并于上述标记点局部麻醉；抽取消炎镇痛液，每标记点注射 3ml；持 I 型 2 号针刀，刀口线与人体纵轴平行，刀体垂直于皮肤，快速进针，行针刀松解后，快速出针，迅速用无菌棉球按压针孔 2 分钟，局部贴敷无菌敷贴。

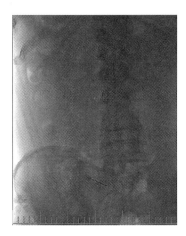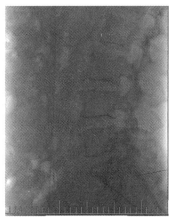

病例 34 图 1 X 光定位下穿刺

结果：患者在整个治疗过程中生命体征平稳，无心慌、头疼、恶心、呕吐等不适症状。治疗结束后，患者精神状态好，无其他不适症状，叮嘱患者术后注意事项后，以平车推回病房。

术后注意事项：嘱患者适当活动，避免腰部不当受力动作，针口 72 小时内避免接触水，以防止针口局部感染。

4. 术后第一天主任医师查房记录　今日医师查房，患者术后第一天诉，左下肢疼痛症状明显减轻，施术部位无红肿热痛、无明显渗出液，饮食、睡眠可，二便正常。医师查房后分析：根据患者目前的症状、体征，考虑术后对神经根的刺激明显缓解，嘱患者术后三天以卧床休息为主，适当卧床锻炼，继续给予丹参注射液改善循环，活血化瘀，余治疗暂不变，密切观察患者病情变化，及时对症处理。

5. 术后第二天日常病程记录　今日查房，患者术后第二天，自诉左下肢疼痛明显缓解，左足仍感麻木，饮食睡眠正常，二便调。查体：腰椎生理曲度变直，腰椎活动未明显受限。$L_{4/5}$、L_5/S_1 棘间压痛（-）及双侧夹脊穴压痛（-）、叩击痛（-），左侧秩边穴、环跳穴压痛（-），左侧臀中肌压痛（-），直腿抬高试验（-），"4"字征（-），双侧膝腱反射（++），双侧跟腱反射等叩未引出，四肢肌力、肌张力正常，双下肢浅感觉正常，病理征（-）。嘱今日于肾病科继续行透析治疗，加偏振光治疗缓解疼痛症状，继观。

6. 术后第三天主任医师查房记录　今日医师查房，患者术后第三天，自诉左下肢疼痛明显缓解，左足仍感麻木，饮食睡眠正常，二便调。查体：腰椎生理曲度变直，腰椎活动未明显受限。$L_{4/5}$、L_5/S_1 棘间压痛（-）及双侧夹脊穴压痛（-）、叩击痛（-），左侧秩边穴、环跳穴压痛（-），左侧臀中肌压痛（-），直腿抬高试验（-），"4"字征（-），双侧膝腱反射（++），双侧跟腱反射等叩未引出，四肢肌力、肌张力正常，双下肢浅感觉正常，病理征（-）。治疗方案不变，继观。

7. 术后第五天主任医师查房记录　今日医师查房，患者自诉左下肢疼痛消失，左足偶感麻木，饮食睡眠正常，二便调。查体：腰椎生理曲度变直，腰椎活动未明显受限。$L_{4/5}$、L_5/S_1 棘间压痛（-）及双侧夹脊穴压痛（-）、叩击痛（-），左侧秩边穴、环跳穴压痛（-），左侧臀中肌压痛（-），直腿抬高试验（-），"4"字征（-），双侧膝腱反射（++），双侧跟腱反射等叩未引出，四肢肌力、肌张力正常，双下肢浅感觉正常，病理征（-）。目前患者病情稳定，要求出院，医师批准近日出院，嘱出院后加强锻炼，注意保暖，不适随诊。

九、出院情况

患者自诉左下肢疼痛明显缓解，左足仍感麻木，饮食睡眠正常，二便调。查体：腰椎生理曲度变直，腰椎活动未明显受限。$L_{4/5}$、L_5/S_1 棘间压痛（-）及双侧夹脊穴压痛（-）、叩击痛（-），左侧秩边穴、环跳穴压痛（-），左侧臀中肌压痛（-），直腿抬高试验（-），"4"字征（-），双侧膝腱反射（++），双侧跟腱反射等叩未引出，四肢肌力、肌张力正常，双下肢浅感觉正常，病理征（-）。

出院诊断：中医诊断，痹症（瘀血阻络）。

西医诊断：①坐骨神经痛；②高血压病（3级，极高危）；③2型糖尿病（糖尿病视网膜病变）；④慢性肾脏病5期（血液透析状态）。

出院医嘱：①嘱患者出院后注意饮食休息，避免受凉，加强腰臀腿部功能锻炼，增加肌肉力量；②半月后复查，不适随诊。

十、讨论

经分析患者的症状、体征和影像学检查，诊断为坐骨神经痛。坐骨神经痛分为干性和根性。根性坐骨神经痛受累部位在椎管内或神经根管，患者常感腰骶部和腿部窜痛，腰椎棘突旁右侧明显压痛，腹压增加时疼痛加重。干性坐骨神经痛受累部位在椎间孔外，以盆腔出口处最为多见，疼痛多在臀部以下沿坐骨神经走行方向有压痛，腹压增加时疼痛不加重，棘突旁无明显压痛。该患者有干性及根性两者症状，病情较复杂。

坐骨神经是人体最大的一根神经。干性坐骨神经痛指神经出了椎间孔后，往下行走过程中受到了刺激或者卡压引起的神经疼痛。其临床特点是疼痛的部位广泛，定位不明确，腰椎旁没有固定的压痛点、腰椎活动不受限。干性坐骨神经痛的患者，可表现出如下的症状：①臀部后外侧连同下肢明显的疼痛，在臀部的后外侧会有明显的痛点，按压会诱发明显的疼痛，并向下肢放射；②病侧下肢有明显的肌肉力量下降，可伴有肌肉萎缩；③下肢某些区域有麻木感、感觉减退；④可伴有严重的活动受限（如患者会经常蜷缩患侧下肢而不敢伸直）。另外，患者在下地负重或者步行过程当中都会感觉到特别明显的疼痛，继而不敢做上述的活动。根性坐骨神经痛的病变部位在神经根出口。神经根从腰椎发出的地方受到卡压或炎症刺激，而造成的神经疼痛。表现为腰椎旁有明显压痛伴活动受限，如前屈、背伸、左右、旋转等受限。平卧时会减轻周围组织对神经根的挤压，从而减轻坐骨神经痛的症状。

综合考虑后给予骶₁神经根射频脉冲调制术配合针刀松解术，其中脉冲射频、臭氧治疗直接针对其病变中的根性症状；对于患者体格检查出现的干性症状运用局部针刀松解可以很好地缓解其表现。

病例 35 椎间盘射频消融配合针刀椎管内松解治疗盘源性腰痛

一、一般资料

患者项某，男，45 岁，腰痛反复发作 10 余年，加重 4 年。

主诉：腰痛反复发作 10 余年，加重 4 年。

现病史：患者 10 年前无明显原因及诱因出现腰部酸痛不适，疼痛呈放射性，范围由 $L_4 \sim S_1$ 及双侧软组织为著，弯腰、行走、久坐及劳累后腰部疼痛加重，晨起后加重活动后减轻，下午 4：00 时感觉较好可绕小区活动，疼痛与天气变化无明显相关，疼痛发作严重时不能下床活动，需卧床休息 7 ~ 14 天，期间大小便及饮食、饮水均需卧床。患者自行在外行针灸、推拿、口服药物（具体药物不详）等治疗，效果一般。此症状反复发作。4 年前上述症状加重，腰部疼痛明显加重，影响日常生活，今为求进一步治疗，来我院就诊，门诊查看病人后，以盘源性腰痛收入院。患者发病以来，饮食可，睡眠一般，二便正常。体重未见明显变化。

既往史：既往体健，否认有高血压病、糖尿病、冠心病等其他慢性病史；否认有肝炎、结核病史及密切接触史；否认有重大外伤史及手术史，否认有输血史；未发现食物及药物过敏史。预防接种史不详。

个人史：生于原籍，本地居住，居住条件及生活质量好，无疫区、疫水接触史，无冶游史，无吸烟不良嗜好。饮酒史 10 余年，每日约 500ml，每 2 ~ 3 天 1 次，已戒酒 3 年。

婚育史：27 岁结婚，育有 3 女，配偶及女均体健。

家族史：其母已故，死因为心脏疾病，其父体健，否认家族遗传病史。

二、体格检查

T：36.6℃，P：78 次 / 分，R：18 次 / 分，BP：141/87mmHg。

患者中年男性，发育正常，营养中等，神志清楚，自主体位，检查合作。全身皮肤无黄染、无瘀点、无出血点。全身浅表淋巴结未触及肿大。头颅发育正常，毛发分布均匀，眼睑无水肿，结膜无充血，巩膜无黄染，双侧瞳孔等大等圆，对光反射及调节反射存在，耳、鼻无异常，口唇无发绀，咽部无充血，扁桃体无肿大。颈软，无抵抗，颈静脉无怒张，气管居中，甲状腺无肿大。胸廓对称无畸形，双侧乳房对称，未触及

明显包块。双肺呼吸音清晰，未闻及干、湿性啰音。心前区无隆起及凹陷，心界无扩大，心率 78 次 / 分，节律规整，各瓣膜听诊区无闻及病理性杂音。腹部平坦，腹软，无压痛，无反跳痛。肝、脾肋下未触及，Murphy's 征阴性，肝、肾区无叩痛，肠鸣音无亢进，移动性浊音阴性。脊柱无畸形，四肢无畸形，双下肢无水肿。双下肢足背动脉搏动正常。肱二头肌反射正常，膝腱反射正常，腹壁反射正常。巴氏征阴性，布氏征阴性。

神经科查体：腰脊柱生理曲度存在，腰椎活动轻度受限。$L_4 \sim S_1$ 棘突压痛，双侧臀上皮神经卡压点压痛：左（+）、右（+），双侧梨状肌牵拉试验（−），双侧直腿抬高试验：左 60°（+）、右 50°（+），双侧 "4" 字征：左（−）、右（−），双侧跟膝腱反射未引出，双下肢肌张力可，双下肢各肌肌力可，双侧下肢深浅感觉未触及明显异常，双侧 Hoffmann 征（−）、Babinski 征（−）。双侧髌阵挛、踝阵挛未引出。

三、辅助检查

腰椎 CT（2011 年 7 月 9 日济南市中医院）示：$L_{4/5}$、L_5/S_1 椎间盘突出。

腰椎 MR（2015 年 3 月 23 日山东省千佛山医院）示：$L_{4/5}$、L_5/S_1 椎间盘后突出。

四、入院诊断

中医诊断：腰痛病（寒湿阻络）。

西医诊断：①腰椎间盘突出；②盘源性腰痛。

五、诊断依据

中医辨证辨病依据：患者青年男性，腰痛反复发作 10 余年，加重 4 年。舌质暗红，苔白，脉涩。通过四诊合参，该病属于祖国医学的 "腰痛病" 范畴，证属寒湿阻络。

西医诊断依据。①主诉：腰痛反复发作 10 余年，加重 4 年；②既往体健；③查体，T：36.6℃，P：78 次 / 分，R：18 次 / 分，BP：141/87mmHg。专科查体：腰脊柱生理曲度存在，腰椎活动轻度受限。腰$_4$～骶$_1$棘突压痛，双侧臀上皮神经卡压点压痛：左（+）、右（+），双侧梨状肌牵拉试验（−），双侧直腿抬高试验：左（+）、右（+），双侧 "4" 字征：左（−）、右（−），双侧跟膝腱反射未引出，双下肢肌张力可，双下肢各肌肌力可，双侧下肢深浅感觉未触及明显异常，双侧 Hoffmann 征（−）、Babinski 征（−）。双侧髌阵挛、踝阵挛未引出。

（4）辅助检查：腰椎 CT（2011 年 7 月 9 日济南市中医院）示：$L_{4/5}$、L_5/S_1 椎间盘突出。腰椎 MR（2015 年 3 月 23 日山东省千佛山医院）示：$L_{4/5}$、L_5/S_1 椎间盘后突出。

六、鉴别诊断

1. 腰椎结核 早期局限性腰椎结核可刺激邻近的神经根,造成腰痛及下肢放射痛。腰椎结核有结核病的全身反应,腰痛较剧,X 线片上可见椎体或椎弓根的破坏。CT 扫描对 X 线片不能显示的椎体早期局限性结核病灶有独特作用。

2. 腰椎后关节紊乱 相邻椎体的上下关节突构成腰椎后关节,为滑膜关节,有神经分布。当后关节上、下关节突的关系不正常时,急性期可因滑膜嵌顿产生疼痛,慢性病例可产生后关节创伤性关节炎,出现腰痛。此种疼痛多发生于棘突旁 1.5cm 处,可有向同侧臀部或大腿后的放射痛,易与腰椎间盘突出症相混。该病的放射痛一般不超过膝关节,且不伴有感觉、肌力减退及反射消失等神经根受损之体征。

七、诊疗计划

1. 中医科 II 级护理。

2. 完善入院五项、三大常规、凝血常规、心电图、胸片等辅助检查,腰椎 X 线明确病情。

3. 给予胞磷胆碱钠营养神经,择日行非血管 DSA 引导下椎间盘射频消融术。

八、治疗经过

1. 入院第二天副主任医师查房记录 今日查房,患者自诉腰痛伴双下肢疼痛,左下肢明显,饮食睡眠一般,二便调。专科查体:腰脊柱生理曲度存在,腰椎活动轻度受限。$L_4 \sim S_1$ 棘突压痛,双侧臀上皮神经卡压点压痛:左 (+)、右 (+),双侧梨状肌牵拉试验 (-),双侧直腿抬高试验:左 60°(+)、右 50°(+),双侧"4"字征:左 (-)、右 (-),双侧跟膝腱反射未引出,双下肢肌张力可,双下肢各肌肌力可,双侧下肢深浅感觉未触及明显异常,双侧 Hoffmann 征 (-)、Babinski 征 (-)。双侧髌阵挛、踝阵挛未引出。根据入院常规查体,患者无手术禁忌证,择日行针刀、射频为主的微创治疗,术前应和患者充分交流,并签署治疗知情同意书,治疗继续给予营养神经治疗,密切观察病情变化,及时对症处理。

2. 入院第三天主治医生查房记录 今日查房,患者自诉腰部双下肢仍有疼痛不适,饮食睡眠一般,二便调。专科查体同前。医师查房分析,腰椎间盘突出症属于腰痛病范畴,好发于 $L_{4/5}$、L_5/S_1 之间。腰椎间盘突出后髓核容易压迫硬膜囊和侧隐窝处的神经根而产生一系列临床表现。本患者入院拟行椎间盘射频消融和臭氧等的综合疗法。射频消融通过热凝作用将髓核中的蛋白变性、凝固,达到减压作用。臭氧有强氧化性,在盘内有氧化胶原蛋白,在椎旁可消除神经根周围的炎性物质。根据入院常规查体,患者无手术禁忌证,定于择日行椎间盘射频消融术+侧隐窝臭氧注射术,术前应和患者充分交流，并签署治疗知情同意书，患者血压偏高，明日加用盐酸贝那普利（洛丁新）、苯磺酸氨氯地平（络活喜）降压，瑞舒伐他汀钙（可定）降脂，余治疗不变，密切观察病情变化，及时对症处理。

3．术前讨论

手术指征：患者腰痛影响日常生活。

腰椎 CT（2011 年 7 月 9 日济南市中医院）示：$L_{4/5}$、L_5/S_1 椎间盘突出。

腰椎 MR（2019 年 9 月 1 日山东省千佛山医院）示：腰椎退行性变，$L_{4/5}$ 椎间盘膨出（病例 35 图 1）。腰椎 CT（2019 年 9 月 2 日山东省千佛山医院）示：腰椎曲度变直；$L_{4/5}$、L_5/S_1 椎间盘膨出约 0.3cm，后压硬膜囊；$L_{1\sim5}$ 椎体轻度骨质增生（病例 35 图 2）。

拟施手术名称和方式：非血管 DSA 引导下脊髓和神经根粘连松解术＋椎间盘射频消融术＋针刀椎管内松解术＋椎间盘造影术＋侧隐窝臭氧注射术＋复杂性针刀治疗＋普通臭氧注射。

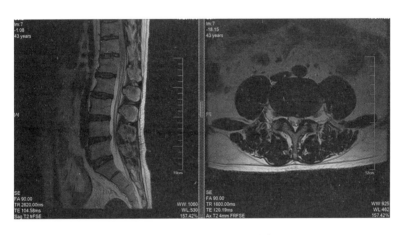

病例 35 图 1　MR $L_{4、5}$ 影像

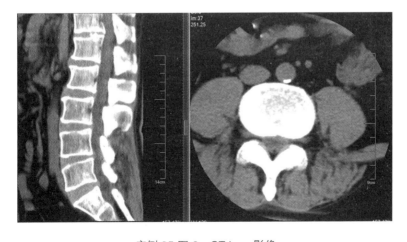

病例 35 图 2　CT $L_{4、5}$ 影像

拟施麻醉方式：局部麻醉＋心电监护。

术中术后可能出现的风险及应对措施：术中操作可能发生神经、血管、韧带或硬脊膜的意外损伤；麻醉意外；术后可能并发感染；脑脊液外溢。穿刺过程DSA引导，减少意外损伤；射频消融前测阻抗，运动、感觉测试，以验证针尖位置，避免损伤神经。术后注意伤口清洁干燥，及时换药，预防感染。

特殊的术前准备内容：术前和患者及家属积极沟通病情及治疗方案，签署知情同意书。

注意事项：术中注意观察病人反应情况，关注生命体征，准确定位和充分松解。

手术者术前查看患者情况：医师术前查看患者，已将患者病情及介入的必要性、成功率以及可能出现的并发症等向患者及家属进一步讲解，患者及家属表示理解并同意。

4．术后首次病程记录

手术完成时间：2019年9月3日14：30。

患者于介入治疗室由医师行DSA技术引导下$L_{4/5}$射频椎间盘微创消融术＋复杂性针刀松解术＋脊髓和神经根粘连松解术＋侧隐窝臭氧注射术＋普通臭氧注射术，术前签署知情同意书。

患者俯卧于治疗床上，开放静脉通道，常规监测生命体征。在C形臂引导下定位$L_{4/5}$椎间隙，左外侧入路的定位方法，在C形臂透视辅助下定位两条线：一为正位显像时$L_{4/5}$椎间隙突出点与腰$_5$左侧上关节突顶点连线；二为侧位显像下$L_{4/5}$椎间隙椎体后1/4点与L_5上关节突顶点连线。上述两条连线的延长线交点为外侧入路穿刺点。标记双侧秩边穴、双侧L_3横突体表投影点、左侧臀上皮神经卡压点、左侧臀中肌压痛点、左侧坐骨大切迹、左侧梨状肌在股骨大转子指点的体表投影点。用0.75％碘伏无菌棉球以标记点为中心进行常规消毒，铺无菌洞巾，行复杂性针刀松解术为主的治疗，以上述标记点（射频进针点除外）为进针点，穿刺针垂直进针，依次到达骨面及小关节，分别注射0.5％利多卡因、消炎镇痛液和45μg/ml臭氧，操作完毕后持Ⅰ型2号针刀，刀口线与人体纵轴平行，刀体垂直于皮肤，于上述标记点快速进针，松解神经根周围粘连及相关组织的粘连和瘢痕处，快速出针，迅速用无菌棉球按压针刀孔2分钟，针刀孔无出血渗液后，针刀松解术操作完毕。

再行$L_{4/5}$椎间盘微创消融术，抽取0.5％利多卡因20ml。在C型臂引导下，用15cm长，裸露端0.5cm射频穿刺针经标记点与皮肤呈30°向突出椎间盘处穿刺，穿刺过程中逐步麻醉，正位透视引导下缓缓进针至右侧椎弓根内缘，侧位显示针尖位于椎体后1/4缘，左外侧入路穿刺完毕。连接射频仪，测量阻抗，阻抗值均符合椎间盘组织参数范围，测量阻抗完毕后，行感觉及运动刺激，无异常感觉和运动后，行$L_{4/5}$

椎间盘微创消融术，依次以 60°、70°、80°、90° 各 1 分钟，94°　3 分钟分别进行热凝，患者没有出现麻胀热感、触电感，射频热凝术操作完毕，拔出电极，抽取 45μg/ml 的臭氧，分别注射 5ml 臭氧；臭氧注射完毕；再拔出射频针少许，在 C 形臂引导下定位在侧隐窝和椎间孔位置，注射由 2% 利多卡因 5ml　2 支＋维生素 B_6 200mg ＋维生素 B_{12}　1mg ＋曲安奈德注射液 40mg ＋醋酸泼尼松龙注射液 125mg ＋ 0.9% 氯化钠适量组成的消炎镇痛液 3ml，射频操作完毕，再局部贴敷无菌敷贴。

结果：患者在整个治疗过程中生命体征平稳，无心慌、头疼、恶心呕吐等不适症状。治疗结束后，患者精神状态好，无其他不适症状，叮嘱患者术后注意事项后，以平车推回病房。

术后注意事项：嘱患者适当活动，避免腰部不当受力动作，针口 72 小时内避免接触水，以防止针口局部感染。

5. 术后第一天副主任医师查房记录　今日查房，患者诉已无明显疼痛不适，腰部因长时间仰卧位有板滞不适感，饮食可，睡眠一般，大小便正常。术后第一天暂不查体。医师查房后分析：患者昨日行 $L_{4/5}$、L_5/S_1 椎间盘微创消融术，射频热凝术是近年来新兴的微创治疗方法之一，它是通过特定穿刺针精确输出超高频无线电波，使局部组织产生局部高温，起到热凝固作用，从而治疗疾病。该方法既能使椎间盘髓核体积缩小，以减轻椎间盘周围组织、神经根、动脉、脊髓等的压力，起到消除和缓解临床症状目的，同时热能可以破坏椎间盘内痛觉感受器，灭活分布在纤维环外层的痛觉神经末梢，使之失去接受和传递痛觉信号的能力。另外，局部温度在短时间内的增高，还可以改善局部循环，使因疼痛而引起的肌肉痉挛得到缓解和改善。此患者术后第一天暂不做效果评价，考虑到患者病情稳定，目前治疗方案暂不改变，密切观察患者症状，不适症状及时对症处理。

6. 术后第二天副主任医师查房记录　患者诉腰部疼痛症状较前减轻，饮食、睡眠可，二便正常。专科查体示：腰脊柱生理曲度存在，腰椎活动轻度受限。腰$_4$～骶$_1$棘突压痛，双侧臀上皮神经卡压点压痛：左（-）、右（-），双侧梨状肌牵拉试验（-）；双侧直腿抬高试验：左 70°（+）、右 70°（+）；双侧 "4" 字征：左（-）、右（-），双侧跟膝腱反射未引出，双下肢肌张力可，双下肢各肌肌力可，双侧下肢深浅感觉未触及明显异常，双侧 Hoffmann 征（-）、Babinski 征（-）。双侧髌阵挛、踝阵挛未引出。患者目前疼痛症状减轻，继续给予胞磷胆碱钠、甲钴胺营养神经，偏振光理疗，积极指导患者行卧床腰背肌功能锻炼，余治疗暂不变，继观。

7. 术后第三天主治医师查房记录　患者诉腰部无明显疼痛，左下肢麻木症状较前明显减轻，饮食、睡眠可，二便正常。专科查体同前。患者目前腰部无明显疼痛，左下肢麻木症状明显减轻，继续给予药物营养神经、偏振光理疗，余治疗暂不变，密切观察患者病情变化，及时对症处理。

8．术后第六天副主任医师查房记录 今日查房，患者自诉下床活动后腰痛明显减轻，饮食睡眠一般，二便正常。专科查体：腰椎生理曲度变直，腰椎活动明显受限，侧卧体位。$L_{3～5}$ 棘间压痛（－）、叩击痛（－），$L_{4/5}$ 右侧夹脊穴压痛（－），右侧秩边穴压痛（－），右侧臀中肌压痛（－），右侧臀上皮神经卡压点压痛（－），双侧直腿抬高试验（－），双侧"4"字征（－），双侧梨状肌牵拉试验（－），双侧膝腱反射（++），双侧跟腱反射（++），双下肢肌张力、肌力可，双侧下肢深浅感觉未触及明显异常，病理征（－）。患者及家属对治疗效果满意，要求今天出院。医师查房分析，患者行椎间盘微创消融术后，通过射频电极在椎间盘内形成射频电场，在工作端周围一定范围内发挥作用，一方面使维持胶原蛋白三维结构的共价键断裂，从而使胶原蛋白固缩，体积缩小，盘内压力减小；另一方面可使深入纤维环内层的感受器消融，并阻止神经长入，毁损窦神经末梢，减少椎间盘退变组织对神经的刺激。现患者症状基本缓解，今日加用磁疗腰腹宁改善症状，考虑到患者症状缓解，准予今日出院，出院后继续卧床腰腹肌锻炼，2周复诊，不适随诊。

九、出院情况

患者自诉下床活动后腰痛明显减轻，饮食睡眠一般，二便正常。专科查体：腰椎生理曲度变直，腰椎活动明显受限，侧卧体位。$L_{3～5}$ 棘间压痛（－）、叩击痛（－），$L_{4/5}$ 右侧夹脊穴压痛（－），右侧秩边穴压痛（－），右侧臀中肌压痛（－），右侧臀上皮神经卡压点压痛（－），双侧直腿抬高试验（－），双侧"4"字征（－），双侧梨状肌牵拉试验（－），双侧膝腱反射（++），双侧跟腱反射（++），双下肢肌张力、肌力可，双侧下肢深浅感觉未触及明显异常，病理征（－）。

出院诊断。中医诊断：腰痛病（寒湿阻络）。西医诊断：①腰椎间盘突出；②盘源性腰痛。

出院医嘱：①嘱患者出院后注意饮食、休息，避免受凉，加强腰臀腿部功能锻炼，增加肌肉力量；②半月后复查，不适随诊。

十、讨论

盘源性腰痛在临床上是极为常见的疾病，是以退变、纤维环内裂症、椎间盘炎等椎间盘内紊乱刺激椎间盘内疼痛感受器引起的慢性腰痛，不伴根性症状，无神经根受压或椎体节段过度移位的放射学证据，可描述为化学介导的椎间盘源性疼痛。

盘源性腰痛的最主要临床特点是患者坐的耐受性下降，疼痛常在坐位时加剧，病人通常只能坐20分钟左右。疼痛主要位于下腰部，有时也可以向下肢放散，65%伴有下肢膝以下的疼痛，但是没有诊断的特异性体征。多数盘源性腰痛的患者可以有长时间反复发作的腰痛，多数患者在劳累或长时间站立后，椎间盘内的压力增高，可以进一步刺激腰椎间盘纤维环表面的神经末梢，引起腰痛加重。另外，在受凉后，也可使神经末梢对不良刺激的敏感性增高，引起腰痛加重。反之，在休息后，特别是卧床休息，椎间盘内的压力降低，很好地保暖后，可以使纤维环表面的神经末梢受到的不良刺激较少，从而使腰痛减轻。

磁共振可清晰显示间盘组织后突，最主要的特征是矢状位 T_2 加权像低信号，称为"黑盘征"，明显者往往会在横断位上发现腰椎间盘后缘圆形或线状的局限性高信号区（HIZ）（本患者 MRI 有此典型征象，见病例 35 图 3），起初该影像变化并未受到关注，直至 Aprill 等首先提出并定义了这一现象后，其逐渐受到重视。

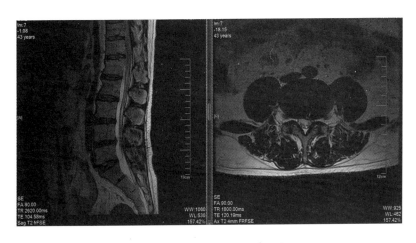

病例 35 图 3　MRI "黑盘征"

随着医学技术水平的不断提高，微创介入方法以其微创、恢复快等优点，已经逐渐开始成为治疗椎间盘源性疼痛的首选治疗方法。采用经皮穿刺臭氧注射术、椎间盘射频消融术两种微创治疗方式。椎间盘射频消融术治疗椎间盘源性疼痛是利用射频能气化髓核组织，并在髓核内部形成孔道，其作用是形成等离子场（在电极周围的局部组织中），产生高度离子化颗粒。去除一定髓核组织后，使髓核内胶原纤维收缩、气化和固化，减少椎间盘的面积，降低椎间盘内的压力，热凝后可减少椎间盘内炎症性化学物质释放，从而达到治疗的目的。臭氧注射术除了具有创伤小、恢复快、操作简单、费用低等优点外，还有以下独特优势：①有效减轻和解除压迫症状的同时，消除椎间炎症，减轻疼痛症状；②臭氧具有杀菌消毒作用，可以降低椎间盘感染的概率；③臭氧对椎旁组织不会产生明显不良反应。

腰部劳伤、肝肾亏虚、筋脉失养是腰痛病病理基础，中医认为风寒湿三气杂至，合而为痹，邪气闭阻经脉，导致经络气血瘀阻，不通则痛或邪气留于关节肌肉，损及气血，筋脉失养，导致疼痛、麻木发生。华佗夹脊穴分布于背部，在督脉两侧，而背为阳，督脉为阳脉之海，总督一身之阳气。中医学认为，华佗夹脊穴具有驱除深邪远痹之功效，本病属于中医学"痹病"范畴，邪气留于关节肌肉，闭阻经脉，损及气血，筋脉失养，导致疼痛、麻木发生。针刀松解夹脊穴治疗腰椎间盘突出症，符合中医经络学"经脉所过，病症所在，主治所及"的治疗原则。足太阳膀胱经主一身之表，为足三阳经中阳气最旺之经，且为多血少气之经。取足太阳膀胱经的秩边穴符合中医经络学的"循经取穴"治疗原则。

射频配合针刀，兼顾患者椎管内外症状，通过微创方式，合力将患者症状缓解下来，通过术后一段时间观察，效果理想。

病例 36
针刀局部松解配合侧隐窝注射治疗腰椎间盘突出伴椎管狭窄症

一、一般资料

患者温某，女，68 岁，双下肢麻痛 1 年余，加重 6 个月。

主诉：双下肢麻痛 1 年余，加重 6 个月。

现病史：患者 1 年前受凉后出现双下肢麻痛不适，范围由臀部沿下肢至足底，弯腰、行走活动及劳累后麻痛加重，休息后减轻，疼痛与天气变化无明显相关，曾于山东省章丘水寨医院就诊，行腰椎 DR 示：腰椎退行性变，腰椎间盘突出（未提供具体时间及报告单），给予口服止痛药、活血化瘀类药物治疗（具体药物不详），自述效果不佳，麻痛迁延不愈。6 个月前上述症状加重，以足底麻痛不适为著，左足较重，行走时步幅变小，行走距离＜50m，自感行走时迈腿无力，休息后缓解，今为求进一步治疗，来我院就诊，门诊查看病人后，以腰椎管狭窄症收入院。

患者发病以来，饮食可，睡眠一般，二便正常。体重未见明显变化。

既往史：既往体健，否认有高血压病、糖尿病、冠心病等其他慢性病史；否认有肝炎、结核病史及密切接触史；否认有重大外伤史及手术史；否认有输血史；对磺胺类药物过敏，未发现食物过敏史。预防接种史不详。

个人史：生于原籍，无疫区、疫水接触史，无治游史，无吸烟、饮酒等不良嗜好。

婚育史：25 岁结婚，育有 2 女，配偶及子均体健。

月经史：17（4 ～ 5/25 ～ 28）47。有痛经史，月经周期规律。

家族史：父母已故，死因不详，有 1 姐，体健，否认家族遗传病史。

二、体格检查

T：36.8℃，P：78 次 / 分，R：19 次 / 分，BP：138/81mmHg。

患者老年女性，发育正常，营养中等，神志清楚，自主体位，检查合作。全身皮肤无黄染、无瘀点、无出血点。全身浅表淋巴结未触及肿大。头颅发育正常，毛发分布均匀，眼睑无水肿，结膜无充血，巩膜无黄染，双侧瞳孔等大等圆，对光反射及调节反射存在，耳、鼻无异常，口唇无发绀，咽部无充血，扁桃体无肿大。颈软，无抵抗，颈静脉无怒张，气管居中，甲状腺无肿大。胸廓对称无畸形，双侧乳房对称，未触及明显包块。双肺呼吸音清晰，未闻及干、湿性啰音。心前区无隆起及凹陷，心界无扩大，心率 78 次 / 分,节律规整,各瓣膜听诊区无闻及病理性杂音。腹部平坦,腹软,无压痛,无反跳痛。肝、脾肋下未触及,Murphy's 征阴性,肝、肾区无叩痛,肠鸣音无亢进,移动性浊音阴性。脊柱无畸形,四肢无畸形,双下肢无水肿。双下肢足背动脉搏动正常。肱二头肌反射正常,膝腱反射正常,腹壁反射正常。巴氏征阴性,布氏征阴性。

专科查体:脊柱生理弯曲存在,活动略受限。各腰椎棘间及椎旁无明显压痛,双侧臀上皮神经卡压点压痛:左(-)、右(-),双侧梨状肌牵拉试验:左(-)、右(-),双侧直腿抬高试验:左(-)、右(-),双侧"4"字征:左(-)、右(-),双侧跟膝腱反射:左(++)、右(++),双下肢肌张力可,双下肢各肌肌力可,双侧下肢深浅感觉未触及明显异常,病理征(-)。

三、辅助检查

暂缺。

四、入院诊断

中医诊断:腰痛病(瘀血阻络)。

西医诊断:①腰椎间盘突出伴椎管狭窄症;②神经病理性疼痛;③跗管综合征。

五、诊断依据

中医辨证辨病依据:患者老年女性,双下肢麻痛 1 年余,加重 6 个月,有慢性腰痛病史。舌质暗红,苔白,脉涩。综观脉症,四诊合参,该病属于祖国医学的腰痛病范畴,证属瘀血阻络。

西医诊断依据。①主诉:双下肢麻痛 1 年余,加重 6 个月;②查体,T:36.8℃,P:78 次 / 分,R:19 次 / 分,BP:138/81mmHg。脊柱生理弯曲存在,活动略受限。各腰椎棘间及椎旁无明显压痛,双侧臀上皮神经卡压点压痛:左(-)、右(-),双侧梨状肌牵拉试验:左(-)、右(-),双侧直腿抬高试验:左(-)、右(-),双侧"4"字征:左(-)、右(-),双侧跟膝腱反射:左(++)、右(++),双下肢肌张力可,双下肢各肌肌力可,双侧下肢深浅感觉未触及明显异常,病理征(-)。

六、鉴别诊断

1. 腰椎结核　早期局限性腰椎结核可刺激邻近的神经根,造成腰痛及下肢放射痛。腰椎结核有结核病的全身反应,腰痛较剧,X 线片上可见椎体或椎弓根的破坏。CT 扫描对 X 线片不能显示的椎体早期局限性结核病灶有独特作用。该患者没有结核病的全身反应,故可以排除。

2．腰椎后关节紊乱　相邻椎体的上下关节突构成腰椎后关节，为滑膜关节，有神经分布。当后关节上下关节突的关系不正常时，急性期可因滑膜嵌顿产生疼痛，慢性病例可产生后关节创伤性关节炎，出现腰痛。此种疼痛多发生于棘突旁 1.5cm 处，可有向同侧臀部或大腿后的放射痛，易与腰椎间盘突出症相混。该病的放射痛一般不超过膝关节，且不伴有感觉、肌力减退及反射消失等神经根受损之体征。该患者疼痛过膝，故可以排除。

七、诊疗计划

1．中医科 Ⅱ 级护理。

2．完善三大常规、血生化、凝血常规、胸片、心电图等各项辅助检查，嘱患者行腰椎 MR，明确诊断。

3．给予胞磷胆碱钠、甲钴胺营养神经，排除禁忌证后可择日行非血管 DSA 引导下行复杂性针刀松解术＋侧隐窝臭氧注射术等为主的微创介入治疗。

八、治疗经过

1．入院第二天主任医师首次查房记录　今日查房，患者自诉腰痛伴双下肢麻痛，饮食睡眠一般，二便调。专科查体：脊柱生理弯曲存在，活动略受限。各腰椎棘间及椎旁无明显压痛，双侧臀上皮神经卡压点压痛：左（–）、右（–），双侧梨状肌牵拉试验：左（–）、右（–），双侧直腿抬高试验：左（–）、右（–），双侧 "4" 字征：左（–）、右（–），双侧跟膝腱反射：左（++）、右（++），双下肢肌张力可，双下肢各肌肌力可，双侧下肢深浅感觉未触及明显异常，病理征（–）。

医师查房分析：综合患者症状、体征、辅助检查、病史等，同意患者目前诊断。中医诊断：腰痛病（瘀血阻络）。西医诊断：①腰椎间盘突出伴椎管狭窄症；②神经病理性疼痛；③跗管综合征。根据入院常规查体，患者无手术禁忌证，择日行针刀臭氧为主的微创治疗，术前应和患者充分交流，并签署治疗知情同意书，治疗继续给予改善微循环、缓解组织及神经根水肿等治疗，密切观察病情变化，及时对症处理。

2．入院第三天日常病程记录　今日查房，患者自诉腰痛伴双下肢麻痛，饮食睡眠一般，二便调。专科查体同上。今日行腰椎 MR 检查示：腰椎退行性变、椎体失稳；$L_{1/2}$、$L_{2/3}$、$L_{3/4}$、$L_{4/5}$、L_5/S_1 椎间盘膨出并 $L_{3/4}$、$L_{4/5}$ 水平椎管及双侧隐窝狭窄（病例 36 图 1 至病例 36 图 3）。嘱患者继续卧床静养，择日非血管 DSA 引导下行复杂性针刀松解术＋侧隐窝臭氧注射术等为主的微创介入治疗。

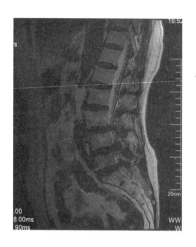

病例 36 图 1　L$_3$ 椎体前移，腰椎椎间盘 T$_2$ 信号减低

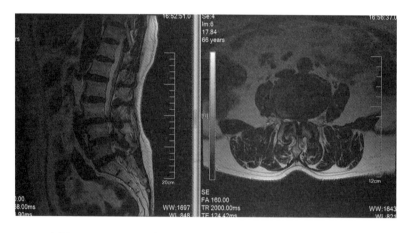

病例 36 图 2　L$_{3/4}$ 矢状位及轴位示水平椎管及双侧侧隐窝变窄

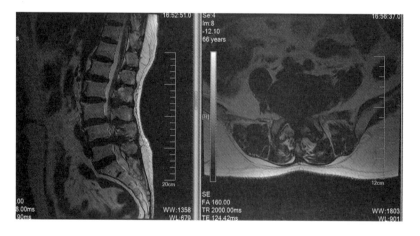

病例 36 图 3　L$_{4/5}$ 矢状位、轴位示水平椎管及双侧侧隐窝变窄

3. **入院第五天主任医师首次查房记录** 今日查房，患者自诉腰痛伴双下肢麻痛，饮食睡眠一般，二便调。专科查体：同上。医师查房分析：按计划今日予以行复杂性针刀松解术＋臭氧注射术＋侧隐窝臭氧注射术，密切观察病情变化，及时对症处理。

4. **入院第五天术前讨论** 术前行腰椎 CT 检查示：腰椎退行性变、椎体失稳；$L_{1/2}$、$L_{2/3}$、$L_{3/4}$、$L_{4/5}$、L_5/S_1 椎间盘膨出并 $L_{3/4}$、$L_{4/5}$ 水平椎管及双侧隐窝狭窄、L_5/S_1 水平左侧侧隐窝受压变窄（病例 36 图 4 至病例 36 图 6）。对比 MR，反复核实。

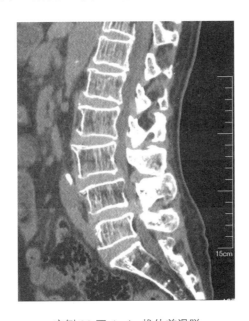

病例 36 图 4　L_3 椎体前滑脱

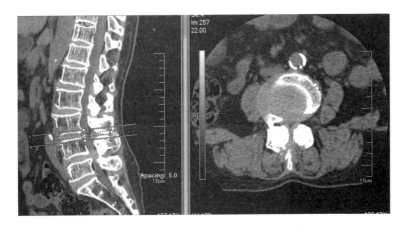

病例 36 图 5　$L_{3/4}$ 椎间盘膨出并侧隐窝狭窄

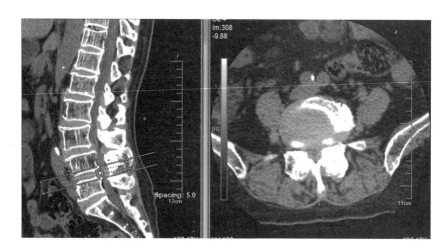

病例 36 图 6　$L_{4/5}$ 椎间盘膨出并侧隐窝狭窄

术前诊断：中医诊断腰痛病（瘀血阻络）。

西医诊断：①腰椎间盘突出伴椎管狭窄症；②神经病理性疼痛；③跗管综合征。

手术指征：患者腰痛伴双下肢麻痛影响日常生活。

拟施手术名称和方式：非血管 DSA 引导下侧隐窝臭氧注射术＋复杂性针刀治疗＋普通臭氧注射。

拟施麻醉方式：局部麻醉＋心电监护。

术中术后可能出现的风险及应对措施：术中操作可能发生神经、血管、韧带或硬脊膜的意外损伤；麻醉意外；术后可能并发感染；脑脊液外溢。穿刺过程 DSA 引导，减少意外损伤；术后注意伤口清洁干燥，及时换药，预防感染。

特殊的术前准备内容：术前和患者及家属积极沟通病情及治疗方案，签署知情同意书。

注意事项：术中注意观察病人反应情况，关注生命体征，准确定位和充分松解。

手术者术前查看患者情况：医师术前查看患者，已将患者病情及介入的必要性、成功率以及可能的并发症等向患者及家属进一步讲解，患者及家属表示理解并同意。

5．入院第五天术后首次病程记录

手术完成时间：2019 年 10 月 21 日 13：45。

患者于介入治疗室由医师行非血管 DSA 引导下侧隐窝臭氧注射术＋复杂针刀松解术＋普通臭氧注射术，术前签署知情同意书。患者俯卧于治疗床上，充分暴露腰臀部。以双侧 L_3 横突，双侧秩边穴，双侧臀上皮神经卡压点，双侧臀中肌体表投影点，$L_{4/5}$、L_5/S_1 双侧夹脊穴为标记点，并于 C 形臂引导下进行定位后，用碘伏无菌纱布以标记点为中心进行常规消毒，铺无菌洞巾。抽取 1％利多卡因 20ml 并于上述标记点局部麻醉，先局部垂直皮面快速进针，到达骨面后每穴注射 2ml，快速出针；抽取由 2％利多卡因 2ml ＋维生素 B_6　200mg　＋维生素 B_{12}　1mg ＋曲安奈德注射液 40mg ＋醋酸泼尼松龙注射液 125mg ＋ 0.9％氯化钠适量组成的消炎镇痛液,分别于双侧 L_3 横突,双侧秩边穴,双侧臀上皮神经卡压点,双侧臀中肌体表投影点,$L_{4/5}$、L_5/S_1 双侧夹脊穴体表投影点注射 3ml,然后抽取 45％浓度臭氧,每穴注射 5ml,臭氧注射操作完毕。持Ⅰ型 2 号针刀,刀口线与人体纵轴平行,刀体垂直于皮肤,分别于上述标记点快速进针,松解神经根周围粘连及相关组织的粘连和瘢痕处,快速出针,迅速用无菌纱布按压针孔 2 分钟,无渗出后无菌敷贴贴敷,针刀松解术操作完毕。术后平车推回病房。

结果:患者在整个治疗过程中生命体征平稳,无心慌、头疼、恶心呕吐等不适症状。治疗结束后,患者精神状态好,无其他不适症状,叮嘱患者术后注意事项后,以平车推回病房。

术后注意事项:嘱患者静卧 6 小时,限制活动 3 天,针口 72 小时内避免接触水,以防止针口局部感染。

6. 术后第一天主任医师查房记录　今日查房,患者诉腰痛伴双下肢麻痛较前减轻,下床后无不适,饮食睡眠一般,二便正常。术后第一天暂不查体。医师查房后分析:患者昨日行复杂性针刀松解术＋臭氧注射术＋侧隐窝注射术,密切观察患者症状,不适症状及时对症处理。

7. 术后第二天主任医师查房记录　今日查房,患者诉腰部疼痛伴双下肢麻痛减轻,卧床时症状不明显,饮食睡眠可,二便正常。查体:双侧直腿抬高试验（－）,双侧"4"字征（－）,双侧梨状肌牵拉试验（－）,双侧膝腱反射（＋＋）,双侧跟腱反射（＋＋）,双下肢肌张力可,双下肢肌力可,右拇趾浅感觉轻度减退,左侧下肢深浅感觉未触及明显异常,病理征（－）。医师查房分析,患者腰椎间盘突出伴双侧侧隐窝狭窄,症状产生的原因之一是腰椎间盘退变致后部结构继发变化,使神经根通道的形态和容积发生变化,神经根遭到嵌压而产生与此相关的临床症状和体征,前日已行 $L_{4/5}$、L_5/S_1 椎管内减压和神经根粘连松解,症状有所好转,嘱患者平卧,腰部勿负重。

8. 术后第三天主任医师查房记录　今日查房,患者自诉症状明显改善,下床活动后双下肢麻痛明显减轻,饮食睡眠一般,二便正常。专科查体:脊柱生理弯曲存在,活动略受限。各腰椎棘间及椎旁无明显压痛,双侧臀上皮神经卡压点压痛:左（－）、右（－）,双侧梨状肌牵拉试验:左（－）、右（－）,双侧直腿抬高试验:左（－）、右（－）,双侧"4"字征:左（－）、右（－）,双侧跟膝腱反射:左（＋＋）、右（＋＋）,双下肢肌张力可,双下肢各肌肌力可,双侧下肢深浅感觉未触及明显异常,病理征（－）。患者症状明显缓解,主动要求明日出院。医师查房分析,患者术后三天,今日可行腰背部主动锻炼,由于患者年龄较大,可适当放宽要求,行五点支撑、空蹬自行车,要求保证锻炼的质量,勿追求数量。患者症状明显缓解,可予明日出院,出院后加强腰背肌锻炼。

九、出院情况

患者自诉症状明显改善，下床活动后双下肢麻痛明显减轻，饮食睡眠一般，二便正常。专科查体同上。

出院诊断。中医诊断：腰痛病（瘀血阻络）。西医诊断：①腰椎间盘突出伴椎管狭窄症；②神经病理性疼痛；③跗管综合征。

出院医嘱：①避风寒，调饮食，适劳逸，畅情志，加强腰臀腿部功能锻炼，增加肌肉力量；②半月后复查，不适随诊。

十、讨论

腰椎间盘突出症是指由各种原因引起的腰椎骨与软组织发生形态与组织结构的变化，使神经根受到刺激或压迫而引起的一系列临床症状的疾病，其常见原因包括退行性、创伤性、肿瘤性等，发病率逐渐增高。退行性变是中老年人的常见病，影响患者的日常生活及工作。

手术治疗腰椎间盘突出症的理想目的是在彻底减压的同时恢复或保持脊椎的稳定性，但其创伤相对较大，对周围肌肉破坏较多，且传统手术需要切除棘突、椎板等附件，从而破坏脊柱后柱结构的稳定性，术后患者可能恢复缓慢或存在潜在性慢性腰痛等。

以针刀和臭氧为主的微创治疗腰椎间盘突出症除了能与传统手术达到相同的疗效外，还具有创伤小、术中出血较少及术后恢复较快等特点，其更能为患者及临床医生所接受。其治疗通过针刀松解黄韧带、关节囊、椎间盘突出及粘连的周围软组织，起到消除和缓解临床症状目的。

该患者主要以臀部伴下肢、足部麻木不适来诊，体格检查定位其主要病变节段为腰$_{4/5}$与腰$_5$/骶$_1$，结合磁共振和术前补查的腰椎 CT 可以看出其有明显的腰椎不稳，部分间盘膨出伴部分节段侧隐窝狭窄，属于神经病理性疼痛中的神经根型腰椎病范畴，诊断为腰椎间盘突出伴椎管狭窄。给予局部针刀治疗，对神经根周围存在的粘连及瘢痕组织进行松解；适当浓度医用臭氧注射治疗则直接针对病变部位无菌性炎症，有消炎、镇痛作用。另外，其具有不稳定性，20 分钟后可分解成为氧气具有营养作用。配合侧隐窝药物、臭氧注射，经一次治疗后直至出院患者症状改善明显。

病例 **37** 椎间孔镜治疗腰骶神经根囊肿

一、一般资料

患者王某，女，39 岁，腰痛伴右下肢麻痛 2 年余，加重 1 个月。

主诉：腰痛伴右下肢麻痛 2 年余，加重 1 个月。

现病史：患者 2 年前无明显诱因出现腰部阵发性酸痛，疼痛呈放射性，范围由腰部沿右下肢至足背，弯腰、行走活动及劳累后腰部疼痛加重，休息后减轻，疼痛与天气变化无明显相关，于当地医院行物理治疗，口服中药（具体不详）治疗，症状反复发作。1 个月前无明显诱因上述症状加重，于山东省中医院就诊，行腰椎 MRI（2019 年 11 月 12 日山东省中医院）示：$L_{4/5}$、L_5/S_1 椎间盘变性轻度膨出，骶$_1$ 右侧侧隐窝区囊性信号，考虑神经根鞘囊样扩张可能。今为求进一步治疗，来我院就诊，门诊查看病人后，以腰骶神经根囊肿收入院。患者发病以来，饮食可，睡眠一般，二便正常。体重未见明显变化。

既往史：既往体健，否认有高血压病、糖尿病、冠心病等其他慢性病史；否认有肝炎、结核病史及密切接触史；否认有重大外伤史及手术史；否认有输血史；未发现食物及药物过敏史。预防接种史不详。

个人史：生于原籍，久居该地，无疫区、疫水接触史，无治游史。无吸烟饮酒等不良嗜好。

婚育史：24 岁结婚，育有 1 子，配偶及子均体健。

月经史：14（4 ～ 5/2019 年 10 月 30 日）26 ～ 28。无痛经史，月经周期规律。

家族史：否认家族遗传病及传染病史。

二、体格检查

T：36.6℃，P：21 次 / 分，R：82 次 / 分，BP：126/95mmHg。

患者青年女性，发育正常，营养中等，神志清楚，自主体位，检查合作。全身皮肤无黄染、无瘀点、无出血点。全身浅表淋巴结未触及肿大。头颅发育正常，毛发分布均匀，眼睑无水肿，结膜无充血，巩膜无黄染，双侧瞳孔等大等圆，对光反射及调节反射存在，耳、鼻无异常，口唇无发绀，咽部无充血，扁桃体无肿大。颈软，无抵抗，颈静脉无怒张，气管居中，甲状腺无肿大。胸廓对称无畸形，双侧乳房对称，未触及明显包块。双肺呼吸音清晰,未闻及干、湿性啰音。心前区无隆起及凹陷,心界无扩大,心率 82 次 / 分,节律规整,各瓣膜听诊区无闻及病理性杂音。腹部平坦,腹软,无压痛,无反跳痛。肝、脾肋下未触及,Murphy's 征阴性,肝、肾区无叩痛,肠鸣音无亢进,移动性浊音阴性。脊柱无畸形,四肢无畸形,双下肢无水肿。双下肢足背动脉搏动正常。肱二头肌反射正常,膝腱反射正常,腹壁反射正常。巴氏征阴性,布氏征阴性。

神经科查体:腰脊柱生理曲度正常,腰椎活动未明显受限。$L_{4/5}$、L_5/S_1 棘间及右侧椎旁压痛(+),臀上皮神经卡压点压痛(−),双侧梨状肌牵拉试验(−),双侧直腿抬高试验(−),双侧"4"字征(−),双侧跟膝腱反射(++),双下肢肌张力可,双下肢各肌肌力可,右下肢浅感觉减退,左下肢深浅感觉未触及明显异常,病理征(−)。

三、辅助检查

2019 年 11 月 12 日山东省中医院腰椎 MRI:$L_{4/5}$、L_5/S_1 椎间盘变性轻度膨出,S_1 右侧隐窝区囊性信号,考虑神经根鞘囊样扩张可能。

四、入院诊断

中医诊断:腰痛病(瘀血阻络)。

西医诊断:①腰骶神经根囊肿;②腰椎间盘突出症。

五、诊断依据

中医辨证辨病依据:患者青年女性,腰痛伴右下肢麻痛 2 年余,加重 1 个月,有慢性腰痛病史。舌质暗红,苔白,脉沉缓。综观脉症,四诊合参,该病属于祖国医学的腰痛病范畴,证属瘀血阻络。

西医诊断依据:①腰痛伴右下肢麻痛 2 年余,加重 1 个月;②既往体健;③专科查体,腰脊柱生理曲度正常,腰椎活动未明显受限。$L_{4/5}$、L_5/S_1 棘间及右侧椎旁压痛(+),双侧跟膝腱反射(++),双下肢肌张力可,双下肢各肌肌力可,右下肢浅感觉减退;④辅助检查,腰椎 MRI(2019 年 11 月 12 日山东省中医院)示:$L_{4/5}$、L_5/S_1 椎间盘变性轻度膨出,骶$_1$ 右侧隐窝区囊性信号,考虑神经根鞘囊样扩张可能。

六、鉴别诊断

1. 腰椎结核 早期局限性腰椎结核可刺激邻近的神经根,造成腰痛及下肢放射痛。腰椎结核有结核病的全身反应,腰痛较剧,X 线片上可见椎体或椎弓根的破坏。CT 扫描对 X 线片不能显示的椎体早期局限性结核病灶有独特作用。

2. 腰椎后关节紊乱 相邻椎体的上下关节突构成腰椎后关节,为滑膜关节,有神经分布。当后关节上、下关节突的关系不正常时，急性期可因滑膜嵌顿产生疼痛，慢性病例可产生后关节创伤性关节炎，出现腰痛。此种疼痛多发生于棘突旁 1.5cm 处，可有向同侧臀部或大腿后的放射痛，易与腰椎间盘突出症相混。该病的放射痛一般不超过膝关节，且不伴有感觉、肌力减退及反射消失等神经根受损之体征。

七、诊疗计划

1. 中医科 Ⅱ 级护理。

2. 完善各项辅助检查，如血常规、CRP、ESR、肝功能、肾功能、心电图、胸片等，行腰部 CT 明确病情。

3. 给予胞磷胆碱钠、甲钴胺营养神经，择日行非血管 DSA 引导下经皮椎间孔镜髓核摘除术＋神经根囊肿减压术。

八、治疗经过

1. 入院第二天主治医生首次查房记录　今日医师查房，患者自诉腰部疼痛伴右下肢疼痛无明显缓解，NRS 评分：6 分，饮食睡眠一般，二便正常。专科查体：腰脊柱生理曲度正常，腰椎活动未明显受限。$L_{4/5}$、L_5/S_1 棘间及右侧椎旁压痛（+），臀上皮神经卡压点压痛（-），双侧梨状肌牵拉试验（-），双侧直腿抬高试验（-），双侧"4"字征（-），双侧跟膝腱反射（++），双下肢肌张力可，双下肢各肌肌力可，右下肢浅感觉减退，左下肢深浅感觉未触及明显异常，病理征（-）。部分实验室检查结果已回：未见明显异常。辅助检查，腰椎 MRI（2019 年 11 月 12 日山东省中医院）示：$L_{4/5}$、L_5/S_1 椎间盘变性轻度膨出，S_1 右侧侧隐窝区囊性信号，考虑神经根鞘囊样扩张可能。腰椎 CT（2019 年 11 月 14 日本院）：腰椎退行性变；$L_{4/5}$、L_5/S_1 椎间盘轻度膨出（病例 37 图 1 至病例 37 图 3）。医师主任查房分析，综合患者的症状、体征和影像学检查，患者目前诊断，中医诊断：腰痛病（瘀血阻络）。西医诊断：①腰骶神经根囊肿；②腰椎间盘突出症。该病需与马尾神经鞘瘤相鉴别，马尾神经鞘瘤的腰腿痛为无诱因的根性痛，卧床休息时、夜间睡眠或腰椎牵引时疼痛加重，活动时可缓解，通常在腰椎 CT 上可见到明显突出甚至脱出的髓核压迫马尾神经根，行腰椎 MR 可资鉴别。目前患者诊断明确，可行经皮椎间孔镜椎间盘髓核摘除术，通过摘除突出物，缓解对神经根囊肿的压迫，并消除脊神经根周围水肿、血肿、粘连等无菌性炎症。本患者入院拟完善辅助检查，排除占位性疾患后可行经皮椎间孔镜下椎间盘髓核摘除术的综合疗法。已向患者及其家属交代清楚，并签署知情同意书，嘱密切观察病情，及时对症处理。

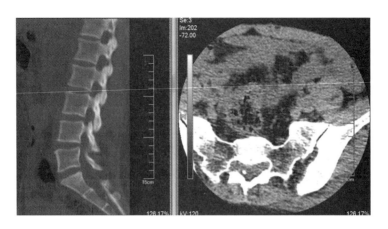

病例 37 图 1　骶管内高信号

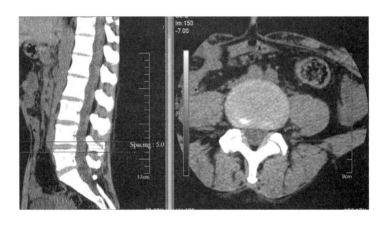

病例 37 图 2　L$_{4/5}$ 椎间盘轻度膨出

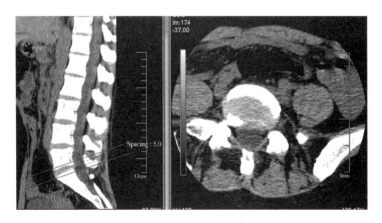

病例 37 图 3　L$_5$/S$_1$ 椎间盘膨出

2．入院第二天术前讨论

手术指征：患者腰痛影响日常生活。

拟施手术名称和方式：非血管 DSA 引导下椎间盘髓核摘除术＋脊髓和神经根粘连

松解术＋椎间盘射频消融术＋针刀椎管内松解术＋椎间盘造影术＋侧隐窝臭氧注射术＋复杂性针刀治疗＋普通臭氧注射。

拟施麻醉方式：局部麻醉＋心电监护。

术中术后可能出现的风险及应对措施：术中操作可能发生神经、血管、韧带或硬脊膜的意外损伤；麻醉意外；术后可能并发感染；脑脊液外溢。穿刺过程 DSA 引导，减少意外损伤；术后注意伤口清洁干燥，及时换药，预防感染。

特殊的术前准备内容：术前和患者及家属积极沟通病情及治疗方案，签署知情同意书。

注意事项：术中注意观察病人反应情况，关注生命体征，准确定位和充分松解。

手术者术前查看患者情况：医师术前查看患者，已将患者病情及介入的必要性、成功率以及可能的并发症等向患者及家属进一步讲解，患者及家属表示理解并同意。

3. 入院第二天术后首次病程记录

手术完成时间：2019 年 11 月 15 日 13∶00。

患者今日在介入室由医师行后路椎间孔镜椎间盘髓核摘除术＋脊髓和神经根粘连松解术＋椎间盘射频消融术＋椎间盘造影术＋侧隐窝臭氧注射术。术前签署知情同意书。

患者左侧卧于 DSA 治疗床，开放静脉，侧腹下垫枕，使患者腰椎处于侧卧位，监测生命体征，在非 DSA 透视辅助下定位穿刺点：标记正位线，突出物为靶点，靶点与正位像的骶$_1$小关节尖部的连线在体表的投影线；标记侧位线，靶点与侧位像的 S$_1$ 小关节尖部的连线在体表的投影线，两条直线在体表的交叉点为进针穿刺点。

先行椎间盘臭氧造影术：常规消毒、铺巾，1％利多卡因逐层局部浸润麻醉后，使用 18G 穿刺针经患侧椎旁肌至椎间隙，穿刺过程中逐层麻醉，透视下监测导针位置无误，穿刺针正位示后置入穿刺导丝，C 形臂确认位置，拔出穿刺针芯，取 60μg/L 臭氧注射至椎间盘，非 DSA 透视显示椎间隙间气体影，椎管内有少量气体影，说明患者椎间盘已破裂，椎间盘臭氧造影术结束。

再行椎间盘髓核摘除术＋椎间盘微创消融术：以穿刺导丝为中心切开约 1cm 皮肤，然后依次沿导丝置入细、粗软组织扩张管至小关节内侧缘，扩张软组织通道，拔出软组织扩张管，逐渐置入 TOM1 和 TOM2 在相应小关节腹侧处固定，用锤子敲击至侧位在椎体后缘，正位在椎弓根内侧缘处，后拔出 TOM 针，置入逐级骨钻，磨除部分小关节，再次置入穿刺导丝，拔出骨钻，置入合适的工作套管，经透视定位侧位在椎体后缘，正位在椎弓根内侧缘和棘突连线之间，后取出导丝，在通道内放置内镜系统，调节影像平衡，连接生理盐水，观察髓核及纤维环，可见工作套管将神经根和硬膜囊挡在外面只显露髓核，分离神经根和髓核，髓核一般位于神经根下部，应仔细辨认。纤维环钳咬穿后纵韧带及纤维环，镜下直视下用髓核钳选择性摘除椎间盘髓核组织，抓取椎间盘过程中应用双极可屈性等离子体多功能刀头逐步消融退变毛糙的突出椎间盘，取出椎间盘 2～3g，全部摘除突出椎间盘后转动套管仔细检出有无游离的椎间盘碎块，后再使用双极可屈性电极射频等离子体多功能刀头消融已长入纤维环裂隙内的肉芽组织和神经末梢，同时对术区彻底止血。

侧隐窝臭氧注射术：摘除椎间盘后，稍拔出工作套管至侧隐窝处，放入内镜，抽取 60μg/L 臭氧，在内镜监视下注射 10ml 臭氧，注射应用臭氧对残留的髓核消融，并消除神经根水肿、无菌性炎症，预防椎间盘感染。操作完毕，取出椎间盘镜，缝合皮肤，椎管内手术结束。

最后行椎管外压痛点普通臭氧注射术：注射点有左侧 $L_{3\sim5}$ 横突压痛点、臀上皮神经卡压点 3 个、臀中肌压痛点 2 个、臀小肌压痛点、梨状肌压痛点共 10 个。抽取 45μg/L 臭氧 20ml，于上述注射点每个点注射 2ml，注射完毕后快速出针，迅速用无菌棉球按压针孔 2 分钟，普通臭氧注射术结束。术后平车推回病房。

结果：患者在整个治疗过程中生命体征平稳，无心慌、头疼、恶心呕吐等不适。

术后注意事项：针口 72 小时内不要接触水，以防止感染密切观察病情，及时对症处理。

4. 术后第一天副主任医师查房记录　今日医师查房，患者诉腰部疼痛较前减轻，右下肢偶有疼痛，NRS 评分：3 分，饮食睡眠一般，二便正常。术后第一天暂不专科查体。医师查房分析，患者昨日行经皮椎间孔镜下髓核摘除术为主的综合治疗，针对突出物直接摘除，缓解对神经根囊肿的压迫，同时对周围神经嵌压进行松解，目前患者腰痛伴右下肢疼痛较前减轻，疗效显著，继续给予营养神经等巩固疗效，继观。

5. 术后第二天日常病程记录　今日查房，患者自诉腰部疼痛伴右下肢疼痛明显缓解，NRS 评分：3 分，饮食睡眠一般，二便正常。专科查体：腰脊柱生理曲度正常，腰椎活动未明显受限。$L_{4/5}$、L_5/S_1 棘间及右侧椎旁压痛（-），臀上皮神经卡压点压痛（-），双侧梨状肌牵拉试验（-），双侧直腿抬高试验（-），双侧"4"字征（-），双侧跟膝腱反射（++），双下肢肌张力可，双下肢各肌肌力可，右下肢浅感觉减退，左下肢深浅感觉未触及明显异常，病理征（-）。治疗方案不变，继观。

6. 术后第三天主治医师查房记录　今日医师查房，患者自诉腰背部酸痛，右下肢疼痛明显减轻，仍感麻木，NRS 评分：3 分，饮食睡眠一般，二便正常。专科查体同上。治疗方案不变，继观。

7. 术后第四天副主任医师查房记录　今日医师查房，患者自诉腰背部酸痛，右下肢疼痛明显减轻，仍感麻木，NRS 评分：2 分，饮食睡眠一般，二便正常。专科查体同上。患者目前病情稳定，要求出院，医师批准今日出院，嘱出院后服用弥可保营养神经，加强腰背肌锻炼，不适随诊。

九、出院情况

患者自诉腰背部酸痛，右下肢疼痛明显减轻，仍感麻木，NRS 评分：2 分，饮食睡眠一般，二便正常。专科查体同上。出院诊断，中医诊断：腰痛病（瘀血阻络）。西医诊断：①腰骶神经根囊肿；②腰椎间盘突出症。

出院医嘱：①避风寒，调饮食，适劳逸，畅情志，加强腰臀腿部功能锻炼，增加肌肉力量；②出院带药：血府逐瘀胶囊 6 粒 / 次，2 次 / 天，口服，甲钴胺（弥可保）1 粒 / 次，3 次 / 天，口服；③半月后复查，不适随诊。

十、讨论

骶神经根囊肿临床表现酷似椎间盘突出症和椎管狭窄症，若不借助影像学检查，单凭临床表现难以做出明确诊断。影像学检查有助于明确诊断：脊髓造影对骶神经根囊肿是一种常用的检查手段，显示效果取决于造影剂的黏稠度、体位、充盈时间、囊肿和蛛网膜下隙的交通情况。CT 扫描可见椎体后缘凹陷性压迹，椎板变薄、骶管不规则不对称性扩大等椎管形态改变和骨质破坏，双侧神经根不对称。MRI 对本病的诊断和鉴别诊断具有较高的价值，不仅能发现囊肿的部位、形态，还可直接测量出囊肿的大小。T_1 加权像囊肿呈低信号，T_2 加权像上呈高信号，即长 T_1 和长 T_2 图像，信号强度类似脑脊液，一般不需做增强扫描即可明确诊断。

骶管囊肿往往累及 $S_{2\sim3}$ 神经后支或背侧神经节，临床表现有以下特点：①常有腰骶部钝痛、下肢乏力、沉重麻木等症状。疼痛与体位有关，在站立、弯腰及下蹲等动作时易诱发，卧位时特别是头低位时症状减轻；②坐骨神经痛较轻，马尾神经症状较明显，表现为排尿功能紊乱或性功能障碍、肛门烧灼样疼痛；③查体腰骶部有压痛或叩击痛，而腰部活动往往正常。

传统的治疗方法是手术切除椎板和棘突，开窗摘除囊肿，此方法不但创伤大、复发率高、并发症多，而且疗效不能肯定。近年来，微创介入治疗更具优越性，经皮穿刺椎间孔镜术在局部麻醉下完成手术操作，术中创伤小、出血少、视野清晰，具有安全、对脊柱的稳定性破坏小等优点，适应证较广泛，近年来被广泛应用于对腰椎退变性疾病的治疗，可用于传统手术复发患者。本患者住院期间行经皮椎间孔镜下髓核摘除术治疗，针对突出物直接摘除，缓解对神经根囊肿的压迫，同时对周围神经嵌压进行松解，获得了较为可观的疗效。

病例**38** 射频配合针刀治疗腰椎间盘突出

一、一般资料

患者李某，女，57岁，腰痛伴右下肢疼痛麻木半年余。

主诉：腰痛伴右下肢疼痛麻木半年余。

现病史：患者半年前无明显诱因出现腰痛及右下肢疼痛麻木，下肢疼痛以右侧臀部、右膝关节上下、右小腿肚为重，站立、行走加剧，休息后减轻，疼痛影响夜间睡眠，曾在山东省高唐县中医院行腰椎CT示：$L_{4/5}$、L_5/S_1椎间盘膨出并$L_{4/5}$水平双侧侧隐窝受压，当地医院行针灸、拔罐等治疗，症状无明显减轻，后在山东省夏津县行针刀治疗，小腿肚剧痛症状减轻。现仍有腰痛及右下肢疼痛明显，卧床休息稍轻，站立、行走加重，为求进一步系统治疗，来我院就诊，门诊以腰椎间盘突出收入院。

患者发病以来，饮食可，睡眠差，二便正常。体重未见明显变化。

既往史：既往心动过速病史10余年，间断服用丹参片；否认有糖尿病、冠心病等其他慢性病史；否认有肝炎、结核病史及密切接触史；否认有重大外伤史及手术史；否认有输血史；未发现食物及药物过敏史。预防接种史不详。

个人史：生长于原籍，无疫区、疫水接触史，无冶游史，无吸烟饮酒等不良嗜好。

婚育史：23岁结婚，育有1子1女，配偶及子女均体健。

月经史：17（4～5）/51，28～32。有痛经史，月经周期规律。

家族史：父母健在，有1个哥哥2个妹妹，均体健，否认家族遗传病史。

二、体格检查

T：36.7℃，P：80次/分，R：18次/分，BP：137/89mmHg。

患者中年女性，发育正常，营养中等，神志清楚，自主体位，检查合作。全身皮肤无黄染、无瘀点、无出血点，全身浅表淋巴结未触及肿大。头颅发育正常，毛发分布均匀，眼睑无水肿，结膜无充血，巩膜无黄染，双侧瞳孔等大等圆，对光反射及调节反射存在，耳、鼻无异常，口唇无发绀，咽部无充血，扁桃体无肿大。颈软，无抵抗，颈静脉无怒张，气管居中，甲状腺无肿大。胸廓对称无畸形，双侧乳房对称，未触及明显包块。双肺呼吸音清晰，未闻及干、湿性啰音。心前区无隆起及凹陷，心界无扩大，心率80次/分，节律规整，各瓣膜听诊区无闻及病理性杂音。腹部平坦，腹软，无压痛，无反跳痛。肝、脾肋下未触及，Murphy's征阴性，肝、肾区无叩痛，肠鸣音无亢进，移动性浊音阴性。脊柱无畸形,四肢无畸形,双下肢无水肿。双下肢足背动脉搏动正常。肱二头肌反射正常,膝腱反射正常,腹壁反射正常。巴氏征阴性,布氏征阴性。

专科查体:腰脊柱生理曲度可,腰椎活动受限。$L_{4/5}$、L_5/S_1 棘间及椎旁压痛（+）,右侧臀上皮神经卡压点压痛（+）,右侧秩边、环跳穴压痛（+）,右侧委中、承山穴压痛（+）,双侧梨状肌牵拉试验（-）,双侧直腿抬高试验右侧 20°（+）,加强试验（+）,左侧（-）;右膝关节肿胀,膝关节外侧压痛明显,右侧"4"字征因膝关节疼痛无法完成,双侧膝腱反射、跟膝腱反射未引出,双下肢肌张力可,双下肢各肌肌力可,双侧下肢深浅感觉未触及明显异常。

三、辅助检查

2019 年 5 月 27 日（高唐县中医院）腰椎 CT:$L_{4/5}$、L_5/S_1 椎间盘膨出并 $L_{4/5}$ 水平双侧侧隐窝受压。

四、入院诊断

中医诊断:腰痛病（气滞血瘀）。

西医诊断:①腰椎间盘突出症;②臀上皮神经卡压综合征;③右膝关节炎;④心动过速。

五、诊断依据

中医辨证辨病依据:患者老年女性,腰痛伴右下肢疼痛麻木半年余,舌质暗红,苔白,脉沉缓。综观脉症,四诊合参,该病属于祖国医学的腰痛病范畴,证属瘀血阻络。

西医诊断依据:①腰痛伴右下肢疼痛麻木半年余;②既往心动过速病史 10 余年,间断服用丹参片;③专科查体:腰脊柱生理曲度可,腰椎活动受限。$L_{4/5}$、L_5/S_1 棘间及椎旁压痛（+）,右侧臀上皮神经卡压点压痛（+）,右侧秩边、环跳穴压痛（+）,右侧委中、承山穴压痛（+）,双侧梨状肌牵拉试验（-）,双侧直腿抬高试验右侧 20°（+）,加强试验（+）,左侧（-）;右膝关节肿胀,膝关节外侧压痛明显,右侧"4"字征因膝关节疼痛无法完成,双侧膝腱反射、跟膝腱反射未引出,双下肢肌张力可,双下肢各肌肌力可,双侧下肢深浅感觉未触及明显异常;④辅助检查:腰椎 CT（高唐县中医院）:$L_{4/5}$、L_5/S_1 椎间盘膨出并 $L_{4/5}$ 水平双侧侧隐窝受压。

六、鉴别诊断

1.腰椎结核　早期局限性腰椎结核可刺激邻近的神经根,造成腰痛及下肢放射痛。腰椎结核有结核病的全身反应,腰痛较剧,X 线片上可见椎体或椎弓根的破坏。CT 扫描对 X 线片不能显示的椎体早期局限性结核病灶有独特作用。

2. 腰椎后关节紊乱 相邻椎体的上下关节突构成腰椎后关节，为滑膜关节，有神经分布。当后关节上、下关节突的关系不正常时，急性期可因滑膜嵌顿产生疼痛，慢性病例可产生后关节创伤性关节炎，出现腰痛。此种疼痛多发生于棘突旁 1.5cm 处，可有向同侧臀部或大腿后的放射痛，易与腰椎间盘突出症相混。该病的放射痛一般不超过膝关节，且不伴有感觉、肌力减退及反射消失等神经根受损之体征。

七、诊疗计划

1. 中医科 II 级护理。

2. 完善各项辅助检查，如血常规、CRP、ESR、肝功能、肾功能、心电图、胸片等，行腰部及右膝 MR 明确病情。

3. 给予胞磷胆碱钠营养神经，择日行 C 形臂引导下复杂性针刀松解术＋脊髓和神经根粘连松解术＋椎间盘微创消融术为主的治疗方案。

八、治疗经过

1. 入院第二天主任医师查房记录 今日查房，患者自诉腰痛伴右下肢疼痛麻木半年余，饮食睡眠一般，二便调。专科查体同上。辅助检查腰椎 CT（2019 年 5 月 27 日高唐县中医院）：$L_{4/5}$、L_5/S_1 椎间盘膨出并 $L_{4/5}$ 水平双侧侧隐窝受压。化验结果回示未见明显异常。胸片和心电图未见明显异常。腰椎及右膝 MR 示腰椎退行性变：$L_{2/3}$、$L_{4/5}$、L_5/S_1 椎间盘膨出（病例 38 图 1、病例 38 图 2），右膝关节退行性变，右膝髌骨软化症，右膝外侧半月板体部撕裂，右膝关节少量积液。医师查房分析，综合患者的症状、体征和影像学检查，同意目前诊断。目前诊断为，中医诊断：腰痛病（气滞血瘀）。西医诊断：①腰椎间盘突出症；②臀上皮神经卡压综合征；③右膝关节炎；④心动过速。目前患者无手术禁忌证，明日行椎间盘微创消融术＋复杂性针刀松解＋普通臭氧注射术＋侧隐窝臭氧注射＋脊髓和神经根粘连松解术，术前应和患者充分交流，并签署治疗知情同意书，余治疗不变，继观。

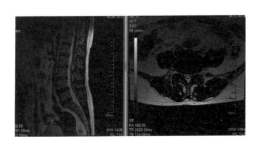

病例 38 图 1 $L_{4/5}$ 椎间盘膨出

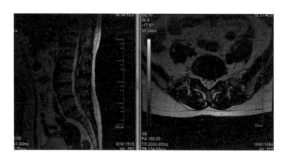

病例 38 图 2　L_5/S_1 椎间盘膨出

2. 入院第二天术前讨论

手术指征：患者腰痛及右下肢疼痛影响日常生活。

拟施手术名称和方式：非血管 DSA 引导下脊髓和神经根粘连松解术＋椎间盘射频消融术＋复杂针刀松解术＋侧隐窝臭氧注射术＋普通臭氧注射。

拟施麻醉方式：局部麻醉＋心电监护。

术中术后可能出现的风险及应对措施：术中操作可能发生神经、血管、韧带或硬脊膜的意外损伤；麻醉意外；术后可能并发感染；脑脊液外溢。穿刺过程 DSA 引导，减少意外损伤；射频消融前测阻抗，运动、感觉测试，以验证针尖位置，避免损伤神经。术后注意伤口清洁干燥，及时换药，预防感染。

特殊的术前准备内容：术前和患者及家属积极沟通病情及治疗方案，签署知情同意书。

注意事项：术中注意观察病人反应情况，关注生命体征，准确定位和充分松解。

手术者术前查看患者情况：医师术前查看患者，已将患者病情及介入的必要性、成功率以及可能的并发症等向患者及家属进一步讲解，患者及家属表示理解并同意。

3. 入院第三天主治医生查房记录　今日查房，患者自诉腰部伴右下肢仍有疼痛不适，饮食睡眠一般，二便调。专科查体同前。医师查房分析，按照原计划患者今日行椎间盘微创消融术＋复杂性针刀松解＋普通臭氧注射术＋侧隐窝臭氧注射＋脊髓和神经根粘连松解术，术前应和患者充分交流，并签署治疗知情同意书，余治疗不变，密切观察病情变化，及时对症处理。

3. 入院第三天术后首次病程记录

手术完成时间：2019 年 11 月 27 日 11：20。

患者于介入治疗室由医师行非血管 DSA 引导下椎间盘微创消融术＋复杂性小针刀治疗＋普通臭氧注射术＋侧隐窝臭氧注射＋脊髓和神经根粘连松解术，术前签署知情同意书。患者俯卧于治疗床上，腰腹下垫枕，开放静脉通道，常规监测生命体征。在 C 形臂引导下定位右侧 L_5/S_1 进针点：椎间隙小关节内侧缘进针点，用记号笔标记。标

记双侧 L_3 横突体表投影点、右侧臀上皮神经卡压点、髂腰韧带压痛点 3 个点、左侧臀中肌压痛点、左侧坐骨大切迹 3 个点、左侧梨状肌在股骨大转子指点的体表投影点共 10 个点。用 0.75% 碘伏无菌棉球以标记点为中心进行常规消毒，铺无菌洞巾，抽取 1% 利多卡因 20ml 并于上述标记点局部麻醉。先行椎板间隙穿刺，在 C 形臂引导下，用 15cm 长，裸露端 0.5cm 射频穿刺针经标记点垂直皮肤向突出椎间盘处穿刺，正位透视引导下缓缓进针至左侧小关节连线内缘，侧位显示针尖位于椎体后缘，L_5/S_1 穿刺完毕后分别连接射频仪，测量阻抗，阻抗值均符合椎间盘组织参数范围，测量阻抗完毕后，行感觉及运动刺激，无异常感觉和运动后，分别行 $L_{4/5}$、L_5/S_1 椎间盘微创消融术，依次以 60°、70°、80°、90° 各 1 分钟，94° 3 分钟分别进行热凝，患者没有出现麻胀热感、触电感，射频热凝术操作完毕，拔出电极，抽取 60mg/L 的臭氧，分别注射 5ml 臭氧，臭氧注射完毕。

拔出射频针少许，在 C 形臂引导下定位在侧隐窝和椎间孔位置，注射由 2% 利多卡因 5ml 2 支＋维生素 B_6 200mg＋维生素 B_{12} 1mg＋曲安奈德注射液 40mg＋醋酸泼尼松龙注射液 125mg＋0.9% 氯化钠适量组成的消炎镇痛液 3ml，后注射 60mg/L 的臭氧 5ml，侧隐窝臭氧注射操作完毕。最后行复杂性针刀松解术为主的治疗，以上述标记点共 20 个点（射频进针点除外）为进针点，穿刺针垂直进针，依次到达骨面及小关节，分别注射 0.5% 利多卡因、消炎镇痛液和 45mg/L 臭氧，操作完毕后持 Ⅰ 型 2 号针刀，刀口线与人体纵轴平行，刀体垂直于皮肤，于上述标记点快速进针，松解神经根周围粘连及相关组织的粘连和瘢痕处，快速出针，迅速用无菌棉球按压针刀孔 2 分钟，针刀孔无出血渗液后，针刀松解术操作完毕，局部贴敷无菌敷贴。

结果：患者在整个治疗过程中生命体征平稳，无心慌、头疼、恶心呕吐等不适症状。治疗结束后，患者精神状态好，无其他不适症状，叮嘱患者术后注意事项后，以平车推回病房。

术后注意事项：嘱患者适当活动，避免腰部不当受力动作，针口 72 小时内避免接触水，以防止针口局部感染。

4. 术后第一天主任医师查房记录　术后第一天，今日查房，患者诉腰痛及右下肢疼痛明显缓解，腰部因长时间仰卧位有板滞不适感，饮食可，睡眠一般，大小便正常。术后第一天暂不查体。医师查房后分析：患者昨日行腰 $_5$/骶 $_1$ 椎间盘微创消融术，射频热凝术是近年来新兴的微创治疗之一，它是通过特定穿刺针精确输出超高频无线电波，使局部组织产生局部高温，起到热凝固作用，从而治疗疾病。该方法既能使椎间盘髓核体积缩小，以减轻椎间盘周围组织、神经根、动脉、脊髓等的压力，起到消除和缓解临床症状目的，同时热能可以破坏椎间盘内痛觉感受器，灭活分布在纤维环外层的痛觉神经末梢，使之失去接受和传递痛觉信号的能力。另外，局部温度在短时间内的增高，还可以改善局部循环，使因疼痛而引起的肌肉痉挛得到缓解和改善。此患者术后第一天暂不做效果评价，考虑到患者病情稳定，目前治疗方案暂不改变，密切观察患者症状，不适症状及时对症处理。

5. 术后第二天主治医师查房记录　今日查房，患者诉腰痛伴右下肢麻痛较昨日稍减轻，饮食睡眠一般，二便正常。专科查体：腰脊柱生理曲度可，腰椎活动受限。$L_{4/5}$、L_5/S_1 棘间及椎旁压痛（+-），右侧臀上皮神经卡压点压痛（-），右侧秩边、环跳穴压痛（-），右侧委中、承山穴压痛（-），双侧梨状肌牵拉试验（-），双侧直腿抬高试验（-）。右膝关节肿胀，膝关节外侧压痛明显，右侧"4"字征因膝关节疼痛无法完成，双侧膝腱反射、跟膝腱反射未引出，双下肢肌张力可，双下肢各肌肌力可，双侧下肢深浅感觉未触及明显异常。医师查房分析，患者腰椎间盘突出伴右侧侧隐窝狭窄，椎间盘射频消融术后症状稍缓解，治疗原理通过椎间盘微创消融术，缩小突出椎间盘，改善神经根局部压迫，改善神经根微循环。治疗暂不改变，继观。

6. 术后第三天主治医师查房记录　今日查房，患者自诉下床活动后腰部疼痛明显缓解，右膝关节仍有疼痛，饮食睡眠一般，二便正常。专科查体同前。医师查房分析，患者术后三天，今日可行腰背部主动锻炼。针对腰背肌锻炼方法有三种，即五点支撑、空蹬自行车、飞燕点水，要求保证锻炼的质量，勿追求数量。患者行椎间盘微创消融术后，通过射频电极在椎间盘内形成射频电场，在工作端周围一定范围内发挥作用，一方面使维持胶原蛋白三维结构的共价键断裂，从而使胶原蛋白固缩，体积缩小，盘内压力减小；另一方面可使深入纤维环内层的感受器消融，并阻止神经长入，毁损窦神经末梢，减少椎间盘退变组织对神经的刺激。考虑患者右膝关节疼痛，结合影像学检查，择日行右膝关节针刀松解及关节腔灌洗为主的治疗，余治疗不变，继观。

7. 术后第五天第二次治疗术前讨论　患者腰痛伴右下肢疼痛麻木半年余。患者已行腰椎针刀及椎间盘射频为主的治疗方案，术后疼痛明显缓解。现患者右膝关节疼痛。专科查体：腰脊柱生理曲度可，腰椎活动受限。$L_{4/5}$、L_5/S_1 棘间及椎旁压痛（+-），右侧臀上皮神经卡压点压痛（-），右侧秩边、环跳穴压痛（-），右侧委中、承山穴压痛（-），双侧梨状肌牵拉试验（-），双侧直腿抬高试验（-）；右膝关节肿胀，膝关节外侧压痛明显，右侧"4"字征因膝关节疼痛无法完成，双侧膝腱反射、跟膝腱反射未引出，双下肢肌张力可，双下肢各肌肌力可，双侧下肢深浅感觉未触及明显异常。辅助检查，右膝 MR 示：右膝关节退行性变，右膝髌骨软化症，右膝外侧半月板体部撕裂，右膝关节少量积液。术前诊断，中医诊断：腰痛病（气滞血瘀）。西医诊断：①腰椎间盘突出症；②臀上皮神经卡压综合征；③右膝关节炎；④心动过速。

手术指征：患者右膝关节疼痛影响日常生活。

拟施手术名称和方式：非血管 DSA 引导下右膝关节关节腔减压＋关节腔灌注＋复

杂针刀松解术＋下肢关节松解术＋普通臭氧注射。

拟施麻醉方式：局部麻醉＋心电监护。

术中术后可能出现的风险及应对措施：术中操作可能发生神经、血管、韧带的意外损伤；麻醉意外；术后可能并发感染。术中风险在于该病人疼痛耐受情况，已与患者及其家属交代并签署知情同意书，术前应积极准备，与患者充分沟通；术中要密切观察患者生命体征，防止意外的产生；围术期内注意监测生命体征，术后密切观察病情变化，加强康复训练，避免并发症的产生。术后注意伤口清洁干燥，及时换药，预防感染。

特殊的术前准备内容：术前和患者及家属积极沟通病情及治疗方案，签署知情同意书。准备几丁糖。

注意事项：术中注意观察病人反应情况，关注生命体征，准确定位和充分松解。

手术者术前查看患者情况：医师术前查看患者，已将患者病情及介入的必要性、成功率以及可能的并发症等向患者及家属进一步讲解，患者及家属表示理解并同意。

8. 第二次治疗术后首次病程记录

手术完成时间：2019 年 12 月 2 日 18：00。

患者于介入治疗室由医师行 DSA 技术引导下复杂性针刀松解术＋关节腔减压术＋关节腔灌洗术＋普通臭氧注射术＋下肢关节松解术，术前签署知情同意书。患者仰卧于治疗床上，充分暴露右膝关节，膝关节下垫高，使之屈曲 60°，用 0.75％碘伏无菌棉球以标记点为中心进行常规消毒，铺无菌洞巾。抽取 1％利多卡因 20ml 并于上述标记点局部麻醉；抽取由 2％利多卡因 2ml ＋维生素 B_6 200mg ＋维生素 B_{12} 1mg ＋曲安奈德注射液 40mg ＋醋酸泼尼松龙注射液 125mg ＋ 0.9％氯化钠适量组成的消炎镇痛液。以右膝关节外膝眼、内膝眼、髌上囊穿刺点为标记点，抽取 1％利多卡因在上述标记点局部麻醉，经外膝眼关节腔内注射局部麻醉药物适量，应用钝性剥针进行粘连松解，持续加压滴注生理盐水反复灌洗膝关节腔内，冲洗炎症物质，并抽取臭氧反复进行关节灌洗，以中和多种炎性递质及致痛物质，后注入医用几丁糖 1 支。关节内冲洗结束，后行针刀松解术＋普通臭氧注射：以右膝关节内侧副韧带起点、压痛点、止点、鹅足滑囊压痛点、髂胫束止点等共 20 个部位，抽取 30μg/ml 臭氧适量，每标记点注射 3ml 消炎镇痛液和臭氧；持 Ⅰ 型 4 号针刀，刀口线与人体纵轴平行，刀体垂直于皮肤，快速进针，行针刀松解后，快速出针，迅速用无菌棉球按压针孔 2 分钟，无渗出。敷贴贴敷，术后平车推回病房。用无菌纱布加压包扎 2 小时，术程顺利，患者安返病房。

结果：治疗期间患者无心慌、头晕、恶心、呕吐等不适症状。生命体征均正常。

术后注意事项：嘱患者限制活动 3 天。针口 72 小时内不要接触水，以防止感染。密切观察病情，及时对症处理。

9. 第二次治疗术后第一天主任医师查房记录 术后第一天查房，患者诉右膝关节疼痛症状减轻，无明显肿胀感，饮食睡眠可，大小便正常。术后第一天暂不查体。医师查房后分析：患者昨日行右膝关节介入治疗，通过松解膝关节周围软组织粘连瘢痕和松解关节内粘连并清除关节内炎症物质，改善膝关节力学平衡，患者症状缓解，因患者术后第一天暂不做效果评价，密切观察患者症状，不适症状及时对症处理。

10. 术后第二天主治医师查房记录 术后第二天，今日查房，患者诉腰部及膝关节疼痛症状明显减轻，无负重情况下右膝关节疼痛不明显，负重时稍感疼痛，饮食睡眠可，大小便正常。专科查体：腰脊柱生理曲度可，腰椎活动受限。$L_{4/5}$、L_5/S_1 棘间及椎旁压痛（+-），右侧臀上皮神经卡压点压痛（-），右侧秩边、环跳穴压痛（-），右侧委中、承山穴压痛（-），双侧梨状肌牵拉试验（-），双侧直腿抬高试验（-）；右膝关节无明显肿胀，膝关节外侧压痛减轻，右侧"4"字征（-），双侧膝腱反射、跟膝腱反射未引出，双下肢肌张力可，双下肢各肌肌力可，双侧下肢深浅感觉未触及明显异常。医师查房后分析：患者目前术后第二天，右膝关节症状明显改善，治疗方案暂不改变，继观。

11. 术后第三天主任医师查房记录 今日查房，患者诉腰部及膝关节症状较前缓解，饮食睡眠可，大小便正常。专科查体：腰脊柱生理曲度可，腰椎活动受限。$L_{4/5}$、L_5/S_1 棘间及椎旁压痛（-），右侧臀上皮神经卡压点压痛（-），右侧秩边、环跳穴压痛（-），右侧委中、承山穴压痛（-），双侧梨状肌牵拉试验（-），双侧直腿抬高试验（-），右膝关节无明显肿胀，膝关节外侧压痛减轻，右侧"4"字征（-），双侧膝腱反射、跟膝腱反射未引出，双下肢肌张力可，双下肢各肌肌力可，双侧下肢深浅感觉未触及明显异常。患者及其家属对治疗效果满意，主动要求明日出院。医师查房分析，患者腰部及膝关节疼痛明显减轻，准予明日出院，嘱出院后加强腰部及股四头肌功能锻炼，勿受凉，勿劳累，2周后复诊，不适随诊。

九、出院情况

患者诉腰部及膝关节症状较前缓解，饮食睡眠可，大小便正常。专科查体同上。

出院医嘱：①避风寒，调饮食，适劳逸，畅情志，加强腰臀腿部功能锻炼，增加肌肉力量；②半月后复查，不适随诊。

十、讨论

腰椎间盘突出症属于腰痛病范畴，好发于 $L_{4/5}$、L_5/S_1 之间。腰椎间盘突出后髓核容易压迫硬膜囊和侧隐窝处的神经根，从而出现充血水肿，产生无菌性炎症，释放组胺、5-羟色胺等炎性致痛物质而产生的一系列临床表现，并且发生腰椎间盘突出后，引起腰椎周围的肌肉、韧带、筋膜的牵拉、劳损，产生粘连、瘢痕、挛缩及局部血液循环障碍等问题。所以治本病的关键有两点：一是缓解椎间盘突出物对神经根的压迫；二是消除脊神经根周围水肿、血肿、粘连等无菌性炎症。

　　该患者以腰痛伴右下肢疼痛、麻木入院，结合查体及影像学资料，分析患者为腰椎间盘突出压迫侧隐窝出现的双下肢麻木疼痛症状。本次患者入院拟行椎间盘射频消融为主的微创治疗，促使椎间盘髓核体积缩小，以减轻椎间盘周围组织、神经根、动脉、脊髓等的压力，起到消除和缓解临床症状目的，同时热能可以破坏椎间盘内痛觉感受器，灭活分布在纤维环外层的痛觉神经末梢，使之失去接受和传递痛觉信号的能力；另外，局部温度在短时间内的增高，还可以改善局部循环，使因疼痛而引起的肌肉痉挛得到缓解和改善。配合针刀对椎管外的软组织粘连、条索造成的卡压进行松解，取得了满意的疗效。

病例 **39**　针刀松解配合神经脉冲射频治疗糖尿病周围神经病变 – 双下肢疼痛

一、一般资料

患者李某，女，47 岁，多饮、多食、消瘦 1 年余。

主诉：多饮、多食、消瘦 1 年余。

现病史：患者 1 年余前无明显诱因出现口干、多饮、多食，体重下降约 5kg，不伴恶心、呕吐，不伴腹痛、腹泻，不伴胸闷、胸痛，不伴皮肤紫纹，不伴视物模糊，不伴尿量增多，当时患者未在意。3 个月前患者因双下肢疼痛到山东省济南市长清区人民医院就诊，化验空腹血糖 18.59mmol/L、糖化血红蛋白 12.7%，诊为 2 型糖尿病 糖尿病性周围血管病变、糖尿病性周围神经病变、糖尿病性视网膜病变。给予诺和锐 30，早 16U、晚 14U 皮下注射；阿卡波糖，1 粒，3 次 / 天，口服。监测空腹血糖仍控制不佳，为求进一步系统诊治，来我院就诊，门诊以 2 型糖尿病收住入院。

患者自发病以来，神志清，精神可，饮食可，睡眠正常，大小便正常，近期体重无明显变化。

既往史：高脂血症病史 2 个月，曾口服阿托伐他汀治疗。否认冠心病病史；否认高血压病史；否认慢性支气管炎、肺气肿等肺血管病及脑血管病病史。2 个月前行腰椎 CT 检查提示腰椎间盘突出，口服甲钴胺治疗。否认肝炎、结核等传染病病史及密切接触史；否认重大外伤及手术史，无输血史。未发现食物及药物过敏史。预防接种史随当地。

个人史：出生并生长于原籍，无外地长期久居史。否认疫区、疫水接触及外出久居史；否认工业毒物、粉尘及放射性物质接触史；无饮酒吸烟史；否认吸烟饮酒史；否认冶游史。

婚育史：27 岁结婚，育有 1 女，配偶及子女均体健，家庭关系和睦。

月经史：14（4 ～ 5/25 ～ 28）2020 年 03 月 11 日，月经规律，无痛经史。

家族史：父母均患有糖尿病，否认家族遗传性疾病及传染病病史。

二、体格检查

T：36.4 ℃，P：91 次 / 分，R：21 次 / 分，BP：104/74mmHg，H：150cm，BW：49kg。

患者中年女性，发育正常，营养中等，神志清楚，自主体位，检查合作。全身皮肤无黄染、无瘀点、无出血点。全身浅表淋巴结未触及肿大。头颅发育正常，毛发分布均匀，眼睑无水肿，结膜无充血，巩膜无黄染，双侧瞳孔等大等圆，对光反射及调节反射存在，耳、鼻无异常，口唇无发绀，咽部无充血，扁桃体无肿大。颈软，无抵抗，颈静脉无怒张，气管居中，甲状腺无肿大。胸廓对称无畸形，双侧乳房对称，未触及明显包块。双肺呼吸音清晰，未闻及干、湿性啰音。心前区无隆起及凹陷，心界无扩大，心率91次/分，节律规整，各瓣膜听诊区无闻及病理性杂音。腹部平坦，腹软，无压痛，无反跳痛。肝、脾肋下未触及，Murphy's征阴性，肝、肾区无叩痛，肠鸣音无亢进，移动性浊音阴性。脊柱无畸形，四肢无畸形，双下肢无水肿。双下肢足背动脉搏动正常。肱二头肌反射正常，膝腱反射正常，腹壁反射正常。巴氏征阴性，布氏征阴性。

三、辅助检查

2020年1月9日肌电图（山东省立医院）：四肢多发周围神经受损（运动支与感觉支均受累）。

四、入院诊断

1. 2型糖尿病（糖尿病性周围血管病变、糖尿病性周围神经病变、糖尿病性视网膜病变）。

2. 高脂血症。

3. 腰椎间盘突出症。

五、诊断依据

1. 患者中年女性，多饮、多食、消瘦1年余。

2. 高脂血症病史2个月。2个月前行腰椎CT检查提示腰椎间盘突出。

3. 查体，BP：104/74mmHg。查体：双肺呼吸音清晰，未闻及干、湿性啰音。心前区无隆起及凹陷，心界无扩大，心率91次/分，节律规整，各瓣膜听诊区无闻及病理性杂音。

4. 辅助检查　2020年1月9日肌电图（山东省立医院）：四肢多发周围神经受损（运动支与感觉支均受累）。

六、鉴别诊断

1. 应激性糖尿病　多有创伤、手术等应激史后出现血糖升高，尿糖阳性，去除应激因素后血糖降至正常。与本病人不符，可以排除本病。

2.1 型糖尿病 多发生在青幼年，临床起病急，多食、多饮、多尿、体重减轻明显，有酮症酸中毒倾向，血中胰岛细胞自身抗体（ICA）阳性，谷氨酸脱羧酶自身抗体（GAD）阳性（敏感性及特异性强，持续时间长），胰岛素释放试验见胰岛素基水平低于正常，葡萄糖刺激后胰岛素分泌曲线低平，患者需进一步检查 OGTT、ICA、GAD 以明确诊断。

3.2 型糖尿病 多发生在中老年，临床起病缓慢，多食、多饮、多尿、体重减轻不明显，少有酮症酸中毒倾向，血中胰岛细胞自身抗体（ICA）阴性，谷氨酸脱羧酶自身抗体（GAD）阴性（敏感性及特异性强，持续时间长），胰岛素释放试验见胰岛素基础水平高于正常，葡萄糖刺激后胰岛素分泌曲线延迟，患者需进一步检查 OGTT、ICA、GAD 以明确诊断。

七、诊疗计划

1. 内科护理常规、二级护理，择期完善尿肾功能、甲状腺功能三项、心电图等各项辅助检查，评估病情，指导治疗。

2. 给予控制血糖、改善微循环及对症治疗。

3. 根据病情变化，及时调整治疗方案。

八、治疗经过

1. 入院第二天主治医师查房记录 患者未诉特殊不适，饮食、睡眠尚可。查体同入院。今晨空腹血糖 5.7mmol/L。心电图：窦性心律，大致正常心电图。医师分析患者病情：①患者女，47 岁，因多饮、多食、消瘦 1 年余入院。既往高脂血症病史 2 个月。2 个月前行腰椎 CT 检查提示腰椎间盘突出；②查体，患者中年女性，神志清楚，精神可。双肺呼吸音清晰，未闻及干、湿性啰音。心前区无隆起及凹陷，心界无扩大，心率 88 次／分，节律规整，各瓣膜听诊区无闻及病理性杂音。腹部平坦，腹软，全腹无压痛，无反跳痛。

依据以上病例特点目前诊断：① 2 型糖尿病、糖尿病性周围血管病变、糖尿病性周围神经病变、糖尿病性视网膜病变；②高脂血症；③腰椎间盘突出症诊断明确。糖尿病是一组以血浆葡萄糖水平增高为特征的代谢性疾病群。引起血糖增高的病理生理机制是胰岛素分泌缺陷及（或）胰岛素作用缺陷。糖尿病患者长期血糖增高可致器官组织损害，引起脏器功能障碍以致功能衰竭。视网膜病变可导致视力丧失；肾病变致肾功能衰竭；周围神经病变可导致下肢溃疡、截肢和关节病变的危险，自主神经病变可引起胃肠道、泌尿生殖系及心血管症状与性功能障碍，周围血管及心脑血管合并症明显增加，并常合并有高血压、脂代谢异常。嘱患者尽快完善血管 B 超、肌电图及感觉阈值测定明确是否存在并发症，注意监测血糖水平，再观察。

2. 入院第三天主任医师查房记录　患者一般情况良好，无胸闷、心慌、胸痛，无恶心、呕吐，饮食、睡眠尚可，大小便正常。今晨空腹血糖5.4mmol/L。查体同前。血液检查结果已回，糖化血红蛋白测定（色谱法）：糖化血红蛋白6.70↑%，肝功能、电解质：白蛋白（溴甲酚绿法）38.80↓g/L，前白蛋白179.40↓mg/L，氯112.40↑mmol/L，尿常规检查加沉渣：粒细胞（++），白细胞102↑/μl。血细胞分析、甲状腺功能五项、血清胰岛素测定、血清C肽测定、血清抗谷氨酸脱羧酶抗体测定、降钙素原检测、凝血常规、红细胞沉降率测定（ESR）、尿肾功能、感染标志物系列、抗胰岛素抗体测定、C-反应蛋白测定（CRP）、尿常规检查加沉渣（急查）、大便分析等均正常。

肌电图：①双下肢周围神经损害（感觉纤维受累）；②上下肢SSR异常。下肢周围神经感觉阈值测定：足部保护性感觉正常。肝胆胰脾肾肾上腺超声：未见明显异常。双侧颈动脉超声：左侧颈动脉内中膜增厚并多发斑块形成。甲状腺及周围淋巴结超声：甲状腺双侧叶多发囊性结节，TI-RADS 2类。骨密度：正常。医师今日查房示：糖尿病慢性并发症的病理基础为血管病变，分为大血管病变和微血管病变两种类型。大血管病变包括冠心病、脑血管病和外周血管病等，微血管病变包括糖尿病肾病和糖尿病视网膜病变。心脑血管疾病是2型糖尿病最主要死亡原因，糖尿病大血管病变可致中风、心衰、严重心律失常及猝死。患者目前双下肢疼痛明显，考虑糖尿病周围神经病变，治疗上已给予积极控制血糖，改善循环、营养神经等治疗，患者焦虑明显，且既往有腰椎间盘突出病史，需进一步排除相关因素，加用多赛平片，完善腰椎MRI检查，排除腰椎病变相关疼痛，待完善检查后请脊柱科、疼痛科等相关科室会诊，协助进一步治疗，续观。

3. 入院第四天疼痛科会诊记录　患者因多饮、多食、消瘦1年余入院，诊断2型糖尿病，自诉近3个月双下肢疼痛明显，肌电图提示周围神经损伤，腰椎MRI提示腰椎退行性变：$L_{3/4}$、$L_{4/5}$、L_5/S_1椎间盘膨出；L_5、S_1附件区异常信号，提示小关节炎伴周围软组织渗出性改变。请疼痛科医师会诊，考虑神经病理性疼痛、糖尿病周围神经病变。建议：①普瑞巴林75mg，口服，2次/天；②必要时转疼痛科进一步治疗。已向上级医师汇报会诊情况，告知患者及家属会诊意见，患者及家属同意会诊治疗方案，已根据会诊意见加用普瑞巴林治疗。

4. 入院第四天脊柱外科会诊记录　患者因多饮、多食、消瘦1年余入院，诊断2型糖尿病，自诉近3个月双下肢疼痛明显，肌电图提示周围神经损伤，腰椎MRI提示同前。请脊柱外科医师会诊，诊断：腰椎间盘突出、腰肌筋膜炎。建议理疗，扶他林75mg，1次/天，口服；盐酸乙哌立松0.05g，3次/天，已向上级医师汇报会诊结果，告知患者及家属会诊方案，征得患者同意后执行会诊医嘱。

5. 入院第六天副主任医师查房记录　患者一般情况可，自述双下肢疼痛较前减轻，无发热、头痛，无头晕、头胀，无明显口干、多饮、多尿，无明显消瘦、多食易饥等不适症状，饮食睡眠可，大小便正常。查体：较前无明显变化。腰椎 MRI：腰椎退行性变，$L_{3/4}$、$L_{4/5}$、L_5/S_1 椎间盘膨出；L_5、S_1 附件区异常信号，提示小关节炎伴周围软组织渗出性改变，请结合临床。医师查房分析：患者中年女性，2 型糖尿病诊断明确，入院后给予降糖、改善循环、营养神经、调节亲情志等治疗。昨日血糖：空腹 5.8mmol/L，早餐后 7.7mmol/L，午餐前 5.7mmol/L，晚餐前 8.3mmol/L，晚餐后 4.4mmol/L，睡前 6.2mmol/L，今日测空腹血糖 5.9mmol/L，血糖较入院时好转，给予胰岛素减量至早 12U、晚 10U 皮下注射。患者已行腰椎 MRI，请脊柱外科、疼痛科等相关科室会诊，综合会诊意见，考虑糖尿病周围神经病变所致双下肢疼痛，已按照会诊意见加用普瑞巴林、双氯芬酸那、乙哌立松等药物，现患者疼痛症状较前缓解，继续目前治疗，待血糖稳定后可遵照会诊意见转科至疼痛科继续治疗。

6. 入院第九天主任医师查房记录　患者自述昨日夜间再次出现双下肢疼痛，程度加重，性质同前。查体：双肺呼吸音粗糙，未闻及干、湿性啰音。心前区无隆起及凹陷，心界无扩大，心率 80 次 / 分，节律规整，各瓣膜听诊区无闻及病理性杂音。腹部平坦，腹软，无压痛，无反跳痛。脊柱无畸形，四肢无畸形，双下肢无水肿。双下肢足背动脉搏动正常。肱二头肌反射正常，膝腱反射正常，腹壁反射正常。巴氏征阴性，布氏征阴性。今晨空腹血糖 6.6mmol/L。医师查房：患者因"发现血糖升高 10 余年，血糖控制不佳 2 个月"入院，入院后给予调整降糖方案，经治疗患者现血糖稳定，现患者再次出现双下肢疼痛，联系疼痛科协助进一步治疗，必要时转疼痛科继续治疗。

7. 入院第十天转出、转入记录　患者姓名：李某，女，47 岁，因多饮、多食、消瘦 1 年余，主诉于 2020 年 3 月 21 日 8 时 21 分入住内分泌科。现转入疼痛科。

入院情况：患者中年女性，多饮、多食、消瘦 1 年余。高脂血症病史 2 个月。2 个月前行腰椎 CT 检查提示腰椎间盘突出。查体，BP：104/74mmHg。查体：双肺呼吸音清晰，未闻及干、湿性啰音。心前区无隆起及凹陷，心界无扩大，心率 91 次 / 分，节律规整，各瓣膜听诊区无闻及病理性杂音。辅助检查，2020 年 1 月 9 日肌电图（山东省立医院）：四肢多发周围神经受损（运动支与感觉支均受累）。

入院诊断：① 2 型糖尿病（糖尿病性周围血管病变、糖尿病性周围神经病变、糖尿病性视网膜病变）；②高脂血症；③腰椎间盘突出症。

诊疗经过：入院后完善相关辅助检查。糖化血红蛋白测定（色谱法）（2020 年 3 月 22 日）：糖化血红蛋白 6.70 ↑ %，肝功能、电解质（2020 年 3 月 22 日）：白蛋白（溴甲酚绿法）38.80 ↓ g/L，前白蛋白 179.40 ↓ mg/L，氯 112.40 ↑ mmol/L，尿常规检查加沉渣（2020 年 3 月 22 日）：粒细胞（++），白细胞 102 ↑ / μl。血细胞分析、甲状腺功能五项、血清胰岛素测定、血清 C 肽测定、血清抗谷氨酸脱羧酶抗体测定、降钙素原检测、凝血常规、红细胞沉降率测定（ESR）、尿肾功能、感染标志物系列、抗胰岛素抗体测定、C- 反应蛋白测定（CRP）、尿常规检查加沉渣（急查）、大便分析等均正常。肌电图：①双下肢周围神经损害（感觉纤维受累）；②上下肢 SSR 异常。下肢周围神经感觉阈值测定：足部保护性感觉正常。肝胆胰脾肾肾上腺超声：未见明显异常。双侧颈动脉超声：左侧颈动脉内中膜增厚并多发斑块形成。甲状腺及周围淋巴结超声：甲状腺双侧叶多发囊性结节，TI-RADS 2 类。骨密度：正常。腰椎 MRI：腰椎退行性变：$L_{3/4}$、$L_{4/5}$、L_5/S_1 椎间盘膨出；L_5、S_1 附件区异常信号，提示小关节炎伴周围软组织渗出性改变，请结合临床。患者双下肢疼痛，请疼痛科医师会诊，同意转科至疼痛科继续诊治。

目前情况：患者双下肢疼痛，无明显口干、多饮、多尿，饮食睡眠可，大小便正常。查体：双肺呼吸音清晰，未闻及干、湿性啰音。心前区无隆起及凹陷，心界无扩大，心率 91 次 / 分，节律规整，各瓣膜听诊区无闻及病理性杂音。腹部平坦，腹软，全腹无压痛，无反跳痛。

目前诊断：同入院诊断。

转科目的：转疼痛科治疗双下肢疼痛。

注意事项：①继续监测血糖，根据血糖结果调整用药；②诊治双下肢疼痛。

8. 转入第一天主治医师查房记录　患者双下肢疼痛 3 个月余，余未诉特殊不适。肌电图提示周围神经损伤，腰椎 MRI 提示腰椎退行性变：$L_{3/4}$、$L_{4/5}$、L_5/L_1 椎间盘膨出；L_5、S_1 附件区异常信号，提示小关节炎伴周围软组织渗出性改变。查体：脊柱无畸形，四肢无畸形，双下肢无水肿。双下肢足背动脉搏动正常。双下肢浅感觉减退，肱二头肌反射正常，膝腱反射正常，腹壁反射正常。巴氏征阴性，布氏征阴性。今日医师查房，排除手术禁忌，按计划择日行腰椎针刀松解治疗，配合神经脉冲射频治疗，一方面患者神经受压；另一方面阻断神经痛觉传导，继观。

9. 转入第二天主任医师查房记录　患者双下肢疼痛，休息后疼痛缓解不明显，夜间疼痛明显，饮食睡眠可，二便正常。查体：脊柱无畸形，四肢无畸形，双下肢无水肿。双下肢足背动脉搏动正常。双下肢浅感觉减退，肱二头肌反射正常，膝腱反射正常，腹壁反射正常。巴氏征阴性，布氏征阴性。今日医师查房，患者双下肢疼痛考虑一方面为神经受压，一方面为神经病理改变，拟行腰椎针刀松解术配合臭氧消炎镇痛，同时行神经根脉冲射频阻断痛觉传导，继观。

10. 术前讨论结论　简要病情同前。患者双下肢疼痛麻木。高脂血症病史 2 个月。2 个月前行腰椎 CT 检查提示腰椎间盘突出。查体：脊柱无畸形，四肢无畸形，双下肢无水肿。双下肢足背动脉搏动正常。双下肢浅感觉减退，肱二头肌反射正常，膝腱反射正常，腹壁反射正常。巴氏征阴性，布氏征阴性。辅助检查，肌电图提示周围神经损伤，腰椎 MRI 提示腰椎退行性变：$L_{3/4}$、$L_{4/5}$、L_5/S_1 椎间盘膨出；L_5、S_1 附件区异常信号，提示小关节炎伴周围软组织渗出性改变。

术前诊断。中医诊断：痹症（瘀血阻络）；西医诊断：①神经病理性疼痛；②腰椎间盘突出症；③2 型糖尿病（糖尿病性周围血管病变、糖尿病性周围神经病变、糖尿病性视网膜病变）；④高脂血症。

手术指征：患者双下肢疼痛严重影响日常生活。

拟施手术名称和方式：非 DSA 引导下感觉根射频温控热凝术＋椎间盘微创消融术＋侧隐窝臭氧注射＋复杂性小针刀治疗＋普通臭氧注射＋局部浸润麻醉。

拟施麻醉方式：局部麻醉＋心电监护。

术中术后可能出现的风险及应对措施：麻醉意外；穿刺过程中发生神经损伤；术后可能并发感染。术中风险在于该病人疼痛耐受情况，已与患者及其家属交代并签署知情同意书，术前应积极准备，与患者充分沟通；术中要密切观察患者生命体征，防止意外的产生；围术期内注意监测生命体征，术后密切观察病情变化，术后注意伤口清洁干燥，及时换药，预防感染。

特殊的术前准备内容：术前和患者及家属积极沟通病情及治疗方案，签署知情同意书。

注意事项：①继续监测血糖，根据血糖结果调整用药；②预防感染。

手术者术前查看患者情况：医师术前查看患者，已将患者病情及介入的必要性、成功率以及可能的并发症等向患者及家属进一步讲解，患者及家属表示理解并同意。

11. 术后首次病程记录

手术完成时间：2020 年 4 月 1 日 13：15。患者于介入治疗室由主刀医师行非 DSA 引导下感觉根射频温控热凝术＋椎间盘微创消融术＋侧隐窝臭氧注射＋复杂性小针刀治疗＋普通臭氧注射＋局部浸润麻醉，术前签署知情同意书。患者俯卧于治疗床上，腰腹下垫枕，开放静脉通道，常规监测生命体征。在 C 形臂引导下定位双侧 $L_{4/5}$、L_5/S_1 神经根进针点：平 $L_{4/5}$、L_5/S_1 椎间隙两侧旁开 10cm 为穿刺点，共 4 个点，分别用记号笔标记。标记双侧 L_3 横突体表投影点 2 个点，右侧臀上皮神经卡压点 3 个点、髂腰韧带压痛点 3 个点、右侧臀中肌压痛点 3 个点、右侧坐骨大切迹 3 个点、右侧梨状肌在股骨大转子指点的体表投影点 6 个点。用 0.75% 碘伏无菌棉球以标记点为中心进行常规消毒，铺无菌洞巾，抽取 1% 利多卡因 20ml 并于上述标记点局部麻醉。

先行双侧 L_4、L_5 感觉根射频温控热凝术：在 C 形臂引导下，用 15cm 长，裸露端 0.5cm 射频穿刺针经标记点向神经根处穿刺，透视引导下缓缓进针至椎间孔上 1/3）（病例 39 图 1），测量阻抗，阻抗值均符合神经根组织参数范围，测量阻抗完毕后，行感觉及运动刺激，分别行 45° 3 分钟感觉根脉冲射频治疗，患者出现神经分布区温热感，无特殊不适感，感觉根射频热凝术操作完毕。

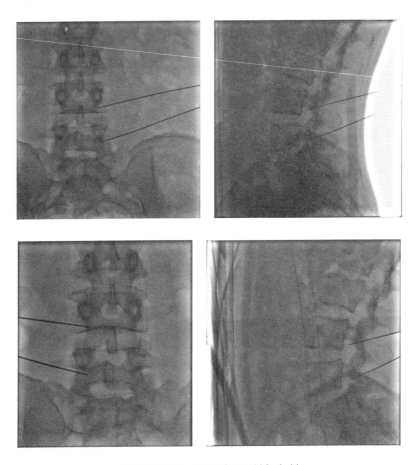

病例 39 图 1　透视引导下射频穿刺

再行椎间盘微创消融术：局部麻醉后，在 C 形臂引导下，用 15cm 长，裸露端 0.5cm 射频穿刺针经标记点穿刺至 $L_{4/5}$ 椎间盘，侧位显示针尖位于椎体后缘 1/4 处，正位显示针尖在椎体中央；连接射频仪，测量阻抗，阻抗值均符合椎间盘组织参数范围，测量阻抗完毕后，行感觉及运动刺激，无异常感觉和运动后，分别行 $L_{4/5}$、L_5/S_1 椎间盘微创消融术，依次以 60°、70°、80°、90° 1 分钟，94° 3 分钟分别进行热凝，患者没有出现麻胀热感、触电感，射频热凝术操作完毕，拔出电极，抽取 60mg/L 的臭氧，在椎间盘注射 5ml 臭氧；椎间盘微创消融术完毕。

拔出射频针少许，在 C 形臂引导下定位在 $L_{4/5}$、L_5/S_1 侧隐窝和椎间孔位置，注射由 2％利多卡因 5ml 2 支＋维生素 B_6 200mg＋维生素 B_{12} 1mg＋曲安奈德注射液 40mg＋醋酸泼尼松龙注射液 125mg＋0.9％氯化钠适量组成的消炎镇痛液 3ml，后各注射 60mg/L 的臭氧 5ml，侧隐窝臭氧注射操作完毕。

最后行复杂性针刀松解术、普通臭氧注射术为主的治疗，以上述标记点共 20 个点（射频进针点除外）为进针点，穿刺针垂直进针，依次到达骨面及小关节，分别注射 0.5% 利多卡因、消炎镇痛液和 45mg/L 臭氧，操作完毕后持 I 型 2 号针刀，刀口线与人体纵轴平行，刀体垂直于皮肤，于上述标记点快速进针，松解神经根周围粘连及相关组织的粘连和瘢痕处，快速出针，迅速用无菌棉球按压针刀孔 2 分钟，针刀孔无出血渗液后，针刀松解术操作完毕，局部贴敷无菌敷贴。

结果：患者在整个治疗过程中生命体征平稳，无心慌、头疼、恶心呕吐等不适症状。治疗结束后，患者精神状态好，无其他不适症状，叮嘱患者术后注意事项后，以平车推回病房。

术后注意事项：嘱患者适当活动，避免腰部不当受力动作，针口 72 小时内避免接触水，以防止针口局部感染。

12．术后第一天主任医师查房记录　今日查房，患者诉双下肢已无明显疼痛不适，饮食可，睡眠一般，大小便正常。术后第一天暂不查体。医师查房后分析：患者昨日行复杂性针刀松解术、臭氧注射术及感觉根射频温控热凝术为主的微创治疗，通过针刀松解椎间盘突出及粘连的周围组织，并纠正腰椎力学平衡失调，此患者术后第一天暂不做效果评价，治疗方案暂不改变，密切观察患者症状，不适症状及时对症处理。

13．术后第二天主治医师查房记录　今日查房，患者诉双下肢无明显疼痛，饮食睡眠一般，二便正常。专科查体：脊柱无畸形，四肢无畸形，双下肢无水肿。双下肢足背动脉搏动正常。双下肢浅感觉减退，肱二头肌反射正常，膝腱反射正常，腹壁反射正常。巴氏征阴性，布氏征阴性。医师查房分析，患者术后第二天，双下肢疼痛症状明显缓解，加用中药温经活血镇痛治疗，余治疗暂不改变，继观。

14．术后第三天主任医师查房记录　今日查房，患者自诉双下肢无明显疼痛感，饮食睡眠一般，二便正常。专科查体同上。患者对治疗效果满意，主动要求明日出院。医师查房分析，患者术后三天，今日可行腰背部主动锻炼。针对腰背肌锻炼方法有三种，即五点支撑、空蹬自行车、飞燕点水，要求保证锻炼的质量，勿追求数量。患者双下肢症状基本缓解，同意其明日出院，嘱出院后加强腰背肌锻炼，勿受凉，勿劳累，2 周后复诊，不适随诊。

九、出院情况

患者自诉双下肢无明显疼痛感，饮食睡眠一般，二便正常。专科查体：脊柱无畸形，四肢无畸形，双下肢无水肿。双下肢足背动脉搏动正常。双下肢浅感觉减退，肱二头肌反射正常，膝腱反射正常，腹壁反射正常。巴氏征阴性，布氏征阴性。

出院医嘱：①嘱患者出院后注意饮食休息，避免受凉，加强腰臀腿部功能锻炼，增加肌肉力量；②半月后复查，不适随诊。

十、讨论

糖尿病周围神经病变的发生受到多种因素的影响，包括血管受损、免疫力降低、细胞因子异常、新陈代谢紊乱、患者病程、患者血糖的控制度和局部供血等，主要表现是患者出现疼痛、腹胀、出汗和麻木等一系列的临床症状，但最主要的临床表现是疼痛麻木。糖尿病周围神经病变其发病率高、致残率高、病死率极高，严重影响患者的生活质量。临床中寻找一种有效治疗糖尿病周围神经病变的方法也是当下临床医学工作的重要问题之一。近年来，糖尿病的发病率正在逐年上升。糖尿病周围神经病变是糖尿病最常见的并发症之一，其发生与发展是新陈代谢异常以及神经血液供应障碍共同作用的结果，一旦发病就可能会累及患者全神经系统的任何一个部位，并且其发生机制在临床医学中还不是完全清楚。老年人是糖尿病发病的主要群体，老年糖尿病周围神经病变早期是代谢异常，主要表现为肌醇减少、山梨醇堆积和蛋白质脂质代谢障碍等，病变后期是血管因素，主要是糖尿病高血糖所引起的微血管疾病造成神经缺氧、缺血，进而导致神经细胞鞘膜水肿断裂、变形及其轴突纤维化等引起的一系列临床表现。

该患者中年女性，起初因为糖尿病入住内分泌科，住院期间述其双下肢疼痛影响日常生活，完善相关检查，肌电图提示周围神经损伤；腰椎 MRI 提示腰椎退行性变：$L_{3/4}$、$L_{4/5}$、L_5/S_1 椎间盘膨出；L_5、S_1 附件区异常信号，提示小关节炎伴周围软组织渗出性改变，给予常规治疗后无改善，遂会诊疼痛科，建议转科行进一步治疗来缓解症状。针对患者复杂的症状（糖尿病周围神经病变与腰椎间盘突出都可能导致其下肢疼痛、麻木症状），行 C 形臂下双侧 L_4、L_5 感觉根射频温控热凝术配合针刀局部松解术、侧隐窝臭氧注射术及椎间盘射频消融术，一次治疗后，观察 3 天，自诉双下肢无明显疼痛感，并在出院前嘱其合理康复锻炼。

L_4、L_5 的感觉根射频直接针对患者双下肢的不适感，配合中医传统针刀疗法，松解椎间盘突出及粘连的周围组织，纠正原本失调的腰椎局部力学平衡，中西合璧，从根源上解决患者的疑难，供临床参考。

病例 **40** CT 引导下感觉根射频温控脉冲术治疗糖尿病周围神经病变——双足疼痛

一、一般资料

患者田某，男，46 岁，双足疼痛 5 个月余。

主诉：双足疼痛 5 月余。

现病史：患者 5 个月前无明显原因及诱因出现双侧下肢疼痛，伴行走、久立后患肢疼痛，于 2019 年 12 月 5 日逐渐出现下肢发黑、红肿，休息一周后逐渐加重，就诊于山东省桓台县人民医院，诊断为下肢动脉粥样硬化、糖尿病足、糖尿病，收入院治疗。入院后完善相关检查，于局部麻醉下行动脉造影＋置管溶栓术治疗，术后积极抗凝、溶栓、扩张血管、活血化瘀等治疗，住院 10 天后好转出院。出院后患者无下肢发黑，无肢体肿胀，双足疼痛仍明显。今为求进一步治疗，来我院就诊，门诊以神经病理性疼痛、周围神经病变、2 型糖尿病收入院。

患者发病以来，饮食可，睡眠一般，二便正常。体重未见明显变化。

既往史：患者糖尿病病史 14 年，先后服用过消渴丸、二甲双胍、格列本脲等药物，未严格控制饮食，空腹血糖控制在 12mmol/L 左右。否认高血压、心脏病史；否认脑血管、精神病史；否认肝炎、结核、疟疾等传染病病史；否认其他手术、外伤、输血史；否认药物、食物过敏史。预防接种不详。

个人史：生于原籍，无长期外地居住史。无冶游史，无吸烟饮酒史，无疫区疫水接触史，无工业毒物、粉尘及放射性物质接触史。

婚育史：适龄结婚，育有 1 子，配偶及儿子均体健。

家族史：父母体健。否认家族传染病及遗传病史。

二、体格检查

T：35.9℃，P：110 次 / 分，R：24 次 / 分，BP：125/81mmHg。

患者中年男性，发育正常，营养中等，神志清楚，自主体位，检查合作。全身皮肤无黄染、无瘀点、无出血点。全身浅表淋巴结未触及肿大。头颅发育正常，毛发分布均匀，眼睑无水肿，结膜无充血，巩膜无黄染，双侧瞳孔等大等圆，对光反射及调节反射存在，耳、鼻无异常，口唇无发绀，咽部无充血，扁桃体无肿大。颈软，无抵抗，颈静脉无怒张，气管居中，甲状腺无肿大。胸廓对称无畸形，双侧乳房对称，未触及

明显包块。双肺呼吸音清晰,未闻及干、湿性啰音。心前区无隆起及凹陷,心界无扩大,心率 110 次 / 分,节律规整,各瓣膜听诊区无闻及病理性杂音。腹部平坦,腹软,无压痛,无反跳痛。肝、脾肋下未触及,Murphy's 征阴性,肝、肾区无叩痛,肠鸣音无亢进,移动性浊音阴性。脊柱无畸形,四肢无畸形,双下肢无水肿。双下肢足背动脉搏动正常。肱二头肌反射正常,膝腱反射正常,腹壁反射正常。巴氏征阴性,布氏征阴性。

神经科查体:双小腿外侧及双足浅感觉减退,深感觉未触及明显异常,双足底皮肤粗糙。双下肢肌张力正常,双下肢肌力 4^+ 级。双侧膝腱反射、跟腱反射对称存在(+)。双侧足背动脉搏动可。双侧 Babinski 征(-)。

三、辅助检查

2019 年 9 月 13 日桓台县人民医院下肢血管彩超:下肢动脉粥样硬化。

四、入院诊断

中医诊断:脉痹(瘀血阻络)。

西医诊断:①神经病理性疼痛;②2 型糖尿病(糖尿病周围神经病变)。

五、诊断依据

中医辨证辨病依据:患者中年男性,双足疼痛 5 月余,饮食可,大小便正常,睡眠较差,舌质暗红,苔白,脉沉缓。患者有慢性足痛病史。综观脉症,四诊合参,该病属于祖国医学的"脉痹"范畴,证属瘀血阻络。

西医诊断依据:①双足疼痛 5 月余;②患者糖尿病病史 14 年;③专科查体,双小腿外侧及双足浅感觉减退,深感觉未触及明显异常,双足底皮肤粗糙。双下肢肌张力正常,双下肢肌力 4^+ 级。双侧膝腱反射、跟腱反射对称存在(+)。双侧足背动脉搏动可。双侧 Babinski 征(-);④辅助检查,下肢血管彩超(2019 年 9 月 13 日桓台县人民医院):下肢动脉粥样硬化。

六、鉴别诊断

1. 腰椎结核 早期局限性腰椎结核可刺激邻近的神经根,造成腰痛及下肢放射痛。腰椎结核有结核病的全身反应,腰痛较剧,X 线片上可见椎体或椎弓根的破坏。CT 扫描对 X 线片不能显示的椎体早期局限性结核病灶有独特作用。

2. 腰椎后关节紊乱 相邻椎体的上下关节突构成腰椎后关节,为滑膜关节,有神经分布。当后关节上、下关节突的关系不正常时,急性期可因滑膜嵌顿产生疼痛,慢性病例可产生后关节创伤性关节炎,出现腰痛。此种疼痛多发生于棘突旁 1.5cm 处,可有向同侧臀部或大腿后的放射痛，易与腰椎间盘突出症相混。该病的放射痛一般不超过膝关节，且不伴有感觉、肌力减退及反射消失等神经根受损之体征。

七、诊疗计划

1. 中医科Ⅱ级护理。

2. 完善各项辅助检查。

3. 给予甲钴胺营养神经、丹参活血化瘀，择日行肺血管DSA引导下交感神经射频热凝术治疗。

八、治疗经过

1. 入院第二天副主任医师查房记录　今日查房，患者仍感双足疼痛，不敢行走站立，NRS评分：6分。饮食睡眠一般，二便正常。专科查体：双小腿外侧及双足浅感觉减退，深感觉未触及明显异常，双足底皮肤粗糙。双下肢肌张力正常，双下肢肌力 4^+ 级。双侧膝腱反射、跟腱反射对称存在（+）。双侧足背动脉搏动可。双侧Babinski征（-）。部分实验室检查结果已回，血细胞分析（五分类）（2020年3月5日）：嗜碱细胞百分比0.015↑，红细胞计数4.03↓ $\times 10^{12}$/L，血红蛋白125.0↓ g/L。医师查房分析，患者因患2型糖尿病多年，有糖尿病周围神经病变病史，导致交感神经功能紊乱，现无手术禁忌证，今日可行神经根脉冲射频调制术。

2. 术前讨论结论

手术指征：患者双足疼痛严重影响日常生活。

拟施手术名称和方式：CT引导下感觉根射频温控脉冲术。

拟施麻醉方式：局部麻醉＋心电监护。

术中术后可能出现的风险及应对措施：麻醉意外；穿刺过程中发生神经损伤；术后可能并发感染。术中风险在于该病人疼痛耐受情况，已与患者及其家属交代并签署知情同意书，术前应积极准备，与患者充分沟通；术中要密切观察患者生命体征，防止意外的产生；围术期内注意监测生命体征，术后密切观察病情变化，术后注意伤口清洁干燥，及时换药，预防感染。

特殊的术前准备内容：术前和患者及家属积极沟通病情及治疗方案，签署知情同意书。

注意事项：介入治疗的难点是充分松解，已将术中及术后可能出现的危险和并发症向病人及家属讲明，其表示理解，同意介入治疗，并在协议书上签字。

手术者术前查看患者情况：医师术前查看患者，已将患者病情及介入的必要性、成功率以及可能的并发症等向患者及家属进一步讲解，患者及家属表示理解并同意。

3. 术后首次病程记录

手术完成时间：2020年3月5日15：00。

患者于介入治疗室由医师行感觉根射频温控热凝术，术前签署知情同意书。患者俯卧于治疗床上，开放静脉通道，常规监测生命体征。在C形臂引导下定位腰$_2$背根神经节进针点，双侧L_2背根神经节进针点：椎间隙小关节内侧缘进针点；双侧腰$_2$背根神经节进针点，在C形臂透视辅助下定位两条线：一为正位显像时L_1椎体下缘与腰$_2$上关节突顶点连线；二为侧位显像下L_1椎体下缘靶点与腰$_2$上关节突顶点连线。上述两条连线的延长线交点为穿刺点分别为双侧L_2背根神经节进针点，用记号笔标记2个标记点。用0.75%碘伏无菌棉球以标记点为中心进行常规消毒，铺无菌洞巾，抽取1%利多卡因20ml并于上述标记点局部麻醉。先行椎板间隙穿刺，在C形臂引导下，用15cm长，裸露端0.5cm射频穿刺针经标记点垂直皮肤向突出椎间盘处穿刺，正位透视引导下缓缓进针至右侧小关节连线内缘（病例40左图），侧位显示针尖位于椎体后缘（病例40右图）；穿刺完毕后分别连接射频仪，测量阻抗，阻抗值均符合组织参数范围，测量阻抗完毕后，行感觉及运动刺激，能刺激出相应的神经异常感觉和运动后，分别行双侧腰$_2$背根神经节脉冲射频调制术10分钟，双侧L_2背根神经节射频温控热凝术60℃ 1min、70℃ 1min，患者没有出现麻胀热感、触电感，射频热凝术操作完毕，拔出电极，感觉根射频热凝操作完毕。

患者在整个治疗过程中生命体征平稳，无心慌、头疼、恶心呕吐等不适症状。治疗结束后，患者精神状态好，无其他不适症状，叮嘱患者术后注意事项后，以平车推回病房。嘱患者适当活动，避免腰部不当受力动作，针口72小时内保持清洁干燥，以防止针口局部感染。

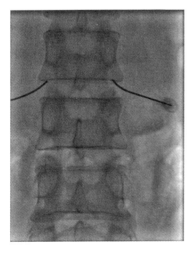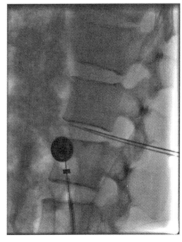

病例40图1　透视引导下进针

4. 术后第一天副主任医师查房记录　今日查房，患者诉双足部疼痛仍明显，饮食可，睡眠一般，大小便正常。术后第一天暂不查体。此患者术后第一天暂不做效果评价，考虑到患者病情稳定，目前治疗方案暂不改变，密切观察患者症状，不适症状及时对症处理。

5. 术后第二天主治医师查房记录　今日查房,患者诉双下肢疼痛症状无明显改善，饮食可，睡眠一般，大小便正常。专科查体同上。医师查房后分析：患者日前行双侧 L_2 交感神经节脉冲射频调制术，术后症状改善不明显，因为脉冲射频并非通过热效应发挥作用，而是通过电场效应达到治疗的目的，无神经损毁的副作用，所以可反复多次进行神经调制，嘱患者稳定情绪，增用普瑞巴林 75mg　2 次 / 天，余治疗暂不改变，继观。

6. 术后第三天日常病程记录　今日查房，患者一般情况可，诉双足疼痛较前减轻 2/10 分，余未诉特殊不适。查体同前。患者目前疼痛主要原因为糖尿病引起下肢神经营养障碍，周围神经病变，日久形成神经病理性疼痛。患者入院后经交感神经节射频调制后，疼痛减轻。继续观察，同时给予偏振光肾俞穴照射。进一步和患者及家属沟通病情，了解疾病知识，增强抗病信心。积极控制血糖，增加锻炼，在减轻疼痛的同时，预防糖尿病足的形成。

7. 术后第六天主任医师查房记录　今日查房，患者一般情况可，诉双足疼痛较入院前减轻 2/10 分，增加下床行走活动后，双足疼痛无明显加重，余未诉特殊不适。查体同上。双侧足背动脉搏动可。医师查房后，分析：患者糖尿病引起下肢神经营养障碍，周围神经病变，日久形成神经病理性疼痛。患者入院后经交感神经节射频调制后，疼痛减轻。可考虑出院继续修养，适当增加户外活动，积极控制血糖，减轻疼痛，预防糖尿病足的形成。今日办理出院。

九、出院情况

患者双足疼痛较入院前减轻 2/10 分,增加下床行走活动后，双足疼痛无明显加重，余未诉特殊不适。查体同上。

出院医嘱：①嘱患者出院后注意饮食休息，注意监测血糖，加强户外活动，调节心情；②半月后复查，不适随诊。

十、讨论

患者中年男性，患糖尿病多年，有糖尿病周围神经病变病史，导致交感神经功能紊乱，拟行神经根脉冲射频调制术。

交感神经系统的活动比较广泛，刺激交感神经能引起皮肤末梢血管收缩、心搏加强和加速、新陈代谢亢进、疲乏的肌肉工作能力增加，改善血液循环障碍，加快致痛物质的清除，促进下肢功能的改善，充分发挥机体抵御疾病的能力，提高维护自身内环境平衡的能力。

患者行 L_2 交感神经节脉冲射频调制术，脉冲射频神经调制术是通过脉冲式电流，在神经组织周围形成高电压，用 < 42℃ 的温度进行 5 ~ 10 分钟的治疗，该方法对神经无破坏作用，具有危险小、可重复治疗、定位准确、避免破坏神经的优点。通过脉冲干扰交感神经的功能，使神经局部产生抑制交感神经的传出冲动，扩张区域的微动脉，从而有效地改善双足、双下肢疼痛症状。并配合双侧 L_2 背根神经节射频温控热凝术，经一次治疗，可见显著的效果。对于此类患者，糖尿病多年，且控制不好，出院时的宣教工作一定要做好，嘱其继续控制血糖，避免其他并发症，如不适及时至附近医院内分泌科随诊。

病例 **41** 保守治疗糖尿病周围神经病

一、一般资料

患者赵某，女，75 岁，左手麻木 3 月余。

主诉：左手麻木 3 月余。

现病史：患者于 3 个月前无明显诱因出现左手麻木，症状时轻时重，有时感头晕，无肢体无力、疼痛、发凉，无头痛及恶心、呕吐，无言语不利及进食呛咳，无复视及视物旋转，无肢体抽搐及意识障碍，无腹痛、腹泻，无咳嗽、咳痰及发热，无心慌、气短、胸痛，在外未治疗，昨日来我院门诊就诊，为进一步治疗，收入院。患者自发病以来，饮食、睡眠可，大小便如常。

既往史：有 2 型糖尿病病史约 30 余年，近期应用诺和灵 30R：早 26U、晚 24U，皮下注射；盐酸二甲双胍缓释片：午 1 片；阿卡波糖：50mg，3 次 / 天；吡格列酮片 1 片，1 次 / 天，平时自述血糖控制欠佳，具体数值不详。9 年前因脑干梗死在我科住院治疗，平时在家口服阿司匹林肠溶缓释片，未遗留明显的后遗症；高血压病病史 9 年，近期服用替米沙坦 40mg，口服，1 次 / 日，平时血压一般控制在 140/90mmHg 左右。否认冠心病病史；否认肝炎、结核等传染病史及其密切接触史。2005 年曾在张店区医院行双眼白内障手术治疗。1998 年外伤致左侧股骨骨折行保守治疗；对青霉素、链霉素过敏；无食物过敏史；否认输血史；预防接种史不详。

个人史：生于原籍，久居本地，无异地久居史及疫区居住史，无疫情、疫水接触史，无矿山、牧区、高氟区、低碘区居住史，无化学性、放射性物质接触史，无粉尘接触史，否认烟酒等不良嗜好。

月经及婚育史：14（4～5）/（26～28）48，无痛经史。适龄结婚，育有 1 子 2 女，丈夫及儿子患有糖尿病，女儿健康。

家族史：父母已故，死因不详，兄弟姊妹 5 人（2 男 3 女），均有糖尿病病史。否认家族中遗传病及传染病史。

二、体格检查

T：36.5℃，P：80 次 / 分，R：20 次 / 分，BP：153/55mmHg（左）、135/56mmHg（右）。神志清，精神可，言语流利，查体合作。双瞳等大等圆，直径约 3mm，对光反射存在，双眼各方活动不受限，眼震（-）。鼻唇沟对称，伸舌居中，颈软。四肢肌张力正常，四肢肌力 5 级，双侧膝腱反射减弱，跟腱反射消失，双侧巴氏征、查多克征（+）。四肢末梢型轻触觉减退，双侧足背动脉搏动减弱，左手屈腕实验（+）。

三、辅助检查
2019 年 3 月 20 日随机血糖：15.3mmol/L。

四、初步诊断
1. 多发性周围神经病。
2. 腕管综合征？
3. 2 型糖尿病（糖尿病眼底病变）。
4. 高血压病。
5. 脑梗死。
6. 颈椎病。
7. 双下肢动脉硬化。

五、诊断依据
1. 患者老年女性，既往有 2 型糖尿病、脑干梗死、高血压病病史；2005 年曾在山东省济南市张店区医院行双眼白内障手术治疗。1998 年外伤致左侧股骨骨折行保守治疗。
2. 左手麻木半 3 月余。
3. 查体　神志清，精神可，言语流利，查体合作。双瞳等大等圆，直径约 3mm，对光反射存在，双眼各方活动不受限，眼震（–）。鼻唇沟对称，伸舌居中。颈软，颈部未闻及血管杂音。四肢肌张力正常，四肢肌力 5 级，双侧膝腱反射减弱，跟腱反射消失，双侧巴斯征、查多克征（+）。四肢末梢型轻触觉减退，双侧足背动脉搏动减弱，左手屈腕实验（+）。
4. 辅助检查　随机血糖 15.3mmol/L。

六、鉴别诊断
1. 脊髓空洞症　各种原因引起的脊髓的空腔样改变，临床上常表现为痛觉和温度觉的消失，以及相应的脊髓空洞部位，支配这个肌体的肌肉萎缩。
2. 神经根型颈椎病　因单侧或双侧脊神经受刺激或受压所致，其表现为脊神经根分布区相一致的感觉、运动及反射障碍，本病较多见，预后良好。

七、诊疗计划

1. 神经内科护理常规，一级护理、吸氧（PRN）、留陪人。
2. 糖尿病饮食，卧床休息，监测血压、血糖。
3. 给予营养神经、改善脑循环、降压、降糖等药物治疗。
4. 完善相关辅助检查　如肌电图、颅脑 MR、胸片、彩超等。
5. 替代治疗方案　针灸科会诊。

八、治疗经过

1. 入院第二天主任医师查房　详细询问病史、体格检查后对病史、体征无补充。医师综合分析该患者有如下病例特点：①老年女性，既往有 2 型糖尿病、脑干梗死、高血压病、双眼白内障手术、左侧股骨骨折病史；②此次因左手麻木 3 月余就诊入院；③体格检查：同上；④辅助检查：随机血糖 15.3mmol/L。入院检查胸部正侧位片未见明显异常。颅脑 MR（平扫）：脑内多发缺血灶。依据目前病史、症状、体征和辅助检查结果，医师认为患者：①多发性周围神经病；②腕管综合征；③ 2 型糖尿病（糖尿病眼底病变）；④高血压病；⑤脑梗死；⑥颈椎病；⑦双下肢动脉硬化。诊断依据充分，诊断成立，神经根型颈椎病：因单侧或双侧脊神经受刺激或受压所致，其表现为脊神经根分布区相一致的感觉、运动及反射障碍，患者查体未见对应体征，可排除此病。同意目前的治疗方案。鉴于患者病情不稳定，指示应严密观察病情变化，加强与患者家属的沟通，加强对患者的心理疏导，根据检查结果和治疗效果及时调整治疗方案。

2. 会诊记录　患者诉手心瘙痒，查体见肢体多处有隆起样皮疹，医师查房嘱请皮肤科会诊，皮肤科医师看过病人，诊断为神经性皮炎，患者自备外用药膏，嘱继续应用，避免辛辣刺激食物，观察病情变化。

3. 入院第三天病程记录＋会诊记录　患者入院后化验血常规、血沉、血凝四项、游离甲状腺功能三项、肝功能、肾功能、电解质、同型半胱氨酸、血脂等正常；感染九项正常，排除了甲肝能、乙肝、丙肝、梅毒、艾滋病等病毒感染；空腹葡萄糖 8.87mmol/L、糖化血红蛋白 10.80%，均高于正常，与糖尿病的诊断相符合，已给予降糖治疗，血糖控制欠佳，给予监测血糖，必要时调整降糖药物，观察病情变化。针灸科医师会诊，同意目前诊断及治疗，另予普通针刺治疗，取穴：太冲、合谷、八邪、阳池、后溪、神门、内关、曲池、足三里、血海、气海、关元、太溪。毫针刺，八邪、血海、曲池行泻法，足三里、气海、关元、太溪行补法，余穴平补平泻。日一次，留针 30 分钟。

4. 入院第四天病程记录　患者今日述左手麻木较前减轻，无肢体疼痛，无蚁行感，无肢体无力，无头痛、头晕，无肢体抽搐及意识障碍，饮食、睡眠可，大小便如常。查体：血压 140/71mmHg，余查体大致同前。入院检查心脏＋颈部血管彩超：①主动脉瓣反流轻度、三尖瓣反流轻度、肺动脉高压轻－中度、左室舒张功能减低；②双侧颈总动脉内中膜增厚，右侧颈动脉窦硬化斑块，双侧椎动脉及基底动脉硬化。患者既往脑梗死、糖尿病、高血压病病史，平时长期口服阿司匹林肠溶缓释片，今日给予加用。继续口服阿司匹林肠溶缓释片100mg，1次/日。患者入院时心电图提示：完全性右束支传导阻滞、ST-T改变，给予复查心电图较前无明显变化。患者今日述牙痛明显，给予加用甲硝唑片口服，余治疗同前，继续观察患者病情变化。

5. 入院第七天主任医师查房记录　患者无头痛、头晕，无肢体抽搐及意识障碍，饮食、睡眠可，左手麻木较前减轻，无肢体疼痛，无蚁行感，无肢体无力，大小便如常。

6. 入院第十天主任医师查房　患者左手麻木较前减轻，无肢体疼痛，无蚁行感，无肢体无力，无头痛、头晕，无肢体抽搐及意识障碍，饮食、睡眠可，大小便正常。查体：同上。四肢末梢型轻触觉减退，双侧足背动脉搏动减弱，左手屈腕实验（＋）。医师查房分析：患者血糖不很稳定，嘱其定时定量饮食，规范应用胰岛素治疗，左手麻木给予行肌电图检查，如无特殊情况，明日可出院。

7. 入院第十一天病程记录　患者一般情况尚可，左手麻木较前减轻，无肢体疼痛，无蚁行感，无肢体无力，无头痛、头晕，无肢体抽搐及意识障碍，饮食、睡眠可，大小便如常。查体：血压156/74mmHg，神志清，精神可，言语流利。双瞳等大等圆，直径约3mm，对光反射存在，双眼各方活动不受限，眼震（－）。鼻唇沟对称，伸舌居中，颈软。四肢肌张力正常，四肢肌力5级，双侧膝腱反射减弱，双侧巴斯征、查多克征（＋）。四肢末梢型轻触觉减退，双侧足背动脉搏动减弱，余查体大致同前。患者昨日行肌电图检查示上、下肢周围神经病变，请结合临床。支持多发性周围神经病诊断。患者病情稳定，同意今日出院，继续口服药物及针灸治疗，不适随诊。

九、出院情况

患者一般情况尚可，左手麻木较前减轻，无肢体疼痛，无蚁行感，无肢体无力，无头痛、头晕，无肢体抽搐及意识障碍，饮食、睡眠可，大小便如常。查体同前。四肢末梢型轻触觉减退，双侧足背动脉搏动减弱，余查体大致同前。

患者住院观察11天后病情好转出院。

十、讨论

糖尿病性周围神经病是糖尿病最常见的慢性并发症，是以感觉神经和自主神经症状为临床表现的周围神经病变，也是糖尿病致残的主要原因，其与糖尿病肾病和糖尿病性视网膜病变共同构成糖尿病三联征，严重影响患者的生活质量。主要表现为肢体感觉与运动障碍，严重者发展为神经病变性溃疡，其病变机制尚未明确，现代医学认为高血糖为其始动因素，此外也与循环异常、炎症反应、自身免疫受损有关，受年龄、病程、局部神经血供、血糖控制程度影响。

本例依据症状、体征，可确诊糖尿病性周围神经病，左上肢远端感觉神经病变，实时监测血压、血糖，给予营养神经、改善脑循环、降压、降糖等药物治疗。

传统中医学认为，糖尿病性周围神经病变属于"脉痹"的范畴，病变发生多以阴虚为主，燥热为标，痰热郁结，瘀血阻滞、脉络不通而发为此病。《素问·逆调论》："荣气虚则不仁，卫气虚则不用，营卫俱虚则不仁且不用。"《普济方》曰："肾消口干，眼涩阴萎，手足烦疼。"针对本例患者，老年女性，肝肾阴虚，气血亏虚，太冲、太溪滋补肝肾阴；气海、关元行补法，曲池、血海行泻法，共凑行气活血之功，配以足三里，补后天之气；太冲、合谷开四关；八邪、阳池、后溪、神门、内关疏通局部气血，通经活络。针刺治疗可不同程度改善患者肢体麻木、疼痛和感觉异常等临床症状，肌电图可表明神经运动和感觉传导速度均有明显改善，提高了其生活质量，是临床可行的安全有效的方法。

病例 **42** 保守治疗糖尿病周围神经病 2

一、一般资料

患者王某，女，62岁，发现血糖升高12年，右足疼痛、肿胀2天。

主诉：发现血糖升高12年，右足疼痛、肿胀2天。

现病史：患者12年前无明显诱因出现烦渴、多饮、多尿伴乏力，查体发现血糖升高（14.5mmol/L），无明显体重减轻，诊断为糖尿病，遂开始进行饮食控制及不规则药物治疗（二甲双胍），空腹血糖控制在7～8mmol/L左右，9年前因血糖控制不佳开始更换为胰岛素治疗，现应用优泌乐50胰岛素：早18U、晚16U，餐时皮下注射；阿卡波糖：50mg，口服，2次/天，治疗。1周前出现左肘关节疼痛，2天前无诱因出现右足肿胀、疼痛，右足背皮肤发红，右手拇指关节疼痛，后背部阵发性针刺痛，感全身乏力、腰部酸胀不适，无水疱、皮肤破溃、出血，无发热、畏寒，无胸痛、胸闷、咳嗽、咳痰，在外未特殊处理。今来我院就诊，为进一步诊疗收住院。患者自发病以来，饮食可，夜间睡眠尚可，体重较前无明显改变。

既往史：类风湿关节炎病史30余年，手指及双足变形，未行系统治疗。胃窦炎病史10余年，服用雷尼替丁等药物治疗后好转，曾行胃镜检查示胃病，具体不详；缺血性脑血管病8年，平时未服药。3个月前在我院胆病中心行全麻下腹腔镜下胰腺肿瘤切除术。术后病理示：（胰腺）慢性炎症伴纤维脂肪组织增生，住院期间诊断为胰腺良性肿瘤、肝血管瘤、脾血管瘤。否认有高血压病、冠心病病史；否认肝炎、结核等传染病病史及其密切接触史；否认重大外伤史及手术史；否认输血史；否认药物及食物过敏史；预防接种史随当地。

个人史：生于原籍，无其他外地及异地久居史，未到过疫区，无疫水接触史，无冶游史、无毒物、粉尘及放射性物质接触史。生活规律，无烟酒等不良嗜好。

月经及婚育史：14（4～5）/（26～28）50，适龄结婚（具体结婚年龄不详），育有1子，配偶及儿子均体健。

家族史：父母已故，具体死因不详。兄弟姊妹5人，身体健康，否认有家族性遗传病及传染病病史。

二、体格检查

T：36.5℃，P：62 次 / 分，R：17 次 / 分，BP：130/70mmHg（左）。

患者老年女性，神志清，精神可，发育正常，自主体位，查体合作。全身皮肤黏膜无黄染、出血、水肿，全身浅表淋巴结未触及肿大。头颅无异常，毛发分布均匀，双侧眼睑无水肿，结膜无充血，巩膜无黄染，双侧瞳孔等大等圆，对光及调节反射正常。鼻通气良好，未见异常分泌物。双侧耳郭无畸形，外耳道未见异常分泌物。口唇红润，咽部无充血。颈软，气管居中，双侧甲状腺未触及肿大，未闻及血管杂音。胸廓对称无畸形，双侧呼吸动度均等，语颤正常，未触及胸膜摩擦音，双肺叩诊清音，双肺呼吸音清，未闻及干湿性啰音。心前区无隆起，未触及震颤，心界不大，心率 62 次 / 分，心律规整，各瓣膜听诊区未闻及杂音。腹平，未见腹壁静脉曲张及胃肠型蠕动波。腹软，无明显压痛，无反跳痛及肌紧张，肝脾肋下未触及，Murphy 征（-），无移动性浊音，肝、肾区无叩痛，肠鸣音正常。肛门、外生殖器未查。手指及双足关节变形，右手拇指关节处有一 0.5cm×0.5cm 左右大小结节，右足肿胀、红、热，无破溃、出血、流水，双下肢无水肿，双足背动脉搏动扪不清。腹壁反射、二头肌、三头肌、膝腱反射正常，巴氏征、脑膜刺激征阴性。

三、辅助检查

心电图（2019 年 1 月 6 日本院）示：窦性心律，大致正常。

四、初步诊断

1. 右足疼痛、肿胀原因待诊。

2. 2 型糖尿病（糖尿病性周围神经病变、糖尿病性周围血管病变、糖尿病性皮肤病变）。

3. 胰腺良性肿瘤切除术后。

4. 肝血管瘤。

5. 脾血管瘤。

6. 慢性胃炎。

7. 类风湿性关节炎。

8. 缺血性脑血管病。

五、诊断依据

1. 患者老年女性，既往有类风湿关节炎、胃窦炎、缺血性脑血管病、胰腺良性肿瘤切除术、肝血管瘤、脾血管瘤病史。

2. 发现血糖升高 12 年，右足疼痛、肿胀 2 天。

3. 查体　BP：130/70mmHg，神志清，精神可，手指及双足关节变形，右手拇指关节处有一 0.5cm×0.5cm 左右大小结节，右足肿胀、红、热，双下肢无水肿，双足背动脉搏动扪不清。

4. 辅助检查　2019 年 1 月 6 日心电图：窦性心律，大致正常。

六、鉴别诊断

1. 1 型糖尿病　患者多为青少年发病，有酮症倾向，体形消瘦，需终生依赖胰岛素生存，该患者体形肥胖，既往口服药物有效，基本可以排除之。

2. 继发性糖尿病　肢端肥大症、Cushing 综合征、嗜铬细胞瘤等可因生长激素、皮质醇、儿茶酚胺等拮抗胰岛素的激素分泌过多，而引起继发性糖尿病或糖耐量减低。此患者未患此疾病，可排除之。

七、诊疗计划

1. 内科护理常规，Ⅱ级护理，糖尿病饮食，糖尿病教育。

2. 给予控制血糖、改善循环、止痛、抑酸、保护胃黏膜及其他对症支持治疗。

3. 积极完善糖化血红蛋白、血常规、血胰腺炎指标、类风湿因子、ASO、彩超等相关辅助检查，指导下一步治疗。

4. 请针灸科会诊协助诊疗。

5. 替代治疗　暂无。

八、治疗经过

1. 入院后给予上腹部 CT（平扫）　胰腺后方病变术后未见异常；肝脏小囊肿；考虑脾脏良性病变，较前片无著变；心膈角、肝门区、腹膜后示多发淋巴结，较前片无著变。

2. 入院第二天主任医师查房病程记录＋会诊记录　今日主任医师查房，详细询问病史、体格检查后对病史、体征无补充。医师综合分析该患者有如下病例特点：①老年女性，既往有类风湿关节炎、胃窦炎、缺血性脑血管病、胰腺良性肿瘤切除术、肝血管瘤、脾血管瘤病史；②发现血糖升高 12 年，右足疼痛、肿胀 2 天。患者 12 年前无明显诱因出现烦渴、多饮、多尿伴乏力，查体发现血糖升高（14.5mmol/L），无明显体重减轻，诊断为糖尿病。1 周前出现左肘关节疼痛，2 天前无诱因出现右足肿胀、疼痛，右足背皮肤发红，右手拇指关节疼痛，后背部阵发性针刺痛，感全身乏力、腰部酸胀不适，无水疱、皮肤破溃；③查体：参见体格检查。手指及双足关节变形，右手拇指关节处有一 0.5cm×0.5cm 左右大小结节，右足肿胀、红、热，双下肢无水肿，双足背动脉搏动扪不清；④辅助检查，2019 年 1 月 6 日心电图：窦性心律，大致正常。

　　依据目前病史、症状、体征和辅助检查结果，医师认为患者：① I 型糖尿病（糖尿病性周围神经病变、糖尿病性周围血管病变、糖尿病性皮肤病变）；②胰腺良性肿瘤切除术后；③肝血管瘤；④脾血管瘤；⑤慢性胃炎；⑥类风湿性关节炎；⑦缺血性脑血管病。诊断依据充分，诊断成立，引起右足疼痛、肿胀原因考虑糖尿病周围血管病变，查血管超声协助诊治。治疗：入院后给予控制血糖、改善循环、止痛、抑酸、保护胃黏膜及其他对症支持治疗。积极完善糖化血红蛋白、血常规、血胰腺炎指标、类风湿因子、ASO、彩超等相关辅助检查，指导下一步治疗。必要时请相关科室会诊协助诊疗。嘱患者控制进食量，合理膳食，适当活动，完善胰岛素、C 肽释放试验，进一步评估胰岛储备功能，监测血糖，及时调整降糖药物用量，向患者进行糖尿病及低血糖相关知识的教育，严密观察病情变化，加强与患者家属的沟通，加强对患者的心理疏导，根据检查结果和治疗效果及时调整治疗方案。因患者牙痛，请口腔科会诊，医师会诊，建议控制血糖后拔除残根，目前先给予控制血糖，继续观察。请针灸科协助治疗，医师同意以上治疗方案，加毫针刺。取穴：阴陵泉、三阴交、太溪、太冲、足三里、丰隆、血海、阿是穴。留针 30 分钟，每日一次。

　　3. 入院第三天主治医师查房记录　患者目前一般情况可，右足疼痛、肿胀较前减轻，有时感觉左肘关节疼痛，未诉其他不适，查体大致同前。入院后化验：血沉 27.0mm/h，考虑与类风湿性关节炎有关，择期复查；血糖 13.01mmol/L、糖化血红蛋白 9.60%，提示患者血糖高且近 2～3 个月血糖控制不佳；尿微量白蛋白 79.85mg/L、尿微量白蛋白 / 尿肌酐 5.60mg/mmol，提示患者糖尿病肾病；肿瘤标志物：糖类抗原 19-9 41.03KU/L，暂观察；血脂：三酰甘油 2.64mmol/L，略高于正常值，嘱低脂饮食；尿沉渣：白细胞 184.00/μl、白细胞高倍视野 33/HP，提示患者存在院前泌尿道感染，患者无尿痛等症状，暂不处理，嘱多饮水、勤排尿；大便常规：淀粉颗粒（++），提示患者消化不良；余化验血常规、血凝、感染九项等结果未见明显异常。上腹部 CT（平扫）：胰腺后方病变术后未见异常；肝脏小囊肿；考虑脾脏良性病变，较前片无著变；心膈角、肝门区、腹膜后示多发淋巴结，较前片无著变。今日医师查房，患者周围神经病变，给予依帕司他、甲钴胺、维生素 B₁ 营养神经治疗，患者糖尿病性周围血管病变诊断明确，予以纳入临床路径管理，余治疗同前，继续观察患者病情变化。

　　4. 入院第六天主任医师查房记录　患者近 2 天晚餐后血糖偏低，予以调整胰岛素用量。今日患者未诉右足疼痛，无明显肿胀，无恶心、呕吐，无胸闷、心慌，无头痛、头晕等不适，饮食及睡眠可，二便如常。查体：双肺呼吸音清，未闻及干湿性啰音。心律规整，各瓣膜听诊区未闻及杂音。手指及双足关节变形，双下肢无水肿，双足背动脉搏动扪不清。余查体大致同前。今日主任医师查房，患者要求出院，考虑其病情稳定，准予今日出院，继续门诊行针灸治疗。

九、出院情况

患者未诉右足疼痛，无明显肿胀，无恶心、呕吐，无胸闷、心慌，无头痛、头晕等不适，饮食及睡眠可，二便如常。查体：双肺呼吸音清，未闻及干湿性啰音。心律规整，各瓣膜听诊区未闻及杂音。手指及双足关节变形，双下肢无水肿，双足背动脉搏动扪不清。余查体大致同前。

患者住院观察 5 天后病情好转出院。

十、讨论

糖尿病周围神经病变是指在排除其他原因的情况下，糖尿病患者出现与周围神经功能障碍相关的症状。下肢症状较上肢多见。感觉异常有麻木、蚁走、虫爬、发热、触电样感觉，一般从远端脚趾上行可达膝上，患者有穿袜子与戴手套样感觉。感觉障碍严重的病例可出现下肢关节病及溃疡。周围神经病变可双侧，可单侧，但以双侧对称性者多见。

糖尿病神经病变的早期诊断、治疗非常重要，是防止其进一步演变的基本措施。主要有 3 点：控制血糖、血脂、血压；加强足部护理；定期进行筛查及病情评价。其中应格外注重对足部的保护，如选择合脚、质软、透气性良好的鞋袜；每日合适水温洗脚；秋冬季节预防足部干裂等。定期复查也是非常重要的环节：诊断糖尿病后应至少每年检查一次 DPN；对于糖尿病程较长，或合并其他并发症的患者，应每 3 ~ 6 个月复查 1 次；一旦诊断为糖尿病性多发性末梢神经病，应特别保护丧失感觉的双足，以减少皮肤损伤和截肢的风险。

本例患者老年女性，发现血糖升高 12 年，右足疼痛、肿胀 2 天。依据症状、体征，可确诊糖尿病性周围神经病，右足感觉神经及血管病变，给予监测血压、血糖；控制血糖、改善循环、止痛；及其他对症支持治疗，使疼痛得以控制。针灸治疗是针对糖尿病神经病变出现的下肢麻木、疼痛等症状的一种具有中医特色的且安全有效的治疗手段。本例患者主要表现出足部疼痛、肿胀等症状。《丹溪心法》载："肾虚受之，腿膝枯细，骨节烦疼。"三阴交、太冲、太溪调补肝脾肾；足三里、阴陵泉、丰隆利湿健脾化痰；太冲、血海行气活血；以及相应阿是穴以痛为输，疏通局部经络、气血。

对于糖尿病神经病变患者，出院后的健康宣教是非常重要的环节，对减缓疾病的进程、控制病情发展有很大的帮助。

病例 43 腰交感神经脉冲射频配合骶管滴注治疗糖尿病周围神经病变 - 双下肢麻木疼痛

一、一般资料

患者程某，男，79 岁，双下肢麻痛发凉半年余。

主诉：双下肢麻痛发凉半年余。

现病史：患者半年前无明显原因及诱因的出现双下肢麻痛不适病伴有双下肢发凉，疼痛呈放射性，双侧大腿前侧麻痛持续性发作为主，双小腿外侧区域性麻痛间断性发作，双足麻痛不适持续性发作，走路时感双下肢无力，伴有踏棉感，卧床时疼痛明显加重，晨起稍事活动后减轻。患者自行在外行疼痛部位外用扶他林软膏、口服药物（具体药物不详）等治疗，疼痛未缓解，夜间休息差，可痛醒。2019 年 5 月到山东省齐鲁医院就诊，诊断为胸椎黄韧带肥厚型椎管狭窄症、2 型糖尿病，并口服甲钴胺、二甲双胍、格列齐特等治疗，效果不佳。2019 年 7 月到北京 301 医院就诊，诊断为糖尿病周围神经病变、2 型糖尿病，给予药物治疗方案（患者未执行），多次到当地卫生院行输液治疗（血塞通、硫辛酸、甲钴胺），效果不佳，疼痛无改善。今为求进一步治疗，来我院就诊，门诊查看病人后，以腰椎间盘突出收入院。

患者发病以来，饮食可，睡眠差，二便正常。体重未见明显变化。

既往史：既往 2 型糖尿病病史 4 年，自服二甲双胍、格列齐特、阿卡波糖治疗，自诉血糖控制可。否认有高血压病、冠心病等其他慢性病史；否认有肝炎、结核病史及密切接触史。4 年前因痔疮在山东省邹城市中医院行手术治疗。否认有重大史及手术史；否认有输血史；未发现食物及药物过敏史。预防接种史不详。

个人史：生于原籍，本地居住，居住条件及生活质量好，无疫区、疫水接触史，无冶游史。吸烟史 50 年，每日约 10 支，已戒烟 1 年。饮酒史 50 年，每日约 200ml，已戒酒 1 年。

婚育史：24 岁结婚，育有 2 子，其子均体健。

家族史：父母已故，死因不详。否认家族遗传病史。

二、体格检查

T：36.8℃，P：78 次 / 分，R：18 次 / 分，BP：134/78mmHg。

患者老年男性，发育正常，营养中等，神志清楚，自主体位，检查合作。全身皮肤无黄染、无瘀点、无出血点。全身浅表淋巴结未触及肿大。头颅发育正常，毛发分布均匀，眼睑无水肿，结膜无充血，巩膜无黄染，双侧瞳孔等大等圆，对光反射及调节反射存在，耳、鼻无异常，口唇无发绀，咽部无充血，扁桃体无肿大。颈软，无抵抗，颈静脉无怒张，气管居中，甲状腺无肿大。胸廓对称无畸形，双侧乳房对称，未触及明显包块。双肺呼吸音清晰，未闻及干、湿性啰音。心前区无隆起及凹陷，心界无扩大，心率 78 次 / 分，节律规整，各瓣膜听诊区无闻及病理性杂音。腹部平坦，腹软，无压痛，无反跳痛。肝、脾肋下未触及，Murphy's 征阴性，肝、肾区无叩痛，肠鸣音无亢进，移动性浊音阴性。脊柱无畸形，四肢无畸形，双下肢无水肿。双下肢足背动脉搏动正常。肱二头肌反射正常，膝腱反射正常，腹壁反射正常。巴氏征阴性，布氏征阴性。

神经科查体：腰脊柱生理曲度存在，腰椎活动轻度受限。L$_4$ ～ S$_1$ 棘突压痛，双侧臀上皮神经卡压点压痛：左（-）、右（-），双侧梨状肌牵拉试验：左（-）、右（-），双侧直腿抬高试验：左（-）、右（-），双侧"4"字征：左（-）、右（-），双侧跟膝腱反射未引出，双下肢肌力、肌张力可，双侧下肢深浅感觉未触及明显异常，双侧 Hoffmann 征（-）、Babinski 征（-）。双侧髌阵挛、踝阵挛未引出。

三、辅助检查

暂缺。

四、入院诊断

中医诊断：痹症（气血亏虚）。

西医诊断：①糖尿病周围神经病变；②胸椎间盘突出症；③ 2 型糖尿病。

五、诊断依据

中医辨病辨证依据：患者老年男性，双下肢麻痛发凉半年余，饮食睡眠差，小便可，便秘，舌淡，苔薄白，脉涩。综观脉症，四诊合参，该病属于祖国医学的祖国医学的"痹症"范畴，证属瘀血阻络。素体气虚，常有自汗、乏力、少气等症，患者糖尿病 4 年余，气血亏虚，经脉运行不畅，络脉阻滞，营卫不和，血行不畅，不通则痛，舌脉也为气虚血瘀之象。总之，本病病位在双下肢，病属标实，考虑病程迁延日久，病情复杂，预后一般。

西医诊断依据：①双下肢麻痛发凉半年余；② 2 型糖尿病病史 4 年，自服二甲双胍、格列齐特、阿卡波糖治疗，自诉血糖控制可；③专科查体：同神经科检查。

六、鉴别诊断

1. 腰椎结核　　早期局限性腰椎结核可刺激邻近的神经根，造成腰痛及下肢放射痛。腰椎结核有结核病的全身反应，低热乏力、盗汗、腰痛较剧、脊柱畸形、活动受限。X 线片上可见椎体或椎弓根的破坏，椎间隙狭窄或消失，脊椎变形和脊柱畸形。CT 扫描主要的征象是骨质破坏区可见砂砾状死骨，椎体碎裂后呈不规则碎骨片，椎体前缘浅凹形骨质破坏及椎旁和腰大肌脓肿。可根据患者病史与腰椎影像学检查予以鉴别。

2. 腰椎后关节紊乱　　相邻椎体的上下关节突构成腰椎后关节，为滑膜关节，有神经分布。当后关节上、下关节突的关系不正常时，急性期可因滑膜嵌顿产生疼痛，慢性病例可产生后关节创伤性关节炎，出现腰痛。此种疼痛多发生于棘突旁 1.5cm 处，可有向同侧臀部或大腿后的放射痛，易与腰椎间盘突出症相混。该病的放射痛一般不超过膝关节，且不伴有感觉、肌力减退及反射消失等神经根受损之体征。

七、诊疗计划

1. 中医科 II 级护理。
2. 完善三大常规、胸片、心电图、肝功能、肾功能、凝血常规等各项辅助检查。
3. 给予胞磷胆碱钠营养神经，普瑞巴林胶囊抑制神经痛，择期行感觉根射频热凝治疗。

八、治疗经过

1. 入院第二天主治医师查房记录　　今日查房，患者自诉双下肢麻痛较前无改善，饮食睡眠一般，二便调。专科查体同上。入院常规检查已回：血常规、血糖、肾功能、肝功能、血脂等未见明显异常。胸片和心电图未见明显异常。医师查房分析综合患者的症状、体征和影像学检查，同意目前诊断。患者糖尿病周围神经病变引起下肢麻痛。本次患者入院拟行腰交感神经节脉冲射频为主，配合骶管滴注等的综合疗法。根据入院常规查体，患者无手术禁忌证，可行腰交感脉冲治疗术，术前应和患者充分交流，并签署治疗知情同意书，治疗方案暂不改变，密切观察病情变化，及时对症处理。

2. 术前讨论

手术指征：患者双下肢疼痛严重影响日常生活。

拟施手术名称和方式：C 形臂引导下感觉根射频温控热凝术。

拟施麻醉方式：局部麻醉＋心电监护。

术中术后可能出现的风险及应对措施：麻醉意外；术后可能并发感染。术中风险在于该病人疼痛耐受情况，已与患者及其家属交代并签署知情同意书，术前应积极准备，与患者充分沟通；术中要密切观察患者生命体征，防止意外的产生；围术期内注意监测生命体征，术后密切观察病情变化，术后注意伤口清洁干燥，及时换药，预防感染。

特殊的术前准备内容：术前和患者及家属积极沟通病情及治疗方案，签署知情同意书。

注意事项：介入治疗的难点是充分松解，已将术中及术后可能出现的危险和并发症向病人及家属讲明，其表示理解，同意介入治疗，并在协议书上签字。

手术者术前查看患者情况：医师术前查看患者，已将患者病情及介入的必要性、成功率以及可能的并发症等向患者及家属进一步讲解，患者及家属表示理解并同意。

3. 入院第三天主任医师查房记录　今日查房，患者自诉症状较前无明显改善，饮食睡眠一般，二便正常。专科查体同前。医师查房分析，患者糖尿病周围神经病变导致腰交感神经功能紊乱，交感神经系统的活动比较广泛，刺激交感神经能引起皮肤末梢血管收缩、心搏加强和加速、新陈代谢亢进、疲乏的肌肉工作能力增加，改善血液循环障碍，加快致痛物质的清除，促进下肢功能的改善，充分发挥机体抵御疾病的能力，提高维护自身内环境平衡的能力，按原计划今日可行 C 形臂引导下双侧腰 $_3$ 感觉根温控热凝术，术前和患者及家属积极沟通，签署知情同意书，治疗方案暂不改变，继观。

4. 术后首次病程记录

手术完成时间：2019 年 11 月 1 日 14：00。

患者于介入治疗室由医师行 C 形臂引导下双 L_3 感觉根脉冲射频术，术前签署知情同意书。患者俯卧于治疗床上，腰腹下垫枕，开放静脉通道，常规监测生命体征。在选取 L_3 椎间孔，选取椎间孔上 1/2 部分背根神经节暴露良好且没有横突遮挡的层面，测量入路角度及深度、旁开距离，确定 L_3 背根神经节的两个穿刺点，并根据 CT 定位线在皮肤上做标记。常规消毒铺巾，局部皮下 1% 的利多卡因麻醉，持 2 根 15cm 射频针自标记点沿测量的角度穿刺，沿横突根部轻轻下滑有落空感，位于背根神经节上，回抽无出血。进行刺激测试：50Hz 0.5V 电刺激能复制出相应部位的疼痛、麻木。2Hz 1.0V 电刺激能诱发局部竖脊肌收缩，提示针尖位置良好。各行脉冲射频治疗：45℃ 10min，射频操作完毕。抽取由 2% 利多卡因 5ml 2 支＋维生素 B_6 200mg＋维生素 B_{12} 1mg＋得保松 1ml＋0.9% 氯化钠适量组成的消炎镇痛液若干，并于上述标记点各注入 2ml，治疗操作完毕。

结果：治疗期间患者未出现心慌、头晕、恶心、呕吐等症状，术后生命体征均正常，密切观察病情变化，及时对症处理。术后注意事项：嘱患者静卧 6 小时，针口 72 小时内避免接触水，以防止针口局部感染。

5. 术后第一天主任医师查房记录　今日查房，患者诉双下肢有轻松感，饮食可，睡眠一般，大小便正常。术后第一天暂不查体。医师查房后分析：患者昨日行双侧腰$_{3/4}$交感神经节脉冲射频调制术，脉冲射频神经调制术是通过脉冲式电流，在神经组织周围形成高电压，用 < 42℃的温度进行治疗，该方法对神经无破坏作用，具有危险小、准确定位、不破坏神经、可重复治疗的优点。通过脉冲干扰交感神经的功能，使神经局部产生抑制交感神经的传出冲动，扩张区域的小动脉和微动脉，从而有效地改善下肢发凉症状。此患者术后第一天暂不做效果评价，考虑到患者病情稳定，目前治疗方案暂不改变，密切观察患者症状，不适症状及时对症处理。

6. 术后第二天主治医师查房记录　今日查房，患者诉双下肢疼痛明显改善，饮食可，睡眠一般，大小便正常。专科查体：腰椎生理曲度变直，$L_{4/5}$双侧侧夹脊穴压痛（+），秩边穴压痛（-），臀中肌压痛（-），双侧直腿抬高试验（-），双侧"4"字征（-），双侧梨状肌牵拉试验（-），双侧膝腱反射（+），双侧跟腱反射（+），左下肢综合肌力4级，右下肢综合肌力4级，右拇趾背伸力正常，双侧下肢。医师查房后分析：患者已行双侧$L_{3/4}$交感神经节脉冲射频调制术，术后症状改善明显，因为脉冲射频并非通过热效应发挥作用，而是通过电场效应达到治疗的目的，无神经损毁的不良反应，积极加强腰背肌锻炼，目前治疗暂不改变，继观。

7. 术后第四天主任医师查房记录　今日查房，患者诉双下肢疼痛部明显，大小便未见明显异常，饮食可，睡眠可。查体：腰脊柱生理曲度存在，腰椎活动轻度受限。$L_4 \sim S_1$棘突压痛，双侧臀上皮神经卡压点压痛：左（-）、右（-），双侧梨状肌牵拉试验：左（-）、右（-），双侧直腿抬高试验：左（-）、右（-），双侧"4"字征：左（-）、右（-），双侧跟膝腱反射未引出，双下肢肌力、肌张力可，双侧下肢深浅感觉未触及明显异常，双侧 Hoffmann 征（-）、Babinski 征（-）。双侧髌阵挛、踝阵挛未引出。患者对治疗效果满意，主动要求今日出院。医师查房后分析，鉴于患者病情明显好转，同意其今日出院，出院后继续目前的普瑞巴林口服，勿受凉，勿劳累，2周后复诊，不适随诊。

九、出院情况

患者诉双下肢疼痛明显改善，饮食可，睡眠一般，大小便正常。专科查体：腰椎生理曲度变直，$L_{4/5}$双侧侧夹脊穴压痛（+），秩边穴压痛（-），臀中肌压痛（-），双侧直腿抬高试验（-），双侧"4"字征（-），双侧梨状肌牵拉试验（-），双侧膝腱反射（+），双侧跟腱反射（+），左下肢综合肌力4级，右下肢综合肌力4级，右拇趾背伸力正常，双侧下肢。患者对治疗效果满意，主动要求今日出院。

出院医嘱：①嘱患者出院后注意饮食休息，避免受凉，加强腰臀腿部功能锻炼，增加肌肉力量；②半月后复查，不适随诊。

十、讨论

患者糖尿病周围神经病变引起下肢麻痛。腰交感神经干支配下腹部脏器、腰、下肢、骶椎血管的感觉和运动。交感神经节变异性较大，但在腰$_{2\sim4}$水平面相对固定。腰交感神经脉冲射频通过射频温控治疗仪产生脉冲电流，干扰交感神经的功能，使神经局部产生抑制交感神经的传出冲动，扩张区域的小动脉和微动脉，促进区域毛细血管的再生和侧支循环的建立，从而有效地改善下肢发凉症状。本患者入院行双侧腰$_3$交感神经节脉冲射频，配合骶管滴注等的综合疗法，得到了满意效果。

射频治疗的难点在于穿刺，对于 L$_3$ 的交感神经节，穿刺时当选取 L$_3$ 椎间孔上 1/2 部分背根神经节暴露良好且没有横突遮挡的层面，初学者、经验不足的临床大夫一定要反复测量入路角度及深度、旁开距离，以确定穿刺点，同时还要根据 CT 定位线在皮肤上做标记。持合适长度射频针自标记点沿测量的角度穿刺，沿横突根部轻轻下滑有落空感，再通过 C 形臂反复观察正侧位针尖位置，确定达到靶点，位于背根神经节上，回抽无出血后再行射频刺激测试，如相应的阻抗在合适范围，且都能复刻出相应的运动、感觉，提示针尖位置良好，再行射频治疗。

病例 **44** 感觉根射频温控热凝术治疗幻肢痛

一、一般资料

患者孙某，男，72 岁，右腿截肢后大腿疼痛 1 年余。

主诉：右腿截肢后大腿疼痛 1 年余。

现病史：患者 1 年余前因"右足背反复破溃"于山东省滕州市人民医院住院行右股部截肢术，术后半年患者出现截肢处大腿后侧疼痛，呈阵发性刺痛，疼痛范围逐渐扩大，疼痛影响睡眠，于当地医院就诊，给予加巴喷丁 0.3g，3 次／日，口服，患者疼痛症状稍缓解，曾于山东省中医院行腰椎及右下肢超声检查，右下肢超声示右坐骨神经残端低回声包块，考虑神经瘤。今为求系统治疗，特来我院就诊，门诊以神经病理性疼痛、截断术残端的神经瘤收入院。

患者发病以来，饮食可，睡眠一般，二便正常。体重未见明显变化。

既往史：既往体健，2 个月前患者曾因左足反复破溃伴静息痛，就诊于山东省中医院周围血管病科，诊断为闭塞性动脉硬化症、血栓闭塞性脉管炎，经药物对症治疗后，病情好转。否认高血压、糖尿病、冠心病等慢性病病史；否认有肝炎、结核等传染病史；否认有重大外伤史及手术史；否认有输血史；未发现食物及药物过敏史。预防接种史不详。

个人史：生于原籍，无长期外地居住史。无冶游史，无吸烟饮酒史，无疫区疫水接触史，无工业毒物、粉尘及放射性物质接触史。

婚育史：适龄结婚，育有 2 女 1 子，配偶及子女体健。

家族史：否认家族传染病及遗传病史。

二、体格检查

T：36.7℃，P：90 次／分，R：20 次／分，BP：132/60mmHg。

患者老年男性，发育正常，营养中等，神志清楚，自主体位，检查合作。全身皮肤无黄染、无瘀点、无出血点。全身浅表淋巴结未触及肿大。头颅发育正常，毛发分布均匀，眼睑无水肿，结膜无充血，巩膜无黄染，双侧瞳孔等大等圆，对光反射及调节反射存在，耳、鼻无异常，口唇无发绀，咽部无充血，扁桃体无肿大。颈软，无抵抗，颈静脉无怒张，气管居中，甲状腺无肿大。胸廓对称无畸形，双侧乳房对称，未触及明显包块。双肺呼吸音清晰，未闻及干、湿性啰音。心前区无隆起及凹陷，心界无扩大，心率 90 次 / 分，节律规整，各瓣膜听诊区无闻及病理性杂音。腹部平坦，腹软，无压痛，无反跳痛。肝、脾肋下未触及，Murphy's 征阴性，肝、肾区无叩痛，肠鸣音无亢进，移动性浊音阴性。脊柱无畸形，四肢见专科检查。

神经科查体：右股部中段阙如，右大腿后侧沿坐骨神经干压痛（+）、叩击痛（+）。深感觉未触及明显异常，左侧膝腱反射、跟腱反射对称存在（+）。左侧足背动脉搏动可。左侧 Babinski 征（-）。

三、辅助检查

2020 年 9 月 20 日山东中医药大学附属医院腰椎 MR：腰 $_{3/4}$、腰 $_{4/5}$ 椎间盘轻度膨出。腰 $_5$/ 骶 $_1$ 椎间盘轻度突出，左侧黄韧带增厚。腰椎退行性变。

2020 年 9 月 18 日右下肢超声：右坐骨神经残端低回声包块，考虑神经瘤。

四、入院诊断

中医诊断：痹症（瘀血阻络）。

西医诊断：①神经病理性疼痛；②截断术残端的神经瘤；③闭塞性动脉硬化症；④血栓闭塞性脉管炎。

五、诊断依据

中医辨证辨病依据：患者老年男性，右腿截肢后大腿疼痛 1 年余，舌质暗红，苔白，脉弦涩。综观脉症，四诊合参，该病属于祖国医学的"痹症"范畴，证属瘀血阻络。气血运行受阻，病久致气血损耗，气虚血行不畅，导致胸腰部及双下肢经络阻滞不通，加之风、寒、湿邪入侵，更益胸腰椎及双下肢气血运行不畅，不通则痛，不荣则木。舌脉也为瘀血阻络之象。总之，本病病位在右下肢，病属本虚标实，考虑病程迁延日久，病情复杂，预后一般。

西医诊断依据：①右腿截肢后大腿疼痛 1 年余；②专科查体：同神经科查体；③辅助检查，腰椎 MR（2020 年 9 月 20 日山东中医药大学附属医院）：$L_{3/4}$、$L_{4/5}$ 椎间盘轻度膨出。L_5/S_1 椎间盘轻度突出，左侧黄韧带增厚。腰椎退行性变。右下肢超声（2020 年 9 月 18 日）：右坐骨神经残端低回声包块，考虑神经瘤。

六、鉴别诊断

1. **遗传性痉挛性截瘫** 是以双下肢进行性肌张力增高、肌无力和剪刀步态为特征的综合征，主要的遗传方式是常染色体显性遗传，常染色体隐性遗传及 X 连锁遗传少见。根据临床表现可分为单纯型和复杂型。本病有高度的遗传和临床异质性。基因诊断有助于确诊和分型。该患者外伤导致截瘫，有肌无力，无肌张力高表现，可排除此病。

2. 急性脊髓炎　急性起病，发病前多有明确感染史，表现为逐渐出现脊髓横贯性损伤，出现双下肢乏力、感觉缺失、大小便失禁等表现；腰椎穿刺可见 CSF 白细胞增多；脊髓核磁共振可见明显异常信号可鉴别。该患者发病前无感染病史，不符合。

3. 脊髓肿瘤　慢性或亚急性起病，表现为逐渐出现肢体乏力、感觉异常、大小便障碍；行脊髓核磁检查可见脊髓明显占位性病变。该患者发病急，外伤导致，不相符。

七、诊疗计划

1. 中医科 II 级护理。

2. 完善三大常规、胸片、心电图、肝功能、肾功能、凝血常规等各项辅助检查，明确病情。

3. 暂给予营养神经、改善微循环、理疗、运动疗法等综合治疗，并根据病情变化及时调整治疗方案。

4. 请上级医师指导治疗。

八、治疗经过

1. 入院第二天主治医师查房，患者自诉仍有右下肢疼痛明显，夜间睡眠可。右股部中段阙如，右大腿后侧沿坐骨神经干压痛（+），叩击痛（+）。深感觉未触及明显异常，左侧膝腱反射、跟腱反射对称存在（+）。左侧足背动脉搏动可。左侧 Babinski 征（-）。医师查房后分析：幻肢痛是指患者在截肢后主观感觉已经截除的肢体依然存在并兼有剧烈疼痛的现象。目前其病因与发病机制尚不明确。该病治疗目前仍是一个难题，目前以非手术治疗为主，手术有可能导致疼痛加剧。射频为主的微创治疗是介于手术与非手术之间的有效治疗方法，具有定位准确、见效快等特点和优越性。本患者为老年男性，右腿截肢后大腿疼痛 1 年余，第一次入住我科。目前诊断明确，无明显治疗禁忌证，准备今日行感觉根射频温控热凝术。

2. 术前讨论结论

手术指征：患者右下肢疼痛影响日常生活。

拟施手术名称和方式：非血管 DSA 引导下感觉根射频温控热凝术＋神经阻滞麻醉。

拟施麻醉方式：局部麻醉＋心电监护。

术中术后可能出现的风险及应对措施：术中操作可能发生神经、血管、韧带或硬脊膜的意外损伤；麻醉意外；术后可能并发感染。脑脊液外溢。穿刺过程 DSA 引导，减少意外损伤;射频消融前测阻抗,运动、感觉测试,以验证针尖位置,避免损伤神经。术后注意伤口清洁干燥，及时换药，预防感染。

特殊的术前准备内容：术前和患者及家属积极沟通病情及治疗方案，签署知情同意书。

注意事项：术中注意观察病人反应情况，关注生命体征，准确定位和充分松解。

手术者术前查看患者情况：医师术前查看患者，已将患者病情及介入的必要性、成功率以及可能的并发症等向患者及家属进一步讲解，患者及家属表示理解并同意。

3．术后首次病程记录

手术完成时间：2020 年 9 月 25 日 14：10。

患者于介入治疗室由医师行非血管 DSA 引导下感觉根射频温控热凝术＋神经阻滞麻醉，术前签署知情同意书。患者俯卧于治疗床上，开放静脉通道，常规监测生命体征。超声引导下确定右坐骨神经神经瘤，选取瘤上 2cm 一个点，瘤中 2 个点，分别用记号笔标记。用 0.75% 碘伏无菌棉球以标记点为中心进行常规消毒，铺无菌洞巾，抽取 1% 利多卡因 20ml 并于上述标记点局部麻醉。在 C 型臂引导下，用 15cm 长，裸露端 0.5cm 射频穿刺针经标记点垂直皮肤穿刺，穿刺完毕后分别连接射频仪，测量阻抗，阻抗值均符合组织参数范围，测量阻抗完毕后，行感觉及运动刺激，能刺激出相应的神经异常感觉和运动后，分别行射频热凝术，分别给予 60°、70°、80°、90° 每个 3 分钟，患者没有出现麻胀热感、触电感，射频热凝术操作完毕，拔出电极，感觉根射频热凝操作完毕。

结果：患者在整个治疗过程中生命体征平稳，无心慌，无头疼，无恶心呕吐等不适症状。治疗结束后，患者精神状态好，无其他不适症状，叮嘱患者术后注意事项后，以平车推回病房。

术后注意事项：嘱患者适当活动，避免腰部不当受力动作，针口 72 小时内避免接触水，以防止针口局部感染。

4．术后第一天主任医师查房记录 今日查房，患者诉右下肢疼痛较昨日减轻，饮食可，夜间睡眠可。术后第一天暂不查体。医师结合患者症状和体征分析：患者已行神经根瘤神经射频热凝术，该方法能有选择性地灭活周围痛觉神经末梢，使之失去接受和传递痛觉信号的能力，并且局部温度在短时间内的增高，还可以改善局部循环，使疼痛得到缓解和改善。此患者术后第一天暂不做效果评价，目前治疗方案暂不改变，密切观察患者症状，不适症状及时对症处理。

5．术后第二天主治医师查房记录 今日查房，患者自诉疼痛症状明显改善，右下肢肌肉跳动不适感，饮食睡眠一般，二便正常。专科查体同前。医师查房分析，患者术后二天，患者下肢肌肉跳动，考虑与神经应激反应有关，嘱积极局部神经阻滞、电针治疗。取穴：风池、风府、四神聪、神庭、内关、神门、感觉区上 1/5（头针穴）、腰夹脊、环跳、秩边。头针穴取健侧，双穴均取两侧，腰夹脊取双侧，环跳、秩边取患侧。以 28 号 1.5 寸毫针，刺入得气后平补平泻。风府、风池不留针，余穴留针 30 分钟。针刺时注意诱发出针感向大腿、小腿或足部传导，往往会增强止痛效果。头针穴，进针至要求深度后，接通电针仪，用连续波，频率为 200 次 / 分，电流强度以可忍受为度，通电 30～40 分钟，以上方法每日 1 次。今日可行腰背部主动锻炼，针对腰背肌锻炼方法有三种，五点支撑、空蹬自行车、飞燕点水，要求保证锻炼的质量，勿追求数量。继观。

6. 术后第三天主任医师查房记录　今日查房，患者诉右下肢经局部射频、电针、神经阻滞治疗后，疼痛基本缓解，饮食睡眠可，二便正常。专科查体：右股部中段阙如，右大腿后侧沿坐骨神经干压痛（-）、叩击痛（-）。深感觉未触及明显异常，左侧膝腱反射、跟腱反射对称存在（+）。左侧足背动脉搏动可。左侧 Babinski 征（-）。患者对治疗效果满意，主动要求明日出院。医师查房分析，患者右下肢症状基本缓解，同意其明日出院，嘱出院后加强腰背肌锻炼，勿受凉，勿劳累，2 周后复诊，不适随诊。

九、出院情况

患者诉右下肢经局部射频、电针、神经阻滞治疗后，疼痛基本缓解，饮食睡眠可，二便正常。

出院医嘱：①嘱患者出院后注意饮食休息，避免受凉；②半月后复查，不适随诊。

十、讨论

幻肢痛（PLP）又称肢幻觉痛，是指患者感到被切断的肢体仍在，且在该处发生疼痛，是一种神经病理性疼痛。疼痛多在断肢的远端出现，疼痛性质有多种，如电击样、切割样、撕裂样或烧伤样等，表现为持续性疼痛，且呈发作性加重。各种药物治疗往往无效。其发生机制尚不明确，一般认为可能是由于创伤处或周围血管的病变和脊髓的损伤及患者心理状态等因素，引起一系列的神经系统改变，从而产生的幻觉。

中医认为，幻肢痛的病机可分为以下几点。①气血瘀阻，不通而痛：截肢术后伤筋损络，机体经气失调，气血运行不畅，经脉瘀阻不通而痛；②情志所伤，气滞而痛：截肢患者暴受惊恐，气乱逆上，扰及清明，神魂失调，伤及气血，日久瘀血内生、痹阻经络，故而疼痛；③经络离断，不通则痛：即相应经络被截断，无以行气血、营阴阳、濡筋骨、利关节，经气不通，气血不行，故而疼痛；④气血亏虚，不荣而痛：截肢术伤及气血，筋脉失于濡润则发为疼痛。

针灸作为一种有效的辅助方法，治疗痛症疗效显著，方便易行，已被世界医学界所公认。其能疏通经络，机体的经络通畅，气血运行流畅，则"通则不痛"；头部穴位与大脑相应躯体感觉皮质相对应，一定的刺激频率和强度可激活大脑神经细胞，调节神经平衡。此外，针灸可改善机体身心状况、镇静、安眠、减压、有效缓解急慢性疼痛、治疗创伤后应激障碍等，现多用于幻肢痛的辅助治疗，临床取穴以足阳明胃经、足太阴脾经、手阳明大肠经、足厥阴肝经、手少阴心经经穴以及头皮感觉区、夹脊穴、阿是穴为主，还可配合头针、耳针、眼针、灸法、埋线等方法加强疗效。

经皮神经电刺激、超声波和微波对某些幻肢痛患者有一定的治疗效果。理疗、按摩和被动活动可以改善残端的营养变化和局部血供，从而起到一定的治疗作用。

对发病早期且幻肢痛较轻者，可在相应神经干周围局部阻滞，注射 0.5% 利多卡因加入糖皮质激素。

脉冲射频是一种神经调节治疗，机制为脉冲射频激发了疼痛信号传入通路的可塑性改变，产生疼痛的抑制作用；同时，脉冲射频产生的强电磁场效应对受损神经周围炎性递质有灭活作用，改善受损神经周围血液循环，对受损神经起到修复作用。此外，它是间断射频电流，由射频仪间断发出的脉冲式电流传导至针尖垂直前方的脊神经，电流在神经组织附近形成高电压，且电极尖端温度不超过 42℃，这种能量传递不会引起蛋白凝固而破坏痛觉冲动的传递，更不会破坏运动神经功能。间歇期有利于射频电极周围组织的散热，避免了温度明显升高导致神经损伤的可能性。该方法选择性地使传递痛觉的 C 纤维失去活性，从而达到既不破坏神经结构又能镇痛的作用。脉冲射频脊神经治疗幻肢痛的机制可能如下：①激活脊髓背角浅层神经元，抑制伤害性疼痛信号的传入；②激活了减少疼痛感受的脊髓抑制机制；③改变了神经髓鞘细胞的功能，对神经纤维传导电生理产生抑制作用；④增加脊髓后角和后根神经节 SP 及脑组织 β-内啡肽等镇痛物质，抑制脊髓背角 C 纤维诱发电位的长时程反应。

该患者经射频治疗，配合针灸疗法，以及神经阻滞治疗后，疼痛基本缓解，供临床参考。

病例 **45** 日间手术脊髓神经根射频消融治疗多发性骨髓瘤放疗后双下肢麻痛

一、一般资料

患者任某，女，64 岁。

主诉：双下肢麻痛 3 月余，加重 1 周。

现病史：患者 3 个月前无明显诱因出现双下肢木乱不适，无下肢放射痛，曾在当地医院行药物等各种治疗，症状无明显减轻。近 1 周来，双下肢木乱症状逐渐加重，出现剧烈性疼痛，VAS 评分 6 分，夜间明显影响睡眠，活动后症状稍有缓解。曾在当地医院按照腰椎病治疗，症状无改善。今为求进一步治疗，来我院就诊，门诊以"神经病理性疼痛"收入院。

既往史：既往多发性骨髓瘤 2 年，规律性放疗治疗，恢复尚可。否认高血压、糖尿病、冠心病病史，无手术及外伤史，无输血史；否认肝炎、结核等传染病病史，有卡马西平过敏史，未发现其他食物、药物过敏史，预防接种史不详。

个人史：生于原籍，无长期外地居住史。无吸烟饮酒史，无疫区疫水接触史，无工业毒物、粉尘及放射性物质接触史。

婚育史：适龄结婚，育有 1 女，配偶及女儿均体健。

月经史：15（4 ~ 5/28 ~ 30）51，既往月经规律，无痛经史。

家族史：父母已故。否认家族传染病及遗传病史。

二、体格检查

T：36.6 ℃，P：80 次 / 分，R：20 次 / 分，BP：130/96mmHg，H：159mm，BW：59kg。

患者老年女性，发育正常，营养中等，神志清楚，自主体位，检查合作。全身皮肤无黄染、无瘀点、无出血点。全身浅表淋巴结未触及肿大。头颅发育正常，毛发分布均匀，眼睑无水肿，结膜无充血，巩膜无黄染，双侧瞳孔等大等圆，对光反射及调节反射存在，耳、鼻无异常，口唇无发绀，咽部无充血，扁桃体无肿大。颈软，无抵抗，颈静脉无怒张，气管居中，甲状腺无肿大。胸廓对称无畸形，双侧乳房对称，未触及明显包块。双肺呼吸音清晰，未闻及干、湿性啰音。心前区无隆起及凹陷，心界无扩大，心率 80 次 / 分，节律规整，各瓣膜听诊区无闻及病理性杂音。腹部平坦，腹软，无压痛，无反跳痛。肝、脾肋下未触及，Murphy's征阴性，肝、肾区无叩痛，肠鸣音无亢进，移动性浊音阴性。脊柱无畸形，四肢无畸形，双下肢无水肿。双下肢足背动脉搏动正常。肱二头肌反射正常，膝腱反射正常，腹壁反射正常。巴氏征阴性，布氏征阴性。

专科检查：腰椎生理曲度变直，腰椎活动未明显受限。$L_{2\sim4}$棘间压痛（+），叩击痛（-），双侧秩边穴压痛（-），双侧臀中肌压痛（-），双侧臀上皮神经卡压点压痛（-），双侧直腿抬高试验（-），双侧"4"字征（-），双侧梨状肌牵拉试验（-），双侧膝腱反射（++），双侧跟腱反射（++），双下肢肌张力、肌力可，双侧拇趾背伸肌力可，双侧下肢深浅感觉未触及明显异常，VAS评分：6分。

三、辅助检查
暂缺。

四、入院诊断
中医诊断：痹症（气虚血瘀）。
西医诊断：①神经病理性疼痛；②多发性骨髓瘤术后。

五、诊疗经过
患者入院后完善相关检查，无明显异常，经医疗组讨论后决定，神经病理性疼痛诊断明确，既往多发性骨髓瘤术后，有手术指征，已排除手术禁忌，计划于今日行C形臂引导下L_4神经根射频调制术，手术时应注意：避免穿刺过深损伤血管引起出血，术后平卧6小时，防止脑脊液漏，注意术中及手术的必要性和危险性。

患者于介入治疗室由医师行C形臂引导下双腰$_4$脊髓神经根射频调制术，术前签署知情同意书。患者俯卧于治疗床上，腰腹下垫枕，开放静脉通道，常规监测生命体征。在选取L_4椎间孔层面行薄层扫描，层厚1mm，选取椎间孔上1/2部分背根神经节暴露良好且没有横突遮挡的层面，测量入路角度及深度、旁开距离，确定L_4背根神经节的两个穿刺点，并根据CT定位线在皮肤上做标记。常规消毒铺巾，局部皮下1%的利多卡因麻醉，持2根15cm射频针自标记点沿测量的角度穿刺，沿横突根部轻轻下滑有落空感，重复CT序列扫描提示针尖紧贴横突根部，且位于背根神经节上（病例45图1），回抽无出血。进行刺激测试：50Hz 0.5V电刺激能复制出相应部位的疼痛、麻木。2Hz 1.0V电刺激能诱发局部竖脊肌收缩，提示针尖位置良好。各行脉冲射频治疗：45℃ 10min，射频操作完毕。抽取由2%利多卡因5ml 2支＋维生素B_6 200mg＋维生素B_{12} 1mg＋得保松1ml＋0.9%氯化钠适量组成的消炎镇痛液若干，并于上述标记点各注入2ml，治疗操作完毕。

结果：治疗期间患者未出现心慌、头晕、恶心、呕吐等症状，术后生命体征均正常，密切观察病情变化，及时对症处理。

术后注意事项：嘱患者静卧 6 小时，针口 72 小时内避免接触水，以防止针口局部感染。

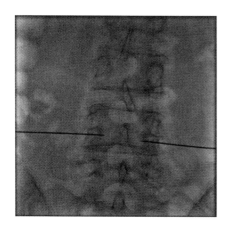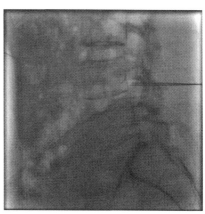

病例 45 图 1　CT 定位下进针

六、出院情况

患者诉双下肢疼痛明显缓解，睡眠、饮食可，大小便规律。

出院医嘱：①避风寒，调饮食，适劳逸，避免情绪激动；②口服药物，芬必得 1 粒 / 次，2 次 / 天；普瑞巴林 1 粒 / 次，2 次 / 天（间隔 8 小时以上），3 天后视情况可增加至 2 粒 / 次，2 次 / 天；③半月后门诊复查，不适随诊。

七、讨论

脉冲射频是一种通过射频电极向靶器官输送间断电磁脉冲射频波，控制射频电极针周围温度不超过 42℃，可避免对靶组织产生不可逆损毁。脉冲射频技术治疗神经病理性疼痛与传统的射频热量凝集不同，因其疗效确切但无麻木和运动功能障碍并发症，被日益广泛应用于临床。

背根神经节作为躯体和大部分内脏痛觉的低级假单极传入神经元，各类伤害性刺激在背根节神经元换能，转化成生物电后经过脊髓背角、脑干、脑桥和丘脑的传导，最后在大脑皮层感觉中枢产生痛觉。组织损伤、病毒或细菌感染经常伴随炎症性疼痛，炎症递质如前列腺素 E_2，组胺、白介素、神经生长因子和缓激肽等作用于背根神经节的外周神经终端伤害性感觉受体，伤害性感受器会对这些物理刺激和刺激性化学物质产生有选择的去极化作用。

　　患者老年女性，系多发性骨髓瘤放疗术后，现症状主要表现为双下肢的木乱不适，近期出现疼痛加重，综合各项，诊断为神经病理性疼痛。曾在他院以腰椎疾患治疗，效不显，今通过一次日间手术，行双侧 L_4 背根神经节的脉冲、射频治疗，即刻效果显著。

病例 **46** 奇神经节感觉根射频配合骶管滴注治疗术后肛门痛

一、一般资料

患者贾某，男，64 岁，肛门坠痛 2 年余。

主诉：肛门坠痛 2 年余。

现病史：患者自诉 2016 年 11 月于外院行痔切除术，2016 年 12 月 20 日于青岛大学医学院附属医院行 PPH 手术、肛乳头切除术，诉肛门疼痛，呈持续性疼痛，无明确疼痛点，诉感觉肛内一圈疼痛，大便规律，日行一次，质软成形，未见便血，排便尚通畅，因肛门疼痛症状多次于外院就诊，诊断为肛门神经痛、盆底痉挛综合征，曾行胃肠镜检查示胃炎、十二指肠球部炎、大肠黑变病、结肠息肉，现为明确诊断，系统治疗，特来我院就诊，门诊以肛门痛收入院。

患者自发病以来神志清，精神一般，饮食尚可，诉饮水、饮食后上腹部胀闷不适，有堵塞感，夜间睡眠差，无发热，小便正常，无明显腹痛，无心慌胸痛，自觉近期体重减轻。

既往史：否认高血压病、心脏病、糖尿病等慢性病病史；否认乙肝、结核等传染病史及其密切接触史。2016 年 11 月于外院行痔切除术，2016 年 12 月 20 日于青岛大学医学院附属医院行 PPH 手术、肛乳头切除术。否认重大外伤及其他手术史，否认输血史；否认药物、食物过敏史，预防接种随当地。

个人史：生于原籍，久居至今，无其他外地久居史，否认疫区长期居住史，生活规律，有吸烟及饮酒史，已戒断，无毒物、粉尘及放射性物质接触史，无冶游史，无重大精神创伤史。

婚育史：25 岁结婚，育有 1 子，配偶及孩子体健。

家族史：父母均体健，否认家族性遗传病及传染病病史。

二、体格检查

T：36.2℃，P：78 次 / 分，R：20 次 / 分，BP：113/76mmHg。

患者老年男性，发育正常，营养中等，神志清楚，自主体位，检查合作。全身皮肤无黄染、无瘀点、无出血点。全身浅表淋巴结未触及肿大。头颅发育正常，毛发分布均匀，眼睑无水肿，结膜无充血，巩膜无黄染，双侧瞳孔等大等圆，对光反射及调节反射存在，耳、鼻无异常，口唇无发绀，咽部无充血，扁桃体无肿大。颈软，无抵抗，颈静脉无怒张，气管居中，甲状腺无肿大。胸廓对称无畸形，双侧乳房对称，未触及明显包块。双肺呼吸音清晰，未闻及干、湿性啰音。心前区无隆起及凹陷，心界无扩大，心率 78 次 / 分，节律规整，各瓣膜听诊区无闻及病理性杂音。腹部平坦，腹软，无压痛，无反跳痛。肝、脾肋下未触及，Murphy's 征阴性，肝、肾区无叩痛，肠鸣音无亢进，移动性浊音阴性。脊柱无畸形，四肢无畸形，双下肢无水肿。双下肢足背动脉搏动正常。肱二头肌反射正常，膝腱反射正常，腹壁反射正常。巴氏征阴性，布氏征阴性。

专科情况：截石位，肛缘皮肤轻度增生隆起，前位可见一明显皮赘，大小约 1cm×1cm，质软无触痛。指诊肛门括约肌紧张度正常，直肠下段未触及明显硬性肿物，右侧位及后位压痛明显。肛镜见母痔区黏膜充血、隆起，无糜烂及溃疡面。

三、辅助检查
暂无。

四、入院诊断
1. 肛门痛。
2. 混合痔。
3. 痔术后。

五、诊断依据
1. 肛门坠痛 2 年余。
2. 患者诉 2 年多前肛门疼痛，呈持续性疼痛，无明确疼痛点，诉感觉肛内一圈疼痛，大便规律，日行一次，质软成形，未见便血，排便尚通畅。
3. 专科情况　同上。
4. 辅助检查　暂无。

六、鉴别诊断
1. 内痔　主要表现为便血或肛门坠胀，可为滴血或手纸带血，也可为大出血，颜色鲜红，可持续性也可间断性，肛门镜检查多可明确诊断。
2. 肛管及直肠恶性肿瘤　表现为便血，黑便或鲜血，大便形状变扁变细，部分有肛门下坠及疼痛，指诊部分可触及菜花样肿物，肠镜见肿物隆起，溃疡性或者菜花型，病理可资鉴别。
3. 肛周脓肿　发生在肛门直肠周围，或伴有发热等全身症状，多由肛隐窝感染导致。

4. 外痔水肿　外痔肿胀，皮肤水肿，伴有局部疼痛下坠，一般无便血。

七、诊疗计划

1. 肛肠科护理常规，III级护理，普通饮食。

2. 完善相关辅助检查　包括血常规、凝血四项、入院五项、肝肾功能、葡萄糖、大小便常规及心电图等。

3. 行焦虑及抑郁量表测量，行骶神经电刺激、镇痛治疗。

八、治疗经过

1. 入院第二天肛肠科主任医师查房记录　患者神志清，精神一般，诉2年多前肛门疼痛，呈持续性疼痛，无明确疼痛点，诉感觉肛内一圈疼痛，大便规律，日行一次，质软成形，未见便血，排便尚通畅。专科情况同上。医师查看病人，详细询问病史，认为患者肛门痛、混合痔、痔术后诊断明确。患者目前疼痛明显，拟于今日在局部麻醉下行肛周药物注射封闭治疗，尽快完善辅助检查，予中医辨证论治后中药口服疏肝理气，患者行汉密尔顿焦虑及抑郁量表测量，予奥氮平及帕罗西汀改善焦虑。患者既往肠镜结果显示肛管直肠炎，予美沙拉嗪栓纳肛治疗直肠炎症，保护肠黏膜。

2. 有创诊疗操作记录

操作名称：肛周药物封闭注射术。

操作时间：2020年9月11日16：00。

操作步骤：今日在病房换药室，患者取左侧卧位，探查见肛缘皮肤大致正常，碘伏棉球常规消毒，铺无菌手术洞巾。行肛内指诊，患者诉肛管后位及左后位压痛明显，曲安奈德注射液与利多卡因注射液1：1混匀，再次消毒肛周皮肤。行肛周皮肤点状注射，分别注射在肛缘后位、左后位，无菌纱布及棉球按揉肛周使药物充分分布，纱布压迫针眼。无菌敷贴固定。

结果：过程顺利，患者无头晕心慌，安返病房。

术后注意事项：平卧1小时，保持肛周清洁干燥。

3. 术后第二天主任医师查房记录　患者神志清，精神一般，表情淡漠，饮食可，夜间睡眠差，需口服安眠药物协助睡眠，小便已解，大便日行一次，诉肛门疼痛无明显缓解，无腹痛、腹胀，无其他不适。查体见：肛门局部无渗血、渗液，敷料干燥、整洁。医师查看病人后，指出患者情绪悲观，嘱患者放松心情，适当活动，合理饮食，治疗上继续镇痛，予七叶皂苷钠静脉用药改善静脉循环，继续抗焦虑治疗，中药口服，周一继续骶神经电刺激治疗。

4．术后第三天日常病程记录　　患者神志清，精神一般，表情淡漠，饮食可，夜间睡眠需口服安眠药物协助睡眠，小便正常，大便日行一次，未见便血，无肛内肿物脱出，诉肛门疼痛，无明显疼痛点，坠胀不适，无腹痛、腹胀，无其他不适。查体见：肛门局部无渗血、渗液，予美沙拉嗪栓纳肛。嘱患者放松心情，治疗上继续镇痛，予七叶皂苷钠静脉用药改善静脉循环，继续抗焦虑治疗，中药口服，周一继续骶神经电刺激治疗。

5．术后第五天主任医师查房记录　　患者神志清，精神一般，表情淡漠，饮食可，夜间睡眠差，需口服安眠药物协助睡眠，小便已解，今日大便未解，患者因个人原因昨日未行骶神经电刺激治疗，原因不详，患者诉肛门疼痛无明显缓解，无其他不适，疼痛不影响走路。医师查看病人后，嘱今日行肛周药物封闭注射治疗镇痛，嘱患者放松心情，适当活动，合理饮食，治疗上继续镇痛，予七叶皂苷钠静脉用药改善静脉循环，继续抗焦虑治疗，中药口服，继续骶神经电刺激治疗。

6．第二次有创诊疗操作记录

操作名称：肛周药物封闭注射术。

操作时间：2020 年 9 月 15 日 14：53。

操作步骤：今日在病房换药室，患者取左侧卧位，探查见肛缘皮肤大致正常，碘伏棉球常规消毒，铺无菌手术洞巾。行肛内指诊，患者诉肛管后位及肛管右中位、右后位压痛明显，曲安奈德注射液、利多卡因注射液、亚甲蓝注射液以 1：1：1 混匀，再次消毒肛周皮肤。行肛周皮肤点状注射，分别注射在肛缘后位、右后至右中位，无菌纱布及棉球按揉肛周使药物充分分布，纱布压迫针眼。无菌敷贴固定。

结果：过程顺利，患者无头晕心慌，安返病房。

术后注意事项：平卧 1 小时，保持肛周清洁干燥。

7．术后第四天主任医师查房记录　　患者神志清，精神一般，表情淡漠，患者昨晚诉肛门疼痛症状减轻，饮食可，夜间口服佐匹克隆协助睡眠，小便已解，大便未解，无便意，患者诉今晨肛门疼痛症状较昨晚加重，坠胀不适，无明确疼痛点，无腹痛、腹胀。患者 9 月 16 日诉呼吸不畅，无胸闷胸痛及憋气，行肺功能检查未见明显异常。行腰骶段核磁示椎间盘轻度膨出。今日行肛门镜检查，肛管齿线区黏膜轻度充血，无异常肿物增生及黏膜糜烂，肛缘皮肤大致正常。医师查看病人后，嘱患者放松心情，合理饮食，治疗上继续镇痛，改善静脉循环，继续抗焦虑治疗，予脉络舒通颗粒口服行气通络，每日骶神经电刺激治疗。

8．术后第七天会诊记录　　患者于肛肠科住院行骶神经电刺激、静脉镇痛、局部封闭治疗，现患者诉肛门仍有疼痛不适，为进一步治疗，特邀疼痛科刘垒主任医师会诊，会诊意见：患者肛内疼痛明显，隐痛为主，不影响夜间睡眠及行走。结合查体及影像学检查，考虑：肛周神经病理性疼痛。建议：①肛周 MR；②普瑞巴林 150mg，口服，2 次／日；③建议疼痛科奇神经节射频治疗。根据会诊意见予上述药物口服，与患者沟通病情，拟于今日转入疼痛科进一步检查治疗。

9．转出、转入记录　患者贾某，男，64 岁，因肛门坠痛 2 年余。主诉于 2020 年 9 月 11 日 10 时 09 分入住肛肠一科。现转入疼痛科。

入院情况：患者自诉 2016 年 11 月于外院行痔切除术，2016 年 12 月 20 日于青岛某医院行 PPH 手术、肛乳头切除术，诉肛门疼痛，呈持续性疼痛，无明确疼痛点，诉感觉肛内一圈疼痛，大便规律，日行一次，质软成形，未见便血，排便尚通畅，因肛门疼痛症状多次于外院就诊，诊断为肛门神经痛、盆底痉挛综合征，曾行胃肠镜检查示：胃炎、十二指肠球部炎、大肠黑变病、结肠息肉。

专科情况：截石位，肛缘皮肤轻度增生隆起，前位可见一明显皮赘，大小约 1cm×1cm，质软无触痛。指诊肛门括约肌紧张度正常，直肠下段未触及明显硬性肿物，右侧位及后位压痛明显。肛镜见母痔区黏膜充血、隆起，无糜烂及溃疡面。

诊疗经过：患者入院后完善辅助检查，行骶尾部 MR 示椎间盘轻度膨出，行汉密尔顿焦虑、抑郁量表测量，予奥氮平改善情绪，予镇痛、改善静脉循环治疗，予骶神经电刺激治疗。于 2020 年 9 月 11 日、2020 年 9 月 15 日分别在局部麻醉下行肛周药物注射封闭术。予辨证论治后中药口服疏肝理气。患者诉行肛周药物封闭注射术后疼痛有改善，仍有肛门下坠不适，请疼痛科会诊，建议转科行奇神经射频治疗。

目前情况：患者诉行肛周药物封闭注射术后疼痛有改善，仍有肛门下坠不适，大便规律，饮食可，睡眠差，需口服药物协助睡眠，未见便血，肛门疼痛部位不明确，小便正常。专科情况：截石位，肛缘皮肤轻度增生隆起，指诊直肠下段未触及明显硬性肿物，后位偏左侧有压痛。肛镜见母痔区黏膜轻度充血，无糜烂及溃疡面。

目前诊断：①肛门痛；②混合痔；③痔术后。

转科目的：行奇神经射频治疗。

注意事项：保持大便通畅，改善睡眠，嘱患者放松心情。

10．术前讨论

术前诊断。中医诊断：痹症（气滞血瘀）；西医诊断：①肛门痛；②神经病理性疼痛；③混合痔；④痔术后。

手术指征：患者肛门隐痛影响日常生活。

拟施手术名称和方式：非 DSA 引导下奇神经节感觉根射频温控热凝术＋神经阻滞麻醉＋骶管滴注。

拟施麻醉方式：局部麻醉＋心电监护。

术中术后可能出现的风险及应对措施：麻醉意外，术后可能并发感染。术中风险在于该病人疼痛耐受情况，已与患者及其家属交代并签署知情同意书，术前应积极准备，与患者充分沟通；术中要密切观察患者生命体征，防止意外的产生；围术期内注意监测生命体征，术后密切观察病情变化，术后注意伤口清洁干燥，及时换药，预防感染。

特殊的术前准备内容：术前和患者及家属积极沟通病情及治疗方案，签署知情同意书。

注意事项：保持大便通畅，改善睡眠，嘱患者放松心情。

手术者术前查看患者情况：医师术前查看患者，已将患者病情及介入的必要性、成功率以及，并发症等向患者及家属进一步讲解，患者及家属表示理解并同意。

11. 转入第二天副主任医生查房记录　今日查房，患者自诉肛门内疼痛，饮食睡眠一般，二便调。专科查体：肛左侧有压痛，肛周压痛（-），双下肢腱反射（++），肌力及肌张力未见明显异常，双下肢深浅感觉未见异常，病理征（-）。医师查房分析综合患者的症状、体征，患者目前诊断，中医诊断：痹症（气滞血瘀）；西医诊断：肛门痛、神经病理性疼痛、混合痔、痔术后。患者目前无明显手术禁忌证，定于今日于介入室行非 DSA 引导下奇神经节感觉根射频温控热凝术＋神经阻滞麻醉＋骶管滴注，术前与患者充分交流，签署知情同意书，余治疗方案暂不变，继续观察病情变化。

12. 术后首次病程记录

手术完成时间：2020 年 9 月 22 日 17：40。

患者于介入治疗室行非血管 DSA 引导下骶管滴注＋奇神经节感觉根射频温控热凝术＋神经阻滞麻醉，术前签署知情同意书。患者俯卧于治疗床上，腰腹下垫枕，开放静脉通道，常规监测生命体征。DSA 定位骶$_5$与尾骨间隙及骶管裂孔位置。局部皮下 1% 的利多卡因麻醉，在 C 形臂引导下，用 15cm 长，裸露端 0.5cm 射频穿刺针经标记点垂直皮肤向 S$_5$ 与尾骨间隙穿刺，正位透视引导下缓缓进针至 S$_5$ 与尾骨间隙，到达奇神经周围，回抽无出血。注射造影剂，奇神经节显示良好（病例 46 图 1、病例 46 图 2）。连接射频仪，测量阻抗，阻抗值均符合参数范围，测量阻抗完毕后，行感觉及运动刺激，无异常感觉和运动后，行 42° 脉冲射频 10 分钟，患者没有出现麻胀热感、触电感，射频热凝术操作完毕，拔出电极。

后行骶管滴注治疗，抽取 1% 利多卡因局部麻醉骶管裂孔位置，后抽取由 2% 利多卡因 2ml ＋甲钴胺 1mg ＋曲安奈德注射液 40mg ＋ 0.9% 氯化钠适量组成的消炎镇痛液，在骶管裂孔处，用 7 号普通针头，垂直皮面快速进针，越过骶尾韧带，阻力感消失，注气无抵抗，皮下无气串，针尖已经进入骶管，然后以每分钟 5ml 的速度缓慢注入消炎镇痛液 20ml，注射完毕后快速出针，迅速用无菌纱布按压针孔 2 分钟，针孔无出血无渗液，骶管冲击疗法操作成功。无菌敷料贴敷。

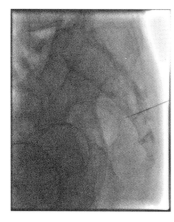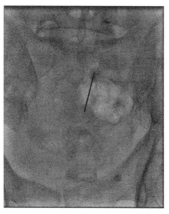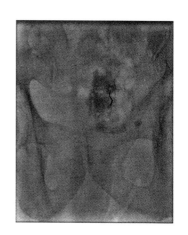

病例 46 图 1　透视引导下进针　　　　　　　　　病例 46 图 2　造影剂注入

结果：患者在整个治疗过程中生命体征平稳，无心慌、头疼、无恶心呕吐等不适症状。治疗结束后，患者精神状态好，无其他不适症状，叮嘱患者术后注意事项后，以平车推回病房。

术后注意事项：嘱患者适当活动，避免腰骶部不当受力动作，针口 72 小时内避免接触水，以防止针口局部感染。

13. 术后第一天副主任医师查房　患者诉肛门疼痛较前改善不明显，饮食可，睡眠一般，大小便正常。术后第一天暂不查体。医师查房后分析：患者昨日已行奇神经射频温控热凝术为主的综合治疗方案，今日加以普瑞巴林及曲马多止痛，余治疗不变，继观。

14. 术后第二天主治医师查房　患者诉肛门仍有隐痛不适感，饮食可，睡眠一般，大小便正常。专科查体：肛左侧有压痛，肛周压痛（-），双下肢腱反射（++），肌力及肌张力未见明显异常，双下肢深浅感觉未见异常，病理征（-）。医师查房分析，患者症状缓解不明显，继续止痛治疗，余治疗暂不变，继观。

15. 术后第三天副主任医师查房　患者自诉肛门疼痛缓解不明显，饮食可，睡眠一般，二便正常。专科查体同前。医师查房分析，考虑患者症状缓解不明显，今日于门诊行 S_3、S_4 神经阻滞治疗，同时予以普瑞巴林 150mg，2 次／天，余治疗方案暂不变，继续观察病情变化。

16. 第二次有创诊疗操作记录

操作名称：骶管滴注＋神经阻滞治疗。

操作时间：2020 年 9 月 25 日 10：46。

操作步骤：患者于门诊治疗室由医师行骶管滴注＋$S_{3,4}$ 神经阻滞治疗，术前签署知情同意书。患者俯卧于治疗床上，充分暴露腰臀部，标记骶管裂孔及双侧 S_3、S_4 后孔位置，用0.75%碘伏无菌棉球以标记点为中心进行常规消毒，铺无菌洞巾。抽取1%利多卡因局部麻醉，后抽取由2%利多卡因2ml＋甲钴胺1mg＋曲安奈德注射液40mg＋0.9%氯化钠适量组成的消炎镇痛液，在骶管裂孔处，用7号普通针头，垂直皮面快速进针，越过骶尾韧带，阻力感消失，注气无抵抗，皮下无气串，针尖已经进入骶管，然后以每分钟5ml的速度缓慢注入消炎镇痛液20ml，注射完毕后快速出针，迅速用无菌纱布按压针孔2分钟，针孔无出血无渗液，再用胶布将无菌棉球加压固定，骶管冲击疗法操作成功。后于双侧S_3、S_4后孔抽取1%利多卡因局部麻醉，后抽取由2%利多卡因2ml＋甲钴胺1mg＋曲安奈德注射液40mg＋0.9%氯化钠适量组成的消炎镇痛液各注射3ml，操作结束后局部敷贴覆盖。

结果：治疗过程中，患者生命体征平稳，无心慌，无头疼，无恶心、呕吐等不适。治疗结束后，安返病房。

术后注意事项：嘱患者针口72小时内不要接触水，以防止感染。

17. 术后第三天副主任医师查房 患者自诉肛门疼痛较前缓解，饮食睡眠可，二便正常。专科查体：肛左侧压痛减轻，肛周压痛（－），双下肢腱反射（++），肌力及肌张力未见明显异常，双下肢深浅感觉未见异常，病理征（－）。患者对治疗效果满意，主动要求明日出院。医师查房分析，患者肛门疼痛症状基本缓解，同意其明日出院，嘱出院后勿受凉，勿劳累，2周后复诊，不适随诊。

九、出院情况

患者自诉肛门疼痛较前缓解，饮食睡眠可，二便正常。专科查体：肛左侧压痛减轻，肛周压痛（－），双下肢腱反射（++），肌力及肌张力未见明显异常，双下肢深浅感觉未见异常，病理征（－）。鉴于病情稳定好转，准予出院。

出院医嘱：①嘱患者出院后注意饮食休息，避免受凉，加强腰臀功能锻炼，增加肌肉力量；②半月后复查，不适随诊。

十、讨论

术后肛门部疼痛是无器质性病变、病因不明的一组剧烈疼痛综合征，也是一种治疗困难的神经病理性疼痛。临床常采用药物、物理治疗、神经阻滞等治疗，疗效并不理想。

射频热凝（RFT）术是一种新型的疼痛治疗技术，由于并发症少、定位准确、不良反应少、作用显著以及复发率低等诸多优点被广泛应用于临床治疗中，成为目前治疗疼痛的重要方法之一。其原理是通过调节射频仪输出功率，将周围神经组织局部加热到70～75℃，使传导痛、温觉的$A\delta$和C纤维遭到破坏，而传导触觉的$A\alpha$和β

纤维的功能得以保留，从而选择性地阻断传导痛觉的 Aδ 和 C 纤维而达到既缓解疼痛又保留局部触觉和运动的目的。

交感神经系统在神经病理性疼痛的产生中扮演重要角色，在临床也发现，交感神经阻滞可明显减轻灼性神经痛和反射性交感营养不良患者的疼痛和痛觉过敏症状。盆部与骶部交感干位于骶骨前面，骶前孔内侧，每侧有 2～3 个交感神经节，尾部交感干两侧合并为奇神经节，位于尾骨前面。盆部交感干发出分支至会阴部、盆腔脏器与盆底。临床多报道对奇神经节进行神经阻滞可以治疗肛门部疼痛。

临床研究基本证实，脉冲射频对奇神经节不会造成病理性的损毁，但是从微观上对神经的突触活性与传导功能、细胞因子等有一定的影响，从而对奇神经节的节后纤维功能持续性抑制，可改善血液循环障碍，加快致痛物质的清除，促进脏器功能恢复，充分发挥机体抵御疾病的能力，提高维护自身内环境平衡的能力。

患者在肛肠科先后行骶神经电刺激、静脉镇痛、局部封闭治疗，以及药物对症治疗，效果不显著，转入疼痛科，针对该患者症状，通过先后两次奇神经节感觉根射频温控热凝术配合骶管滴注和神经阻滞治疗，获得满意效果，供临床参考。

病例 47 感觉根温控热凝术配合双侧腰交感神经节射频脉冲治疗腰椎术后下肢痛

一、一般资料

患者倪某，男，78 岁，腰部及双下肢疼痛 43 年。

主诉：腰部及双下肢疼痛 43 年。

现病史：患者 1976 年工作时被重物砸伤腰部，120 急救送入济南市中心医院，诊断为腰椎骨折，行手术治疗。术后出现腰部及双下肢疼痛，逐年加重，服用加巴喷丁、奥施康定等药物止痛。2009 年因腰椎管狭窄于济南市军区总医院行手术治疗，治疗后双下肢疼痛加重，右下肢麻木，肌力下降，需肌肉注射吗啡、哌替啶（杜冷丁）止痛。1 年前患者因双下肢疼痛剧烈，右下肢较重，不能平卧、站立，右下肢麻木，坐位时疼痛略有缓解，于 2019 年 6 月 1 日在我科住院治疗，给予背根节射频热凝术＋骶骨置管治疗，术后患者双下肢疼痛明显减轻，住院 14 天病情好转出院。

出院后患者一般情况可，1 个月后双下肢疼痛反复，逐渐加重至射频治疗前状态。后曾就诊于齐鲁医院、北京等各大医院，给予药物治疗，以止痛、营养神经为主，疼痛缓解不理想。现仍有双下肢疼痛剧烈，双膝关节以下肌力 0 级，以右下肢疼痛为重，夜间疼痛加重，只能短时间睡眠，今为求进一步治疗，来我院就诊，门诊以"脊柱内固定术后疼痛，神经病理性疼痛"收入院。

患者发病以来，饮食可，睡眠差，大便干，需使用开塞露，小便排便费力。体重未见明显变化。

既往史：既往体健。否认有高血压、冠心病、糖尿病等慢性病史；否认肝炎、结核、伤寒等传染病病史；无重大外伤及输血史；对硫辛酸、营养神经类药物过敏（具体药物不详）；未发现其他药物及食物过敏史。预防接种史不详。

个人史：生于原籍，无外地久居史；无疫区、疫水接触史，吸烟 40 余年，约 1 包／天，60 岁后戒烟。无饮酒史，无其他不良嗜好。

婚育史：26 岁结婚，育有 2 子 2 女，配偶及子女均体健。

家族史：父母去世（具体不详），有 1 个哥哥，健在，否认家族遗传病史。

二、体格检查

T：36.5℃，P：76 次／分，R：16 次／分，BP：133/77mmHg。

患者老年男性，发育正常，营养中等，神志清楚，自主体位，检查合作。全身皮肤无黄染、无瘀点、无出血点。全身浅表淋巴结未触及肿大。头颅发育正常，毛发分布均匀，眼睑无水肿，结膜无充血，巩膜无黄染，双侧瞳孔等大等圆，对光反射及调节反射存在，耳、鼻无异常，口唇无发绀，咽部无充血，扁桃体无肿大。颈软，无抵抗，颈静脉无怒张，气管居中，甲状腺无肿大。胸廓对称无畸形，双侧乳房对称，未触及明显包块。双肺呼吸音清晰，未闻及干、湿性啰音。心前区无隆起及凹陷，心界无扩大，心率 76 次 / 分，节律规整，各瓣膜听诊区无闻及病理性杂音。腹部平坦，腹软，无压痛，无反跳痛。肝、脾肋下未触及，Murphy's 征阴性，肝、肾区无叩痛，肠鸣音无亢进，移动性浊音阴性。脊柱后凸，四肢无畸形，双下肢无水肿。双下肢足背动脉搏动正常。肱二头肌反射正常，腹壁反射正常。

专科查体：腰椎后凸侧弯畸形，腰椎活动明显受限。脊柱正中见一长约 20cm 手术瘢痕。$L_{2/3}$、$L_{3/4}$、$L_{4/5}$、L_5/S_1 棘间及椎旁压痛（+），双侧直腿抬高试验（-），双侧 "4" 字征（-），双侧梨状肌牵拉试验（-），双侧膝腱反射（+），双侧跟腱反射（+），双下肢肌张力可，双侧下肢远端肌力 0 级，右下肢近端肌力 5 级，左下肢近端肌力 4⁻ 级，右下肢膝关节以下深浅感觉缺失，重刺激足底疼痛。左下肢深浅浅感觉减退，巴氏征（-）。

三、辅助检查

2018 年 6 月 2 日（本院）腰椎 CT：腰椎术后改变，请结合临床。腰椎退行性变、L_5/S_1 间盘膨出（病例 47 图 1）。

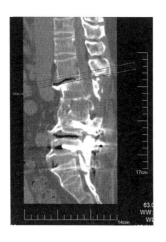

病例 47 图 1　CT 侧位影像

四、入院诊断

中医诊断：腰痛病（瘀血阻络）。

西医诊断：①脊柱内固定术后疼痛；②神经病理性疼痛。

五、诊断依据

中医辨证辨病依据：患者老年男性，腰部及双下肢疼痛43年，43年前外伤后腰椎骨折，先后2次行开窗手术治疗。腰部疼痛缓解，仍有双下肢疼痛反复发作，逐渐加重，夜间明显，严重影响睡眠。饮食可，大便干，需要开塞露辅助，小便费力，舌质暗红，苔白，脉沉缓。综观脉症，四诊合参，该病属于祖国医学的"腰痛病"范畴，证属瘀血阻络。患者由于长期外伤手术后疼痛，久痛入络，经络阻滞不通，气血运行不畅，加之风、寒、湿邪入侵，更益全身气血运行不畅，不通则痛。舌脉也为瘀血阻络之象。总之，本病病位在腰部，病属标实，考虑病程迁延日久，病情复杂，预后一般。

西医诊断依据。①主诉：腰部及双下肢疼痛43年；②43年前外伤后腰椎骨折，先后2次行开窗手术治疗。腰部疼痛缓解，仍有双下肢疼痛反复发作，逐渐加重，夜间明显，严重影响睡眠；③专科查体：同上；④辅助检查，腰椎CT（2018年6月2日本院）：腰椎术后改变，请结合临床；腰椎退行性变；L_5/S_1间盘膨出。

六、鉴别诊断

1. 周围神经病变   多种病因诱发的四肢远端的多发性周围神经损害，表现为肢体远端感觉、运动及自主神经障碍。本患者曾行双下肢肌电图提示周围神经损害。本患者腰椎外伤术后疼痛，伴有周围神经损害，发作诱因明确，长期疼痛，形成神经病理性疼痛。

2. 下肢静脉血栓形成   本病因下肢静脉回流不畅，血液高凝引起。主要症状表现为患肢疼痛，充血肿胀，皮肤淤紫。本患者长期双下肢膝关节以下疼痛，但无充血肿胀，皮肤淤紫，疼痛呈阵发性加剧，暂不考虑本病。

七、诊疗计划

1. 中医科Ⅱ级护理。

2. 完善各项辅助检查   如血常规、CRP、ESR、肝功能、肾功能、心电图、胸片等，以排除治疗禁忌。

3. 继续给予盐酸羟考酮缓释片、曲马多缓释片、地佐辛注射液止痛等对症治疗，择期给予C形臂引导下腰背根节射频脉冲治疗。

4. 积极和患者及家属沟通病情，患者长期慢性疼痛，属于慢性难治性疼痛、神经病理性疼痛范畴。在积极治疗的基础上，需患者自身正确对待本病，努力提高疼痛阈值，以达到比较理想的止痛效果。

八、治疗经过

1. 入院第二天主任医师查房记录　患者入院第二天，仍有睡前疼痛剧烈，NRS 评分 8 分，给予吗啡注射液止痛治疗，半小时后疼痛减轻，夜间睡眠可。今晨 NRS 评分 4 分。查体：腰椎后凸侧弯畸形，腰椎活动明显受限。脊柱正中见一长约 20cm 手术瘢痕。$L_{2/3}$、$L_{3/4}$、$L_{4/5}$、L_5/S_1 棘间及椎旁压痛（+），双侧直腿抬高试验（-），双侧"4"字征（-），双侧梨状肌牵拉试验（-），双侧膝腱反射（+），双侧跟腱反射（+），双下肢肌张力可，双侧下肢远端肌力 0 级，右下肢近端肌力 5 级，左下肢近端肌力 4⁻ 级，右下肢膝关节以下深浅感觉缺失，重刺激足底疼痛。左下肢深浅浅感觉减退，巴氏征（-）。钙：2.17mmol/L↓；三酰甘油：3.28mmol/L↑；D-二聚体：0.89mg/L↑；胸片示：双肺多发小叶性肺炎，请结合临床。医师查房后，分析：患者病史明确，目前诊断明确，中医诊断为腰痛病（瘀血阻络）；西医诊断为脊柱内固定术后疼痛、神经病理性疼痛。患者入院检查无明显禁忌，夜间疼痛剧烈，准备今日行 L_4、L_5、S_1 脊神经背根节射频热凝术，术前与患者及家属充分沟通签署知情同意书，余治疗不变，继观。

2. 术前讨论

手术指征：患者双下肢疼痛剧烈，疼痛严重影响日常生活及睡眠。

拟施手术名称和方式：非血管 DSA 引导下感觉根射频温控热凝术。

拟施麻醉方式：局部麻醉＋心电监护。

术中术后可能出现的风险及应对措施：麻醉意外，术后可能并发感染。术中风险在于该病人疼痛耐受情况，已与患者及其家属交代并签署知情同意书，术前应积极准备，与患者充分沟通；术中要密切观察患者生命体征，防止意外的产生；围术期内注意监测生命体征，术后密切观察病情变化，术后注意伤口清洁干燥，及时换药，预防感染。

特殊的术前准备内容：术前和患者及家属积极沟通病情及治疗方案，签署知情同意书。

注意事项：介入治疗的难点是充分松解，已将术中及术后可能出现的危险和并发症向病人及家属讲明，其表示理解，同意介入治疗，并在协议书上签字。

手术者术前查看患者情况：医师术前查看患者，已将患者病情及介入的必要性、成功率以及可能的并发症等向患者及家属进一步讲解，患者及家属表示理解并同意。

3. 术后首次病程记录

手术完成时间：2019 年 10 月 18 日 17：50。

患者于介入治疗室由医师行感觉根温控热凝术＋侧隐窝臭氧注射。术前签署知情同意书。患者俯卧于治疗床上，腰腹下垫枕，开放静脉通道，常规监测生命体征。在 C 形臂引导下定位前后位右侧的 L_4、L_5、S_1 横突根部与上关节突外侧缘交界处的体表投影点，做好标志。常规消毒铺巾，局部皮下1%的利多卡因麻醉，在X光定位下穿刺，沿横突根部轻轻下滑有落空感，X片正位针尖紧贴横突根部，斜位片针在"狗耳"根部，"狗眼"上缘，针尖不超过"狗耳"根部前方，侧位在椎间孔后下方，上关节突外侧缘，针尖不要超过椎间孔后缘，回抽无液体。进行刺激测试：50Hz 0.5V电刺激能复制出相应部位的疼痛、麻木。2Hz 1.0V电刺激能诱发局部竖脊肌收缩，提示针尖位置良好。分别行 L_4、L_5、S_1 背根神经节脉冲射频调制术，每个8分钟，患者没有出现麻胀热感、触电感，射频热凝术操作完毕。退出射频针，到侧隐窝位置，注射40%臭氧各2ml，操作完毕。患者在整个治疗过程中生命体征平稳，无心慌、头疼、恶心呕吐等不适症状。

4. 术后第一天主治医师查房记录　　今日查房，患者诉右下肢疼痛感仍较明显，昨晚睡前疼痛剧烈，NRS评分8分，给予吗啡注射液止痛，夜间10：00后入睡，睡眠较前明显好转。今晨NRS评分4分。饮食好，二便正常。医师查房分析，术后第二天，患者双下肢疼痛时间、范围较前好转，仍有暴发痛，考虑疼痛时间长久导致中枢敏化，中枢不同水平相继出现的可塑性改变和持续来自受损神经以及来自体表触发区的伤害性刺激，可能进一步存进大脑皮层的功能重组过程治疗不变，此类疼痛治疗难度大，嘱患者勿焦躁，继续目前治疗，继观。

5. 术后第二天日常病程记录　　今日查房，患者一般情况可，仍有睡前双下肢疼痛明显，以右下肢足底疼痛为多，昨日白天未出现暴发痛。进一步和患者沟通病情，分析患者疼痛规律，入院行射频治疗后，从疼痛时间、疼痛范围、疼痛对睡眠的影响方面评估，均较术前有进步，继观疗效。

6. 术后第三天主任医师查房记录　　今日查房，患者自诉双下肢较前有所好转，白天无明显暴发痛，仍有睡前疼痛剧烈，NRS评分8分，给予吗啡注射液止痛，夜间10点后入睡，睡眠好。今晨NRS评分4分。饮食好，二便正常。医师查房分析，患者入院行 L_4、L_5、S_1 背根节脉冲射频后，疼痛较前减轻，但未达到明显止痛目的，进一步和患者及家属沟通病情，指出患者疼痛特点，此类疼痛治疗难度大，指导患者勿焦躁，提高抗痛能力，继续目前治疗，继观。

7. 术后第四天副主任医师查房记录　　今日查房，患者病情稳定，仍有睡前疼痛剧烈，自诉双下肢较前有所好转，白天无明显暴发痛，仍有睡前疼痛剧烈，NRS评分8分，给予吗啡注射液止痛，夜间10点后入睡，睡眠好。白天疼痛较轻。NRS评分3分。仍有大便干，需开塞露辅助。医师查房分析，患者长时间应用奥时康定等止痛药物，影响胃肠动力，可给予莫沙必利促进胃肠动力，复方芦荟胶囊加量。患者目前疼痛较前明显减轻，每晚9～10点疼痛明显，可提前至7点服用奥时康定，同时停地佐辛，给予氟比洛芬酯（凯纷）止痛。患者行背根节射频后，疼痛减轻，仍有疼痛明显，可考虑周四行腰交感神经节射频脉冲调制。同时注意和患者加强沟通，减轻患者焦躁情绪，提高抗痛能力，继续目前治疗，继观。

8．术后首次病程记录

手术完成时间：2019 年 10 月 24 日 18：30。

患者于 CT 治疗室由医师行 L_3 交感神经节射频脉冲治疗，术前签署知情同意书。患者俯卧于治疗床上，髂脊下垫枕，开放静脉通道，常规监测生命体征。在 CT 引导下定位进针点及进针路线和进针深度，常规消毒铺巾，局部皮下 1% 的利多卡因麻醉，用 22G、15cm 穿刺针，呈 45°进针，越过横突，抵达 L_3 椎体，滑向腹侧，突破腰大肌筋膜，穿刺到位，回抽无血无液。CT 扫描验证针尖位置。分别行双侧腰₃交感神经节脉冲射频调制术，每个 12 分钟。术后增加温度至 60°，分别热凝 1 分钟。患者没有出现麻胀热感、触电感，射频热凝术操作完毕，拔出电极，感觉根射频热凝操作完毕。结果：患者在整个治疗过程中生命体征平稳，无心慌、头疼、恶心呕吐等不适症状。

9．术后第一天副主任医师查房记录　患者昨日行双侧腰交感神经节射频脉冲，今日查房，患者自述昨晚睡前未出现疼痛加重，夜间睡眠好。昨日应用出现大便质稀，一天大便 5 次，追问病史，患者既往曾经常出现便秘及腹泻交替出现，停用胃肠动力药物及通便药物，给予蒙脱石散（思密达）口服后，腹泻好转。医师查房分析：患者于昨日行 CT 引导下腰交感神经节射频热凝术，夜间疼痛好转，继续注意观察病情变化，及时对症治疗。

10．术后第二天主治医师查房记录　今日查房，患者诉昨晚睡前再次出现疼痛剧烈，不能入睡，考虑患者近期疼痛特点，每晚 9 点左右出现疼痛加剧，应用吗啡后，疼痛减轻，夜间睡眠好，给予生理盐水 1ml 安慰治疗后，患者疼痛稍有减轻，夜间间断睡眠。医师查房后，进一步反复和患者及家属沟通病情，疼痛时间长久导致中枢敏化，中枢不同水平相继出现的可塑性改变和持续来自受损神经以及来自体表触发区的伤害性刺激可能进一步存进大脑皮层的功能重组过程治疗不变。疼痛在治疗好转过程中，出现波动属于常见情况，指导患者正确对待疼痛及疼痛波动过程。嘱患者勿焦躁，继续目前治疗，继观。

11．主任医师查房记录　今日查房，患者一般情况可，夜间睡眠好，睡前疼痛加重，NRS 评分 5 分，常规服用奥施康定后，入睡，未出现疼痛加剧。查体：腰骶部无明显压痛、叩击痛，双侧直腿抬高试验（-），双侧"4"字征（-），双下肢肌张力可，双侧下肢远端肌力 0 级，右下肢近端肌力 5 级，左下肢近端肌力 4⁻级，右下肢膝关节以下深浅感觉缺失，重刺激足底疼痛。左下肢深浅浅感觉减退。医师查房后，分析：患者本次入院行腰交感神经节和背根神经节射频脉冲治疗，疼痛较前减轻，白天疼痛较轻，NRS 评分 4 分，夜间 8：00 ～ 10：00 疼痛明显，以右下肢，尤其足底疼痛为多，疼痛爆发时间较入院前减少，夜间睡眠明显好转。本次入院治疗计划完成，可考虑明日出院，出院后继续常规用药，2 个月后复查，必要时可再次行射频治疗。

九、出院情况

患者无明显腰痛，仍有双下肢疼痛，白天疼痛较轻，NRS 评分 4 分，夜间 8：00 ～ 10：00 疼痛明显，以右下肢，尤其足底疼痛为多，疼痛爆发时间较入院前减少，夜间睡眠明显好转。

出院医嘱：①避风寒，适劳逸，畅情志，调饮食；②2 个月后复查，不适随诊。

十、讨论

手术是治疗椎间盘突出、椎管狭窄等腰椎退行性疾病的常用手段，大部分患者术后可取得较为满意的疗效，但仍有 10%～ 46% 的患者术后依然有顽固性腰骶部疼痛和（或）下肢根性疼痛，严重影响生活质量，称为腰椎术后疼痛综合征（FBSS）。FBSS 的疼痛主要分为轴性疼痛（疼痛集中于腰臀部）和根性疼痛（疼痛沿神经根走行分布），突出复发和手术瘢痕形成是导致 FBSS 根性疼痛的常见原因。腰椎术后根性疼痛表现为下肢持续性神经根支配区域疼痛，发病原因复杂，难以完全明确，目前没有统一的治疗方案，常用的包括药物治疗、物理治疗、微创介入治疗以及再次手术等。

本患者因外伤导致腰椎骨折，术后出现双下肢疼痛，疼痛剧烈，属于中枢性疼痛、神经病理性疼痛，需与腰椎间盘突出引起的神经根刺激性疼痛相鉴别。该病可能与大脑皮层功能重组现象有关。导致大脑皮层发生功能重组的具体过程是多方面的，可能存在于外周和中枢神经系统的不同水平。术后早期，来自受损神经的伤害性刺激传入和重现，某些正常存在的神经纤维联系的功能，对形成早期出现的疼痛和触发区现象可能有关。此后，中枢不同水平相继出现的可塑性改变和持续来自受损神经以及来自体表触发区的伤害性刺激，可能进一步存进大脑皮层的功能重组过程。

对此类术后疼痛，临床一般给予加巴喷丁、美施康定、地佐辛等止痛药物缓解疼痛，必要时给予镇痛泵或肌内注射吗啡、哌替啶（杜冷丁）。随着疼痛医学的发展，微创介入技术开始用于治疗脊柱退行性疾病，其中背根神经节脉冲射频（DRG-PRF）联合背根神经节阻滞（DRGB）常用于治疗腰椎根性疼痛。

患者曾于 2019 年 6 月于我科住院治疗，给予背根节射频热凝术＋骶骨置管治疗，术后疼痛明显减轻，但于出院 1 个月后反复，且回到术前疼痛状态。此次患者再次入院，综合分析、评估后，先后行感觉根温控热凝术配合侧隐窝臭氧注射，与双侧腰交感神经节射频脉冲治疗，术后症状缓解出院恢复观察。

　　FBSS 是腰椎手术后经常需要面临的棘手问题，也是导致术后慢性疼痛以及患者不满意的主要原因。背根神经节的脉冲射频治疗可在短期内显著降低腰椎术后下肢根性疼痛症状，改善功能障碍程度，提高生活质量，具备一定临床疗效和安全性，但可能随术后时间推移而导致再复发，缠绵难愈，我们应当对此类患者延长随访时间进一步观察。

病例48　感觉根射频温控热凝术配合骶神经阻滞治疗膀胱肿瘤术后肛周疼痛

一、一般资料

方某，男，64岁，膀胱肿瘤术后3月余。

主诉：膀胱肿瘤术后3月余。

现病史：患者于4个月前无明显诱因出现无痛性肉眼血尿，呈全程性，暗红色，偶伴不规则血块，就诊于我院，于2020年6月30日在全麻下行膀胱全切输尿管皮肤造口术，术后病理示：左侧壁单发，肿瘤大小3.5cm×2cm×1.5cm。病理分期：$pT_{2b}N_0M_x$免疫组化染色示，B-Tubulin-3（10%+）、RRM1（80%+）、TOPO2a（10%+）、CD34（未显示血管内癌栓）、D2-40（显示淋巴管内癌栓）。手术过程顺利，术中未输血，术后给予对症治疗，准予出院。患者出院后未出现血尿，无尿频、尿痛、尿急，无排尿困难，无畏寒、发热，无腹痛、腹胀，无腰背部不适，无胸闷、憋气等。现患者为求进一步诊治，遂来我院就诊，门诊以"膀胱肿瘤术后"收入院。

患者自发病以来，神志清，精神可，饮食、睡眠可，大便正常，体重无明显变化。

既往史：否认高血压病、糖尿病、心血管疾病病史。自述脑供血不足病史2年，目前未行治疗，膀胱手术史同上。否认肝炎、结核等传染病病史。自述40年前因外伤致左侧股骨骨折，行牵引治疗。否认其他重大外伤及手术史，否认输血史，否认药物及食物过敏史。预防接种随当地。

个人史：生于原籍，无外地久居史及疫区居住史，吸烟40年，约10支/日，饮酒20余年，目前已戒酒2年。

婚育史：适龄结婚，育有1子1女，配偶及子女均体健。

家族史：父母已故，具体病因不详。否认家族遗传性疾病及相关病史。

二、体格检查

T：36.4℃，P：66次/分，R：15次/分，BP：130/73mmHg。

患者老年男性，发育正常，营养中等，神志清楚，自主体位，检查合作。全身皮肤无黄染、无瘀点、无出血点。全身浅表淋巴结未触及肿大。头颅发育正常，毛发分布均匀，眼睑无水肿，结膜无充血，巩膜无黄染，双侧瞳孔等大等圆，对光反射及调节反射存在，耳、鼻无异常，口唇无发绀，咽部无充血，扁桃体无肿大。胸廓对称无畸形，双侧乳房对称，未触及明显包块。双肺呼吸音清晰，未闻及干、湿性啰音。心前区无隆起及凹陷，心界无扩大，心率 66 次 / 分，节律规整，各瓣膜听诊区无闻及病理性杂音。腹部平坦，腹软，无压痛，无反跳痛。肝、脾肋下未触及，Murphy's 征阴性，肝、肾区无叩痛，肠鸣音无亢进，移动性浊音阴性。脊柱无畸形，四肢无畸形，双下肢无水肿。双下肢足背动脉搏动正常。肱二头肌反射正常，膝腱反射正常，腹壁反射正常。巴氏征阴性，布氏征阴性。

专科查体：双肾区无畸形，双肾下极均未触及，双肾区无叩痛，两侧肋脊角区均未闻及血管杂音。双输尿管区无压痛，膀胱无隆突，叩诊呈浊音。正常男性外生殖器。

三、辅助检查

2020 年 7 月 3 日术后病理示：左侧壁单发，肿瘤大小 3.5cm×2cm×1.5cm。病理分期：$pT_{2b}N_0M_x$ 免疫组化染色示，B-Tubulin-3（10% +）、RRM1（80% +）、TOPO2a（10% +）、CD34（未显示血管内癌栓）、D2-40（显示淋巴管内癌栓）。

四、入院诊断

1. 膀胱肿瘤术后。
2. 股骨骨折术后。

五、诊断依据

1. 患者老年男性，因"无痛性肉眼血尿半月"入院。

2. 否认高血压病、糖尿病、心血管疾病病史，自述脑供血不足病史 2 年，目前未行治疗，膀胱手术史同上。否认肝炎、结核等传染病病史。自述 40 年前因外伤致左侧股骨骨折，行牵引治疗，否认其他重大外伤及手术史。

3. 查体　双肾区无畸形，双肾下极均未触及，双肾区无叩痛，两侧肋脊角区均未闻及血管杂音。双输尿管区无压痛，膀胱无隆突，叩诊呈浊音。正常男性外生殖器。

4. 辅助检查　2020 年 7 月 3 日术后病理示左侧壁单发：肿瘤大小 3.5cm×2cm×1.5cm。病理分期：$pT_{2b}N_0M_x$ 免疫组化染色示，B-Tubulin-3（10% +）、RRM1（80% +）、TOPO2a（10% +）、CD34（未显示血管内癌栓）、D2-40（显示淋巴管内癌栓）。

六、鉴别诊断

1. 膀胱结石　表现为排尿突然中断，疼痛放射至远端尿道及阴茎头部，伴排尿困难和膀胱刺激症状。常有终末血尿，B 超能发现膀胱内强光团及声影，随体位移动。

2. 急性膀胱炎　患者尿频、尿急、尿痛等膀胱刺激症状明显，可有肉眼血尿，下腹部可有压痛，一般无肾区叩痛，无寒战、高热等全身症状，血常规一般正常。抗生素治疗时间较短，一般 3 天疗程即可见明显好转。结合病史及辅助检查，可排除。

七、诊疗计划

1. 泌尿外科护理常规，Ⅱ级护理，普通饮食。
2. 完善相关检查，根据检查结果制订进一步治疗方案。

八、治疗经过

1. 入院第一天疼痛科会诊记录　患者系膀胱全切术后，自述肛门疼痛，贵科会诊病史已复习，患者膀胱切除术后 1 月余，术后初期便秘明显，约 1 个月后逐渐出现肛门灼痛，初期口服布洛芬效果可，疼痛逐渐加重，伴双臀部疼痛，加倍口服布洛芬后症状疼痛缓解约 1 小时，臀部受压时疼痛加重，疼痛影响夜间睡眠。考虑：神经病理性疼痛、腰椎间盘突出症？建议：①同意贵科诊治；②行腰椎 MR 检查，排除椎管内神经受压；③给予加巴喷丁，第一次睡前服 300mg，3 次 / 日，口服，根据镇痛效果，可逐渐增加剂量，最高至 3600mg/d。服药后患者可有嗜睡感，属正常现象；④如腰椎 MR 显示椎管内神经压迫，可考虑我科行微创治疗。

2. 入院第二天副主任医师查房记录　患者神志清，精神可，无尿频、尿急、尿痛，无胸闷、憋喘，患者自述肛门疼痛不适。查体：双肾区无畸形，双肾下极均未触及，双肾区无叩痛，两侧肋脊角区均未闻及血管杂音。双输尿管区无压痛，膀胱无隆突，叩诊呈浊音。正常男性外生殖器。医师查房后嘱：患者考虑为膀胱肿瘤术后，肛门部疼痛不适感，请疼痛科会诊后行腰椎 MR 检查，排除椎管内神经受压；给予加巴喷丁，第一次睡前服 300mg，3 次 / 日，口服，根据镇痛效果，可逐渐增加剂量，最高至 3600mg/d。遵医嘱执行，密切关注患者病情变化。

3. 入院第三天日常查房记录　患者入院第 2 天，一般状况良好，神志清，精神好，睡眠可，患者自述肛门疼痛不适较前减轻。查体：双肾区无畸形，双肾下极均未触及，双肾区无叩痛，两侧肋脊角区均未闻及血管杂音。双输尿管区无压痛，膀胱无隆突，叩诊呈浊音。正常男性外生殖器。今日查房嘱：患者一般情况可，今日完善腰椎 MR 检查，继续对症治疗，密切关注病情变化。

4. 入院第六天日常查房记录　今晨查房，患者一般状况良好，神志清，精神好，睡眠可，患者自述肛门疼痛不适较前减轻。查体同前。今日查房嘱：患者一般情况可。今日完善腰椎 MR 检查示：腰椎退行性变；$L_{2/3}$、$L_{3/4}$、$L_{4/5}$ 椎间盘膨出并相应水平双侧隐窝狭窄，继续对症治疗，请骨脊柱科、疼痛科会诊。密切关注病情变化。

5. 入院第八天骨脊柱科会诊记录　患者系膀胱全切术后，诉近期腰骶部疼痛不适感加重，行腰椎 MRI 示：腰椎退行性变；$L_{2/3}$、$L_{3/4}$、$L_{4/5}$ 椎间盘膨出并相应水平双侧隐窝狭窄，病史复习，老年男性。查体：行走正常，腰部活动可，双下肢肌力肌张力正常，双下肢皮肤感觉正常。双下肢直腿抬高60°。MRI：腰椎退变，$L_{4/5}$ 双侧神经根管略窄。考虑：腰椎退变。建议：①继续贵科治疗；②腰围保护下活动；③暂无其余特殊处理。

6. 疼痛科会诊记录　患者膀胱切除术后1月余，术后初期便秘明显，约1个月后逐渐出现肛门灼痛，初期口服布洛芬效果可，疼痛逐渐加重，伴双臀部疼痛，加倍口服布洛芬后症状疼痛缓解约1小时，臀部受压时疼痛加重，疼痛影响夜间睡眠。请贵科会诊后考虑神经病理性疼痛、腰椎间盘突出症？遵贵科会诊意见已行腰椎 MR 检查，排除椎管内神经受压，再次请贵科会诊，病史复习，不赘述。患者肛周及双侧坐骨结节周围疼痛，呈灼热痛，影响睡眠，无大小便障碍。行腰椎 MR 无椎管内神经压迫，考虑会阴神经痛。处理：①同意贵科诊治；②患者止痛药物治疗效果欠佳，可考虑转疼痛科行骶$_{3、4}$神经射频脉冲调制术，奇神经节射频热凝术。

7. 入院第九天副主任医师查房记录　今晨查房，患者一般状况良好，神志清，精神好，睡眠可，患者自述肛门疼痛不适较前减轻。查体同前。今日查房嘱：患者一般情况可。今日完善腰椎 MR 检示：腰椎退行性变；$L_{2/3}$、$L_{3/4}$、$L_{4/5}$ 椎间盘膨出并相应水平双侧隐窝狭窄，继续对症治疗，请骨脊柱科、疼痛科会诊后建议转疼痛科行骶$_{3、4}$神经射频脉冲调制术，充分与患者及其家属沟通相关事宜。密切关注病情变化。

8. 入院第九天脊柱外科会诊记录　患者系膀胱全切术后，诉近期腰骶部疼痛不适感加重，行腰椎 MRI 示：腰椎退行性变；$L_{2/3}$、$L_{3/4}$、$L_{4/5}$ 椎间盘膨出并相应水平双侧隐窝狭窄，特请贵科会诊，病史敬悉。查体：腰椎活动可，下腰椎棘突叩击痛，无明显放射。双侧腰背部肌肉紧张、压痛。双下肢肌力、肌张力及感觉未见明显异常，会阴区感觉未见明显减退。双下肢直腿抬高（-），左"4"字试验（+）。腰椎 MRI：腰椎退行性变；$L_{2/3}$、$L_{3/4}$、$L_{4/5}$ 椎间盘膨出并相应水平双侧隐窝狭窄。马尾神经及脊髓圆锥未见明显压迫。诊断：腰椎间盘突出。建议：①同意贵科目前诊治；②肛门刺痛与腰椎间盘突出暂未发现明显相关性；③随诊。

9. 入院第十二天副主任医师查房记录　患者生命体征平稳，神志清，精神可，无发热，无恶心、呕吐，饮食可，睡眠好，自述。查体：心肺听诊未见明显异常，双肾下极均未触及，无压痛及叩击痛，双输尿管移行区无压痛，膀胱区无压痛，尿道外口无明显红肿。患者及家属要求转科治疗。医师查房分析：患者病情平稳，一般情况可，与患者及其家属沟通后同意转科治疗，密切关注患者病情变化。

10. 入院第十二天转出、转入记录　患者方某，男，64岁。因膀胱肿瘤术后3月余。主诉于2020年8月27日11时3分入住泌尿外一科。现转入疼痛科。

入院情况：患者老年男性，因"无痛性肉眼血尿半月"入院。否认高血压病、糖尿病、心血管疾病病史。自述脑供血不足2年，目前未行治疗，膀胱手术史同上。否认肝炎、结核等传染病病史，自述40年前因外伤致左侧股骨骨折，行牵引治疗，否认其他重大外伤及手术史。查体：双肾区无畸形，双肾下极均未触及，双肾区无叩痛，两侧肋脊角区均未闻及血管杂音。双输尿管区无压痛，膀胱无隆突，叩诊呈浊音。正常男性外生殖器。辅助检查，2020年7月3日术后病理示：左侧壁单发，肿瘤大小，3.5cm×2cm×1.5cm。病理分期：$pT_{2b}N_0M_x$ 免疫组化染色示，B-Tubulin-3（10％+）、RRM1（80％+）、TOPO2a（10％+）、CD34（未显示血管内癌栓）、D2-40（显示淋巴管内癌栓）。入院诊断为膀胱肿瘤术后、股骨骨折术后。

诊疗经过：入院完善相关检查，患者诉肛周疼痛不适，给予止痛对症治疗，请疼痛科会诊后嘱：行腰椎MRI，后示：腰椎退行性变；$L_{2/3}$、$L_{3/4}$、$L_{4/5}$椎间盘膨出并相应水平双侧隐窝狭窄。请骨脊柱科、疼痛科会诊后建议转疼痛科行$S_{3、4}$神经射频脉冲调制术。现为求行$S_{3、4}$神经射频脉冲调制术，转入疼痛科治疗。

目前情况：患者肛周灼痛，神志清，饮食可，夜间睡眠可，无发热，小便正常，大便造瘘，无恶心、呕吐，无腹痛，腹胀症状，体重无明显改变。专科查体：肛周压痛（+），秩边穴压痛（+），双下肢腱反射（++），病理征（-），双下肢深浅关节未见明显异常，双下肢肌力肌张力正常，双足背动脉可。

目前诊断：①膀胱肿瘤术后；②股骨骨折术后。

转科目的：行$S_{3、4}$神经射频脉冲调制术，转入疼痛科治疗。

注意事项：术中注意观察病人反应情况，关注生命体征，准确定位和充分松解。

11. 转入第二天主治医师查房记录　今日查房，患者仍有肛门灼痛不适，影响夜间睡眠。查体：肛周压痛（+），秩边穴压痛（+），双下肢腱反射（++），病理征（-），双下肢深浅关节未见明显异常，双下肢肌力肌张力正常，双足背动脉可。综合本患者症状、体征和辅助检查，患者目前中医诊断为癌痛（瘀血阻络）。西医诊断为肛周痛、膀胱肿瘤术后、股骨骨折术后，诊断明确，患者目前无明显手术禁忌证，定于今日行非DSA引导下感觉根射频温控热凝术＋骶神经阻滞治疗，反复和患者及家属沟通病情，充分交流病情及治疗方案，并签署治疗知情同意书，密切观察病情变化，及时对症处理。

12. 术前讨论

手术指征：患者肛周痛影响日常生活。

拟施手术名称和方式：非DSA引导下感觉根射频温控热凝术＋骶神经阻滞治疗。

拟施麻醉方式：局部麻醉＋心电监护。

术中术后可能出现的风险及应对措施：术中操作可能发生神经、血管、韧带或硬脊膜的意外损伤；麻醉意外；术后可能并发感染；脑脊液外溢。穿刺过程DSA引导，减少意外损伤;射频消融前测阻抗,运动、感觉测试,以验证针尖位置,避免损伤神经。术后注意伤口清洁干燥,及时换药,预防感染。

特殊的术前准备内容:术前和患者及家属积极沟通病情及治疗方案,签署知情同意书。

注意事项:术中注意观察病人反应情况,关注生命体征,准确定位和充分松解。

手术者术前查看患者情况:医师术前查看患者,已将患者病情及介入的必要性、成功率以及可能的并发症等向患者及家属进一步讲解,患者及家属表示理解并同意。

13. 术后首次病程记录

手术完成时间:2020 年 9 月 8 日 15:47。

患者于介入治疗室行非血管 DSA 感觉根射频温控热凝术＋骶神经阻滞＋神经阻滞麻醉,术前签署知情同意书。患者俯卧于治疗床上,腰腹下垫枕,开放静脉通道,常规监测生命体征。DSA 定位双侧 S_3、S_4 后孔。先行右侧 S_3 神经根射频热凝术,局部皮下 1% 的利多卡因麻醉,在 C 形臂引导下,用 15cm 长、裸露端 0.5cm 射频穿刺针经标记点垂直皮肤向相应骶后孔穿刺,正位透视引导下缓缓进针骶后孔间隙,到达骶神经周围(病例 48 图 1A),连接射频仪,测量阻抗,阻抗值均符合组织参数范围,测量阻抗完毕后,行感觉刺激,患者肛周疼痛区域有反射感,依次以 60°、70°、80° 各 1 分钟,患者自觉肛周灼热疼痛感明显减轻,射频热凝术操作完毕,拔出电极。回抽无出血。注射造影剂,骶 $_3$ 神经节显示良好,注射消炎镇痛液 5ml。后行右侧骶 $_4$ 神经根和左侧 S_3、S_4 神经根注射术,手术定位同前,在 C 形臂引导下,用 15cm 长、裸露端 0.5cm 射频穿刺针经标记点垂直皮肤向相应骶后孔隙穿刺,正位透视引导下缓缓进针骶后孔,到达骶神经周围(病例 48 图 1B、C、D),连接射频仪,测量阻抗,阻抗值均符合组织参数范围,测量阻抗完毕后,行感觉刺激,患者肛周疼痛区域有反射感,注射造影剂(病例 48 图 1E),对应骶神经节显示良好,后相继注射消炎镇痛液各 5ml。术毕拔出射频针,无菌贴贴敷。

结果:患者在整个治疗过程中生命体征平稳,无心慌、头疼、恶心呕吐等不适症状。治疗结束后,患者精神状态好,无其他不适症状,叮嘱患者术后注意事项后,以平车推回病房。

术后注意事项:嘱患者适当活动,避免腰骶部不当受力动作,针口 72 小时内避免接触水,以防止针口局部感染。

14. 术后第一天主治医师查房记录　今日查房,患者诉肛周疼痛较昨日减轻,但仍存在疼痛,大小便未见明显异常,饮食可,睡眠可。术后第一天暂不查体。医师结合患者症状和体征分析:患者昨日已行骶神经感觉根射频温控热凝术,术后患者症状好转,术后第一天暂不做效果评价,目前治疗方案暂不改变,继观。

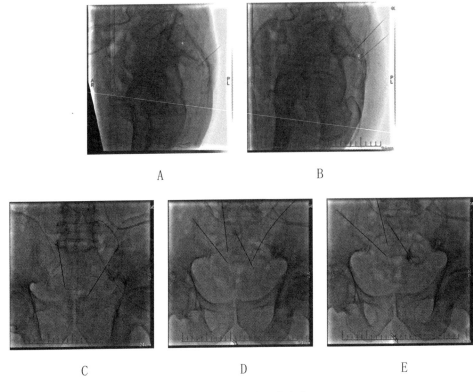

病例 48 图 1　第一次治疗

15. 术后第二天主治医师查房记录　今日查房,患者自诉肛周疼痛范围较前缩小,仍有肛门外周疼痛,饮食睡眠一般,二便正常。专科查体:肛周压痛(+),秩边穴压痛(+),双下肢腱反射（++）,病理征（−）,双下肢深浅关节未见明显异常,双下肢肌力肌张力正常,双足背动脉可。今日医师查房分析:患者症状好转,说明射频热凝已对骶神经功能调整,余治疗方案暂不改变,继观。

16. 术后第三天主治医师查房记录　今日查房,患者自诉下床活动后肛周疼痛较前有所缓解,仍有疼痛,饮食睡眠可,二便正常。专科查体同前。医师查房分析,患者术后三天,今日可行肛周肌肉功能锻炼,考虑患者仍存在疼痛,择日行第二次感觉根射频温控热凝术为主的综合治疗,余治疗不变,继观。

17. 第二次治疗术后首次病程记录

手术完成时间:2020 年 9 月 14 日 13 : 50。

患者于介入治疗室行非血管 DSA 引导下骶₃神经＋奇神经节感觉根射频温控热凝术＋神经阻滞麻醉,术前签署知情同意书。患者俯卧于治疗床上,腰腹下垫枕,开放静脉通道,常规监测生命体征。DSA 定位双侧 S_3 后孔及 S_5 与尾骨间隙。先行 S_3 神经根射频热凝术,局部皮下 1%的利多卡因麻醉,在 C 形臂引导下,用 15cm 长,裸露端 0.5cm 射频穿刺针经标记点垂直皮肤向相应骶后孔穿刺,正位透视引导下缓缓进针骶后孔间隙，到达骶神经周围（病例48图2A），连接射频仪，测量阻抗，阻抗值均符合组织参数范围，测量阻抗完毕后，行感觉刺激，患者肛周疼痛区域有反射感，依次以60°、70°、80°各1分钟，患者自觉肛周灼热疼痛感明显减轻，射频热凝术操作完毕，拔出电极。回抽无出血。注射造影剂，S_3神经节显示良好（病例48图2B），注射消炎镇痛液5ml。

后行奇神经节射频温控热凝术，局部皮下1%的利多卡因麻醉，在C形臂引导下，用长15cm、裸露端0.5cm射频穿刺针经标记点垂直皮肤向S_5与尾骨间隙穿刺，正位透视引导下缓缓进针至S_5与尾骨间隙，到达奇神经周围（病例48图2C），回抽无出血。注射造影剂，奇神经节显示良好（病例48图2D）。连接射频仪，测量阻抗，阻抗值均符合参数范围，测量阻抗完毕后，行感觉及运动刺激，无异常感觉和运动后，依次以60° 1分钟、70° 2分钟，患者没有出现麻胀热感、触电感，射频热凝术操作完毕，拔出电极。无菌敷料贴敷。

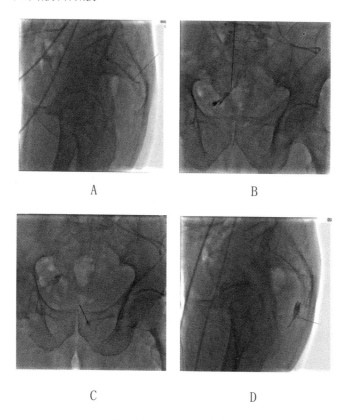

A B C D

病例48图2 第二次治疗

结果：患者在整个治疗过程中生命体征平稳，无心慌、头疼、恶心呕吐等不适症状。治疗结束后，患者精神状态好，无其他不适症状，叮嘱患者术后注意事项后，以平车推回病房。

术后注意事项：嘱患者适当活动，避免腰骶部不当受力动作，针口 72 小时内避免接触水，以防止针口局部感染。

18．术后第二天主治医师查房记录　今日查房，患者未诉明显不适，肛周疼痛较前明显缓解，饮食睡眠可，二便正常。专科查体：肛周压痛（+-），秩边穴压痛（-），双下肢腱反射（++），病理征（-），双下肢深浅关节未见明显异常，双下肢肌力肌张力正常，双足背动脉可。患者对治疗效果满意，主动要求今日出院。医师查房分析，患者肛周疼痛症状基本缓解，同意其今日出院，嘱出院后加强腰背肌锻炼，勿受凉，勿劳累，2 周后复诊，不适随诊。

九、出院情况

出院医嘱：①嘱患者出院后注意饮食休息，避免受凉，加强腰臀部肌肉功能锻炼，增加肌肉力量；②半月后复查，不适随诊。

十、讨论

术后肛周痛是疼痛科医师在临床工作中常遇到的疾病，以女性病人为常见。肛周痛是躯体与交感系统的疼痛综合征，患者常有会阴部的功能失常，并伴有不同程度的心理疾病，甚至抑郁表现。虽然发病率较高，但肛周痛的病因仍然不清楚，也没有明确的证据证明某些固定因素与会阴痛发病存在因果关系。可能的发病因素包括会阴部的慢性病史、会阴部手术史、解剖相关的原因、心理疾病等。慢性、难治性会阴痛表现为坐位时加重的会阴部疼痛，其他症状包括尿失禁、尿频、尿急、便秘、便痛和性功能障碍等，也有表现为自发性外阴、前列腺、睾丸痛，自发性肛门、直肠、肛提肌综合征以及尿道综合征的会阴痛。会阴痛的表现虽然多样，但都有一个共同的特点，即疼痛在一个或两个阴部神经的分布区域。焦虑和抑郁是两个最为常见的伴随症状，且对该病及其合并症的预后有不良反应。

本例患者老年男性，系膀胱肿瘤术后入住泌尿外科，住院后自述症状以肛门疼痛最为棘手。温习其病史，患者膀胱切除术后初期便秘明显，约 1 个月后逐渐出现肛门灼痛，起初口服布洛芬效果可，后疼痛逐渐加重，伴双臀部疼痛，加倍口服布洛芬后症状疼痛缓解约 1 小时，臀部受压时疼痛加重，疼痛严重影响夜间睡眠。入院完善相关检查及止痛对症治疗，疼痛科会诊后给予加巴喷丁，后行腰椎 MRI 示：腰椎退行性变。$L_{2/3}$、$L_{3/4}$、$L_{4/5}$ 椎间盘膨出并相应水平双侧隐窝狭窄。建议转疼痛科行骶 $_{3、4}$ 神经射频脉冲调制术。经先后两次治疗：感觉根（S_3）射频温控热凝术＋（$S_{3、4}$）骶神经阻滞；S_3 神经＋奇神经节感觉根射频温控热凝术＋神经阻滞麻醉，患者疼痛得到了明显的控制。供临床参考。

病例 49　CT 引导下感觉根射频温控热凝术治疗胃癌术后双胁肋部疼痛

一、一般资料

患者樊某，女，69 岁，双胁肋部疼痛 6 年余。

主诉：双胁肋部疼痛 6 年余。

现病史：患者 6 年余前无明显诱因出现双侧胁肋部疼痛，夜间影响睡眠。曾就诊于济南市中心医院，给予肋间神经射频治疗，及营养神经止痛治疗（具体不详），效果不佳。现双侧胁肋部仍有疼痛，无水疱、丘疹，不伴发热、寒战，无肌肉酸痛、关节痛，无头晕、意识不清，无恶心、呕吐，无咳嗽、咳痰，无胸闷、心悸等其他特殊不适。患者为行进一步诊治，今日门诊以神经病理性疼痛收住院。

自发病以来，患者精神饮食可，睡眠欠佳，大、小便正常，近期体重未发现明显下降。

既往史：高血压病史 10 余年，长期服用相关药物治疗（阿司匹林、氨氯地平片等），现控制可。否认有冠心病、糖尿病等慢性病史；否认肝炎、结核等传染病史。既往胃部肿瘤术后 6 年余，现恢复可。否认其他手术及外伤史；未发现食物、药品过敏史。预防接种史不详。

个人史：生于原籍，无外地久居史，无疫区疫水接触史。平日生活规律，无吸烟饮酒史。无工业毒物、粉尘及放射性物质接触史。无治游史。

婚育史：适龄结婚，育有 1 子，配偶及儿子均体健。

月经史：14（4～5/28～30）50。已绝经，既往月经周期规律，无痛经史。

家族史：父母已故，卒因不详，否认家族传染病及遗传病史。

二、体格检查

T：36.4℃，P：64 次 / 分，R：17 次 / 分，BP：142/87mmHg。

患者老年女性，发育正常，营养中等，神志清楚，自主体位，检查合作。全身皮肤无黄染、无瘀点、无出血点。全身浅表淋巴结未触及肿大。头颅发育正常，毛发分布均匀，眼睑无水肿，结膜无充血，巩膜无黄染，双侧瞳孔等大等圆，对光反射及调节反射存在，耳、鼻无异常，口唇无发绀，咽部无充血，扁桃体无肿大。颈软，无抵抗，颈静脉无怒张，气管居中，甲状腺无肿大。胸廓对称无畸形，双侧乳房对称。双肺呼吸音清晰，未闻及干、湿性啰音。心前区无隆起及凹陷，心界无扩大，心率 64 次 / 分，节律规整，各瓣膜听诊区无闻及病理性杂音。腹部平坦，腹软，无压痛，无反跳痛。肝、脾肋下未触及，Murphy's 征阴性，肝、肾区无叩痛，肠鸣音无亢进，移动性浊音阴性。脊柱无畸形，四肢无畸形，双下肢无水肿。双下肢足背动脉搏动正常。肱二头肌反射正常，膝腱反射正常，腹壁反射正常。巴氏征阴性，布氏征阴性。

专科查体：双侧胸廓外形正常，双侧胁肋部自 $T_{8\sim10}$ 水平，前至前正中线，后至后正中线，呈带状痛敏区，局部触痛，皮肤无皮损、无糜烂、无渗出，局部皮肤感觉敏感，余未见明显异常。

三、辅助检查

无。

四、入院诊断

中医诊断：痹症（气虚血瘀）。

西医诊断：①神经病理性疼痛；②胃癌术后；③高血压病。

五、诊断依据

中医辨病辨证依据：患者老年女性，双胁肋部疼痛 6 年余，饮食可，睡眠差，二便调，舌淡，苔薄白，脉涩。综观脉症，四诊合参，该病属于祖国医学的痹症范畴，证属气虚血瘀。素体气虚，气血亏虚，经脉运行不畅，络脉阻滞，营卫不和，血行不畅，不通则痛，舌脉也为气虚血瘀之象。总之，本病病位在表面部，病属标实，考虑病程迁延日久，病情复杂，预后一般。

西医诊断依据：①双胁肋部疼痛 6 年余；②高血压病史 10 余年，长期服用相关药物治疗（阿司匹林、氨氯地平片等），现控制可。胃部肿瘤术后 6 年余，现恢复可；③查体：同上；④辅助检查：暂缺。

六、鉴别诊断

1. 单纯疱疹　是由单纯疱疹病毒感染所致的疱疹性皮肤病，常发生于年轻女性，急性单纯疱疹伴有轻微的症状，皮损部位较少，皮肤播散局限，故可排除单纯疱疹。

2. 接触性皮炎　是由于皮肤、黏膜接触刺激物或致敏物后，在接触部位发生的急性或慢性皮炎，皮疹为境界清楚的红斑、丘疹或水疱，自觉瘙痒、烧灼感或胀痛感，去除病因，经适当处理后皮疹很快消退。可与之鉴别。

七、诊疗计划

1. 中医科Ⅱ级护理。

2. 完善三大常规、胸部 CT、心电图、肝功能、肾功能、凝血常规等各项辅助检查。

3. 给予丹参活血化瘀,择期行双侧 $T_{8\sim10}$ 感觉根射频温控热凝术＋神经阻滞麻醉。

八、治疗经过

1. **入院第二天副主任医师查房记录**　今日查房,患者自诉双胁肋部仍有疼痛,饮食睡眠可,二便正常。专科查体:同上。化验结果回示未见明显异常。今日医师查房分析:综合患者的症状和体征以及病史,同意目前诊断,中医诊断为痹症(气虚血瘀),西医诊断为神经病理性疼痛、胃癌术后、高血压病。本患者可以考虑今日于 CT 室行 $T_{8\sim10}$ 感觉根射频温控热凝术,术前与患者充分交流,签署知情同意书,余治疗暂不变,继观。

2. **术前讨论**

手术指征:患者双胁肋部疼痛严重影响日常生活。

拟施手术名称和方式:CT 引导下右侧 $T_{8\sim10}$ 感觉根射频温控热凝术。

拟施麻醉方式:局部麻醉＋心电监护。

术中术后可能出现的风险及应对措施:麻醉意外;穿刺过程中发生气胸;术后可能并发感染。术中风险在于该病人疼痛耐受情况,已与患者及其家属交代并签署知情同意书,术前应积极准备,与患者充分沟通;术中要密切观察患者生命体征,防止意外的产生;围术期内注意监测生命体征,术后密切观察病情变化,术后注意伤口清洁干燥,及时换药,预防感染。

特殊的术前准备内容:术前和患者及家属积极沟通病情及治疗方案,签署知情同意书。

注意事项:介入治疗的难点是充分松解,已将术中及术后可能出现的危险和并发症向病人及家属讲明,其表示理解,同意介入治疗,并在协议书上签字。

手术者术前查看患者情况:医师术前查看患者,已将患者病情及介入的必要性、成功率以及可能的并发症等向患者及家属进一步讲解,患者及家属表示理解并同意。

3. **术后首次病程记录**

手术完成时间:2020 年 10 月 13 日 17:10。

患者于 CT 室由医师行 CT 引导下右 $T_{8\sim10}$ 脊髓神经根感觉根射频温控热凝术,术前签署知情同意书。患者俯卧于治疗床上,腰腹下垫枕,开放静脉通道,常规监测生命体征。在 CT 选取 $T_{8/9}$、$T_{9/10}$、$T_{10/11}$ 椎间孔层面行薄层扫描,层厚 1mm,选取右侧椎间孔上 1/2 部分背根神经节暴露良好且没有横突遮挡的层面,测量入路角度及深度、旁开距离，确定 $T_{8\sim10}$ 背根神经节的三个穿刺点，并根据 CT 定位线在皮肤上做标记。常规消毒铺巾，局部皮下 1% 的利多卡因麻醉，持 3 根 15cm 射频针自标记点沿测量的角度穿刺，沿横突根部轻轻下滑有落空感，重复 CT 序列扫描提示针尖紧贴横突根部，且位于背根神经节上（病例 49 图 1 至病例 49 图 3），回抽无出血。进行刺激测试：50Hz 0.5V 电刺激能复制出相应部位的疼痛、麻木。2Hz 1.0V 电刺激能诱发局部竖脊肌收缩，提示针尖位置良好。各行脉冲射频治疗：45℃ 10 分钟，射频操作完毕。抽取由 2% 利多卡因 5ml 2 支＋甲钴胺 1mg ＋曲安奈德 40mg ＋ 0.9% 氯化钠适量组成的消炎镇痛液若干，并于上述标记点各注入 2ml，治疗操作完毕。

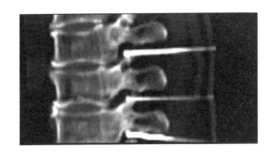

病例 49 图 1 CT 重建（$T_{8/9}$、$T_{9/10}$、$T_{10/11}$）

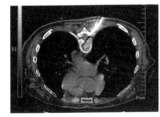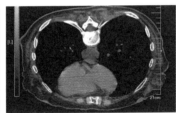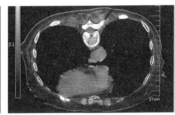

病例 49 图 2 穿刺针穿刺角度

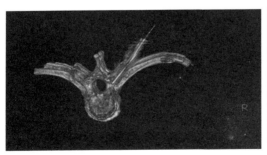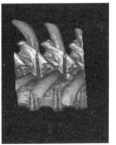

病例 49 图 3 三维重建穿刺位置

结果：治疗期间患者未出现心慌、头晕、恶心、呕吐等症状，术后生命体征均正常，密切观察病情变化，及时对症处理。

术后注意事项：嘱患者静卧 6 小时，针口 72 小时内避免接触水，以防止针口局部感染。

4．术后第一天副主任医师查房记录　今日查房，患者诉右侧胁肋部疼痛较昨日减轻，但仍存在左侧胁肋部疼痛，大小便未见明显异常，饮食、睡眠可。术后第一天暂不查体。医师结合患者症状和体征分析，患者昨日已行背根神经节感觉根射频温控热凝术为主的治疗，症状较前好转，此患者术后第一天暂不做效果评价，目前治疗方案暂不改变，密切观察患者症状，不适症状及时对症处理。

5．术后第二天主治医师查房记录　今日查房，患者诉右侧胁肋部缓解，饮食睡眠可，二便正常。专科查体同前。医师查房分析，患者右侧疼痛缓解，考虑仍有左侧胁肋部疼痛，计划明日行左侧感觉根射频温控热凝术，余治疗暂不变，继观。

6．术后第三天副主任医师查房记录　今日查房，患者左侧胁肋部疼痛明显，饮食睡眠可，二便正常。专科查体同前。医师查房分析：患者已行右侧背根神经节射频治疗，症状缓解，左侧仍有疼痛，计划今日行左侧 $T_{8\sim10}$ 感觉根射频温控热凝术，术前与患者充分沟通交流，签署知情同意书，余治疗暂不变，继观。

7．第二次治疗术后首次病程记录

手术完成时间：2020 年 10 月 16 日 17：20。

患者于 CT 室由医师行 CT 引导下左 $T_{8\sim10}$ 脊髓神经根感觉根射频温控热凝术，术前签署知情同意书。患者俯卧于治疗床上，腰腹下垫枕，开放静脉通道，常规监测生命体征。在 CT 选取 $T_{8/9}$、$T_{9/10}$、$T_{10/11}$ 椎间孔层面行薄层扫描，层厚 1mm，选取左侧椎间孔上 1/2 部分背根神经节暴露良好且没有横突遮挡的层面，测量入路角度及深度、旁开距离，确定 $T_{8\sim10}$ 背根神经节的三个穿刺点，并根据 CT 定位线在皮肤上做标记。常规消毒铺巾，局部皮下 1% 的利多卡因麻醉，持 3 根 15cm 射频针自标记点沿测量的角度穿刺，沿横突根部轻轻下滑有落空感，重复 CT 序列扫描提示针尖紧贴横突根部，且位于背根神经节上，回抽无出血。进行刺激测试：50Hz　0.5V 电刺激能复制出相应部位的疼痛、麻木。2Hz　1.0V 电刺激能诱发局部竖脊肌收缩，提示针尖位置良好。各行脉冲射频治疗：45℃　10 分钟，射频操作完毕。抽取由 2% 利多卡因 5ml　2 支＋甲钴胺 1mg ＋曲安奈德 40mg ＋ 0.9% 氯化钠适量组成的消炎镇痛液若干，并于上述标记点各注入 2ml，治疗操作完毕。

结果：治疗期间患者未出现心慌、头晕、恶心、呕吐等症状，术后生命体征均正常，密切观察病情变化，及时对症处理。

术后注意事项：嘱患者静卧 6 小时，针口 72 小时内避免接触水，以防止针口局部感染。

8．术后第一天副主任医师查房记录　今日查房，患者诉双侧胁肋部疼痛明显缓解，大小便正常，饮食可，睡眠可。查体同前。患者对治疗效果满意，主动要求出院，医师批准今日出院，嘱出院 1 个月后门诊复查。不适随诊。

九、出院情况

出院医嘱：①避风寒，调饮食，适劳逸，畅情志；②半月后复查，不适随诊。

十、讨论

神经病理性疼痛定义为由神经系统原发性损害和功能障碍所激发或引起的疼痛。神经病理性疼痛的发病机制复杂，包括解剖结构改变和功能受损，常由多种机制引起，包括外周敏化、中枢敏化、下行抑制系统的失能、脊髓胶质细胞的活化、离子通道的改变等。可能涉及的病例变化包括神经损伤、脊髓源性炎症、末梢神经兴奋性异常、交感神经系统异常和神经可塑性的变化。其临床表现复杂多样，具有自己独特的性质和特点，包括自觉症状和诱发症状。主要表现为病程长，多数超过 3 个月。多数原有致痛的病因已消除或得到控制但仍存留疼痛，严重影响患者的工作和生活，常常伴有情感障碍。诊断主要依靠详细的病史、全面细致的体格检查，特别是感觉系统的检查以及必要的辅助检查，有时还要依据患者对于治疗的反应。

治疗一线用药为钙通道调节剂，包括加巴喷丁和普瑞巴林；抗抑郁药；局部利多卡因外用。二线用药为曲马多、阿片类镇痛药。治疗性操作有神经调制技术、微创治疗等。射频治疗包括射频热凝术和脉冲射频。脉冲射频对神经纤维解剖结构无破坏性作用，而对缓解神经病理性疼痛有一定效果。CT 引导下的穿刺保证了精准、安全。本例患者，经过先后两次治疗（左右各一），疼痛评分在短期内逐步降了下来，患者对结果较为满意，供临床参考。

病例 50　交感神经节射频治疗直肠肿瘤术后前后阴疼痛

一、一般资料

患者王某，女，46 岁，右侧臀部、会阴部疼痛。

主诉：右侧臀部、会阴部疼痛。

现病史：患者 2 个月前盆腔占位行放疗后出现右侧臀部、会阴部疼痛，疼痛呈刀割样，持续性，阵发性加剧，影响夜间睡眠，目前服用加巴喷丁、奥施康定，仍有右侧臀部及会阴部疼痛，剧烈疼痛发作时自右侧臀部发作，放射至会阴部，以前阴为主，肛门区以胀痛为主，现为求进一步止痛治疗，来我科就诊。门诊以"癌痛、神经病理性疼痛、放射性肠炎"收入院。

患者发病以来，饮食一般，睡眠差，小便正常，大便干结。肠镜提示：放射性肠炎，隔日灌肠一次，体重未见明显变化。

既往史：既往 2011 年因直肠肿瘤行直肠肿瘤切除术，术后行 6 周期辅助化疗。2015 年发现盆腔占位行放疗 21 次、化疗 3 次，化疗反应不可耐受。否认有肝炎、结核等传染病史，否认有重大外伤史及手术史，否认有输血史，未发现食物及药物过敏史，预防接种史不详。

个人史：生于原籍，无长期外地居住史。无冶游史，无吸烟饮酒史，无疫区疫水接触史，无工业毒物、粉尘及放射性物质接触史。

婚育史：适龄结婚，育有 1 女，配偶及女儿体健。

月经史：14（4～5/25～28）2015 年 6 月 16 日。既往无痛经史，月经周期规律。

家族史：父母健在，无兄弟姐妹。否认家族传染病及遗传病史。

二、体格检查

T：36.6℃，P：78 次 / 分，R：19 次 / 分，BP：127/78mmHg。

患者中年女性，发育正常，营养中等，神志清楚，自主体位，检查合作。全身皮肤无黄染、无瘀点、无出血点。全身浅表淋巴结未触及肿大。头颅发育正常，毛发分布均匀，眼睑无水肿，结膜无充血，巩膜无黄染，双侧瞳孔等大等圆，对光反射及调节反射存在，耳、鼻无异常，口唇无发绀，咽部无充血，扁桃体无肿大。颈软，无抵抗，颈静脉无怒张，气管居中，甲状腺无肿大。胸廓对称无畸形，双侧乳房对称，未触及明显包块。双肺呼吸音清晰，未闻及干、湿性啰音。心前区无隆起及凹陷，心界无扩大，心率 78 次 / 分，节律规整，各瓣膜听诊区无闻及病理性杂音。腹部平坦，腹软，无压痛，无反跳痛。腹部见一长约 20cm 手术瘢痕，愈合良好。肝、脾肋下未触及，Murphy's 征阴性，肝、肾区无叩痛，肠鸣音无亢进，移动性浊音阴性。脊柱无畸形，四肢无畸形，双下肢无水肿。双下肢足背动脉搏动正常。肱二头肌反射正常，膝腱反射正常，腹壁反射正常。巴氏征阴性，布氏征阴性。

专科查体：骶尾部皮肤无明显发绀、发黑，无明显色素沉着，右侧臀部靠肛门区压痛，无放射，肛门直肠及外生殖器未查。

三、辅助检查

2020 年 8 月 6 日（山东省中医院）腹部 CT：①结合病史，符合直肠肿瘤术后，直肠后方软组织灶伴钙化，含气（较 2020 年 5 月 28 日片实质部分减少，与直肠相同可能性大）；②考虑子宫肌瘤可能大，请结合超声检查。

四、入院诊断

中医诊断：痹症（气虚血瘀）。

西医诊断：①神经病理性疼痛；②癌性疼痛；③放射性肠炎；④直肠肿瘤术后；⑤盆腔占位放化疗术后。

五、诊断依据

中医辨证辨病依据：患者中年女性，右侧臀部、会阴部疼痛，盆腔占位放疗后出现，饮食可，大便隔日灌肠一次，小便正常，睡眠差，舌质暗红，苔白，脉沉缓。综观脉症，四诊合参，该病属于祖国医学的"痹症"范畴，证属气虚血瘀。肿瘤术后、放化疗术后，平素体弱，气虚不足以助血运行，加之放射性治疗引起损害，更益腰骶、会阴部气血运行不畅，不通则痛。舌脉也为气虚血瘀之象。总之，本病病位腰骶，病属本虚标实，考虑病程迁延日久，病情复杂，预后较差。

西医诊断依据：①患者因"右侧臀部、会阴部疼痛 2 个月余"入院；②既往 2011 年因直肠肿瘤行直肠肿瘤切除术，术后行 6 周期辅助化疗。2015 年发现盆腔占位，行放疗 21 次、化疗 3 次，化疗反应不可耐受；③专科查体：同上；③辅助检查：同上。

六、鉴别诊断

1. 腰椎结核　早期局限性腰椎结核可刺激邻近的神经根,造成腰痛及下肢放射痛。腰椎结核有结核病的全身反应,腰痛较剧,X 线片上可见椎体或椎弓根的破坏。CT 扫描对 X 线片不能显示的椎体早期局限性结核病灶有独特作用。本患者病史明确，放疗后引起疼痛，暂不考虑本病。

2．腰椎后关节紊乱　相邻椎体的上下关节突构成腰椎后关节，为滑膜关节，有神经分布。当后关节上、下关节突的关系不正常时，急性期可因滑膜嵌顿产生疼痛，慢性病例可产生后关节创伤性关节炎，出现腰痛。此种疼痛多发生于棘突旁 1.5cm 处，可有向同侧臀部或大腿后的放射痛，易与腰椎间盘突出症相混。该病的放射痛一般不超过膝关节，且不伴有感觉、肌力减退及反射消失等神经根受损之体征。本患者病史明确，放疗后引起疼痛，暂不考虑本病。

七、诊疗计划

1．中医科 II 级护理。

2．完善各项辅助检查，如血常规、CRP、ESR、肝功能、肾功能、心电图等检查，以排除治疗禁忌。

3．给予普瑞巴林、奥施康定止痛等对症支持。

4．择日行 DSA 引导下脊神经射频热凝调制术。

八、治疗经过

1．入院第二天主任医师查房　患者仍有右侧臀部伴会阴部疼痛，阵发性加剧，睡前加用吗啡镇痛，余未诉特殊不适。专科查体：腰骶部无明显压痛、叩击痛。骶尾部皮肤无明显发绀、发黑，无明显色素沉着，右侧臀部靠肛门区压痛，无放射，肛门直肠及外生殖器未查。辅助检查回示，总蛋白：63.60g/L ↓（65～85）；白蛋白（溴甲酚绿法）：36.20g/L（40～55）↓；血细胞分析（五分类）（2020 年 9 月 15 日 8：49：44）；中性粒细胞百分比：0.798（0.40～0.75）↑；C 反应蛋白（散射比浊）：22.7mg/L（0～3.48）↑；血沉：80mm/h（0～20）↑。医师查房分析：综合患者的症状和体征以及病史，患者直肠癌术后、盆腔占位放化疗术后，本次因放疗后引起，考虑神经病理性疼痛、癌性疼痛因素。神经病理性疼痛定义为由神经系统原发性损害和功能障碍所激发或引起的疼痛。神经病理性疼痛的发病机制复杂，包括解剖结构改变和功能受损，常由多种机制引起，包括外周敏化、中枢敏化、下行抑制系统的失能、脊髓胶质细胞的活化、离子通道的改变等。可能涉及的病例变化包括神经损伤、脊髓源性炎症、末梢神经兴奋性异常、交感神经系统异常和神经可塑性的变化。其临床表现复杂多样，具有自己独特的性质和特点，包括自觉症状和诱发症状。多数原有止痛的病因已消除或得到控制但仍存留疼痛，严重影响患者的工作和生活，常常伴有情感障碍。目前应用奥施康定、普瑞巴林，疼痛能减缓，但仍有疼痛，影响夜间睡眠，可考虑骶神经射频，但患者盆腔占位在直肠后、骶骨前，治疗选择腰 $_{3/4}$ 交感神经节射频调制，$L_{3/4}$、$L_{4/5}$、L_5/S_1 侧隐窝松解为主，继观病情，及时和患者及家属沟通病情及治疗方案。

2. 术前讨论

手术指征：患者右侧臀部及会阴部疼痛，严重影响日常生活及睡眠。

拟施手术名称和方式：非血管 DSA 引导下 $L_{3/4}$ 交感神经节射频调制＋$L_{3/4}$、$L_{4/5}$、L_5/S_1 侧隐窝松解。

拟施麻醉方式：局部麻醉＋心电监护。

术中术后可能出现的风险及应对措施：术中操作可能发生神经、血管、韧带或硬脊膜的意外损伤；麻醉意外；术后可能并发感染；脑脊液外溢。穿刺过程 DSA 引导，减少意外损伤；射频消融前测阻抗，运动、感觉测试，以验证针尖位置，避免损伤神经。术后注意伤口清洁干燥，及时换药，预防感染。

特殊的术前准备内容：术前和患者及家属积极沟通病情及治疗方案，签署知情同意书。

注意事项：术中注意观察病人反应情况，关注生命体征，准确定位和充分松解。

手术者术前查看患者情况：医师术前查看患者，已将患者病情及介入的必要性、成功率以及可能的并发症等向患者及家属进一步讲解，患者及家属表示理解并同意。

3. 术后首次病程记录

手术完成时间：2020 年 9 月 16 日 9：10。

患者于介入室由医师行非血管 DSA 引导下 $L_{3,4}$ 交感神经节射频调制（病例 50 图 1、病例 50 图 2）＋右侧 $L_{3/4}$、$L_{4/5}$、L_5/S_1 侧隐窝松解（病例 50 图 3）＋臭氧注射，患者在整个治疗过程中生命体征平稳，无心慌、头疼、恶心呕吐等不适症状。治疗结束后，以平车推回病房，指导患者针口保持清洁干燥，避免感染。

4. 术后第二天主任医师查房记录　　今日查房，患者昨日行介入治疗后，右侧臀部及会阴部疼痛略有减轻，昨日出现头晕，伴有大便质稀，次数增多，无明显腹痛，经补液、止痛等对症处理，今日头晕及腹泻均减轻，仍有站立时头晕。余未诉特殊不适。医师查房后，分析：患者肿瘤放疗术后，有放射性肠炎，胃肠功能不稳定，出现大便次数增多，活动后头晕，继续给予补液、止痛等对症支持治疗。患者会阴部疼痛有所减轻，但减轻程度不理想，进一步和患者及家属沟通病情，指出患者目前疼痛为神经病理性疼痛、癌性疼痛，治疗以减轻疼痛为主，同时正确认识本病，提高疼痛阈值。治疗上给予罂粟碱注射液，缓解平滑肌痉挛，减轻疼痛。继续密切观察病情，及时对症处理。

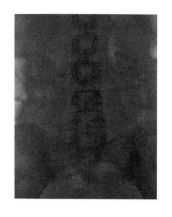

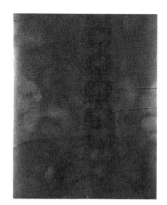

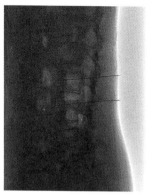

病例50 图1 定位　　　　　　　病例50 图2 射频针穿刺

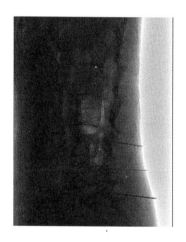

病例50 图3 侧隐窝圆利针进针侧位片

5．术后第三天主治医师查房记录　今日查房，患者诉昨日应用罂粟碱肌内注射后，疼痛减轻较为理想。头晕、腹泻较前明显好转。医师查房后分析：患者行右侧腰 $_{3、4}$ 交感神经节脉冲射频调制术＋侧隐窝松解术，因为脉冲射频并非通过热效应发挥作用，而是通过电场效应达到治疗的目的，无神经损毁的不良反应，所以可反复多次进行神经调制，进一步和患者及家属沟通病情，指导患者稳定情绪，罂粟碱应用效果可，可常规应用，必要时可罂粟碱片剂，余治疗方案不变，继观。

6．术后第四天日常病程记录　今日查房，患者一般情况可，头晕、腹泻症状较前好转，右侧臀部及会阴部仍时有发作性疼痛加重，夜间睡眠较前好转。一般细菌培养及鉴定（自动分离仪器法）（2020年9月19日9：6：39）；培养结果：大肠埃希菌，正常；大埃细菌为条件致病菌，现患者腹泻明显好转，病情稳定，治疗方案暂不改变，密切观察患者症状，不适症状及时对症处理。

7．术后第六天主任医师查房记录　今日查房，患者病情稳定，右侧臀部及会阴部疼痛较前减轻，夜间间断睡眠，仍时有疼痛发作性加重，查体较前无明显变化。患者及其家属主动要求出院。医师查房分析，患者神经病理性疼痛、癌性疼痛，治疗以减轻症状为目的，现病情稳定，较前好转，可今日可出院。

九、出院情况

患者病情稳定，右侧臀部及会阴部疼痛较前减轻，夜间间断睡眠，仍时有疼痛发作性加重。专科查体：腰骶部无明显压痛，骶尾部皮肤无明显发绀、发黑，无明显色素沉着，右侧臀部靠肛门区压痛，无放射。

出院医嘱：①嘱患者出院后注意饮食休息，避免受凉，适当户外活动；②半月后复查，不适随诊。

十、讨论

射频热凝腰交感神经节，可阻断交感神经兴奋的传递，治疗神经病理性疼痛和复杂性局部疼痛症状。腰交感神经节射频热凝对于血栓闭塞性脉管炎的顽固性疼痛、糖尿病并发的下肢血管病变、周围神经病、复杂性局部疼痛综合征、顽固性下肢灼痛具有明确的疗效。由于交感神经作用比较广泛，具有神经调控作用的脉冲射频作用于颈交感链可治疗复杂性局部疼痛综合征。腰交感神经节脉冲射频可缓解下肢神经病理性疼痛。另外，奇神经节射频可成功地缓解肿瘤所致的会阴部疼痛，初步报道对于尾骨疼痛可能有效。

患者中年女性，肿瘤术后、放化疗术后，平素体弱，气虚不足以助血运行，加之放射性治疗引起损害，导致腰骶、会阴部气血运行不畅，不通则痛。患者疼痛性质为阵发性、剧烈疼痛，起初甚至给予吗啡口服来镇痛，术后也及时通过罂粟碱注射液来缓解平滑肌痉挛。对于本患者盆腔占位放疗后出现的右侧臀部、会阴部疼痛优先考虑骶部奇神经射频，但患者盆腔占位在直肠后、骶骨前，治疗穿刺有风险，遂选择$L_{3/4}$交感神经节射频调制以代替，以及$L_{3/4}$、$L_{4/5}$、L_5/S_1侧隐窝松解，对其疼痛可有缓解作用，但效果并非太理想。

另外，对于此类术后疼痛，缠绵难愈的疾患，治疗应以减轻疼痛为主，不可令其抱有过高的期望值，同时正确认识本病，提高疼痛阈值为目的。

病例 **51** 感觉根射频温控热凝术治疗腰椎开窗术后下肢痛

一、一般资料

患者程某，男，65 岁，双下肢酸胀、乏力不适 6 月余，加重 7 天。

主诉：双下肢酸胀、乏力不适 6 月余，加重 7 天。

现病史：患者于 6 月余前无明显诱因开始出现双下肢酸胀、乏力，伴有疼痛不适，无肢体活动障碍，无头痛、头晕，无恶心、呕吐，无意识障碍，自诉步行 20～30 步即可出现上述症状，休息后可缓解，后就诊于当地医院，诊断不详，给予前列地尔及活血化瘀等药物治疗，上症好转。4 月余前无明显诱因上症再发，症状同前，自诉步行 10～20 步即感不适，于 2019 年 12 月 2 日就诊于我院神经内科并住院治疗，入院后完善相关检查，双下肢动静脉超声示：左侧股浅静脉瓣膜功能不全，双下肢动脉内中膜增厚并多发斑块形成，双下肢深浅静脉未见血栓形成。考虑骨质疏松，给予灯盏细辛、银杏达莫、前列地尔改善循环；阿法骨化醇改善骨质疏松；葡萄糖酸钙升钙等治疗，患者好转出院。2019 年 12 月 25 日患者再次因上症就诊于我院神经内科，行腰椎 MR 扫描检查示：腰椎退行性病变，$L_{3/4/5}$、L_5/S_1 椎间盘膨出并 $L_{3/4/5}$ 水平双侧狭窄，L_4 椎体慢性压缩可能性大。考虑腰椎管狭窄症、腰椎间盘突出，并转入骨脊柱外二科行手术治疗。于 2020 年 1 月 6 日在全麻下行经后路腰椎板（L_4）切除减压、腰椎间盘切除（$L_{3/4}$）、Cage 植入融合、内固定术（单节段）。病理结果示（$L_{3/4}$ 腰椎）髓核及纤维软骨组织，术后给予抗凝药物预防下肢深静脉血栓形成，止痛、脱水、神经营养药物治疗，好转出院。出院后患者病情平稳，7 天前患者受凉上症再发，自诉站立数分钟或步行 10 余步或平躺均可引起上述症状，今为求进一步系统治疗来院，门诊以"双下酸胀原因待查"收入我科。

患者自发病以来，神志清，精神可，饮食可，睡眠一般，大小便未见明显异常，近期体重无明显变化。

既往史：脑梗死、高血压病史 10 余年，6 个月前于我院神经内科诊断为血管性痴呆、脑动脉狭窄，于 2019 年 11 月 3 日行右侧大脑中动脉药物球囊治疗，目前口服拜阿司匹林 100mg，1 次／天；硫酸氢氯吡格雷（波立维）75mg，1 次／天；瑞舒伐他汀钙片 10mg，1 次／天；缬沙坦 80mg，1 次／天；尼麦角林片 20mg，2 次／天。否认冠心病、糖尿病等慢性病史；否认病毒性肝炎、结核等传染病史及密切接触史；无其他手术、外伤史，无输血史；否认食物及药物过敏史。预防接种随当地。

个人史：生长于原籍，无外地及疫区久居史，无吸烟、饮酒等不良嗜好，无工业毒物、粉尘及放射性物质接触史，无冶游史。

婚育史：28 岁结婚，妻子死于乳腺癌，育有 1 子，体健。

家族史：父母已去世，去世原因不详。兄弟姐妹体健。否认家族性重大传染病、遗传病及精神病史。

二、体格检查

T：36.7℃，P：54 次 / 分，R：16 次 / 分，BP：165/90mmHg。

患者老年男性，发育正常，营养中等，神志清楚，自主体位，检查合作。全身皮肤无黄染、无瘀点、无出血点。全身浅表淋巴结未触及肿大。头颅发育正常，毛发分布均匀，眼睑无水肿，结膜无充血，巩膜无黄染，双侧瞳孔等大等圆，对光反射及调节反射存在，耳、鼻无异常，口唇无发绀，咽部无充血，扁桃体无肿大。胸廓对称无畸形，双侧乳房对称，未触及明显包块。双肺呼吸音清晰，未闻及干、湿性啰音。心前区无隆起及凹陷，心界无扩大，心率 54 次 / 分，节律规整，各瓣膜听诊区未闻及病理性杂音。腹部平坦，腹软，无压痛，无反跳痛。肝、脾肋下未触及，Murphy's 征阴性，肝、肾区无叩痛，肠鸣音无亢进，移动性浊音阴性。脊柱生理曲度存在，四肢各关节无肿胀、压痛，四肢肌力、肌张力正常。双侧直腿抬高试验（-），双下肢感觉减退。双下肢无水肿。双足背动脉搏动正常。肱二头肌反射正常，膝腱反射正常，腹壁反射正常。巴氏征阴性，布氏征阴性。

三、辅助检查

无。

四、入院诊断

1. 双下肢酸胀原因待查；腰椎间盘突出？骨质疏松？
2. 腰椎管狭窄减压术后。
3. 腰椎间盘突出术后。
4. 脑梗死。
5. 右侧大脑中动脉球囊扩张术后。
6. 血管性痴呆。
7. 高血压病（3 级很高危）。

五、诊断依据

1．患者老年男性，因"双下肢酸胀、乏力不适6月余，加重7天"入院。

2．脑梗死、高血压病史10余年，6个月前于我院神经内科诊断为血管性痴呆、脑动脉狭窄，于2019年11月3日行右侧大脑中动脉药物球囊治疗。

3．查体　心肺无异常，四肢肌力、肌张力正常。双侧直腿抬高试验（－），双下肢感觉减退。双下肢无水肿。

4．辅助检查　无。

六、鉴别诊断

1．系统性红斑狼疮　部分患者手指关节肿痛易误诊为类风湿关节炎，但该病的关节病变较轻，且关节外的系统性症状如蝶形红斑、脱发、蛋白尿等较突出，化验检查血清ANA、抗dsDNA抗体多阳性，补体多降低。该患者未见关节外的系统性症状，与之不符，可排除。

2．风湿性关节炎　风湿热的临床表现之一，多见于青少年。其关节炎的特点为四肢大关节游走性肿痛，但很少出现关节畸形。关节外症状包括发热、咽痛、心脏炎、皮下结节等，血清抗链球菌溶血素O度升高，RF（－）。该患者无上述临床表现，与之不符。

七、诊疗计划

1．完善三大常规、C反应蛋白、血沉、肝功能、心电图检查等进一步评价病情。

2．暂给予［锝（^{99}Tc）亚甲基二膦酸盐注射液］（云克）、补钙等治疗。

3．请示上级医师指导诊疗。

八、治疗经过

1．入院第二天主治医师查房记录　患者自诉双下肢酸胀、无力同前，无肢体活动障碍，无头痛、头晕，无恶心、呕吐，无意识障碍，饮食、睡眠可，大小便正常。查体同前。骨密度正位腰椎、左前臂骨量减少。血常规、肝功能、肾功能、血脂、葡萄糖测定、电解质、心肌酶、红细胞沉降率测定、C-反应蛋白测定、凝血常规、降钙素原检测、抗磷脂类抗体测定大致正常。今日医师查房，根据患者目前病史、症状、体征及辅助检查，考虑为腰椎间盘突出？骨质疏松？治疗暂给予银杏达莫活血化瘀、普瑞巴林止痛治疗，同时请疼痛科会诊以协助治疗，余治疗方案暂不调整，继观。

2．入院第三天会诊记录　患者以双下肢酸胀、乏力不适6月余，加重7天入院，曾行腰椎MR扫描检查示：腰椎退行性病变，$L_{3/4/5}$、L_5/S_1椎间盘膨出并$L_{3/4/5}$水平双侧狭窄，L_4椎体慢性压缩可能性大。考虑腰椎管狭窄症、腰椎间盘突出，于2020年1

月 6 日在全麻下行经后路腰椎板（L₄）切除减压、腰椎间盘切除（L_{3/4}）、Cage 植入融合、内固定术（单节段）。现患者仍有双下肢酸胀不适，不能长时间站立及行走，为指导诊疗请疼痛科会诊。疼痛科医师看过病人后指出，患者以双下肢酸胀、乏力不适 6 月余，加重 7 天入院，曾于 2020 年 1 月 6 日在全麻下行经后路腰椎板（L₄）切除减压、腰椎间盘切除（L_{3/4}）、Cage 植入融合、内固定术（单节段）。查体结合影像学检查后。考虑：腰椎术后疼痛综合征。建议：转疼痛科住院治疗。以上会诊情况已向患者及家属交代，并同意转科治疗。

3. 入院第三天副主任医师查房记录　患者入院第三天，自诉双下肢酸胀、无力同前，无肢体活动障碍，无头痛、头晕，无恶心、呕吐，无意识障碍，饮食、睡眠可，大小便正常。查体同上。腰椎 CT 示：腰椎术后 CT 所见，腰椎退行性变，L_{4/5}、L₅/S₁ 椎间盘后膨出伴 L_{4/5} 水平双侧隐窝狭窄（病例 51 图 1）。今日医师查房，患者目前双下肢仍感酸胀、乏力不适，请疼痛科医师会诊后，考虑腰椎术后疼痛综合征，建议转科治疗。详细向患者家属交代，患者及家属同意转科治疗，可于今日转疼痛科继续治疗。

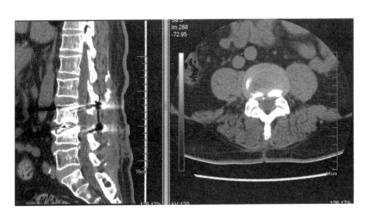

病例 51 图 1　CT 示 L_{4、5} 节段

4. 入院第三天转出、转入记录　患者程某，男，64 岁，因双下肢酸胀、乏力不适 6 月余，加重 7 天，于 2020 年 4 月 20 日 10 时 02 分入住免疫病科。现转入疼痛科。

入院情况：患者因"双下肢酸胀、乏力不适 6 月余，加重 7 天"入院。既往脑梗死、高血压病史 10 余年，6 个月前于我院神经内科诊断为血管性痴呆、脑动脉狭窄，于 2019 年 11 月 3 日行右侧大脑中动脉药物球囊治疗，目前口服拜阿司匹林 100mg，1 次 / 天；波立维 75mg，1 次 / 天；瑞舒伐他汀钙片 10mg，1 次 / 天；缬沙坦 80mg，1 次 / 天；尼麦角林片 20mg，2 次 / 天"。查体，T:36.7℃，P:54 次 / 分，R:16 次 / 分，BP：165/90mmHg。一般情况：发育正常，营养中等，神志清楚，自主体位，双肺呼吸音清，无干湿性啰音。心前区无隆起，心界不大，心率 54 次 / 分，律齐，心音有力，各瓣膜听诊区未闻及杂音。腹平软，无腹壁静脉曲张，未触及异常包块，无压痛及反跳痛，肝脾肋下未及，Murphy's 征（-），肝脾区无叩痛，无移动性浊音，肠鸣音正常。肾区无叩痛。四肢各关节无肿胀、压痛，四肢肌力、肌张力正常。双侧直腿抬高试验(-)，双下肢感觉减退。双下肢无水肿。巴氏征阴性，布氏征阴性。

入院诊断为双下肢酸胀原因待查（腰椎间盘突出？骨质疏松？）、腰椎管狭窄减压术后、腰椎间盘突出术后、脑梗死、右侧大脑中动脉球囊扩张术后、血管性痴呆、高血压病（3 级很高危）。

诊疗经过：入院后完善相关检查，骨密度正位腰椎、左前臂骨量减少。腰椎 CT 示：腰椎术后 CT 所见，腰椎退行性变，$L_{4/5}$、L_5/S_1 椎间盘后膨出伴 $L_{4/5}$ 水平双侧隐窝狭窄。血常规、肝功能、肾功能、血脂、葡萄糖测定、电解质、心肌酶、红细胞沉降率测定、C- 反应蛋白测定、凝血常规、降钙素原检测、抗磷脂类抗体测定大致正常。治疗给予活血化瘀、止痛、补钙、慢性抗风湿等药物治疗。患者行腰椎 CT 后请疼痛科医师会诊后，考虑腰椎术后疼痛综合征，转疼痛科继续治疗。

目前情况：患者现双下肢仍感酸胀、乏力，无肢体活动障碍，无头痛、头晕，无恶心、呕吐，无意识障碍，饮食、睡眠可，大小便正常。查体：双肺呼吸音清，无干湿性啰音。心前区无隆起，心界不大，心率 56 次 / 分，律齐，心音有力，各瓣膜听诊区未闻及杂音。腹平软，无腹壁静脉曲张，未触及异常包块，无压痛及反跳痛，肝脾肋下未及，Murphy's 征（-），肝脾区无叩痛，无移动性浊音，肠鸣音正常。肾区无叩痛。四肢各关节无肿胀、压痛，四肢肌力、肌张力正常。双侧直腿抬高试验（-），双下肢感觉减退。双下肢无水肿。

目前诊断为腰椎术后疼痛综合征、腰椎管狭窄减压术后、腰椎间盘突出术后、脑梗死、右侧大脑中动脉球囊扩张术后、血管性痴呆、高血压病（3 级很高危）。

转科目的：行进一步系统治疗。

注意事项：转科途中注意安全。

5. 转入第二天副主任医师查房记录　今日查房，患者自诉双下肢酸胀痛感觉较前无改善，饮食睡眠一般，二便调。专科查体：腰椎生理曲度变直，腰椎活动未明显受限。$L_{3/4}$、$L_{4/5}$ 棘间及椎旁压痛（+-），叩击痛（+），双侧股神经牵拉试验（+），双腰三横突压痛（-），双侧臀上皮神经卡压点压痛（-），双侧秩边穴压痛（-），双侧臀中肌压痛（-），双侧直腿抬高试验（-），双侧"4"字征（-），双侧梨状肌牵拉试验（-），双侧膝腱反射、双侧跟腱反射未引出，双下肢肌张力可，双下肢肌力可，双侧下肢深浅感觉未触及明显异常，病理征（-）。辅助检查示：腰椎 CT 示，腰椎术后 CT 所见；腰椎退行性变；$L_{4/5}$、L_5/S_1 椎间盘后膨出伴 $L_{4/5}$ 水平双侧隐窝狭窄。医师查房分析，综合患者的症状、体征和影像学检查，同意目前诊断，目前诊断：中医诊断为腰痛（瘀血阻络），西医诊断为慢性顽固性疼痛、腰椎管狭窄减压术后、腰椎间盘突出术后、脑梗死、右侧大脑中动脉球囊扩张术后、血管性痴呆、高血压病（3级很高危）。患者于我院行经后路腰椎板（L_4）切除减压、腰椎间盘切除（$L_{3/4}$）、Cage 植入融合、内固定术（单节段）术，术后症状较前缓解。目前仍有双下肢外侧酸胀疼痛，计划明日行 L_4 感觉根射频温控热凝术，术前与患者充分交流，签署知情同意书，余治疗不变，密切观察病情变化，及时对症处理。

6．术前讨论

手术指征：患者双下肢酸胀痛影响日常生活。

拟施手术名称和方式：非血管 DSA 引导下腰 $_4$ 感觉根射频温控热凝术＋侧隐窝臭氧注射术。

拟施麻醉方式：局部麻醉＋心电监护。

术中术后可能出现的风险及应对措施：术中操作可能发生神经、血管、韧带或硬脊膜的意外损伤；麻醉意外；术后可能并发感染；脑脊液外溢。穿刺过程 DSA 引导，减少意外损伤；射频消融前测阻抗，运动、感觉测试，以验证针尖位置，避免损伤神经。术后注意伤口清洁干燥，及时换药，预防感染。

特殊的术前准备内容：术前和患者及家属积极沟通病情及治疗方案，签署知情同意书。

注意事项：术中注意观察病人反应情况，关注生命体征，准确定位和充分松解。

手术者术前查看患者情况：医师术前查看患者，已将患者病情及介入的必要性、成功率以及可能的并发症等向患者及家属进一步讲解，患者及家属表示理解并同意。

7．术后首次病程记录

手术完成时间：2020 年 4 月 24 日 12：59。

患者于介入治疗室由医师行非血管 DSA 引导下 L_4 感觉根射频温控热凝术＋神经阻滞麻醉术＋侧隐窝臭氧注射术，术前签署知情同意书。患者俯卧于治疗床上，腰腹下垫枕，开放静脉通道，常规监测生命体征。在 C 形臂引导下定位右侧 $L_{4/5}$ 神经根进针点：平 $L_{4/5}$ 椎间隙两侧旁开 10cm 为穿刺点，分别用记号笔标记。用 0.75％ 碘伏无菌棉球以标记点为中心进行常规消毒，铺无菌洞巾，抽取 1％ 利多卡因 5ml 并于上述标记点局部麻醉。

先行右侧腰 $_4$ 感觉根射频温控热凝术：在 C 形臂引导下，用 15cm 长，裸露端 0.5cm 射频穿刺针经标记点向神经根处穿刺，透视引导下缓缓进针至椎间孔上 1/3（病例 51 图 2），测量阻抗，阻抗值均符合神经根组织参数范围，测量阻抗完毕后，行感觉及运动刺激，分别行 45° 10 分钟感觉根脉冲射频治疗，患者出现神经分布区温热感，无特殊不适感，感觉根射频热凝术操作完毕。

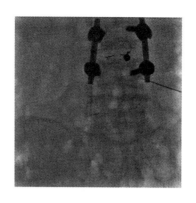

病例 51 图 2　正位片

拔出射频针少许，在 C 形臂引导下定位在 $L_{4/5}$、L_5/S_1 侧隐窝和椎间孔位置（病例 51 图 3），注射由 2％利多卡因 5ml　2 支＋维生素 B_{12}　1mg ＋曲安奈德注射液 40mg ＋ 0.9％氯化钠适量组成的消炎镇痛液 3ml，后各注射 60mg/L 的臭氧 5ml，侧隐窝臭氧注射操作完毕。局部贴敷无菌敷贴。

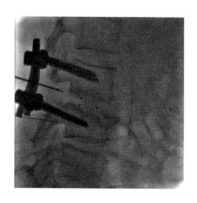

病例 51 图 3　侧位片

结果：患者在整个治疗过程中生命体征平稳，无心慌、头疼、恶心、呕吐等不适症状。治疗结束后，患者精神状态好，无其他不适症状，叮嘱患者术后注意事项后，以平车推回病房。

术后注意事项：嘱患者适当活动，避免腰部不当受力动作，针口 72 小时内避免接触水，以防止针口局部感染。

8．术后第一天副主任医师查房记录　今日查房，患者诉双下肢酸胀疼痛感觉较前稍有缓解，饮食可，睡眠一般，大小便正常。术后第一天暂不查体。医师查房后分析：患者昨日行腰₄感觉根射频温控热凝术，射频热凝术是近年来新兴的微创治疗方法之一，它是通过特定穿刺针精确输出超高频无线电波，使局部组织产生局部高温，起到热凝固作用，从而治疗疾病。该方法能调节神经感觉神经纤维传导，起到消除和缓解临床症状目的，灭活周围痛觉神经末梢，使之失去接受和传递痛觉信号的能力。另外，局部温度在短时间内的增高，还可以改善局部循环，使因疼痛而引起的肌肉痉挛得到缓解和改善。此患者术后第一天暂不做效果评价，目前治疗方案暂不改变，密切观察患者症状，不适症状及时对症处理。

9．术后第二天主治医师查房记录　今日查房，患者诉双下肢酸痛感较前缓解，直立行走或平卧状态症状改善，饮食可，睡眠一般，二便正常。专科查体同上。医师查房分析，患者已行感觉根射频温控热凝术，改善神经根局部压迫，改善神经根微循环，症状较前有所缓解，今日请骨脊柱外科会诊，同时行双下肢肌电图及腰椎过伸过屈位检查。余治疗暂不改变，继观。

10．术后第二天会诊记录　患者因"双下肢酸胀、乏力不适6月余，加重7天"于风湿免疫科入院。因"双下肢酸胀痛"转入我科，曾于我院行全麻下经后路腰椎板（L$_4$）切除减压、腰椎间盘切除（L$_{3/4}$）、Cage植入融合、内固定术，为进一步协助诊疗，特请骨脊柱外科会诊，建议：①口服甲钴胺（弥可保）、盐酸乙哌立松（妙纳）、美洛昔康（莫比可），理疗、功能锻炼，行L$_4$神经根孔封闭，骨科随诊。已遵医嘱执行，继观。

11．术后第三天副主任医师查房记录　今日查房，患者自诉仍有双下肢酸胀疼痛感，较前明显减轻，饮食可，睡眠一般，二便正常。专科查体同前。双下肢肌电图未见明显异常。腰椎过伸过屈位片示：腰椎术后表现，腰椎退行性变，L$_4$椎体形态不规则，请结合临床（病例51图4）。医师查房分析，患者术后三天，今日可行腰背部主动锻炼，针对腰背肌锻炼方法有三种，即五点支撑、空蹬自行车、飞燕点水，要求保证锻炼的质量，勿追求数量。

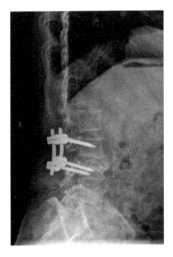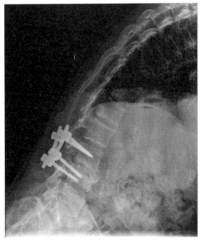

病例51图4　过伸及过屈

12．术后第三天有创诊疗操作记录

操作名称：骶管滴注＋椎管内置管术。

操作时间：2020 年 4 月 27 日 16：30。

操作步骤：患者于门诊治疗室由医师行骶管滴注治疗，术前签署知情同意书。患者俯卧于治疗床上，充分暴露腰臀部，标记骶管裂孔位置，用 0.75% 碘伏无菌棉球以标记点为中心进行常规消毒，铺无菌洞巾。抽取 1% 利多卡因局部麻醉，后抽取由 2% 利多卡因 4ml ＋维生素 B_{12} 0.5mg ＋曲安奈德注射液 10mg ＋ 0.9% 氯化钠适量组成的消炎镇痛液，在骶管裂孔处，用硬膜外穿刺针，垂直皮面快速进针，越过骶尾韧带，阻力感消失，注气无抵抗，皮下无气串，确认针尖已经进入骶管，植入导管 16cm，安装管头，然后以每分钟 5ml 的速度缓慢注入消炎镇痛液 20ml，注射完毕将置管管头固定于髂嵴上缘，再用胶布将无菌棉球加压固定，术毕平车推回病房。

结果：治疗过程中，患者生命体征平稳，无心慌、头疼、恶心呕吐等不适。治疗结束后，安返病房。

术后注意事项：嘱患者针口 72 小时内不要接触水，以防止感染。今日于门诊行骶管置管治疗，余治疗不变，继观。

13．术后第三天副主任医师查房记录　今日查房，患者自述双下肢酸胀疼痛感较前缓解，直立行走或平卧状态症状减轻，饮食可，睡眠一般，二便正常。专科查体同上。患者对治疗效果满意，主动要求明日出院。医师查房分析，患者腰部及双下肢症状基本缓解，同意其明日出院，嘱出院后加强腰背肌锻炼，勿受凉，勿劳累，2 周后复诊，不适随诊。

九、出院情况

患者自述双下肢酸胀疼痛感较前缓解，直立行走或平卧状态症状减轻，饮食可，睡眠一般，二便正常。

出院医嘱：①嘱患者出院后注意饮食休息，避免受凉，加强腰臀腿部功能锻炼，增加肌肉力量；②半月后复查，不适随诊。

十、讨论

腰椎术后综合征（FBSS）是一种难治性疾病，以术后顽固性疼痛、马尾神经粘连、损伤引起的大小便障碍以及下肢症状等多见。

患者老年男性，于 2020 年初行腰椎手术，术后好转出院，病情较平稳，仍有双下肢酸胀、乏力不适，但于最近 7 天症状反复、加重。转入科中时以双下肢外侧酸胀疼痛为著，第一次治疗行 L_4 感觉根射频温控热凝术。该方法既能使调节神经感觉神经纤维传导，起到消除和缓解临床症状目的，灭活周围痛觉神经末梢，使之失去接受和传递痛觉信号的能力。另外，局部温度在短时间内的增高，还可以改善局部循环，使因疼痛而引起的肌肉痉挛得到缓解和改善。术后遵骨科医嘱给予盐酸乙哌立松片（妙纳），改善肌紧张状态，弥可保营养神经，术后第三天双下肢肌电图、腰椎过伸过屈位示无异常，且患者症状较前有明显缓解，嘱以病床上康复锻炼的同时给予骶管滴注治疗＋椎管内置管。

病例 **52** 射频加针刀治疗双足麻木疼痛

一、一般资料

患者吴某，女，78 岁，双足疼痛麻木 6 年余，加重半年。

主诉：双足疼痛麻木 6 年余，加重半年。

现病史：患者 6 年前无明显原因出现双足底疼痛、麻木，不影响行走以及日常生活，未行特殊检查治疗。双足疼痛麻木逐渐加重，半年前出现双足疼痛明显，以足底为主，伴有双下肢膝关节以下胀、麻明显，伴有行走踩棉花感，双足袜套感，为进一步治疗，来我院就诊，门诊以"足痛、周围神经病变"收入院。

患者发病以来，饮食可，睡眠差，二便同前。体重未见明显变化。

既往史：3 年前行膀胱憩室切除术，2 年前经尿道膀胱颈口切开术，1 年前行胃癌根治术，患者高血压、冠心病病史 6 年。否认糖尿病病史；否认肝炎、结核等传染病史；未发现药物及食物过敏史。预防接种史不详。

个人史：生于原籍，无外地久居史；无疫区、疫水接触史，无其他不良嗜好。

婚育史：适龄婚育，育有 1 子 3 女，子女均体健。

月经史：14（4～5/25～28）50，无绝经后阴道不规则流血。

家族史：父母已故，死因不详。否认家族遗传病史。

二、体格检查

T：36.2℃，P：74 次 / 分，R：18 次 / 分，BP：166/67mmHg。

患者老年女性，发育正常，营养不良，神志清楚，自主体位，检查合作。全身皮肤无黄染、无瘀点、无出血点。全身浅表淋巴结未触及肿大。头颅发育正常，毛发分布均匀，眼睑无水肿，结膜无充血，巩膜无黄染，双侧瞳孔等大等圆，对光反射及调节反射存在，耳、鼻无异常，口唇无发绀，咽部无充血，扁桃体无肿大。颈软，无抵抗，颈静脉无怒张，气管居中，甲状腺无肿大。胸廓对称无畸形，双侧乳房对称，未触及明显包块。双肺呼吸音清晰，未闻及干、湿性啰音。心前区无隆起及凹陷，心界无扩大，心率 74 次 / 分，节律规整，各瓣膜听诊区无闻及病理性杂音。腹部平坦，腹软，无压痛、反跳痛。腹部正中可见一长约 20cm 手术瘢痕，愈合良好。肝、脾肋下未触及，Murphy's 征阴性，肝、肾区无叩痛，肠鸣音无亢进，移动性浊音阴性。脊柱无畸形，四肢无畸形，双下肢凹陷性水肿。双下肢足背动脉搏动减弱。肱二头肌反射正常，膝腱反射减退，腹壁反射正常。巴氏征阴性，布氏征阴性。

专科查体：跛行步态，双踝关节肿胀，膝关节以下至足背水肿，以踝关节周围为主，局部可见散在皮下毛细血管分布，双足背动脉搏动减弱，双膝关节以下皮肤深浅感觉减退，足底筋膜压痛明显。双侧膝腱反射、跟腱反射对称。

三、辅助检查
无。

四、入院诊断
中医诊断：足痛（气血亏虚）。

西医诊断：①足痛；②周围神经病变；③高血压病；④冠心病；⑤膀胱憩室。

五、诊断依据
1. 中医辨病辨证依据　患者老年女性，双足疼痛麻木 6 年余，加重半年，双下肢膝关节以下肿胀麻木，以踝关节肿胀明显，饮食可，睡眠差，小便频数，大便可，舌质淡，苔薄白，脉细弱。综合脉症，四诊合参，该病属祖国医学的"足痛"范畴，证属气血亏虚。素体气虚，肝肾日渐亏虚，气血亏虚，不能运化水湿，以致运化失调，水湿停滞；气血亏虚，不能濡养筋脉，出现下肢疼痛肿胀麻木，舌脉也为气血亏虚之象，总之，本病病位在经络关节，病属本虚，考虑病程迁延日久，病情复杂，容易安抚，预后一般。

六、鉴别诊断
1. 风湿性关节炎　风湿热的临床表现之一，多见于青少年，有链球菌感染史。其关节炎的特点为四肢大关节游走性肿痛，但很少出现关节畸形。关节外症状包括发热、咽痛、心脏炎、皮下结节等，血清抗链球菌溶血素 O 升高，RF（－）。该患者无上述临床表现，与之不符，暂不考虑该诊断。

2. 类风湿关节炎　好发于女性，多表现为手足小关节对称性肿痛，持续时间超过 6 周，伴晨僵，关节肿痛常反复发作，化验类风湿因子阳性，病程长者，可有关节破坏导致关节畸形，功能受限，关节 X 线早期表现为骨质疏松，晚期表现关节腔隙变窄、关节骨性强直。该患者表现与之不符，可排除。

七、诊疗计划

1. 完善相关化验检查　如血常规、CRP、ESR、肝功能、肾功能、心电图、胸片等评估病情，排除治疗禁忌。

2. 准备行交感神经节射频调制术。

3. 给予营养神经、改善微循环、活血化瘀、止痛治疗，以及降压、利尿等对症支持治疗。

4. 根据病情变化，及时调整医嘱。

八、诊疗经过

1. 入院第二天副主任医师查房记录　今日查房，仍有双足疼痛，以足底疼痛为主，伴有双下肢肿胀麻木，余未诉特殊不适。查体同前。医师查房后分析病例特点：①老年女性，胃癌根治术后，平素体弱；②病程较长，对患者日常生活影响较大，形成神经病理性疼痛，伴有双下肢肿胀疼痛麻木，有周围神经病变；③双踝关节肿胀明显，可考虑行关节 B 超，初步判断有无关节腔积液；④疼痛是一种伴随着实际或者潜在的组织损伤的不愉快的感觉和情绪体验，能够驱使机体远离或者采取行动减轻实际或潜在的伤害。但是某些情况下，在没有损伤时产生疼痛或轻微的刺激产生过度的疼痛，这些疼痛对机体并无保护作用，反而因疼痛强烈的不适感严重损害生活质量，扰乱机体的正常生理活动，这种疼痛主要是由神经系统的异常活动导致的，因而也被称为神经性疼痛。疼痛表现形式可以分为，由于非疼痛刺激导致疼痛的异常性疼痛和对疼痛刺激过度反应的痛觉过敏，临床常见的神经性疼痛有疱疹后神经痛、幻肢痛、脊髓损伤痛、糖尿病痛性神经痛等。疼痛由痛觉感受器产生，其胞体位于脊髓背根神经节上，DRG 的神经元上分布着多种电压门控钠通道（VGSC），VGSC 是介导动作电位产生最重要的离子通道，调控神经元的兴奋性。本患者积极完善相关辅助检查，排除治疗禁忌后行腰椎交感神经节射频调制。配合针灸、穴位注射营养神经、疏通经络，以及对症支持治疗。

2. 入院第三天副主任医师查房记录　今日查房，患者一般情况可，仍有双足疼痛，以足底疼痛为主，伴有双下肢肿胀麻木，程度较前稍有减轻，查体同前。医师查房后嘱尽快完善相关辅助检查，拟周二行 C 臂引导下交感神经射频热凝术，余治疗不变，继观病情变化。

3. 入院第五天日常病程记录　今日查房，患者诉双足疼痛较前明显减轻，仍有下肢麻胀感明显，原定计划今日下午行介入下交感神经射频热凝术，患者因症状减轻，及个人原因，要求继续观察，择期行介入治疗。

4. 入院第八天副主任医师查房记录　今日查房，患者诉双足疼痛较前减轻，仍有下肢膝关节以下胀、麻，下肢水肿较前减轻，余未诉特殊不适。查体：跛行步态，双踝关节轻度肿胀，膝关节以下至足背水肿，双膝关节以下皮肤深浅感觉减退，足底筋膜压痛明显。医师查房后分析：患者经给予营养神经、活血化瘀，以及针灸、穴位注射疏通经络后，症状较前减轻，仍有双足疼痛，膝关节以下麻胀，按原定方案，准备周一行腰椎交感神经节射频脉冲射频调制术，计划分 2 次治疗，第一次以右侧腰 $_{2/3}$ 和腰 $_{3/4}$ 交感神经节为主，第二次以左侧为主。脉冲射频神经调制术是通过脉冲式电流，在神经组织周围形成高电压，用 < 42℃ 的温度进行治疗，该方法对神经无破坏作用，具有危险小、定位准确、不破坏神经、可重复治疗的优点。通过脉冲干扰交感神经的功能，使神经局部产生抑制交感神经的传出冲动，扩张区域的小动脉和微动脉，从而有效地改善下肢症状。密切观察患者症状，不适症状及时对症处理。

5. 入院第十一天日常病程记录　今日查房，患者一般情况可，病情稳定，双足疼痛较前减轻，仍有下肢膝关节以下胀、麻，下肢水肿较前减轻。查体同前。按原定计划，准备今日行介入引导下交感神经射频热凝调制术。术后给予甘露醇脱水、吲哚美辛栓止痛，以及对症支持治疗。

6. 入院第十一天术前讨论记录

手术指征：双足疼痛，严重影响日常生活。

拟施手术名称和方式：C 形臂引导下感觉根温控热凝术＋针刀松解术＋臭氧注射术＋骶管滴注术。

拟施麻醉方式：局部麻醉＋心电监护。

7. 入院第十一天有创诊疗操作记录

操作时间：2017 年 2 月 27 日 14∶25。

操作步骤：患者于介入治疗室由医师行 C 臂引导下交感神经脉冲调制术＋针刀松解术＋骶管注射术＋臭氧注射术，术前签署知情同意书。患者俯卧于治疗床上，充分暴露腰部。抽取由 2% 利多卡因 2ml ＋ 0.9% 氯化钠适量组成的镇痛液，以右侧 $L_{2/3}$、$L_{3/4}$ 椎间隙旁开 5cm 和 8cm 为标记点，并于 C 臂引导下进行调整后，用 0.75% 碘伏无菌棉球以标记点为中心进行常规消毒，铺无菌洞巾。抽取 1% 利多卡因 20ml 并于上述标记点局部麻醉，使用 15cm 探针穿刺并于 C 臂下精确定位，于 C 臂引导下确认穿刺至椎体前缘，注射造影剂，不在血管内，测阻抗在正常范围内，分别以 42° 脉冲射频进行治疗 15 分钟，患者无下肢放射麻木等不适症状，将射频针拔出，用无菌棉球按压 2 分钟。射频热凝调制术结束。标记骶管裂孔体表投影，抽取由 1% 利多卡因 2ml 在骶管裂孔处用 7 号普通针头做皮下麻醉，后用于穿刺点与皮面呈 15° 快速进针，越过骶尾韧带，阻力感消失，注气无抵抗，皮下无气串，针尖已经进入骶管，注入 0.5% 利多卡因 20ml ＋药物 20ml ＋生理盐水 20ml 共 60ml，骶管注射完毕。后于 DSA 透视引导下调节球管正位透视下定位双侧腰 $_3$ 横突、双侧髂腰韧带，常规消毒，抽取 1% 利多卡因 5ml 并于上述标记点局部麻醉，局部麻醉后抽取 1％利多卡因 2ml ＋维生素 B_6 200mg ＋维生素 B_{12} 1mg ＋曲安奈德注射液 20mg ＋醋酸泼尼松龙注射液 50mg ＋ 0.9％ 氯化钠适量，组成消炎镇痛液，垂直皮面快速进针，以上述标记点为进针点，穿刺针 垂直进针，依次到达骨面，边注射边提针，逐次注射局部麻醉药物、消炎镇痛液及 45％臭氧适量，后持 Ⅰ 型 3 号针刀，刀口线与人体纵轴平行，刀体垂直于皮肤，于上 述标记点快速进针，松解神经根周围粘连及相关组织的粘连和瘢痕处，快速出针，迅 速用无菌棉球按压针刀孔 2 分钟，再用胶布将无菌棉球加压固定，术后平车推回病房。

8. 入院第十二天日常病程记录　今日查房，患者术后第一天，一般情况可，病 情稳定，双足疼痛较前减轻，仍有下肢膝关节以下胀、麻。患者既往膀胱憩室病史， 尿频，尿多，经与患者及家属沟通，术后 3 天配合导尿，减少下床活动次数。密切观 察病情变化，及时对症处理。

9. 入院第十三天副主任医师查房记录　今日查房，患者诉双足疼痛明显减轻， 偶有足趾疼痛，仍有双下肢胀麻感，程度较前减轻，余未诉特殊不适。医师查房后分析： 患者行右侧 $L_{2/3}$ 和 $L_{3/4}$ 交感神经节脉冲射频调制术＋针刀＋臭氧，脉冲射频神经调制 术是通过脉冲式电流，在神经组织周围形成高电压，用＜ 42℃的温度进行治疗，该方 法对神经无破坏作用，具有危险小、定位准确、不破坏神经、可重复治疗的优点。通 过脉冲干扰交感神经的功能，使神经局部产生抑制交感神经的传出冲动，扩张区域的 小动脉和微动脉，从而有效地改善下肢发凉症状。患者病情稳定，治疗方案暂不改变， 密切观察患者症状，不适症状及时对症处理。

10. 入院第十四天副主任医师查房记录　今日查房，患者双足疼痛明显减轻，偶 有足趾疼痛，仍有双下肢胀麻感，程度较前减轻，余未诉特殊不适。患者第一次射频 治疗以右侧交感神经调制为主，拟明日行第二次介入治疗，以左侧交感神经调制及针 刀松解为主。

11. 入院第十五天术前讨论　患者吴某，女，78 岁，因双足疼痛麻木 6 年余，加 重半年于 2017 年 2 月 17 日入院。第一次介入治疗后，双足疼痛明显缓解，双下肢麻 胀较前减轻。查体：跛行步态，双踝关节轻度肿胀，膝关节以下至足背水肿，双膝关 节以下皮肤深浅感觉减退，足底筋膜压痛。

手术指征：双足疼痛，严重影响日常生活。

拟施手术名称和方式：C 形臂引导下椎间盘微创消融术＋脊神经根粘连松解术＋ 针刀松解术＋臭氧注射术。

拟施麻醉方式：局部麻醉＋心电监护。

12. 入院第十五天有创诊疗操作记录

操作时间：2017 年 3 月 3 日 9：50。

操作步骤：患者于介入治疗室由医师行 C 形臂引导下椎间盘微创消融术＋脊神经根粘连松解术＋针刀松解术＋臭氧注射术。术前签署知情同意书。患者俯卧于治疗床上，腰腹下垫枕，开放静脉通道，常规监测生命体征。以左侧 L$_{2/3}$、L$_{3/4}$ 椎间隙旁开 5cm 和 8cm 为标记点，并于 C 形臂引导下进行调整后，用 0.75％碘伏无菌棉球以标记点为中心进行常规消毒，铺无菌洞巾。抽取 1％利多卡因 20ml 并于上述标记点局部麻醉，使用 15cm 探针穿刺并于 C 形臂下精确定位，于 C 形臂引导下确认穿刺至椎体前缘（病例 52 图 1），注射造影剂，不在血管内（病例 52 图 2），测阻抗在正常范围内，分别以 42℃脉冲射频进行治疗 15 分钟，患者无下肢放射麻木等不适症状，将射频针拔出，用无菌棉球按压 2 分钟。后于 C 形臂透视引导下定位双侧 L$_{4/5}$、L$_5$/S$_1$ 夹脊穴，常规消毒，抽取 1％利多卡因 5ml 并于上述标记点局部麻醉，局部麻醉后抽取 1％利多卡因 2ml ＋维生素 B$_6$ 200mg ＋维生素 B$_{12}$ 1mg ＋曲安奈德注射液 20mg ＋醋酸泼尼松龙注射液 50mg ＋ 0.9％氯化钠适量，组成消炎镇痛液，垂直皮面快速进针，以上述标记点为进针点，穿刺针垂直进针，依次到达骨面，边注射边提针，逐次注射局部麻醉药物、消炎镇痛液及 45％臭氧适量，后持 I 型 3 号针刀，刀口线与人体纵轴平行，刀体垂直于皮肤，于上述标记点快速进针，松解神经根周围粘连及相关组织的粘连和瘢痕处，快速出针，迅速用无菌棉球按压针刀孔 2 分钟，再用胶布将无菌棉球加压固定，术后平车推回病房。

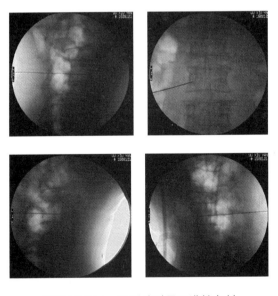

病例 52 图 1　C 形臂引导下进针穿刺

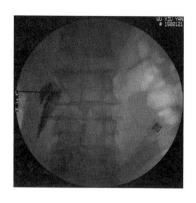

病例 52 图 2　造影剂注入

13. 入院第十六天日常病程记录　今日查房,患者第二次术后第一天,一般情况可,病情稳定,双足疼痛明显缓解,偶有拇指一过性疼痛不适,程度较强,膝关节以下胀、麻程度较前减轻。患者术后病情稳定好转,治疗方案不变,继续穴位注射、针灸疏通经络,密切观察病情变化,及时对症处理。

14. 入院第十七天日常病程记录　今日查房,患者病情稳定好转,较昨日无明显变化,双足无明显疼痛,麻胀程度较前减轻,查体同前。进一步和患者及其家属沟通目前病情,及疾病预后特点,目前病情稳定好转,在后期恢复过程一定波动属于常见情况,指导患者正确对待疾病恢复,密切观察病情变化,及时对症处理。

15. 入院第十八天副主任医师查房记录　今日查房,患者诉双足无明显疼痛,麻胀程度较前减轻,余未诉特殊不适。医师查房后分析:患者老年女性,病程较长,目前入院后今给予射频+针刀治疗为主,配合针灸、穴位注射疏通经络,营养神经,以及静脉用药营养神经、活血化瘀及对症支持治疗后,患者病情稳定好转,疗效可,继观病情变化,必要时对症处理。

16. 入院第二十一天副主任医师查房记录　今日查房,患者诉双足无明显疼痛,麻胀程度较前减轻,昨日起双踝关节肿胀较前有所反复,余未诉特殊不适。查体:双踝关节周围肿胀,双膝关节以下皮肤深浅感觉减退,足底筋膜压痛。双侧膝腱反射、跟腱反射对称。患者及家属对治疗效果满意,主动要求出院。医师查房后分析:患者老年女性,病程较长,入院后今给予射频+针刀治疗为主,配合针灸、穴位注射疏通经络,营养神经,以及静脉用药营养神经、活血化瘀及对症支持治疗后,患者病情稳定好转,疗效可,目前疗程基本结束,可考虑明日出院,1个月后复查。

九、出院情况

患者诉双足无明显疼痛,麻胀程度较前减轻,余未诉特殊不适。查体:双踝关节轻度肿胀,双膝关节以下皮肤深浅感觉减退,足底筋膜压痛较前减轻。患者及家属对治疗效果满意，主动要求出院。鉴于病情稳定好转，准予出院。

出院医嘱：①注意休息，避免劳累，预防跌倒；②1个月后门诊复查，不适随诊；③继续用药：普瑞巴林75mg/每粒，1粒/次，2次/天；甲钴胺片：500μg/片，1片/次，3次/天；维生素B_1片10mg/片，1片/次，3次/天；硝苯地平控释片30mg/片，1片/次，1次/天；盐酸地尔硫䓬片30mg/片，1片/次，4次/天。

十、讨论

本例患者老年女性，3年内接连接受胃癌根治术、膀胱憩室切除术、经尿道膀胱颈口切开术，平素较为体弱。患者双足疼痛出现较早，近段时间发现双下肢麻木不适，对其日常生活影响较大，为周围神经病变，属于神经病理性疼痛。此次所见双踝关节肿胀明显，判断有无关节腔积液，积极完善相关辅助检查，排除治疗禁忌后先于住院之初行针灸、穴位注射营养神经、疏通经络，以及药物对症支持治疗，效果不明显。后拟定经两次，分别左右两侧的腰椎交感神经节射频治疗配合针刀局部松解的方案。

交感神经系统的活动比较广泛，刺激交感神经能引起皮肤末梢血管收缩、心搏加强和加速、新陈代谢亢进、疲乏的肌肉工作能力增加，改善血液循环障碍，加快致痛物质的清除，促进下肢功能的改善，充分发挥机体抵御疾病的能力，提高维护自身内环境平衡的能力。以射频为主的微创疗法因创伤小、恢复快、疗效好被广泛应用于临床，射频热凝腰交感神经节是射频电流通过一定阻抗的神经组织时，在高频电场作用下离子发生振动，偶极子发生转动，由于运动中离子、偶极子与周围的质点相互摩擦产热以及克服导体或递质的阻力消耗电能产热，组织内产热，而不是在电极产热，通过电极尖端的热敏电阻，即可测量到针尖处组织的温度，在组织内形成一定范围的蛋白质凝固的破坏灶，达到神经阻滞的目的。而针刀针对患者疼痛局部的病理性软组织损伤所造成的挛缩、粘连进行剥离、松解，使关节周围软组织力学状态达到平衡，以起到"通则不痛"之功。

病例 **53** 日间手术超声引导下针刀治疗跗管综合征

一、一般资料

患者张某，女，63 岁，双侧足跟疼痛反复发作 2 年。

主诉：双侧足跟疼痛反复发作 2 年。

现病史：患者 2 年前无明显诱因出现双侧足跟疼痛，影响日常行走，休息后缓解，劳累后加重，行针灸、理疗等物理治疗，疼痛反复发作，近期感右侧足跟疼痛明显，影响夜间睡眠，疼痛牵扯至右踝部及右小腿后侧，踝关节及足趾关节无红肿，现为求进一步系统治疗，特来我院就诊，门诊以"跗管综合征"收入院。

患者自发病以来，饮食睡眠可，二便正常，体重未见明显变化。

既往史：冠心病病史 15 年，平素口服单硝酸异山梨酯缓释片、酒石酸美托洛尔片、瑞舒伐他汀钙（可定）、盐酸曲美他嗪（万爽力）等药物治疗。否认高血压病、糖尿病等慢性病史；否认有麻疹、伤寒、结核、肝炎等传染病及其接触史；否认重大外伤、手术及输血史；未发现食物及药物过敏史。预防接种史随当地。

个人史：生于原籍，无外地久居史疫水接触史。否认烟酒等不良嗜好。无工业粉尘、毒物、放射性物质接触史，否认冶游史。

婚育史：28 岁结婚，育有 1 子，配偶及儿子均体健。

月经史：14（4～5/25～28）50。既往月经规律，无痛经、血块，绝经后无不规则阴道流血。

家族史：父母去世（死因不详），有 1 弟 1 妹体健，否认家族遗传病及传染病史。

二、体格检查

T：36.6℃，P：79 次 / 分，R：16 次 / 分，BP：126/72mmHg，BW：64kg。

患者老年女性，发育正常，营养中等，神志清楚，自主体位，检查合作。全身皮肤无黄染、无瘀点、无出血点。全身浅表淋巴结未触及肿大。头颅发育正常，毛发分布均匀，眼睑无水肿，结膜无充血，巩膜无黄染，双侧瞳孔等大等圆，对光反射及调节反射存在，耳、鼻无异常，口唇无发绀，咽部无充血，扁桃体无肿大。颈软，无抵抗，颈静脉无怒张，气管居中，甲状腺无肿大。胸廓对称无畸形，双侧乳房对称，未触及明显包块。双肺呼吸音清晰，未闻及干、湿性啰音。心前区无隆起及凹陷，心界无扩大，心率 79 次 / 分，节律规整，各瓣膜听诊区无闻及病理性杂音。腹部平坦，腹软，无压痛，无反跳痛。肝、脾肋下未触及，Murphy's 征阴性，肝、肾区无叩痛，肠鸣音无亢进，移动性浊音阴性。脊柱无畸形，四肢无畸形，双下肢无水肿。双下肢足背动脉搏动正常。肱二头肌反射正常，膝腱反射正常，腹壁反射正常。巴氏征阴性，布氏征阴性。

专科检查：跛行步态，脊柱无异常。双踝关节及足跟压痛（+），Tinel 征（+），关节周围无肿胀、活动受限，四肢肌力、肌张力正常。双侧膝腱反射、跟腱反射（++），桡骨骨膜反射存在，巴彬斯基征（−），布氏征（−），克尼格征（−）。

三、辅助检查

影像检查如病例 53 图 1 所示。

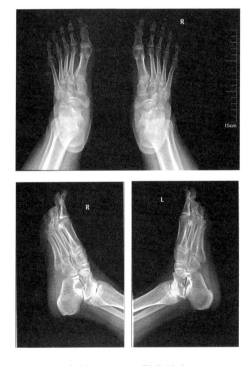

病例 53 图 1　影像检查

四、入院诊断

中医诊断：痹症（瘀血阻络）。

西医诊断：①跗管综合征；②冠状动脉粥样硬化性心脏病。

五、诊疗经过

患者入院后完善相关检查，经医疗组讨论后决定：患者跗管综合征，有手术指征，排除手术绝对禁忌，拟定今日在介入室行超声引导下复杂性小针刀治疗＋普通臭氧注射＋局部浸润麻醉治疗，应用针刀对关节腔减压松解，并反复冲洗，术中注意手术操作规范、避免关节感染。

患者于 2020 年 1 月 13 日在介入室超声引导下行复杂性小针刀治疗＋普通臭氧注射术＋局部浸润麻醉。患者仰卧于治疗床上，充分暴露右踝关节，足跟腱上缘垫软枕，采用 mindrayTE7 彩色多普勒超声仪，线阵探头，频率 7.5Hz，先定位患侧跗管及屈肌支持带（病例 53 图 2）并标记出其体表投影位置，再通过揣穴结合超声定位标记照海、水泉、申脉、丘墟，避开关键血管、神经等组织。用 0.75％碘伏无菌棉球以右踝关节为中心进行右下肢常规消毒，铺无菌单，术者戴无菌手套，助手辅助下在超声探头涂上无菌耦合剂后外套无菌手套（病例 53 图 3）。麻醉枪麻醉治疗点，抽取 1％利多卡因 5ml 并于上述标记点局部麻醉，局部麻醉后抽取维生素 B_6 200mg ＋维生素 B_{12} 1mg ＋曲安奈德注射液 40mg ＋醋酸泼尼松龙注射液 125mg ＋ 0.9％氯化钠适量,组成消炎镇痛液，垂直皮面快速进针，每穴注射消炎镇痛液 5ml，后持汉章牌Ⅰ型 4 号针刀，刀口线与人体纵轴平行，刀体垂直于皮肤，先于照海穴定位，持针刀，以麻醉穿刺点为进针刀点，刀口线与下肢长轴平行，加压刺入直达内踝下方骨面，沿骨面探寻结节点，提插针刀纵向疏通 2 ～ 3 刀，幅度在 0.5cm 内；再定位水泉穴，刺达跟骨内侧骨面，余操作同上；申脉穴操作刀口线与下肢长轴平行进针刀，直达骨面即出针，不行手法；先于丘墟穴快速进针刀，在超声引导下，丘墟穴刀口朝向照海、然谷透刺，逐层举针左右恢刺松解距跟外侧韧带以及跗骨窦内距跟骨间韧带，快速出针，后应用圆利针在 C 形臂引导下穿刺，至跗骨窦腔内（病例 53 图 4），分别注射 0.5％利多卡因、消炎镇痛药液、30％臭氧适量反复冲洗后注入医用几丁糖 1 支，跗骨窦灌洗松解完毕，术毕拔出圆利针，局部压迫止血，无菌敷料贴敷，治疗结束，术程顺利，患者安返病房。3 天内保持创口清洁，治疗后嘱卧床休息，减少负重活动。现患者关节疼痛不明显，关节肿胀减轻，可以出院。

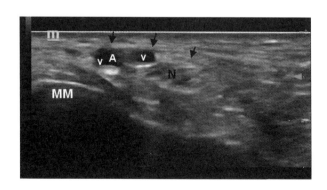

病例 53 图 2　定位

A：胫后动脉；v：胫后静脉；N：胫后神经；MM：内踝；黑色箭头：屈肌支持带

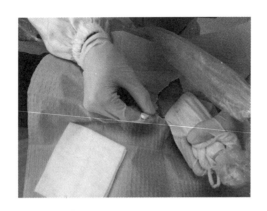

病例 53 图 3　无菌操作

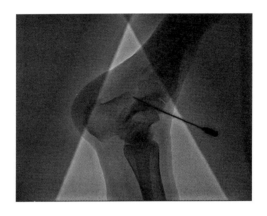

病例 53 图 4　C 形臂引导下穿刺

六、出院情况

患者一般情况良好，右足疼痛不明显，无明显不适。

出院医嘱：①注意休息，避免劳累；②半月后门诊复查。

七、讨论

跗管综合征（tarsal tunnel syndrome）是指胫神经及其分支在内踝后下方屈肌支持带与跟骨、距骨构成的骨纤维鞘管即跗管内受压迫出现的以足底疼痛、麻木为主的一系列症状。临床表现为单侧足底、足跟内侧麻木、刺痛，以夜间尤甚，重者影响睡眠质量；或出现患侧足趾烧灼痛或感觉异常。上述症状于负重、久立、行走时诱发，休息、脱鞋时减轻或消除。其诊断标准：查体示足底刺痛、放射痛，叩击内踝后方疼痛加重，Tinel 征（+）；对其内踝处压迫神经可触发足趾、足跟内侧及足底症状，松手缓解，足背伸时症状加剧；内侧足底神经分布区域皮肤感觉减退，足趾背侧感觉减退但足背感觉正常。

跗管又称踝管，是一段封闭、狭长而无弹性的骨纤维结构，又有神经、血管等内容物走行分布其中，所以管壁结构与内容物的状态是其发生病变的解剖学基础。这其中，胫神经在跗管中受到卡压是本病发病的根本原因。目前西医治疗，对于轻症多采用口服止痛药，跗管内激素注射以及理疗等非手术保守疗法；对于严重者或长期迁延不愈则可考虑手术对卡压神经松解。而考虑足部这一整体，我们又应从全局认识跗管综合征的发生，从而对患者的治疗与术后康复指导提供新的思路。足部动力学分析表明，足底压力分布中，足跟占据 60%，由以足跟内侧（32.5%）负重最大。踝关节生物力学证实，踝关节的稳定性不但与关节之间的吻合度有关，又受韧带完整性的影响，这其中距腓前韧带、跟腓韧带及三角韧带在踝运动中预防踝内、外翻起到关键作用。这说明调整踝关节内外平衡对本病的治疗也应起到关键的作用。

本病属中医"筋伤"范畴，病位在筋，多因久立劳累、姿势不当，踝之内外侧受力不均，致使踝内侧筋肉拘急，造成经脉阻滞，气血运行不畅，而维系外侧的筋肉相对弛缓，故阴阳失衡。阴跷脉、阳跷脉分别于下肢的内外侧上行，主司肢体运动，分主一身左右之阴阳。故治疗以针刀松解内外踝经筋为主，从跷脉着手，补阳泻阴，以泻阴为主，使阴阳调和。《说文》解："跷，举足小高也。"可见"跷"字之本意即与足部运动有关，《奇经八脉考》载："跷者，捷疾也。"《难经集注》认为二脉为"行走之机要，动足所之由"。《脉经》载："阴跷……脉急，当以内踝以上急，外踝以上缓。"本病即属阳缓而阴急，以阴跷病变为主。足三阴经筋经过踝内侧，足少阴经筋"邪走内踝之下，结于踵"，结聚之处照海、水泉恰为对跗管造成卡压的屈肌支持带之两端，照海通阴跷，其下又有组成三角韧带的胫距、胫跟韧带，针刀松解二穴局部紧张之韧带，可减轻其对跗管的压迫。足太阳、少阳经筋过外踝，申脉通阳跷，又为足太阳、少阳经筋之交会，其深部有距跟外侧韧带，针刀对申脉施以轻微刺激，旨在与内侧幅度较大的手法做对比，以泻阴补阳。丘墟为足少阳经筋在外踝前的结筋点，位于跗骨窦外口，于浅层施术可松解腓骨上支持带与距腓前韧带；深入窦内向照海、然谷方向透刺可一穴通多经，松解窦内距跟骨间韧带，使无菌性炎性反应产物渗出，减张减压、镇痛消炎，调整各跗骨之间的稳定性。

针刀治疗慢性软组织损伤具有独特优势，辅以肌骨超声引导可避开神经、血管，可确保刀口安全、准确刺达病灶之处。分别针对经筋附着点和移行处施术，既能达到开放手术的目的，又能实现可视化微创闭合手术操作。

参考文献

[1] 中华医学会.临床诊疗指南·疼痛学分册 [M].北京：人民卫生出版社，2007：149，272.

[2] 王正义.足踝外科学 [M].北京：人民卫生出版社，2006：549.

[3]Margareta Nordin.肌肉骨骼系统基础生物力学 [M].邝适存，郭霞，译.北京：人民卫生出版社，2008：159，163-166.

[4] 田浩，刘晓旭，朱中书，等.基于平调阴阳跷脉理论针刀治疗跗管综合征 28 例 [J].中国针灸，2020，40（06）：610.

[5]Aprill C，Bogduk N.High-intensity zone：a diagnostic sign ofpainful lumbar disc on magnetic resonance imaging[J].Br J Radiol，1992，65（773）：361-369.

[6] 刘玉杰，王岩，张西峰，等.CT 引导下经椎板穿刺注射医用生物蛋白胶治疗骶神经根囊肿 [J].中华骨科杂志，2003，23（04）：34-36.

[7] 黄洪，储辉，陈君.骶管囊肿研究进展 [J].中国矫形外科杂志，2012，20（16）：1477-1479.

[8] 王小平，左欣鹭，曾塬杰，等.CT 引导下射频热凝术治疗舌咽神经痛的长期疗效分析 [J].中国全科医学，2016，19（12）：1379-1382.

[9] 曲华，王寿兰，刘方铭，等.糖尿病周围神经病变的综合治疗研究 [A].中华中医药学会、中华中医药学会针刀医学分会.中华中医药学会针刀医学分会二〇〇九年度学术会议论文集 [C].中华中医药学会、中华中医药学会针刀医学分会：中华中医药学会，2009：5.

[10] 张瑞.幻肢痛的针灸治疗进展 [J].广州中医药大学学报，2019，36（12）：1975-1979.

[11] 南静静，薛朝霞，郭耀耀.脉冲射频脊神经治疗幻肢痛 1 例 [J].山西医科大学学报，2015，46（4）：383-384.

[12] 方向宇.脉冲射频背根神经节减轻神经病理性疼痛和抑郁症状的机制 [D].福建医科大学，2017.

[13]高勇，马念，徐昕，等．CT引导下奇神经节脉冲射频热凝术治疗肛门会阴部疼痛的临床观察．实用疼痛学杂志，2011，7（4）：246-248．

[14]李水清，易端，贾东林，等．背根神经节阻滞联合脉冲射频治疗腰椎术后根性疼痛的疗效及安全性评价[J]．中国微创外科杂志，2020，20（11）：977-981．

[15]中华医学会疼痛学分会．射频治疗技术疼痛科专家共识[J]．中华医学杂志，2019，99（45）：3547-3553．

[16]中华医学会．临床诊疗指南·疼痛学分册[M]．北京：人民卫生出版社，2007：149，272．

[17]王正义．足踝外科学[M]．北京：人民卫生出版社，2006：549．

[18]Margareta Nordin．肌肉骨骼系统基础生物力学[M]．邝适存，郭霞，译．北京：人民卫生出版社，2008：159，163-166．

[19]田浩，刘晓旭，朱中书，等．基于平调阴阳跷脉理论针刀治疗跗管综合征28例[J]．中国针灸，2020，40（06）：610．

[20]崔山瑶．穴位注射夹脊穴治疗肋间神经痛的临床疗效观察[D]．黑龙江中医药大学，2016．

[20]Aprill C, Bogduk N.High-intensity zone：a diagnostic sign ofpainful lumbar disc on magnetic resonance imaging[J].Br J Radiol, 1992, 65（773）：361-369.